国际通用毒性病理术语及诊断标准（INHAND）

（第二部）

International Harmonization of Nomenclature and Diagnostic Criteria (INHAND)

(Part Ⅱ)

〔美〕C. L. 威拉得 – 麦克（Cynthia L. Willard–Mack）等　编著

任　进　胡春燕　吕建军　王和枚　孔庆喜　主译

科 学 出 版 社

北 京

内 容 简 介

本书包括INHAND项目已出版的大鼠与小鼠淋巴造血系统、犬和小型猪非增生性和增生性病变，是目前国际上最权威、实用性最强且被各国监管机构广泛认可的毒性病理学标准术语及诊断指南。本书由中国药学会毒性病理专业委员会组织20余家单位50余名病理学专业人员翻译。

本书是毒性病理学、兽医病理学、实验动物病理学、诊断病理学等从业人员案头必备工具书，也可供基础医学、临床医学、药理学、毒理学等学科及非临床安全性评价机构、药物监管部门和审评机构等领域人员参阅。

图书在版编目（CIP）数据

国际通用毒性病理术语及诊断标准：INHAND. 第二部 /（美）C.L.威拉得–麦克（Cynthia L. Willard–Mack）等编著；任进等主译. — 北京：科学出版社，2023.6

书名原文：International Harmonization of Nomenclature and Diagnostic Criteria (INHAND)(Part II)

ISBN 978-7-03-074919-2

Ⅰ. ①国… Ⅱ. ①C… ②任… Ⅲ. ①毒性–病理学–名词术语 Ⅳ. ①R99-61

中国国家版本馆CIP数据核字(2023)第032499号

责任编辑：周　倩 / 责任校对：谭宏宇
责任印制：黄晓鸣 / 封面设计：殷　靓

科学出版社 出版
北京东黄城根北街16号
邮政编码：100717
http://www.sciencep.com
上海雅昌艺术印刷有限公司印刷
科学出版社发行　各地新华书店经销

*

2023年6月第 一 版　开本：889×1194 1/16
2023年6月第一次印刷　印张：23 3/4
字数：730 000

定价：360.00 元

（如有印装质量问题，我社负责调换）

版权声明

"International Harmonization of Nomenclature and Diagnostic Criteria (INHAND): Nonproliferative and Proliferative Lesions of the Dog" by Woicke et. al; Toxicologic Pathology, Volume 49, Issue 1, copyright Society of Toxicologic Pathology and published by permission of SAGE Publications, Inc.

"International Harmonization of Nomenclature and Diagnostic Criteria (INHAND): Nonproliferative and Proliferative Lesions of the Minipig" by Skydsgaard et. al; Toxicologic Pathology, Volume 49, Issue 1, copyright Society of Toxicologic Pathology and published by permission of SAGE Publications, Inc.

"Nonproliferative and Proliferative Lesions of the Rat and Mouse Hematolymphoid System" by Willard–Mack et. al; Toxicologic Pathology, Volume 47, Issue 6, copyright Society of Toxicologic Pathology and published by permission of SAGE Publications, Inc.

免责声明

While every effort has been made to ensure that the contents of this publication are factually correct, neither the authors nor the publisher accepts, and they hereby expressly exclude to the fullest extent permissible under applicable law, any and all liability arising from the contents published in this article, including, without limitation, from any errors, omissions, inaccuracies in original or following translation, or for any consequences arising therefrom. Nothing in this notice shall exclude liability which may not be excluded by law.

本公司已尽一切努力确保本出版物的内容与事实相符，特此在任何适用法律容许的范围内，我们免除作者和原出版社因出版本作品内容而产生的所有责任，包括但不限于原文或后续译文中的任何错误、遗漏、不准确，或由此产生的任何后果。本声明中的任何内容均不排除追究法律责任。

《国际通用毒性病理术语及诊断标准（INHAND）》（第二部）
译者名单

主　译

任　进　　中国科学院上海药物研究所
胡春燕　　成都华西海圻医药科技有限公司
吕建军　　湖北天勤鑫圣生物科技有限公司
王和枚　　苏州方达新药开发有限公司
孔庆喜　　康龙化成（北京）新药技术股份有限公司

副主译

杜　牧　　昭衍（苏州）新药研究中心有限公司
林　志　　中国食品药品检定研究院
乔俊文　　中国科学院上海药物研究所
陆姮磊　　中国科学院上海药物研究所
邱　爽　　成都华西海圻医药科技有限公司
田　甜　　苏州华测生物技术有限公司
黄明姝　　上海中医药大学

主　审

杨秀英　　苏州华测生物技术有限公司
张　慧　　江苏鼎泰药物研究（集团）股份有限公司
张泽安　　上海中医药大学
大平东子　　上海益诺思生物技术股份有限公司
张惠铭　　北京昭衍新药研究中心股份有限公司

译　者

（按姓氏笔画排序）

万美铄　　康龙化成（北京）新药技术股份有限公司
王　莉　　成都华西海圻医药科技有限公司
王和枚　　苏州方达新药开发有限公司
王浩安　　成都华西海圻医药科技有限公司
王鹏丽　　康龙化成（北京）新药技术股份有限公司
尹纪业　　军事科学院军事医学研究院
尹智孚　　北京腾宇桐瑞科贸有限公司
孔庆喜　　康龙化成（北京）新药技术股份有限公司
田　甜　　苏州华测生物技术有限公司
宁钧宇　　北京市疾病预防控制中心
吕　艾　　康龙化成（北京）新药技术股份有限公司
吕建军　　湖北天勤鑫圣生物科技有限公司
乔俊文　　中国科学院上海药物研究所
任　进　　中国科学院上海药物研究所
刘　欢　　康龙化成（北京）新药技术股份有限公司
刘克剑　　石家庄以岭药业股份有限公司
闫振龙　　益诺思生物技术南通有限公司
阳瑞雪　　成都华西海圻医药科技有限公司
严建燕　　上海市生物医药技术研究院
杜　牧　　昭衍（苏州）新药研究中心有限公司
杜艳春　　成都华西海圻医药科技有限公司
李一昊　　湖北天勤鑫圣生物科技有限公司
李文宇　　上海益诺思生物技术股份有限公司
李双星　　中国食品药品检定研究院
李言川　　湖北天勤鑫圣生物科技有限公司
吴晓倩　　上海益诺思生物技术股份有限公司
邱　爽　　成都华西海圻医药科技有限公司
何　杨　　成都华西海圻医药科技有限公司
张　超　　上海交通大学医学院
张　婷　　康龙化成（北京）新药技术股份有限公司
张亚群　　益诺思生物技术南通有限公司
张连珊　　上海泰楚生物技术有限公司
张雨凝　　成都华西海圻医药科技有限公司
陆林豪　　启昇（上海）生物科技有限公司
陆姮磊　　中国科学院上海药物研究所
陈　珂　　成都华西海圻医药科技有限公司
陈泓汐　　成都华西海圻医药科技有限公司
陈垚焱　　成都华西海圻医药科技有限公司
陈晓俊　　益诺思生物技术南通有限公司

林　志　　中国食品药品检定研究院
屈　哲　　中国食品药品检定研究院
胡　静　　益诺思生物技术南通有限公司
胡文元　　益诺思生物技术南通有限公司
胡春燕　　成都华西海圻医药科技有限公司
柳丹凤　　成都华西海圻医药科技有限公司
钟小群　　益诺思生物技术南通有限公司
侯敏博　　上海益诺思生物技术股份有限公司
贺　亮　　浙江省农业科学院
钱　庄　　上海益诺思生物技术股份有限公司
黄明姝　　上海中医药大学
崔　伟　　成都华西海圻医药科技有限公司
崔甜甜　　上海益诺思生物技术股份有限公司
董佳欣　　成都华西海圻医药科技有限公司
谢　敏　　成都华西海圻医药科技有限公司
蒙建菊　　成都华西海圻医药科技有限公司
霍桂桃　　中国食品药品检定研究院

桑国卫院士序

医药健康产业作为创新主导型产业，是全球高新技术产业竞争的焦点，也是我国战略性新兴产业之一。我国在党中央、国务院的统一领导下，在制定的《国家中长期科学和技术发展规划纲要（2006—2020 年）》中颁布了 16 个科技重大专项，国家“重大新药创制”科技重大专项为其中之一。在国家科学技术部、发展和改革委员会、财政部三部门的统筹推进下，在国家卫生健康委员会和专项实施部门的具体组织下，在广大科技工作者、研发机构、大学、企业的共同参与努力下，国家“重大新药创制”科技重大专项实施十多年来在药物研发创新能力、平台建设等多方面取得了全面的进展。

药物非临床安全性评价是新药研发的关键环节，国际药物非临床研究质量管理规范（good laboratory practice, GLP）认证是安评数据互认的国际规范。长期以来我国新药安全性评价能力与国际水平存在较大差距，这是我国创新药进入国际市场、获得国际认可急需解决的关键瓶颈和技术壁垒。在药物非临床安全性评价中最核心的关键技术是毒性病理的评价和诊断，病理诊断是国际上公认的金标准。

国家“重大新药创制”科技重大专项实施以来，我国已有多个安全性评价机构获得国际 GLP 认证，实现了药物安全性评价与国际接轨、安全性评价数据与国际互认的重大目标，已成为国家“重大新药创制”科技重大专项平台建设取得的标志性成果。但是，在非临床安全性评价中各个安全性评价机构的技术能力和水平参差不齐，对于新靶点、新机制、新型药物出现的结果综合分析能力尤为欠缺，特别是毒性病理诊断人员的不足和能力水平亟待提高。因此，急需按照国际规范的标准，加强专业化培训，培养一批我国的毒性病理学专业技术队伍，同时加强与国际广泛交流，为我国新药研发提供重要支撑和保证。

中国药学会毒性病理专业委员会组织翻译和出版的《国际通用毒性病理术语及诊断标准（INHAND）》（第一部、第二部），将会积极推动我国毒性病理术语和诊断标准的统一，为尽快与国际接轨提供重要的行业技术标准，同时也会为培养一批我国的毒性病理学专业技术队伍发挥极为重要的作用。因此，《国际通用毒性病理术语及诊断标准（INHAND）》（第一部、第二部）的出版，将极大地促进并助力我国新药研发成功、突破国际技术壁垒、进入国际主流市场，以确保我国生物医药高质量快速发展，这是国际上的发展趋势，也是我国生物医药发展的迫切需求，具有重要意义和深远影响。

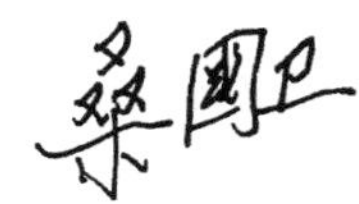

中国工程院院士
中国药学会第二十一至第二十三届理事会理事长
“十一五”“十二五”国家“重大新药创制”科技重大专项技术总师
中华人民共和国第十一届全国人民代表大会常务委员会副委员长
2023 年 3 月

丁健院士序

近10多年以来，国家“重大新药创制”科技重大专项的实施，极大地推动了我国生物医药的创新、医药产业的快速发展，出现了巨大变化，取得了丰硕的成果，从仿制到创新，从跟随到崛起，新药数量在不断地增加，创新水平也在不断地提高，在国际上引起了广泛关注。2018年以来，中国自主创新药物每年都有十几个。与此同时，我国持续推进了药品审评审批制度改革，中国药监部门加入“国际人用药品注册技术要求协调会（International Conference on Harmonisation of Technical Requirements for Registration of Pharmaceuticals for Human Use, ICH），药品注册管理制度加速与国际接轨，加快创新药上市，国内药企走向海外，同时更多国外新药进入中国市场，“双向流动”正在加速，竞争也不再局限于国内市场。

另外，随着科学技术的快速发展，如人工智能、大数据、各种组学（如基因组学、蛋白质组学等）、基因编辑等，极大地促进了生物医药创新技术的不断拓展及新型药物不断出现，从小分子到单抗、双抗和抗体偶联药物；细胞疗法到基因编辑药物；新靶点、新机制不断涌现，瞄准临床更多疾病适应证研发新药，突破不可成药的瓶颈，以解决大量未被满足的临床需求而坚持不懈地努力。然而，特别是在抗肿瘤药物的研发中，如何真正实现肿瘤免疫治疗，突破免疫微环境的障碍，发现更多的生物标志物，实现个性化治疗，是国际上新药研发的必然趋势和急迫需求。同时如何建立合适的动物模型和新的评价技术，这也是药物非临床安全性评价的巨大挑战之一，也对毒性病理标准化术语和诊断提出了新要求。药物安全性评价是新药研发的关键环节，其中毒性病理标准化术语和诊断是判断安全与否的金标准，因为无论是急性毒性试验和长期毒性试验，还是致畸试验和致癌试验都离不开毒性病理检查与诊断。

中国药学会毒性病理专业委员会组织我国20余家单位90余名病理学专业人员，历经两年时间，将在国际上最新颁布的*International Harmonization of Nomenclature and Diagnostic Criteria*（INHAND）系列指南英文版翻译成中文，最终形成了《国际通用毒性病理术语及诊断标准（INHAND）》（第一部、第二部）。这两本书的出版将极大地推动我国毒性病理术语和诊断标准与国际接轨，为我国新药研发成功并走向国际提供重要技术支撑和保证。与此同时，这两本书的出版将极大地提高我国毒性病理学专业人员的专业能力和水平，为培养药物毒性病理学专业人才队伍发挥举足轻重的作用，也将为从事毒性病理学及其他相关领域提供行业标准和重要工具书籍，并将为我国创新药物研发的推进做出贡献。

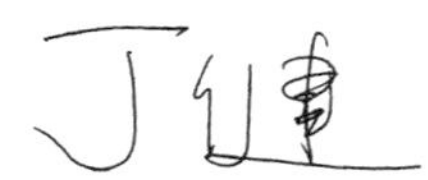

中国工程院院士

中国药学会第二十四届理事会副理事长

中国科学院上海药物研究所前任所长

中国肿瘤药理学家、肿瘤病理学家

2023年3月

孙咸泽理事长序

党的二十大报告对保障人民健康、深化医药卫生体制改革、强化药品安全监管、生物医药关键核心技术攻坚、中医药传承创新发展等做出了一系列重大论述和重大部署，充分体现了党对医药事业发展的高度重视。药品是特殊商品，是保障人民健康和生命安全的重要战略物资。随着我国生物医药产业的快速发展，毒性病理学作为药物非临床安全性评价技术平台的重要技术支撑，受到广泛关注。

中国药学会毒性病理专业委员会（以下简称专委会），自 2015 年成立以来，在中国药学会领导下，坚持“四个面向”，团结引领我国药物毒性病理专业领域的专家、学者，充分发挥专委会平台优势，积极推进毒性病理专业领域的学术交流和科普工作，扩大同国际毒性病理专家学者的交流合作，加大对毒性病理相关人员的培训力度和继续教育工作，为我国毒性病理研究积极贡献力量。2018 年，专委会代表中国药学会申报的“组建新药研发关键技术——智能病理学评估、人才培养、国际认可的公共服务专业技术平台”项目，通过了中国科学技术协会的评估并获得资助，现已顺利完成；2020 年，专委会制定并颁布了中国药学会首批团体标准《毒性病理学术语集（第一版）》［《中国药学会团体标准》（T / CPHARMA 001–2020）］；专委会积极开展每年一次的全国性学术会议，并在北京、上海、成都、广东等地区召开毒性病理阅片会数十次。专委会还积极参与国际交流，获得 2024 年亚洲毒性病理学联盟（Asian Union of Toxicologic Pathology, AUTP）大会的举办权，以提高我国在国际毒性病理领域的影响力。

此次，专委会组织了具有丰富经验的 90 余名毒性病理学专家，历时两年，翻译了国际上最新颁布的“INHAND”系列指南，最终形成了《国际通用毒性病理术语及诊断标准（INHAND）》（第一部、第二部）。这两本书充分体现了我国毒性病理学专家队伍及其团队的勤勉、努力与思考。这两本书的出版将对提升我国毒性病理学研究水平、加快毒性病理学人才队伍培养具有重要意义。我相信，这两本书将为我国毒性病理学研究提供重要的技术参考，为我国药学事业高质量发展做出积极的贡献。

孙咸泽

中国药学会理事长

2023 年 3 月

中文版序

毒性病理学家多年来不断讨论以期建立标准化的组织病理学术语及诊断标准，尤其是大鼠和小鼠。国际通用毒性病理术语及诊断标准（*International Harmonization of Nomenclature and Diagnostic Criteria*, INHAND）是一个全球化项目，致力于为实验动物的增生性和非增生性改变建立国际通用诊断标准和术语。2005 年美国毒性病理学会（Society of Toxicologic Pathology, STP）和欧洲毒性病理学会（European Society of Toxicologic Pathology, ESTP）合作发起了该项目，2006 年英国毒性病理学会（British Society of Toxicological Pathologists, BSTP）和日本毒性病理学会（Japanese Society of Toxicologic Pathology, JSTP）加入了该项目。来自上述学会的毒性病理学家组成了全球编辑指导委员会（Global Editorial and Steering Committee, GESC），负责监督 INHAND 项目的活动。2012 年 INHAND GESC 与美国食品药品监督管理局（Food and Drug Administration, FDA）合作，要求向 FDA 提交的标准化非临床数据均采纳 INHAND 术语。非临床数据交换标准（Standard for Exchange of Nonclinical Data, SEND）将临床数据交换标准协会（Clinical Data Interchange Standards Consortium, CDISC）的研究数据表格模型用于非临床研究。该标准由 CDISC SEND 团队制定，用于提交动物毒理学试验非临床电子版数据。2013 年 INHAND 项目将最初大鼠和小鼠病变国际通用毒性病理术语及诊断标准扩展到其他常用的非啮齿类动物种属，包括小型猪、非人灵长类动物、犬、兔和鱼。

解剖病理学是一门兼具描述性和解释性的学科，可为环境化合物和生物技术药物的毒性研究提供极其重要的信息。毒性病理学家致力于为毒理学家、统计学家、医务人员、监管审评人员和其他参与风险评估的人员提供清晰、简洁的数据与解释。

INHAND 系列指南提供了啮齿类动物毒性试验和致癌试验与某些非啮齿类动物试验的国际通用诊断标准和病变记录术语，并提供了代表性显微照片、形态学变化的描述、有关发病机制和鉴别诊断的信息及主要参考文献。由中国药学会毒性病理专业委员会（Chinese Pharmaceutical Association–Society of Toxicologic Pathology, CPA–STP）翻译和出版的 INHAND 系列指南中文版《国际通用毒性病理术语及诊断标准（INHAND）》（第一部、第二部）包括以下 INHAND 指南：

1.《大鼠与小鼠软组织、骨骼肌和间皮增生性和非增生性病变》
2.《大鼠与小鼠体被增生性和非增生性病变》
3.《大鼠与小鼠雌性生殖系统非增生性和增生性病变》
4.《大鼠与小鼠胃肠道、胰腺和唾液腺非增生性和增生性病变》
5.《大鼠与小鼠心血管系统非增生性和增生性病变》
6.《大鼠与小鼠骨骼组织（骨、关节和牙齿）非增生性和增生性病变》
7.《大鼠与小鼠内分泌系统非增生性和增生性病变》
8.《大鼠与小鼠特殊感觉器官［视觉（眼和附属腺）、嗅觉和听觉］非增生性和增生性病变》
9.《大鼠与小鼠淋巴造血系统非增生性和增生性病变》
10.《国际通用毒性病理术语及诊断标准（INHAND）：犬非增生性和增生性病变》
11.《国际通用毒性病理术语及诊断标准（INHAND）：小型猪非增生性和增生性病变》

其他器官系统和其他种属 INHAND 指南的翻译工作正在进行中，译者准备于 INHAND 系列指南中文版《国际通用毒性病理术语及诊断标准（INHAND）》（第一部、第二部）出版后，准备继续翻译剩余 4 个 INHAND 指南。

实验动物自发性“背景”病变的内在差异及其对受试物反应的复杂性和可变性，以及不同毒性病理学家所用诊断术语、严重程度分级和阈值有所不同，均是毒性病理学家进行一致性病理诊断和结果解释所面临的挑战。《国际通用毒性病理术语及诊断标准（INHAND）》（第一部、第二部）所介绍的 INHAND 系列指南推荐国际通用术语的使用，将不断提高毒性试验中解剖病理学数据的清晰度和质量，并将进一步促进术语的国际统一。

INHAND 系列指南中文版《国际通用毒性病理术语及诊断标准（INHAND）》（第一部、第二部）的翻译和出版是对毒性病理学学科的极好补充，并将为培训中国年轻毒性病理学人员提供不可估量的帮助。使用 INHAND 系列指南中文版《国际通用毒性病理术语及诊断标准（INHAND）》（第一部、第二部）所提供的诊断标准和术语，不仅可保证在中国开展的毒性试验中所呈现的组织病理学结果与在其他国家或地区开展的试验具有可比性，还将为中国非临床药物安全性评价的高质量发展保驾护航。

Jerry F. Hardisty
DVM
DACVP
FIATP
2022 年 1 月

Preface

Standardization of microscopic pathology nomenclature and diagnostic criteria, especially for rats and mice, has been under discussion for many years by toxicologic pathologists. The *International Harmonization of Nomenclature and Diagnostic Criteria* (INHAND) is a global project establishing diagnostic criteria and nomenclature for both proliferative and nonproliferative changes in laboratory animals. This initiative was started in 2005 by the Society of Toxicologic Pathology (STP) in collaboration with the European STP, and in 2006, the British STP and the Japanese STP joined the project. The Global Editorial and Steering Committee (GESC) oversees the activities of the INHAND projects and is composed of toxicologic pathologists from all the participating societies. In 2012, INHAND GESC began a collaboration with the U.S. Food and Drug Administration (FDA) in adapting INHAND terminology for standardized nonclinical data submission to the FDA. The Standard for Exchange of Nonclinical Data (SEND) is an implementation of the Clinical Data Interchange Standards Consortium (CDISC) Study Data Tabulation Model for nonclinical studies. This standard was developed by the CDISC SEND team for electronic submission of nonclinical data from animal toxicology studies. In 2013, the INHAND expanded the project, which initially focused on lesions in rats and mice, to include other commonly used nonrodent species, specifically minipig, monkey, dog, rabbit and fish.

Anatomic pathology is a descriptive and interpretive science and provides critically important information on the toxicity of environmental and biopharmaceutical agents. Toxicologic pathologists strive to provide clear and concise data and interpretations to toxicologists, statisticians, health professionals, regulatory reviewers, and others involved in risk assessment.

INHAND nomenclature guides offer diagnostic criteria and guidelines for recording lesions observed in rodent toxicity and carcinogenicity studies, as well as some nonrodent species. The guides provide representative photomicrographs and description of morphologic changes, information regarding pathogenesis and differential diagnoses, and key references. Currently published guides included in this publication by Chinese Pharmaceutical Association–Society of Toxicologic Pathology (CPA–STP) are listed as follows:

1.*Proliferative and non-proliferative lesions of the rat and mouse soft tissue, skeletal muscle and mesothelium*

2. *Proliferative and non-proliferative lesions of the rat and mouse integument*

3. *Nonproliferative and proliferative lesions of the rat and mouse female reproductive system*

4. *Nonproliferative and proliferative lesions of the gastrointestinal tract, pancreas and salivary glands of the rat and mouse*

5. *Non-proliferative and proliferative lesions of the cardiovascular system of the rat and mouse*

6. *Nonproliferative and proliferative lesions of the rat and mouse skeletal tissues (bones, joints, and teeth)*

7. *Nonproliferative and proliferative lesions of the rat and mouse endocrine system*

8. *Nonproliferative and proliferative lesions of the rat and mouse special sense organs (ocular [eye and glands], olfactory and otic)*

9. *Nonproliferative and proliferative lesions of the rat and mouse hematolymphoid system*

10. *International harmonization of nomenclature and diagnostic criteria (INHAND): nonproliferative and proliferative lesions of the dog*

11. *International harmonization of nomenclature and diagnostic criteria (INHAND): nonproliferative and proliferative lesions of the minipig*

The process of translating guides for other organ systems and other species is ongoing. The editors intend to translate remaining four guides in the future.

The inherent variability of spontaneous "background" changes in our biological models, the complexity and variability of responses to the test article, and differences in diagnostic terminology, severity grading, and thresholds present challenges in consistently delivering clear interpretations. The consistent use of the harmonized nomenclature recommended in the INHAND guides included in this publication will continue increasing the clarity and quality of anatomic pathology data in toxicity studies and will further promote international harmonization of terminology.

This Chinese translation of INHAND guides will be an excellent addition to our profession and will be a valuable aid in the training of young toxicologic pathologists in China. Application of the diagnostic criteria and nomenclature that are presented in the INHAND guides will assure that the histopathology results reported in studies conducted in China are comparable to studies conducted elsewhere and is a valuable contribution to guarantee the highest quality of nonclinical evaluation of drugs in China.

Jerry F. Hardisty
DVM
DACVP
FIATP
2022.1

译者的话

毒性病理学是“三品一械”的毒性及风险评估的重要组成部分，也是药物非临床安全性评价工作中最基本的环节和核心组成部分。近二十年来，随着我国制药工业的飞速发展，我国药物非临床安全性评价领域毒性病理学的研究取得了长足发展。但是，作为毒性病理学的重要组成部分——毒性病理学术语和诊断标准的规范化、标准化和一致性与发达国家尚有一定差距，亟须接轨。

新型冠状病毒感染疫情以来，从单一国内国家药品监督管理局（National Medical Products Administration, NMPA）申报到中美双报，再到包括向经济合作与发展组织（Organization for Economic Co-operation and Development, OECD）等地区或组织药监机构的联合申报，新药研发以前所未有的态势蓬勃发展。因此，亟须我国毒性病理从业人员提高专业水准并使用国际通用毒性病理诊断术语及诊断标准，助力我国新药研发，实现与国际接轨，这是大势所趋，刻不容缓、势在必行。

中国药学会毒性病理专业委员会作为行业领军团体，继 2020 年在中国药学会发布《毒性病理学术语集（第一版）》和 2021 年出版了团体标准《毒性病理学术语集》后，又组织国内毒性病理学专家和一线技术骨干对已经出版的大小鼠、犬及小型猪的 INHAND 系列指南进行了翻译和出版，并命名为《国际通用毒性病理术语及诊断标准（INHAND）》（第一部、第二部）。INHAND 项目主要由美国毒性病理学会（STP）、欧洲毒性病理学会（ESTP）、英国毒性病理学会（BSTP）及日本毒性病理学会（JSTP）共同发起，内容翔实、解释清晰、要点突出、机制充分、图文并茂、全面系统，是当今国际上最权威、实用性最强且被各国监管机构广泛认可的毒性病理标准术语及诊断指南。而本系列指南中文版的各位主译、译者、校对者和主审人员，大多数是国内从事毒性病理多年、有着丰富一线工作经验的资深病理学专家或业务骨干，确保中文版能够完整准确地呈现英文原文内容的精髓。

《国际通用毒性病理学术语及诊断标准（INHAND）》（第二部）包括大鼠与小鼠淋巴造血系统、犬与小型猪非增生性和增生性病变 3 章。全书共 380 页、73 万字，配以大量高清 H&E 染色彩色图片及特殊染色显微图片。

相信中国药学会毒性病理专业委员会组织翻译和出版的《国际通用毒性病理术语及诊断标准（INHAND）》（第二部）将会为推动我国毒性病理学术语统一和诊断标准化进程发挥重要作用，并加快与国际毒性病理学行业标准接轨的进程。本书是一本不可多得的毒性病理学、兽医病理学、实验动物病理学等从业人员案头必备工具书，将为我国毒性病理学从业人员的继续教育及培训发挥重要作用并具有积极深远的影响。

由于译者时间、水平有限，翻译过程中如存在疏漏、不足甚或错误之处，恳请广大读者和同道批评指正。

全体译者

2022 年 1 月

致　谢

《国际通用毒性病理术语及诊断标准（INHAND）》（第一部、第二部）的译者多来自我国生物医药研究领域领先的科研院所、大学、药物研发机构及知名药物非临床安全性评价研究公司，旨在促进我国毒性病理学术语和诊断标准与国际接轨，将已出版的国际通用的 *International Harmonization of Nomenclature and Diagnostic Criteria*（INHAND）系列指南翻译成中文版，供我国毒性病理学从业人员使用。INHAND 系列指南的翻译工作历经 2 年多的时间，共有 20 余家单位 90 余名病理学专业人员参与，他们不辞辛苦、通力合作、精益求精、字斟句酌，最终出版了这两部在毒性病理学领域中具有重要意义的工具书。谨对每一位译者的敬业精神和辛苦付出表示深深的敬意和衷心的感谢！

感谢中国药学会、日本毒性病理学会（JSTP）和世哲出版社（SAGE Publishing）对这两部译著的版权授权、翻译和出版所给予的鼎力支持和帮助！

感谢美国 EPL 公司 Jerry F. Hardisty 博士、INHAND 全球编辑指导委员会主席 Charlotte Keenan 博士、日本大阪公立大学医学研究科鰐渕英機教授和魏民博士、美国辉瑞制药公司李宪堂博士、上海靖良医疗科技发展中心胡良彪博士、中国农业大学赵德明教授、世哲出版社 Cindy Wu 等国内外病理专家对这两部译著翻译和出版的鼓励与帮助。

感谢中国科学院上海药物研究所、成都华西海圻医药科技有限公司、康龙化成（北京）生物技术有限公司、昭衍（苏州）新药研究中心有限公司、苏州华测生物技术有限公司、苏州方达新药开发有限公司、北京广源达科技发展有限公司、北京腾宇桐瑞科贸有限公司及北京艾慕卡生物技术有限公司对这两部译著出版的大力支持和资助！以下国家和地方课题基金对这两部译著的出版也提供了支持，在此一并表示感谢：

1. 国家科技重大专项，“建立符合国际 GLP 标准的要求，以毒性病理学为优势的药物安全评价技术平台”（课题编号：2008ZX09305-007、2012ZX09302003）

2. 国家科技重大专项，“以毒性病理学为核心优势的全程式非临床安评创新技术体系建设和应用”（课题编号：2018ZX09201017-004）

3. 中国科协“服务国家社会治理品牌建设项目”“组建新药研发关键技术 - 智能病理学评估、人才培养、国际认可的公共服务专业技术平台”（项目编号：2018GGFZ-CN022，项目申请方：中国药学会）

4. 2021 年江苏省“双创人才”资助项目，“药物非临床安全性评价体系建设”（项目负责人：王和枚）

5. 2021 年海门“东洲英才”引进计划资助项目，“非临床药物安全性评价的毒性病理学评价”（项目负责人：吕建军）

《国际通用毒性病理术语及诊断标准（INHAND）》（第一部、第二部）翻译过程中参考了《毒性病理学术语集》《病理学名词》《常用临床医学名词》《现代组织学》《实验动物功能性组织学图谱》等病理学专著和相关参考文献，在此谨对所有作者表示感谢。

感谢译者的家人在这两部译著翻译和出版期间给予的理解和支持！

中国药学会毒性病理专业委员会

2022 年 1 月

目　　录

1 大鼠与小鼠淋巴造血系统非增生性和增生性病变

2 犬非增生性和增生性病变

3 小型猪非增生性和增生性病变

1 大鼠与小鼠淋巴造血系统非增生性和增生性病变

Cynthia L. Willard–Mack, (Chair)[1], Susan A. Elmore[2, c], William C. Hall[3], Johannes Harleman[4, e, g], C. FriekeKuper[5, f], Patricia Losco[6, a], Jerold E. Rehg[7, d, g], Christine Rühl–Fehlert[8, g], Jerrold M. Ward[9, d, g], Daniel Weinstock[10, b], Alys Bradley[11], Satoru Hosokawa[12], Gail Pearse[13], Beth W. Mahler[14], Ronald A. Herbert[2], and Charlotte M. Keenan[15]

[a] *General hematolymphoid subgroup lead*

[b] *Bone marrow subgroup lead*

[c] *Thymus subgroup lead*

[d] *Spleen subgroup leads*

[e] *Lymph node subgroup lead*

[f] *Associated lymphoid organs subgroup lead*

[g] *Neoplasm subgroup leads*

[1] *Covance, Somerset, NJ, USA*

[2] *National Toxicology Program, National Institute of Environmental Health Sciences, Research Triangle Park, NC, USA*

[3] *Hall Consulting, Inc, Mt Airy, MD, USA*

[4] *Independent Consultant, Darmstadt, Germany*

[5] *Independent Consultant, Utrecht, the Netherlands*

[6] *Independent Consultant, West Chester, PA, USA*

[7] *Saint Jude Children's Research Hospital, Memphis, TN, USA*

[8] *Bayer AG, Wuppertal, Germany*

[9] *Global VetPathology, Montgomery Village, MD, USA*

[10] *Janssen, Spring House, PA, USA*

[11] *Charles River Laboratories, Tranent, Scotland, United Kingdom*

[12] *Eisai Co, Ltd, Drug Safety Research Laboratories, Ibaraki, Japan*

[13] *GlaxoSmithKline, Ware, United Kingdom*

[14] *Experimental Pathology Laboratories, Research Triangle Park, NC, USA*

[15] *CM Keenan ToxPath Consulting, Doylestown, PA, USA10 The Institute of Environmental Toxicology, Ibaraki, Japan*

通信作者：Cynthia L. Willard–Mack, Covance, PO Box 2360 Mettlers Road, East Millstone, NJ New Jersey 08875–2360, USA
Email: cynthia.willard–mack@covance Com

摘要 >>

大鼠和小鼠国际通用毒性病理术语及诊断标准（INHAND）是欧洲毒性病理学会（European Society of Toxicologic Pathology, ESTP）、英国毒性病理学会（British Society of Toxicological Pathologists, BSTP）、日本毒性病理学会（Japanese Society of Toxicologic Pathology, JSTP）和美国毒性病理学会（Society of Toxicologic Pathology, STP）联合倡议为大鼠和小鼠的增生性和非增生性病变制定的国际公认的术语。本出版物的撰写目的是为在淋巴造血器官包括骨髓、胸腺、脾脏、淋巴结、黏膜相关淋巴组织（mucosa-associated lymphoid tissues, MALT）和其他淋巴组织（浆膜相关淋巴细胞簇和三级淋巴结构）中观察到的改变类型提供标准化的术语，并附有彩色显微照片来说明病变。材料来源于世界各地政府、学术界和工业实验室的组织病理学数据库。内容包括自发性病变及暴露于受试物引起的病变。这些器官病变的术语分为三类：描述性、常规性和强化性。每个诊断都列出了三类术语。下文详细描述了这种方法的基本原理及其在毒性病理学中的应用指南。

关键词 >>

- INHAND
- 术语
- 诊断标准
- 淋巴
- 骨髓
- 胸腺
- 脾脏
- 淋巴结
- MALT

一、引言

大鼠和小鼠国际通用毒性病理术语及诊断标准（INHAND）项目是欧洲毒性病理学会（ESTP）、英国毒性病理学会（BSTP）、日本毒性病理学会（JSTP）和美国毒性病理学会（STP）等毒性病理学会联合发起，为大鼠和小鼠的增生性和非增生性病变制定的国际公认的术语。本出版物的撰写目的是提供一套标准化术语，用于对淋巴造血器官中观察到的改变进行分类，淋巴造血器官包括骨髓、胸腺、脾脏、淋巴结、黏膜相关淋巴组织（MALT）和其他淋巴组织［浆膜相关淋巴簇（serosa–associated lymphoid cluster, SALC）和三级淋巴结构（tertiary lymphoid structure, TLS）］。这些器官的术语分为三类：描述性、常规性和强化性。每个诊断都列出了三类术语。下面详细描述了这种方法的基本原理及其在毒性病理学中的应用指南。

淋巴造血器官生成并维持获得性和先天性免疫细胞（淋巴细胞、浆细胞、单核细胞、巨噬细胞、树突状细胞和粒细胞），并产生携带氧气的细胞（红细胞）和维持血管完整性的细胞（巨核细胞）。修饰语“淋巴造血”表明了骨髓（和啮齿动物的脾）的造血功能及骨髓、胸腺、脾、淋巴结、MALT 和其他淋巴组织（SALC 和 TLS）中存在有淋巴样细胞（淋巴细胞、淋巴母细胞、浆细胞）。淋巴造血器官是免疫系统的器官，其共同产生淋巴细胞库，执行免疫监视，并产生免疫反应。这些器官按照功能被分类为初级 / 中枢淋巴器官和次级 / 外周淋巴器官。经典的初级或中枢淋巴器官是骨髓和胸腺，二者是淋巴细胞增殖和分化成熟的部位，不依赖于外源性抗原的刺激。脾、淋巴结、MALT 和 SALC 是外源性抗原依赖性淋巴细胞发育和增殖的次级淋巴器官。TLS 是在非淋巴器官中诱导产生的三级淋巴组织。

淋巴造血器官具有基本的间质和实质特征，使其能够作为一个综合的系统共同发挥功能。每个器官都有一个海绵样成纤维细胞网状间质（网状结构），可将器官分为形态和功能上不同的区室 [1–3]。网状结构中的空隙充满了作为器官实质细胞的血细胞。网状结构由成纤维网状细胞（fibroblastic reticular cell, FRC）及其网状纤维组成（胸腺除外，胸腺含有主要为上皮来源不产生网状纤维的网状细胞）。网状细胞为血细胞黏附提供表面，并产生营养因子（趋化因子），引导淋巴细胞移动（通过趋触性转运）至 B 细胞和 T 细胞区域以进一步发育和发挥功能 [1]。细胞转运发生在初级、次级和三级淋巴器官。网状纤维作为管道，将可溶性介质传导至次级淋巴器官中的特定部位［如淋巴结中的高内皮细胞小静脉（high endothelial venules, HEV）］，以增强特定淋巴细胞向淋巴器官的募集和迁移，以进一步发育、发挥功能，以及与其他类型细胞相互作用 [4–6]。网状结构具有弹性，并通过扩张以容纳增加的血细胞，如见于抗原刺激的淋巴结或充血的脾。当血细胞耗减时，网状结构会塌陷和收缩，如见于胸腺淋巴细胞减少和脾收缩。在常规染色的组织中难以观察到网状结构，因为其细小的胞质突起通常被其间隙中的血细胞（尤其是白细胞）所遮盖，但在细胞转运不拥挤的淋巴结窦中可以很容易地观察到（图 1.1）。淋巴造血器官独特的形态学外观取决于其区室排列及区室内血细胞的数量、类型和分布。

淋巴造血器官的一个主要特征是血细胞可以通过血液和淋巴液从一个器官移动到另一个器官。在其漫长而复杂的生命过程中，淋巴细胞通过血管和淋巴管内皮的特化适应（specialized adaptations）进出所有淋巴造血器官（图 1.2）。成熟的初始淋巴细胞特别容易移动，并在其持续寻找同源抗原的过程中不断循环通过次级淋巴器官。所有类型血细胞的生命过程包括一段时间属于器官实质的成分，一段时间属于血液的成分。甚至红细胞和血小板也会在器官实质中停留一段时间，首先是发育期间停留在骨髓，然后是在通

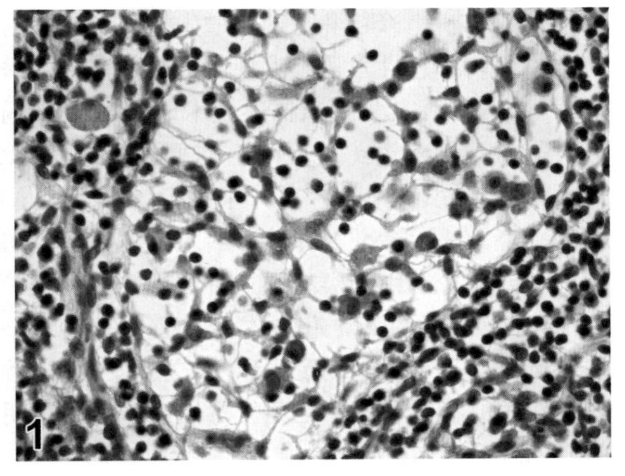

图 1.1

大鼠，肠系膜淋巴结，髓窦，网状结构

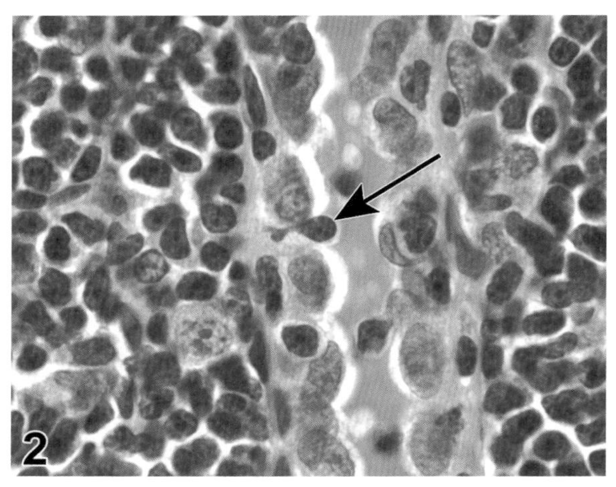

图 1.2

大鼠，淋巴结副皮质区，淋巴细胞（如箭号所示）通过内皮细胞之间的挤压离开 HEV 到左侧

过红髓间隙时经脾定期过滤期间停留在脾。红细胞、单核细胞和血小板也储存在红髓中以备释放。由于它们的流动性，血细胞为应对需求在特定部位增加或减少。淋巴结可在抗原刺激数小时内因新募集的淋巴细胞而膨胀，而脾会在几分钟内收缩并将红细胞排出到血液中，以应对血压下降或肾上腺素增加。脾收缩是肌性脾（muscular spleens）的一个众所周知的特征，小鼠和大鼠脾借助于成纤维网状细胞中的收缩蛋白，也会发生较小程度的收缩 [7, 8]。血细胞群这些类型的快速变化是由于现有血细胞的迁移和重新分布引起的，而不是短期内血细胞绝对数量发生变化的结果。

血细胞迁移为淋巴造血系统的术语带来特殊挑战。描述性术语（细胞数量增多 / 减少），现已被广泛用于其他器官系统，特别适用于骨髓来源的流动性血细胞（除淋巴细胞、红细胞和粒细胞外，还包括巨噬细胞、肥大细胞和树突状细胞），因为通常不可能将局部产生的血细胞与近期到达的血细胞区分开来，也无法确定丢失的血细胞是死亡还是迁移到其他部位。常规性术语（增生 / 萎缩）是既往使用的诊断标准，仍然可用于致癌试验中病变的诊断，也可用于诊断结构上的变化（如 HEV）。当需要用精确的基于机制的方法来描述和评价外源性物质对淋巴造血系统的影响时，也可以在短期试验中使用强化性术语（细胞类型、增多 / 减少、区室）。本文定义并列出这三类术语，以允许根据具体研究的需要来使用适当的术语。

（一）最佳实践和诊断挑战

2005 年，STP 免疫毒理学工作组发布了“最佳实践”概念，使用已在别处广泛描述的强化组织病理学 [9] 来检查淋巴造血器官 [10–14]。强化组织病理学方法单独评价每个淋巴器官的区室，以识别特定的细胞和结构变化 [15–19]。描述性诊断术语以一种特异性方法用于量化单个细胞类型的变化，并明确这些变化发生器官的具体区室（有关区室及其细胞组分的详细信息见各器官章节的表格）。使用半定量的描述性术语而非解释性术语来报告变化，这种方法不能直接判定免疫功能，但它是一种检测细微变化的敏感方法，并可能确定特定处理是否会导致抑制或刺激免疫系统 [11]。此外，评价不同类型细胞和区室内的变化可提示所见可能的原因或机制。例如，淋巴结副皮质中淋巴细胞数量增多或皮质中滤泡和生发中心增多的诊断比诊断淋巴细胞增生提供了更多的有关机制的信息。

本文将描述性术语、常规性术语和强化性术语视为淋巴造血器官独立但又互补和不断发展的术语。对于每个诊断，首先列出描述性术语（英文术语前上标 des 来表示，中文术语前上标描述性来表示，译者注），其次是常规性术语（英文术语前上标 con 来表示，中文术语前上标常规性来表示，译者注），再次是强化性术语（英文术语前上标 enh 来表示，中文术语前上标强化性来表示，译者注）。这种方法认可描述性术语的常规做法及标准解释性诊断术语的用途，如增生和萎缩，并认可强化描述性诊断术语的科学基础，如增多或减少的细胞类型，这种术语与各种类型的细胞和区室的功能密切相关。表 1.1 列出了推荐使用的描述性、常规性和强化性术语。建议在短期（≤ 3 个月）一般毒性试验中使用描述性术语，在长期（慢性）试验如 2 年生物测定（致癌试验）中使用常规性术语，推荐使用强化性术语来描述短期试验中免疫调节作用的特征，尤其是免疫毒性试验。在长期试验中，通常认为强化组织病理学评价具体的细节是不必要的或不可取的。

选择使用哪个术语由病理学家自行决定。需要考虑的因素包括试验的时限、预期的免疫调节作用、对监管指南的遵从情况［如经济合作与发展组织（Organisation for Economic Co-operation and

表 1.1 推荐使用的术语

术语	试验类型	举例
描述性	除免疫毒性外所有一般毒性试验（≤ 3 个月）	胸腺皮质细胞数量增多
常规性	长期毒性或致癌试验	胸腺淋巴细胞增生
强化性	免疫毒性和短期（≤ 3 个月）试验	胸腺皮质淋巴细胞增多

Development, OECD）（407）］、要开展的额外试验、辅助数据（免疫组织化学、流式细胞术、抗药抗体评估、并发疾病过程等）的可用性，以及该试验拟解决的问题。描述性和常规性术语可使用或不使用区室部位和细胞类型，但强化性术语应使用[15–18, 20]。无论使用哪类术语，以基于区室的方式评价淋巴造血器官都是一种很好的做法。当进行全面强化性组织病理学评价时，最终解释和结论应在病理学报告中提出。

淋巴造血器官诊断选用 INHAND 术语是基于这些器官具有相似的结构和功能特征及对生理性变化做出相似的反应。这些器官通常可以使用相同的术语。当前或既往使用的同义词和其他密切相关的诊断术语列在其他术语条目下，并作为从先前的诊断实践到目前推荐的 INHAND 术语之间的桥梁。描述性术语和常规性术语使用通用基础术语，必要时可以用细胞类型和区室这些修饰语进行补充。强化性术语结合了有关过程、涉及的细胞类型和过程所发生区室等信息。

所有形态上不同的区域都被称为区室，即使一个区室包含在另一个区室内。例如，脾的生发中心包含在滤泡内，而滤泡又包含在白髓内。脾和淋巴结的结构独特，二者均有一个过滤体液的非淋巴区室。血液在脾的红髓中被过滤，而淋巴在淋巴结的窦中被过滤。在脾“红髓”和淋巴结“窦和淋巴管”的副标题下介绍这些过滤区室中的变化。在脾“白髓”和淋巴结“皮质、副皮质和髓索”副标题下介绍了淋巴区室的变化。

因为巨噬细胞可吞噬、降解和（或）储存细胞物质，所以对巨噬细胞的诊断具有独特的难度。这些生理活性产生了多种细胞质特征。巨噬细胞的细胞质可能含有凋亡小体（易染体巨噬细胞）、红细胞（吞噬红细胞作用）、含铁血黄素、脂褐素、蜡样质或其他色素（含色素巨噬细胞）或空泡（空泡形成），以及颗粒、结晶、外源性色素或摄入的外源性物质的其他表现形式。巨噬细胞也可以变大（肥大）并可以成簇黏附在一起（巨噬细胞聚集）。巨噬细胞存在于每个淋巴造血的区室中，但当其分散在密集的淋巴细胞群中时可能难以识别。一些巨噬细胞群很容易识别，如淋巴结窦中的巨噬细胞（传统上称为窦组织细胞）。在本文中，术语“巨噬细胞”适用于所有部位的巨噬细胞，以强调各个器官中细胞类型的相似性。由于巨噬细胞固有的可变性，为其诊断提供了一系列修饰语和部位术语，可更好地描述特定的病变。巨噬细胞诊断包括在淋巴造血总论部分，有些也列在特定器官下。

淋巴细胞是淋巴造血器官中最明显可见和最丰富的血细胞。其诊断也独具挑战，因为不同的淋巴细胞亚群功能不同但形态相似。淋巴细胞对毒性具有不同的敏感性，可以产生不同的淋巴瘤亚型，但在常规 H&E 染色切片中通常无法识别不同的淋巴细胞亚型。必要时，最好利用免疫组织化学识别细胞标志物（表面、细胞质、细胞核）来区分淋巴细胞[21]。有关应用免疫组织化学的信息包含在许多病变的诊断特征下。尽管淋巴细胞诊断对所有淋巴器官都很常见，但由于其在淋巴造血系统中的核心重要性，故将其单独列在每个器官下。

未成熟的淋巴细胞，尤其是双阳性淋巴细胞（$CD4^+/CD8^+$）对应激敏感，因为内源性皮质醇会引起其发生凋亡，尤其是在胸腺中。应结合临床表现（如体重增长下降和活动减少）、全血细胞计数结果（循环血液中的中性粒细胞增多、淋巴细胞减少）、肾上腺重量增加、胸腺重量减少、胸腺皮质细胞减少并伴有淋巴细胞凋亡，以及脾和淋巴结细胞数量发生变化将应激相关的改变与免疫调节作用区分开来[22]。由于淋巴造血器官和循环的血细胞密切相关，因此对淋巴造血器官的全面评价应始终包括临床病理学（血液学）评价。

淋巴造血器官通常存在背景性免疫监视和反应。细胞数量增多通常是反应性的，是这些器官对急性和慢性损伤或生理性刺激的正常生理反应的一部分。因此，不能将这些器官的增生性变化推断为瘤前或癌前病变。然而，在严重或持续增生的异常情况下，细胞增殖可能会增加肿瘤性转化的风险，这可能是由于与 DNA 复制相关随机突变累积的结果 [23]。对增生性变化的评价应包括对机体状况的彻底评估以排除潜在的感染和炎症等情况，并应考虑细胞所在的部位、成熟阶段和（或）形态是否异常或预料之外。如存在疑虑，应考虑进行克隆性研究 [21]。

每种品系动物和每组动物的背景改变受营养状况、抗原负荷、年龄、遗传［啮齿动物品系和基因工程小鼠（genetically engineered mice, GEM）］、自发性病变、类固醇激素水平和（机会性、偶发性或并发性）感染原的影响 [24–26]。与所有筛选试验一样，与同期对照组织进行比较对于确定特定动物组的正常组织变化范围至关重要。因此，有必要将处理组动物与同期对照组动物进行比较，以准确区分背景病变和外源性物质引起的改变。一种推荐的评价方法是检查所有同期对照组织，以确定该组动物整体组织结构和细胞数量的“正常范围”。接下来对高剂量组动物进行评价，然后是低剂量组和中剂量组，其间不断回顾参考对照组的组织以防止诊断漂移。一旦对某一淋巴器官的所有组织进行了检查，则以相同的方式评价其他器官 [27]。在检查对照组和高剂量组后，另一种可接受的方法是将来自所有剂量组和对照组的切片混合在一起，采用盲检方式重新检查所有切片以确定推测的变化是否可清晰地区分处理组和对照组。

总之，淋巴造血系统的组织病理学评价需要从机制上理解正常的组织学和生理学及对整体分布的多器官淋巴造血系统进行全面评价。背景、个体的、局部或全身效应的区分和识别需要结合辅助数据（如临床病史、临床病理学、脏器重量和大体病理学观察）来准确描述和解释组织学所见。如果可行的话，流式细胞术、免疫功能测定和抗药抗体评价可提供额外有价值的辅助数据，这些数据可能会影响形态学评价的解释。所有可用数据的整合应在书面报告中形成一个解释性的叙述。本文的目标是提供定义性的术语集，以便清晰地表述淋巴造血器官中存在的组织病理学变化。

二、淋巴造血系统总论

作为局部或全身性状况的一部分，一些变化可能发生在一个或多个淋巴造血器官中。为避免在各个器官小节内容中重复，在本节中对这些改变进行了描述，并注明了最常受累及的淋巴组织。在某些情况下，这些共性的诊断也出现在单个器官中。病理改变的区室定位可能很重要，并可根据病理学家的判断用于修饰过程变化的术语。

本文中不包含淋巴组织中出现的出血和血管炎症等血管病变，因为二者在 INHAND 心血管系统文稿中有详细介绍。淤血是脾常见的病变，在本文的脾章节进行介绍。

1. 描述性淀粉样物质（desamyloid）（N）（图 1.3）淋巴造血系统总论

常规性淀粉样物质（conamyloid）

强化性淀粉样物质（enhamyloid）

（指明区室）

【种属】 小鼠、大鼠。

【其他术语】 Amyloidosis; amyloid accumulation。

【发病机制 / 细胞来源】 由于各种蛋白质的异常组装而沉积的扭曲的 β 折叠片状原纤维。

【诊断特征】

1）嗜酸性透明物质的致密团块。

2）沉积物会破坏正常结构并导致压迫性萎缩。

3）分布：① 全身性沉积最为常见，但也发生局部沉积。② 可发生在任何组织中。③ 偏好血管周围分布。

4）肠系膜淋巴结。① 小鼠的常见部位。② 通常被膜下窦首先受到累及，然后扩展到副皮质区。③ 髓质通常不受累。

5）脾：红髓可被淀粉样物质替代，而白髓可能会表现出压迫性萎缩。

6）染色特点：① 刚果红——合并 H&E 染色为粉色或红色——在偏振光下显示绿色双折射。② 硫黄素 T——在紫外光下发荧光。③ 结晶紫或甲基紫——异染性。

7）电子显微镜。① 在人体中，长度不定且直径为 7.5 ～ 10 nm 的非分支原纤维。② 在小鼠中，宽 100 Å 的刚性、非分支链绞合成 2 根细丝。

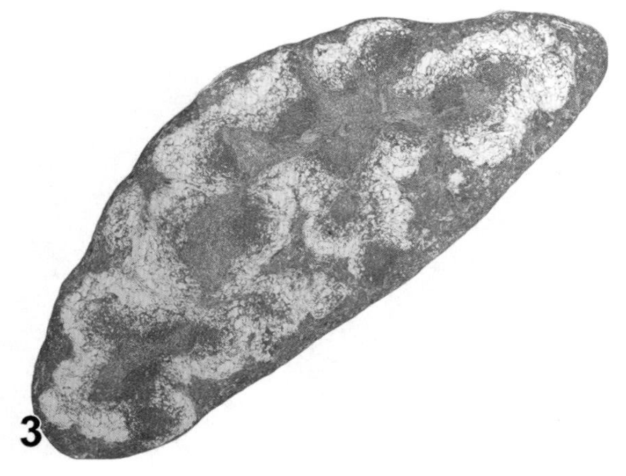

图 1.3

小鼠，脾，淀粉样物质

【鉴别诊断】 胶原蛋白或纤维蛋白沉积（deposition of collagen or fibrin）：刚果红染色呈阴性。

【备注】 淀粉样物质不是化学上明确的实体。在实验动物中，淀粉样物质大多是 AA 型。在过去，淀粉样物质在某些小鼠品系（CD–1 和 C57B6）中是一种常见的自发性所见 [28]，但随着时间推移，其发生率已经下降，目前在动物中偶尔可见。淀粉样物质在 BALB/c 小鼠中并不常见，并且很少在大鼠中作为自发性病变被观察到。肾、回肠和肾上腺最常受累及 [28]。C57BL6 小鼠对老龄性淀粉样载脂蛋白 AⅡ（amyloid–apolipoprotein AI, AApoAⅡ）和继发性淀粉样物质均易感。

2. 描述性不发育 / 发育不全（desaplasia/hypoplasia）（N）（图 1.4，图 1.5）淋巴造血系统总论

常规性不发育 / 发育不全（conaplasia/hypoplasia）

强化性不发育 / 发育不全（enhaplasia/hypoplasia）

【种属】 小鼠、大鼠。

【同义词】 Agenesis。

【其他术语】 Congenital decreased lymphocytes。

【发病机制 / 细胞来源】 特定基因功能缺失导致正常发育缺失。

【诊断特征】 ① 某一淋巴器官完全不发育。② 缺少组织或器官。

【鉴别诊断】

1）正常发育（normal development）：直到 4 周龄，小鼠脾中都不存在边缘区。

2）正常老龄化（normal aging）：胸腺与年龄相关的退化。

3）萎缩（atrophy）：① 由于年龄、毒性或疾病导致的淋巴细胞缺失。② 在大体病理学检查和低倍镜水平上，与同期对照相比，整个器官体积变小。③ 淋巴细胞数量减少。④ 可能存在淋巴细胞坏死或凋亡。⑤ 潜在的间质细胞可能更明显。

【备注】 小鼠已有报道胸腺、脾和派氏结（Peyer’s patches, PP）不发育。小鼠的这些改变通常是先天性遗传疾病，可自发或在基因工程小鼠（geneticallengineeredmice, GEM）中可见。在形态学上可能难以将不发育与严重的淋巴组织发育不全和细胞数量减少（萎缩）区分开来，因此在鉴别诊断时应考虑年龄、种属、病史和在其他组织中可见的变化这些因素。如果一个器官的发育存在先天性减小，则可以使用发育不全这个术语。

胸腺不发育发生在 *Fox*^{nu1} 基因无效突变纯合子的裸鼠中。这些小鼠或完全没有胸腺，或只有非常小的囊性胸腺残留。受累及小鼠从出生就无毛，一生无毛。胸腺缺失是由于胸腺原基未能从第三咽囊的外胚层发育，以及在子宫内胸腺上皮过早退化所致 [29, 30]。

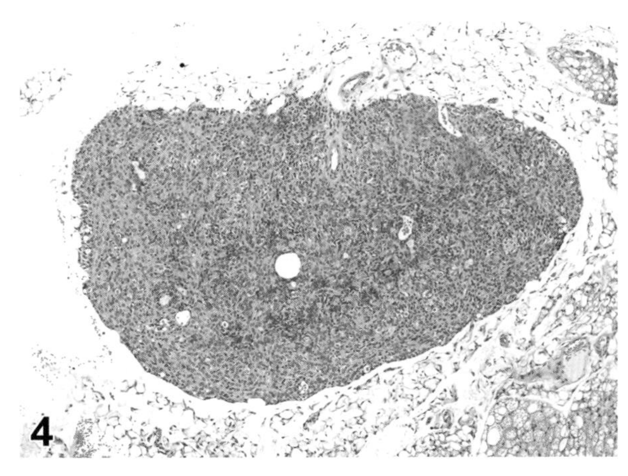

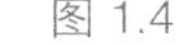
图 1.4

重度联合免疫缺陷小鼠，胸腺，不发育 / 发育不全

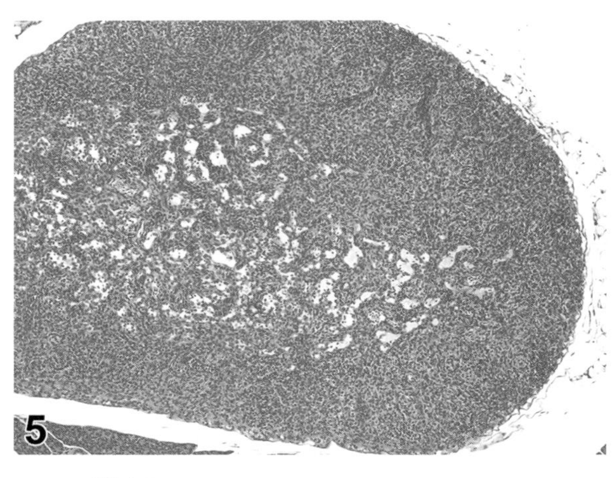

图 1.5

重度联合免疫缺陷小鼠，淋巴结，不发育 / 发育不全

在患有迪格奥尔格综合征（DiGeorge syndrome）的人中，第三和第四咽囊无法发育，导致胸腺和甲状旁腺缺失。纯合子人群缺乏胸腺会导致许多免疫系统缺陷，包括淋巴结、脾和派氏结的来自胸腺依赖区的淋巴细胞减少，淋巴细胞数量大量减少的淋巴细胞群几乎完全由 B 细胞组成，对胸腺依赖性抗原的反应非常差，包括未能排斥相对同种异体和异种皮肤和肿瘤移植物，以及对感染的易感性增加。

脾不发育发生于 *Dh* 基因纯合或杂合的小鼠。无脾小鼠的派氏结增大，绝对淋巴细胞数量增多、粒细胞数量增多和单核细胞数量增多，其血清蛋白浓度和血浆高密度脂蛋白胆固醇水平均低于正常水平。由于相关的胃肠道异常，纯合子（Dh/Dh）小鼠肛门闭锁并在出生后 3 d 内死亡。杂合子（Dh/+）小鼠饲养于无特定病原环境中可以存活数月。

在 Sharpin 无效突变小鼠，派氏结发育发生在胚胎发生期间，但在出生后自发退化，导致小肠缺乏明显的派氏结。脾、淋巴结和鼻相关淋巴组织存在，但有结构上的变化。血清免疫球蛋白 G（IgG）、IgA 和 IgE 浓度显著降低，而血清 IgM 正常。累及多器官的炎症是这种遗传性疾病的一个共同特征。

除了这些自发突变免疫缺陷小鼠之外，一些 GEM 品系也存在免疫缺陷，如 NSG（NOD scid gamma, Nod CgPrkdcscid IL2rgtm1Wjl/SzJ）[31] 和 NRG（NOD rag1 gamma; NOD CgRag1tm1MomIL–2rgtm1W^{jl}/SzJ）[32]。

免疫缺陷小鼠［裸鼠、重度联合免疫缺陷（severe combined immune deficient, SCID）］小鼠和大鼠（裸鼠）的脾及淋巴结中滤泡和 T 细胞依赖区细胞减少。裸小鼠和裸大鼠保留有边缘区（marginal zone, MZ）。正常啮齿动物的新生幼崽胸腺切除不影响边缘区淋巴细胞的定居（colonization）。

重度联合免疫缺陷小鼠（Prkdc^{scid}/Prkd^{scid}）缺乏参与 DNA 修复的蛋白激酶活性，这种缺陷会影响淋巴干细胞的功能。因为 SCID 小鼠不能产生 T 细胞和 B 细胞，所以是淋巴细胞减少的小鼠，不能激活补体系统的某些组分。SCID 小鼠具有正常的 NK 细胞、巨噬细胞和粒细胞。然而，胸腺髓质未充分发育、无皮质，脾无滤泡，淋巴结和派氏结有不发育的 T 细胞区和 B 细胞区。随着年龄增长，一些“渗漏表达”品系可能会产生少量功能性 B 细胞和（或）T 细胞群 [29, 30, 33]。

3. ^{描述性}淋巴细胞凋亡增多（^{des}apoptosis, increased, lymphocyte）(N)（图 1.6）淋巴造血系统总论

^{常规性}淋巴细胞凋亡增多（^{con}apoptosis, increased, lymphocyte）

^{强化性}淋巴细胞凋亡增多（^{enh}apoptosis, increased, lymphocyte）

（如适用，指明区室并单独诊断淋巴细胞减少、减少区域、易染体巨噬细胞等）

【种属】 小鼠、大鼠。

【其他术语】 Lymphocyte depletion; atrophy。

【发病机制 / 细胞来源】 淋巴细胞凋亡可能由直接淋巴细胞毒性或内源性因素如饮食或应激（糖皮质激素释放）引起。

【诊断特征】 ① 单个细胞或小细胞簇。② 小而深染的细胞。③ 凋亡小体。④ 细胞质保留在凋亡小体中。⑤ 细胞皱缩和卷曲。⑥ 核固缩及核碎裂。⑦ 核破碎。⑧ 细胞膜完整。⑨ 含有凋亡小体的易染体巨噬细胞增多。⑩ 炎症通常不存在。

【鉴别诊断】

1）淋巴细胞坏死（necrosis, lymphocyte）：① 坏死的细胞通常连续，坏死的模式可能为局灶性、多灶性或弥漫性。② 细胞肿胀。③ 细胞破裂。④ 核溶解、核固缩和核碎裂。⑤ 炎症通常存在。

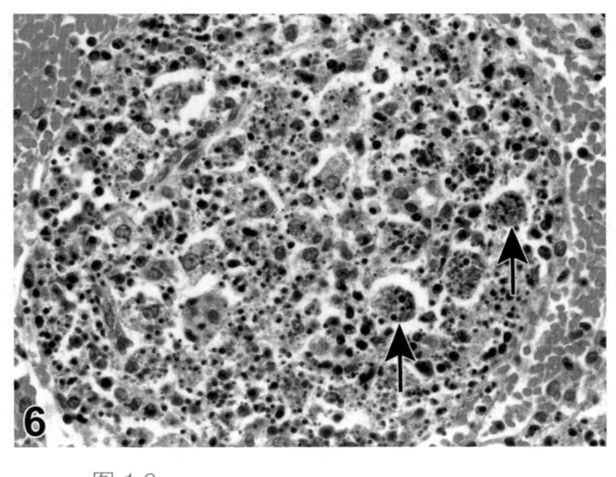

图 1.6

大鼠，淋巴结，髓索，淋巴细胞凋亡 / 坏死增多，易染体巨噬细胞（如箭号所示）增多

2）年龄相关的退化（胸腺）［involution, age-related (thymus)］：① 整个胸腺体积 / 重量减少。② 皮质淋巴细胞减少。③ 皮质变薄不规则。④ 皮髓质分界不清。⑤ 血管周隙增加。⑥ B 细胞和浆细胞灶增多。⑦ 结缔组织被膜和间隔中脂肪细胞浸润。⑧ 髓质区上皮细胞明显，可形成索、带、小管或由立方上皮至鳞状上皮衬覆的囊肿。

【备注】 细胞凋亡是一种协调且通常能量依赖性细胞死亡模式，被认为是各种正常生理过程的重要组成部分[34]。在成熟过程中，细胞凋亡消除激活的或自身攻击性免疫细胞。因此，低水平的淋巴细胞凋亡被认为是正常的生理差异。淋巴细胞凋亡增加可能由直接淋巴细胞毒性或内源性因素如饮食或应激（糖皮质激素释放）引起。严重的持续性细胞凋亡导致淋巴细胞数量严重减少（淋巴组织萎缩）。坏死可能与细胞凋亡一起发生。最好是分别识别和记录细胞凋亡与典型坏死的诊断，但当一种类型的细胞死亡在组织学上掩盖了另一种时，这种区分可能很难。此外，坏死细胞的碎片可能与凋亡碎片（如核固缩和核碎裂）有一些相似之处。细胞凋亡为主，伴随向坏死的转变；或者坏死为主，伴随散在的细胞凋亡。在这些情况下，将这两个术语联合使用（细胞凋亡 / 坏死）或仅诊断主要类型的细胞死亡，并在报告中讨论存在的其他类型的细胞死亡是合适的。

4. 描述性肥大细胞数量增多（des cellularity, increased, mast cell）（N）淋巴造血系统总论

常规性肥大细胞增生（con hyperplasia, mast cell）

强化性肥大细胞增多（enh mast cell, increased）

（指明区室）

【种属】 小鼠、大鼠。

【发病机制 / 细胞来源】 由存在于造血组织、黏膜和（或）结缔组织中的肥大细胞及其前体细胞发育而来。

【诊断特征】 ① 成熟的肥大细胞聚集，排列松散，无结节形成。② 肥大细胞均一、圆形或多边形，中等大小且分化良好。③ 细胞核呈均匀一致的圆形，但可能被细胞质颗粒掩盖。④ 细胞质丰富，呈颗粒样，轻度至重度嗜碱性。⑤ 取决于固定方式，H&E 染色的切片可见或不可见细胞质颗粒。⑥ 细胞质颗粒异染性，通常用吉姆萨、甲苯胺蓝或其他异染性染色进行染色。⑦ 对邻近组织无压迫。⑧ 可能累及一个或多个组织或器官。⑨ 可能为肿瘤的反应或与其他炎症细胞相关。⑩ 不存在有丝分裂象。⑪ 在淋巴结中，肥大细胞主要位于窦中。

【鉴别诊断】

1）良性肥大细胞瘤（mast cell tumor, benign）：① 单个、孤立、紧密（致密）的肥大细胞聚集或结节。

② 压迫邻近组织。

2）恶性肥大细胞瘤（mast cell tumor, malignant）：① 紧密的孤立性结节，局部肉瘤样生长或圆形、纺锤形或未成熟的肥大细胞呈片状聚集。② 细胞质通常颗粒减少，但可能有典型的嗜碱性颗粒。③ 可能有非典型的双叶或多叶核。④ 肥大细胞可能伴有嗜酸性粒细胞。⑤ 破坏性生长模式，具有局部侵袭性。⑥ 可能累及多个器官。⑦ 不累及骨髓。⑧ 无明显炎症刺激。⑨ 考虑为恶性。

3）肥大细胞白血病（mast cell leukemia）：① 非典型肥大细胞存在于骨髓和（或）外周血中。② 一个或多个淋巴造血器官中肥大细胞呈片状或白血病样聚集。

4）组织细胞肉瘤（histiocytic sarcoma）：① 细胞核较不规则。② 细胞质嗜酸性。③ 异染性细胞质颗粒阴性。

5）恶性无黑色素性黑色素瘤（melanoma, malignant, amelanotic）：通过免疫组织化学表达黑色素（HMB45、PEP8）与肥大细胞鉴别。

【备注】 肥大细胞数量增多可能发生于淋巴组织、黏膜或结缔组织，是对寄生虫性、过敏性和其他炎症性病变相关的细胞因子的反应。通常成熟的肥大细胞伴有许多异染性颗粒，不形成小结。这一改变可见于一些小鼠品系中并认为是没有明显病因的老龄化变化。

5. [描述性]髓外造血（[des]extramedullary hematopoiesis, EMH）（N）（图 1.7，图 1.8）淋巴造血系统总论

[常规性]髓外造血（[con]extramedullary hematopoiesis）

[强化性]髓外造血（[enh]extramedullary hematopoiesis）

（指明器官和区室）

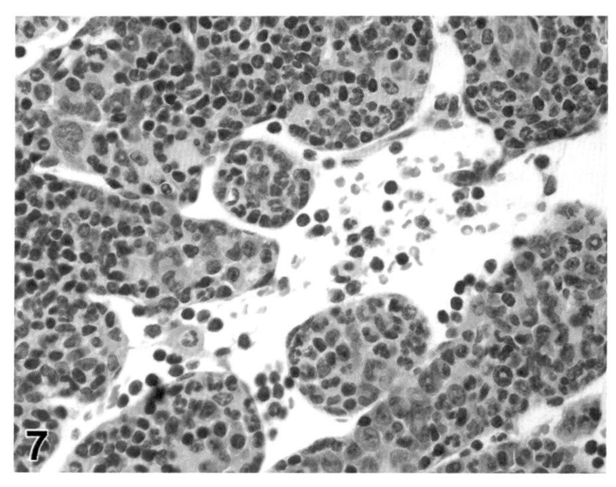

图 1.7

小鼠，淋巴结，髓索，髓外造血

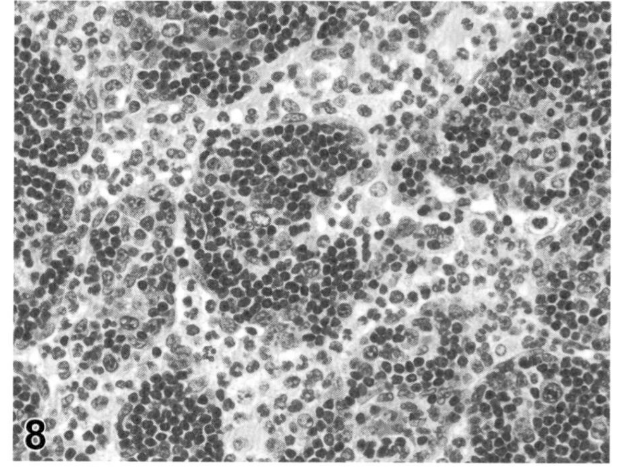

图 1.8

大鼠，肠系膜淋巴结，从淋巴结外炎症中引流的中性粒细胞（与图 1.7 中的髓外造血对比）

【修饰语】 红系、髓系。

【种属】 小鼠、大鼠。

【其他术语】 Increased hematopoiesis; red pulp hyperplasia (spleen); erythroid hyperplasia [lymph nodes, gut–associated lymphoid tissue (GALT), thymus]; erythropoiesis; granulopoiesis; myeloid metaplasia。

【发病机制 / 细胞来源】 来自骨髓和（或）脾循环中的造血祖细胞。

【诊断特征】

1）不同比例成熟和未成熟的髓系、红系和巨核细胞系细胞，取决于病因。

2）髓外造血（部位）。① 淋巴结的髓索。② 胸腺血管周围部位。③ 肝窦（参见 INHAND 肝胆系

统文章的总论、目的和大纲）。④ 脾的红髓：啮齿动物脾髓外造血是正常的；超过背景水平的髓外造血将被诊断为髓外造血增多（参见脾章节）。

【鉴别诊断】

1）中性粒细胞浸润（infiltrate, neutrophil）：① 组织中相对单一的中性粒细胞群浸润。② 存在多形核白细胞，但无炎症的其他组织学特点。

2）白血病，髓系、红系或巨核细胞（leukemia; myeloid, erythroid, or megakaryocytic）。肿瘤细胞通常都处于同一个分化阶段（参见肿瘤章节）。

3）淋巴瘤（lymphoma）：通过细胞形态和组织分布来区分。

【备注】　髓外造血是对造血需求增加的一种反应，发生在骨髓以外部位（如淋巴结、胸腺和一些非淋巴器官）及脾髓外造血的增加。在淋巴结中，髓外造血倾向发生于髓索。髓索中的髓外造血应与从炎症组织引流入窦的成熟和变性中的中性粒细胞相区分。髓外造血常见于啮齿动物的脾，当其高于背景水平时，记录为“髓外造血增多（EMH, increased）”。

6. 描述性浸润（desinfiltrate）（指明修饰语）（N）（图 1.9）淋巴造血系统总论

常规性浸润（coninfiltrate）（指明修饰语）

强化性细胞类型增多（enhcell type[s], increased）（指明器官和区室）

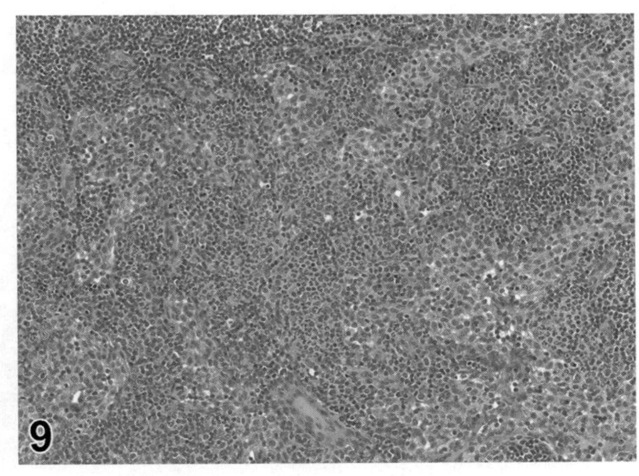

图 1.9

大鼠，腘淋巴结，中性粒细胞浸润

【种属】　小鼠、大鼠。

【修饰语】　中性粒细胞；嗜酸性粒细胞；肥大细胞；单核细胞；巨噬细胞；混合细胞。

【发病机制 / 细胞来源】　来自循环血液或局部组织的炎症细胞。

【诊断特征】　① 组织中相对单一的中性粒细胞群、嗜酸性粒细胞群、肥大细胞群、巨噬细胞群或这些类型细胞混合细胞群浸润。② 存在单形核或多形核白细胞，但无炎症的其他组织学特点。

【鉴别诊断】

1）细胞数量增多（细胞类型）［cellularity, increased (cell type)］：① 在正常部位正常成熟的正常细胞增多。② 组织结构可能扩张，但没有变性或变形。③ 反映组织或器官的正常活动。

2）炎症（inflammation）：浸润与退行性和血管的变化有关，如坏死、水肿、出血、淤血和（或）纤维化。

3）造血系统肿瘤（hematopoietic neoplasia）：① 组织中淋巴细胞或粒细胞的同质细胞群浸润。② 组织结构消失。③ 常累及其他部位。

4）髓外造血（extramedullary hematopoiesis）：① 成熟和（或）未成熟造血细胞群。② 对全身状况的反应。

【备注】　炎症细胞浸润必须与在淋巴造血器官中正常发生和成熟的不同类型炎症细胞的增生相区分。评价炎症细胞是否存在时要考虑的因素包括成熟阶段、受累及器官中通常存在的炎症细胞、局部引流区（淋巴结）或全身（脾）的炎症，以及是否是单一的或混合的细胞群和存在退行性改变。在骨髓中，有序成熟的原位良性细胞数量增多是增生。浸润的细胞与显著的组织损伤无关。当浸润的细胞不伴有退行性或血管改变时，首选术语“浸润”而非术语“炎症”。建议使用基础术语“浸润”，后面加以浸润的主要细胞类型，如果没有主要的细胞类型，则使用“混合细胞”。在评价淋巴结浸润时，应考虑邻近组织的炎症性变化。淋巴结通过窦引流的中性粒细胞或其他炎症细胞，以及髓索中粒细胞生成，而不是浸润。淋巴器官中淋巴细胞数量增多通常不被诊断为淋巴细胞浸润，因为它们是淋巴器官的正常组分。在评价骨髓、胸腺、淋巴结和脾的浸润时，应考虑全身的炎症状况。术语的选择应由病理学家决定。

7. 描述性炎症（desinflammation）（指明修饰语）（N）（图 1.10 ～图 1.17）淋巴造血系统总论

常规性炎症（coninflammation）

强化性细胞类型（enhcell type[s]）

（如适用，指明器官和区室，并单独诊断坏死、出血、水肿等）

【种属】 小鼠、大鼠。

【其他术语】 参见下文不同类型炎症的介绍。

【修饰语】 中性粒细胞、单形核细胞、淋巴细胞、单核细胞、混合细胞、淋巴浆细胞性、化脓性肉芽肿性、肉芽肿性、急性、亚急性、慢性和慢性活动性。

【发病机制 / 细胞来源】 参见下文不同类型炎症的介绍。

【诊断特征】 参见下文不同类型炎症的介绍。

（1）描述性中性粒细胞炎症（desinflammation, neutrophil）（图 1.10，图 1.11）

常规性急性炎症（coninflammation, acute）

强化性细胞类型（enhcell type[s]）

（如适用，指明器官和区室，并单独诊断坏死、出血、水肿等）

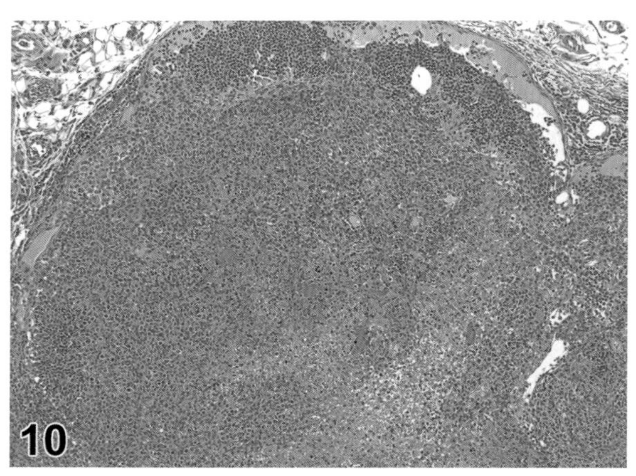

图 1.10

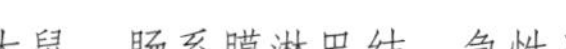

大鼠，肠系膜淋巴结，急性炎症

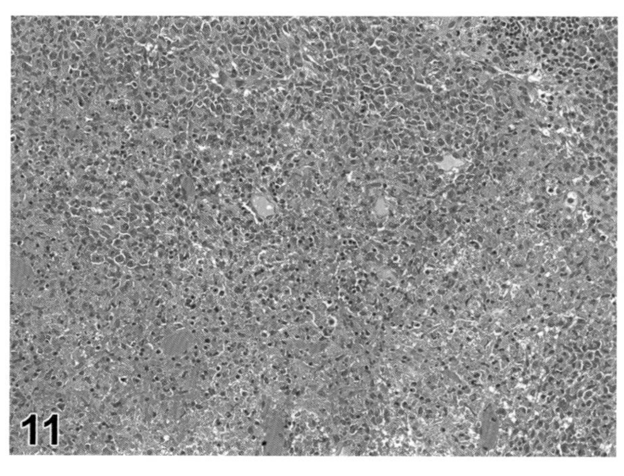

图 1.11

大鼠，肠系膜淋巴结，急性炎症（图 1.10 的高倍放大）

【其他术语】 Acute lymphadenitis, splenitis, myelitis, and so on; purulent, fibrinopurulent, or suppurative inflammation。

【发病机制 / 起源细胞】 感染原或近期组织损伤。

【诊断特征】 ① 中性粒细胞浸润。② 水肿。③ 充血（congestion）。④ 浆液性或纤维性嗜酸性渗出液。⑤ 坏死：生发中心单个细胞坏死 / 凋亡增多、核碎裂碎片蓄积、局部坏死灶伴有细胞浸润。

（2）描述性脓肿（desabscess）（图 1.12）

常规性脓肿（conabscess）

强化性细胞类型（enhcell type[s]）

（如适用，指明器官和区室，并单独诊断坏死、出血、水肿等）

【其他术语】 Purulent inflammation; suppurative inflammation。

【发病机制 / 细胞来源】 通常是由细菌感染引起的局灶性中性粒细胞炎症。

【诊断特征】 ① 局灶性中性粒细胞浸润灶。② 通常有一个坏死中心，伴有中性粒细胞蛋白水解酶释放而产生的大量核碎裂碎片。③ 外周边缘由巨噬细胞、淋巴浆细胞和（或）结缔组织组成，取决于病变的持续时间。④ 依据周围结缔组织的数量分为急性或慢性。

（3）^{描述性}单形核细胞、淋巴细胞、单核细胞、嗜酸性粒细胞、混合细胞、淋巴浆细胞或化脓性肉芽肿性炎症（^{des}inflammation, mononuclear cell, lymphocyte, monocyte, eosinophil, mixed cell, lymphoplasmacytic, or pyogranulomatous）（图 1.13 和图 1.14）

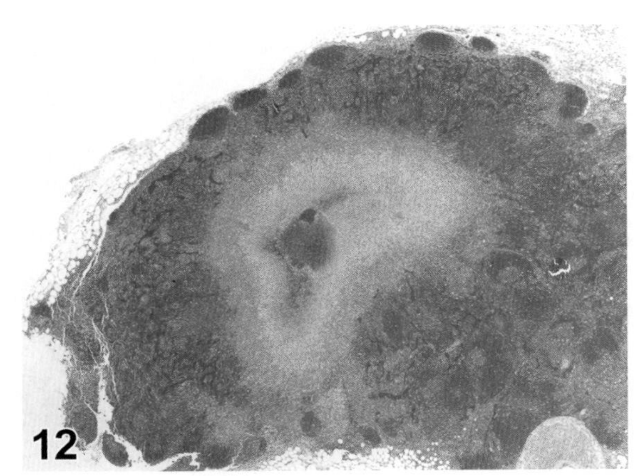

图 1.12

小鼠，肠系膜淋巴结，脓肿

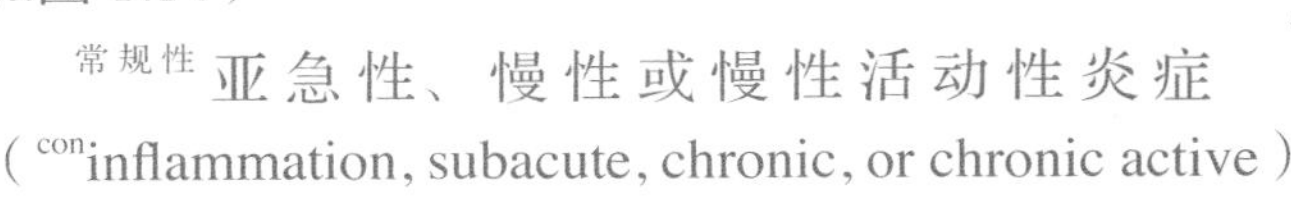

^{常规性}亚急性、慢性或慢性活动性炎症（^{con}inflammation, subacute, chronic, or chronic active）

^{强化性}细胞类型（^{enh}cell type[s]）

（如适用，指明器官和区室，并单独诊断坏死、出血、水肿等）

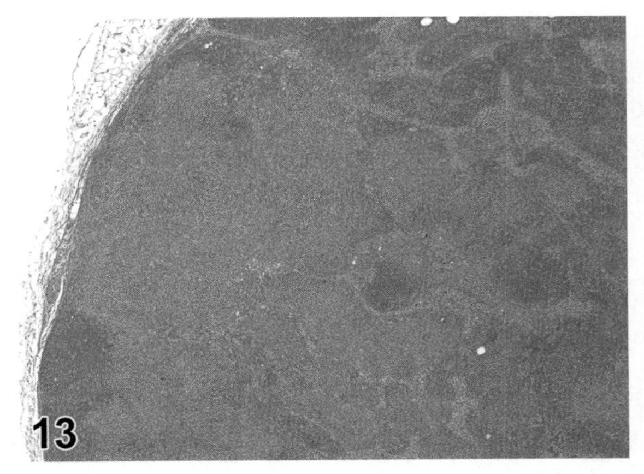

图 1.13

大鼠，肠系膜淋巴结，慢性炎症

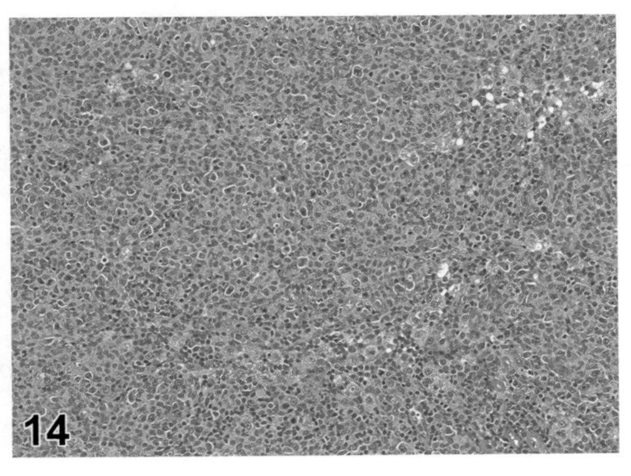

图 1.14

大鼠，肠系膜淋巴结，慢性炎症（图 1.13 的高倍放大）

【其他术语】 Nonsuppurative lymphadenitis, splenitis, myelitis and so on。

【发病机制 / 细胞来源】 中性粒细胞（急性）炎症未完全消退或不易被免疫系统清除的低等级感染原。

【诊断特征】 包括以下特征的几种：① 巨噬细胞和淋巴细胞的单形核细胞浸润，伴有或不伴有浆细胞数量增多。② 除单形核细胞外，混合细胞炎症还可包括嗜中性粒细胞和（或）嗜酸性粒细胞。③ 正常结构扭曲 / 被替换。④ 纤维增生伴有或不伴有新生血管形成。⑤ 轻微或不存在充血（congestion）、水肿和渗出。

（4）^{描述性}肉芽肿性炎症（^{des}inflammation, granulomatous）（图 1.15，图 1.16）

^{常规性}肉芽肿性炎症（^{con}inflammation, granulomatous）

^{强化性}细胞类型（^{enh}cell type[s]）

（如适用，指明器官和区室，并单独诊断坏死、出血、水肿等）

【其他术语】 Granulomatous lymphadenitis, splenitis, myelitis, and so on; histiocytic inflammation;

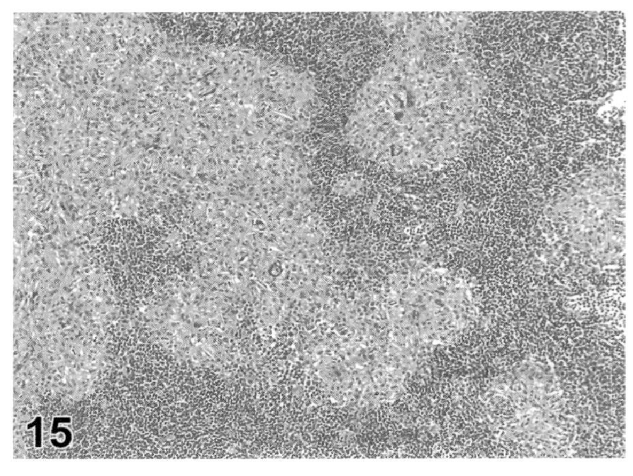

图 1.15

大鼠，肠系膜淋巴结，肉芽肿性炎症

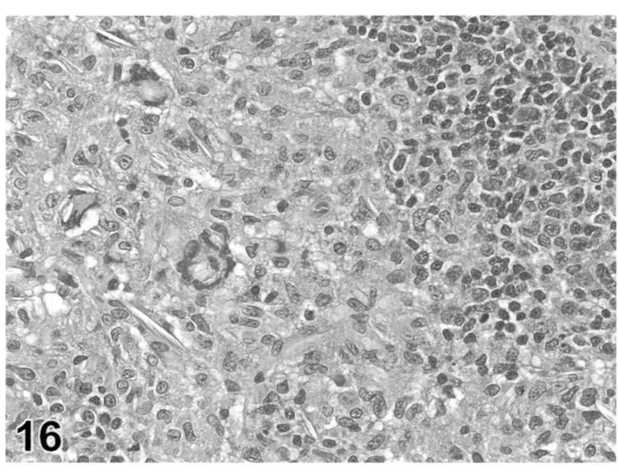

图 1.16

大鼠，肠系膜淋巴结，肉芽肿性炎症（图 1.15 的高倍放大）

Potter's lesion[35]。

【发病机制 / 细胞来源】 不易清除的生物病原体感染或异物蓄积。

【诊断特征】 ① 以活化的巨噬细胞、上皮样细胞和（或）多核巨细胞（朗格汉斯巨细胞或异物巨细胞）及其他类型的炎症细胞为特征的一种慢性炎症反应。② 上皮样巨噬细胞的细胞质丰富、含有色素、呈泡沫样或空泡化。③ 可能在巨噬细胞或巨细胞的细胞质中有明显的病原体如真菌、分枝杆菌，或吞噬的外源性物质。④ 可能是对植入的生物材料的反应。⑤ 浸润周围可出现淋巴组织增生。⑥ 正常的组织结构可能消失。⑦ 可以根据需要使用附加的修饰语来描述，如化脓性肉芽肿性、坏死性等。

（5）描述性肉芽肿（desgranuloma）（图 1.17）

常规性肉芽肿（congranuloma）

强化性细胞类型（enhcell type[s]）

（如适用，指明器官和区室，并单独诊断坏死、出血、水肿等）

【其他术语】 Granulomata, microgranuloma, pyogranuloma。

【发病机制 / 细胞来源】 一种慢性未溶解的炎症刺激物，可分离或隔离不易清除的生物病原体、感染原或异物。

【诊断特征】 ① 界限清楚、组织结构清晰、局灶性病变，通常较小且无损伤性。② 通常被成纤维细胞、淋巴细胞和浆细胞包裹。③ 增大的巨噬细胞（上皮样细胞）结节或聚集，含有实性中心或由细胞碎片和（或）中性粒细胞组成的坏死中心。④ 上皮样巨噬细胞的细胞质丰富、含有色素、呈泡沫样或空泡化。⑤ 常见多核巨细胞（朗格汉斯巨细胞或异物巨细胞）。⑥ 组织的正常结构可能消失。⑦ 可能在巨噬细胞或巨细胞的细胞质中有明显的病原体，如真菌、分枝杆菌，或吞噬的外源性物质。⑧ 结节周围的淋巴组织可能表现增生。

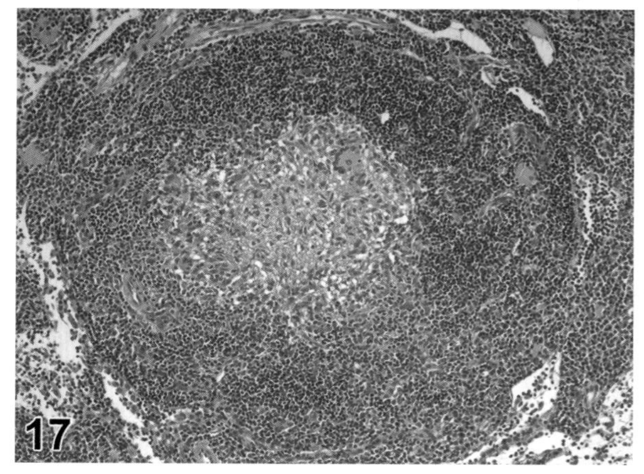

图 1.17

大鼠，肠系膜淋巴结，髓索，肉芽肿

【鉴别诊断】 针对所有类型的炎症：

1）浸润（infiltrate）：① 组织中相对单一的中性粒细胞群、嗜酸性粒细胞群、肥大细胞群、巨噬细胞群或这些类型细胞混合细胞群浸润。② 不伴有退行性或血管变化。

2）坏死（necrosis）：① 主要的诊断特征是坏死；炎症可能存在也可能不存在。② 局部坏死灶伴有细胞浸润。③ 生发中心单个细胞坏死 / 凋亡增多，伴有核碎裂碎片蓄积。④ 缺乏机化性（organizing）巨噬细胞。

3）浆细胞数量增多（cellularity, increased, plasma cell）：① 相对单一的浆细胞群。② 可存在带有拉塞尔小体的莫特细胞（Mott cell）。③ 通常，但不总是位于淋巴结的髓索。④ 生发中心可能肥大 / 增生。⑤ 可能与急性或慢性疾病过程有关，包括传染性病因或肿瘤。

4）巨噬细胞数量增多（cellularity, increased, macrophage）：① 巨噬细胞的数量增多和（或）体积增大。② 最常见于脾红髓和淋巴窦，但也可能发生在其他区室 / 器官。③ 巨噬细胞通常单个存在，并有明显的细胞边界。④ 细胞质可能含有或不含被吞噬的物质、色素（通常是含铁血黄素）或空泡。⑤ 可能与过滤和清除增加有关。

5）巨噬细胞聚集灶（aggregates, macrophage）：① 黏附的巨噬细胞成簇聚集，形成大小不一的聚集灶。② 巨噬细胞可能含有色素。③ 不伴有退行性或血管变化。④ 最常见于脾动脉周围淋巴鞘（periarterial lymphatic sheath, PALS）和淋巴结的髓索和副皮质区。

6）淋巴浆细胞或粒细胞肿瘤（lymphoplasmacytic or granulocytic neoplasia）：① 淋巴细胞或粒细胞的同种细胞群浸润组织，组织结构消失，通常累及其他部位。② 非典型细胞。③ 有丝分裂象可能不明显。

【备注】 术语“炎症”通常伴有描述所见组织学特征的修饰语，并且与病理过程的持续时间相关。炎症的特征也可以在组织备注、数据表格和（或）报告正文中描述。在病原体感染的情况下，在慢性反应中中性粒细胞浸润可能混合有巨噬细胞，此时使用术语“化脓性肉芽肿性”炎症可能更合适。当炎症的组织学特征表现出受影响组织的不同区域持续时间不同时，由病理学家决定可使用术语“慢性活动性”。单一部位淋巴结炎症的意义应始终结合淋巴结引流组织的组织病理学所见来考虑。源自炎症引流部位一过性的窦内炎症细胞（图 1.8）必须与淋巴结自身内在的炎症过程区分开来，并且可以使用修饰语“反应性”来提示。淋巴结和 GALT 偶尔会发生脓肿，而脾中很少观察到。淋巴结肉芽肿通常发生于副皮质区和髓索。累及引流淋巴结或脾（在血管内注射的情况下）的肉芽肿性炎症可见于对缝合线、导管、纳米颗粒、微球和生物医学装置的反应[36]。炎症的组织学表现可能差异很大，强烈建议使用修饰语来描述其特征。术语的选择和决定是否进行诊断应由病理学家判断。

8. 描述性骨化生（desmetaplasia, osseous）（N）（图 1.18）淋巴造血系统总论

常规性骨化生（conmetaplasia, osseous）

强化性骨化生（enhmetaplasia, osseous）

（指明器官和区室）

【种属】 小鼠、大鼠。

【其他术语】 Heterotopic ossification; ectopic bone; metaplastic bone。

【发病机制 / 细胞来源】 认为骨形态发生蛋白会刺激与局灶性组织变性和（或）肿瘤性病灶相关的骨化生发生。骨化生也可能从矿化灶发展而来。

【诊断特征】 ① 存在成骨细胞。② 存在源于胶原基质的骨小梁。③ 较大的骨化生灶中可能有骨髓。

【鉴别诊断】 矿化（mineralization）：矿化灶是无定形的，缺乏成骨细胞和典型的骨结构。

【备注】 骨化生是一种罕见的偶发性病变。

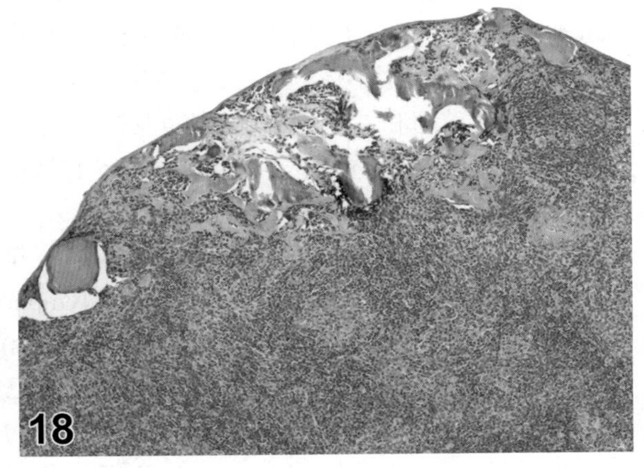

图 1.18

小鼠，脾，骨化生

9. [描述性]矿化（[des]mineralization）（N）（图 1.19）淋巴造血系统总论

[常规性]矿化（[con]mineralization）

[强化性]矿化（[enh]mineralization）

（指明器官和区室）

【种属】 小鼠、大鼠。

【其他术语】 Calcification; mineral deposits。

【发病机制 / 细胞来源】 在淋巴组织中，矿化通常是营养不良性的，继发于组织变性或坏死。

【诊断特征】 ① 细胞外嗜碱性、无定形、颗粒物质和（或）层状结构。② 淋巴结、脾、胸腺或派氏结罕见偶发。③ 在梗死、生发中心变性、副皮质区淋巴细胞坏死、肉芽肿或肿瘤时可见。④ 冯科萨（von Kossa）银法和茜素红染色均呈阳性。

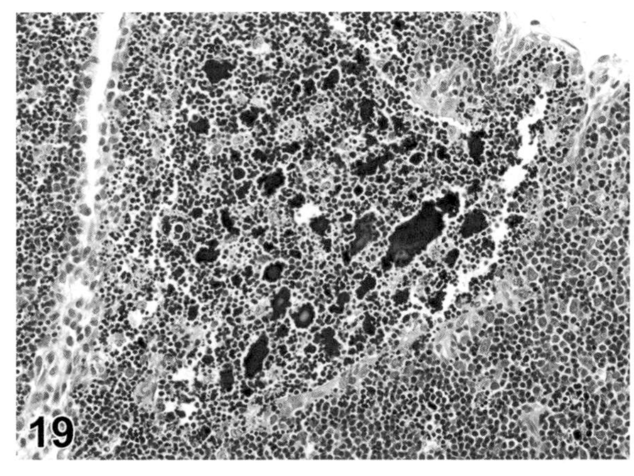

图 1.19

大鼠，胸腺，皮质，矿化

【鉴别诊断】 骨化生（metaplasia, osseous）：含有成骨细胞和典型的骨结构。

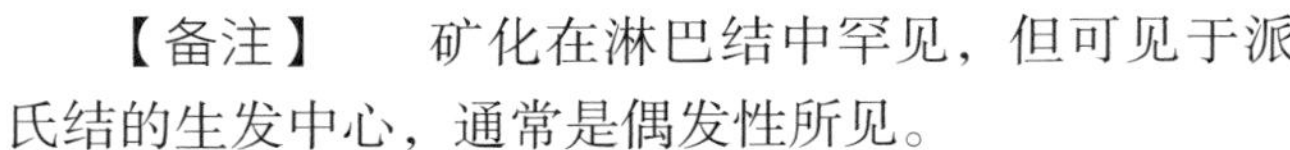

【备注】 矿化在淋巴结中罕见，但可见于派氏结的生发中心，通常是偶发性所见。

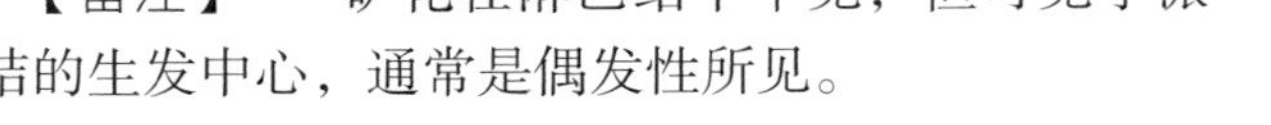

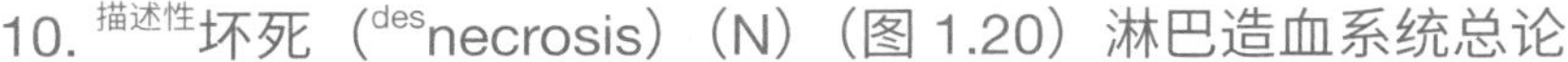

10. [描述性]坏死（[des]necrosis）（N）（图 1.20）淋巴造血系统总论

[常规性]坏死（[con]necrosis）

[强化性]坏死（[enh]necrosis）

（指明器官和区室，并单独诊断淋巴细胞减少、减少的区域、色素等）

【种属】 小鼠、大鼠。

【其他术语】 Necrotic cell death; oncotic necrosis; lymphocyte depletion。

【修饰语】 淋巴 / 淋巴样（lymphoid）、淋巴细胞。

【发病机制 / 细胞来源】 坏死可见于梗死区域或为直接处理相关的作用。

【诊断特征】 ① 坏死的细胞通常相连续，坏死的模式可能为局灶性、多灶性或弥漫性。② 细胞肿胀。③ 细胞破裂。④ 核溶解、核固缩及核碎裂。⑤ 炎症通常存在。

【鉴别诊断】

1）淋巴细胞凋亡增多（apoptosis, lymphocyte, increased）：① 单个细胞或小的细胞簇。② 小而深染的细胞。③ 凋亡小体。④ 细胞质保留在凋亡小体中。⑤ 细胞皱缩和卷曲。⑥ 核固缩及核碎裂。⑦ 核破碎。⑧ 细胞膜完整。⑨ 含有凋亡小体的易染体巨噬细胞增多。⑩ 炎症通常不存在。

2）淋巴细胞数量减少；淋巴组织萎缩；年龄相关性退化（胸腺）［cellularity, decreased, lymphocyte; atrophy, lymphoid; involution, age-related (thymus)］：① 整个胸腺体积减小 / 重量减轻。② 皮质淋巴细胞数量减少。③ 皮质变薄不规则。④ 不同程度的皮髓质分界不清。⑤ 血管周隙增加。⑥ B 细胞和浆细胞灶增多。⑦ 结缔组织被膜和间隔中的脂肪细胞浸润。

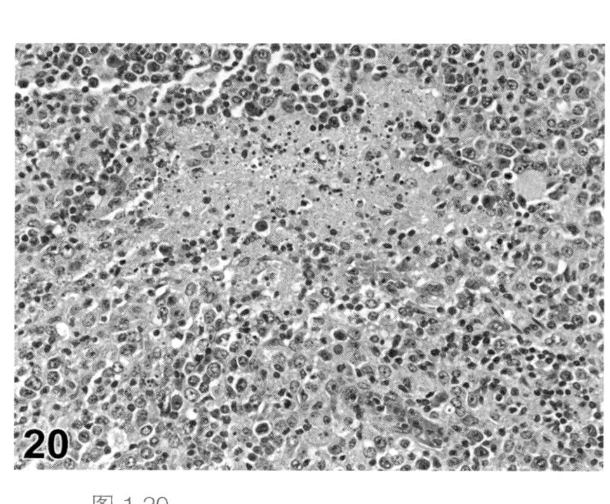

图 1.20

小鼠，肠系膜淋巴结，淋巴细胞坏死

⑧ 髓质区上皮细胞明显，可形成索、带、小管或由立方上皮至鳞状上皮衬覆的囊肿。

【备注】　淋巴细胞坏死被认为是毒性过程的结果，细胞是被动的受害者，并遵循不依赖能量的细胞死亡模式[34]。胸腺坏死通常是典型的坏死，而不是单个细胞坏死。骨髓坏死被视为直接处理相关的作用或缺血的结果。给予皮质类固醇的小鼠股骨远端骨骺的缺血性坏死与血管坏死有关[37]。细胞坏死的损伤由 3 种可能重叠的主要机制介导：干扰细胞的能量供应、直接损伤 DNA 和直接损伤细胞膜。如果坏死和凋亡同时存在，坏死为主伴随散在的细胞凋亡，或者凋亡为主可转变为坏死。在这种情况下，坏死和细胞凋亡可以分开诊断，或一起诊断（凋亡 / 坏死）。或者，可以诊断主要类型的细胞死亡，并在病理报告中讨论存在的其他类型细胞死亡。

11. 磷脂质沉积症（phospholipidosis）（N）淋巴造血系统总论

见空泡化巨噬细胞。

12. 描述性巨噬细胞色素（despigment, macrophage）（N）（图 1.21）淋巴造血系统总论

常规性巨噬细胞色素（conpigment, macrophage）

强化性含色素巨噬细胞增多（enhpigmented macrophages, increased）

（指明器官和区室）

【种属】　小鼠、大鼠。

【其他术语】　Pigment deposits; pigment deposition; pigment accumulation; hemosiderosis; lipofuscinosis; ceroidosis; melanosis。

【发病机制 / 细胞来源】　色素如含铁血黄素（红细胞降解产生的铁）和脂褐素及蜡样质（细胞膜磷脂降解产物）等色素被吞噬并储存在巨噬细胞中。黑色素也可能是有色啮齿动物的内源性色素。

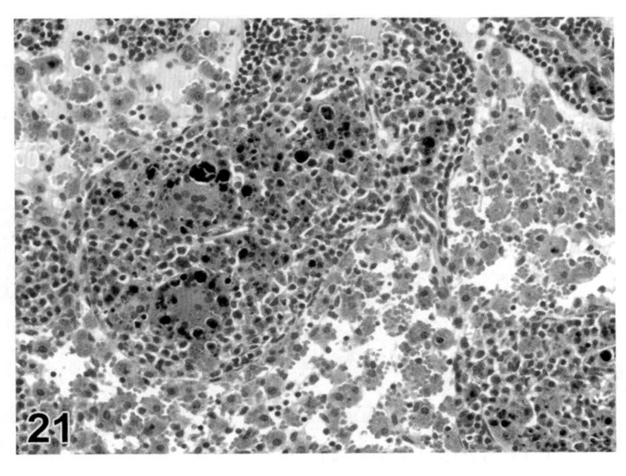

图 1.21

大鼠，肠系膜淋巴结，髓索和髓窦，巨噬细胞色素

【诊断特征】

1）含铁血黄素：① 巨噬细胞内棕黄色、颗粒样色素。② Perl 铁染色或普鲁士蓝反应呈阳性。

2）脂褐素：① 巨噬细胞内棕褐色至棕黄色色素，可呈颗粒样或无定形。② 细胞膜脂质的分解产物。③ 与细胞更新、变性和（或）坏死有关。④ 苏丹黑、施莫尔染色（Schmorl's stain）、油红 O 染色、石炭酸脂褐素染色、过碘酸 – 希夫（periodic acid–Schiff, PAS）染色及溶酶体酸性磷酸酶、酯酶和齐尔 – 尼尔森抗酸染色（Ziehl–Neelsen acid fast stain）呈阳性。⑤ 在紫外光下呈橙色自发荧光。

3）蜡样质：① 一种蜡样、金色或棕黄色色素，其成分与脂褐素相似，通常与术语脂褐素联合使用。② 一种与脂褐素一起蓄积的储存色素。③ 不溶于乙醇。④ 苏丹黑和抗酸染色呈阳性。⑤ 紫外光下自发荧光。

4）黑色素：① 微小的、圆形、浅棕色或深棕色颗粒。② 可存在于细胞质内或细胞外。③ 无折射。④ 黑色素可见于有色啮齿动物的淋巴结和脾。⑤ 多巴氧化酶、Fontana–Masson 染色和施莫尔染色呈阳性。⑥ 可用黑色素漂白来证实。

【鉴别诊断】

1）受试物相关的惰性或不溶性色素

2）橙色血质（hematoidin）：① 黄色、棕黄色或橙红色折射（非双折射）颗粒[38]。② 源自血红蛋白，化学性质与胆红素相似。③ 不含铁。④ 在细胞内形成，但可能见于先前出血区域的细胞外。

3）福尔马林色素（酸性高铁血红素色素、酸性甲醛高铁血红素）[formalin pigment (acid hematin pigment, acid formaldehyde hematin)]：① 深棕色、细胞外、双折射的颗粒或结晶。② 由甲醛作用于血红蛋白形成。③ 当甲醛固定液呈酸性（pH ≤ 6）时形成。④ 脾、骨髓、肺、肝、血管和出血区域常见的人工假象。

【备注】　受试物相关的色素必须与天然形成的色素和人工假象色素区分开来。与受试物相关的色素在颜色、颗粒度和折射性方面差异很大。内源性色素都不是各向异性的（双折射）。应特别注意与暴露途径相关的淋巴结。淋巴结中含色素巨噬细胞伴有窦内红细胞提示为含铁血黄素。淋巴结和胸腺中的含铁血黄素增加可能与出血相关。含铁血黄素倾向于在老龄啮齿动物脾和骨髓中蓄积，因为在这些部位铁在红细胞生成过程中被循环利用。雌性动物脾中含铁血黄素往往比雄性更多。据报道，喂食铁过量饲料的大鼠胸腺存在含铁血黄素。另有报道，在酪氨酸启动子与 SV40 融合的转基因小鼠中出现淋巴结黑变病。有时可以在局部引流淋巴结中观察到用于识别的皮肤刺青色素，通常不用诊断。

13. 描述性易染体巨噬细胞增多（destingible body macrophage, increased）（N）淋巴造血系统总论

常规性易染体巨噬细胞增多（contingible body macrophage, increased）

强化性易染体巨噬细胞增多（enhtingible body macrophage, increased）

（如适用，指明区室、淋巴细胞凋亡、增加 / 减少的区域等）

【种属】　小鼠、大鼠。

【其他术语】　Increased macrophages; macrophage hyperplasia; increased histiocytes; histiocyte hyperplasia。

【发病机制 / 细胞来源】　参与吞噬清除凋亡细胞的巨噬细胞。

【诊断特征】

1）具有丰富染色浅细胞质的大巨噬细胞散布在淋巴细胞之间。

2）染色浅的细胞质与嗜碱性淋巴细胞形成对比，形成“星空”样外观。

3）胞质内含有凋亡小体：① 凋亡的淋巴细胞形成的深染浓缩的细胞核物质（易染体）。② 圆形到卵圆形。③ 数量和大小不等。④ 可能是游离的或被吞噬的，取决于凋亡过程的持续时间。

4）与对照组动物的背景水平相比，易染体巨噬细胞增多。

5）CD68 和溶菌酶呈阳性。

【鉴别诊断】　巨噬细胞数量增多（cellularity, increased, macrophage）：① 可能散布于整个区室中或呈局灶性聚集。② 不含被吞噬的凋亡小体。

【备注】　只要淋巴细胞凋亡增多通常都会看到易染体巨噬细胞增多。凋亡增多的发病机制可能与处理相关（如地塞米松）或环境因素（如相关应激、饮食等）所致。凋亡的淋巴细胞、凋亡小体（游离的和被吞噬的）和易染体巨噬细胞的相对比例及由此导致的淋巴细胞数量减少取决于损伤的严重程度和持续时间而有所不同。虽然严重和持续的损伤会导致淋巴细胞数量严重减少（淋巴组织萎缩），但这是一种暂时的情况，即一旦过量的凋亡淋巴细胞被清除，通常就会恢复到背景水平。

14. 描述性巨噬细胞空泡形成（desvacuolation, macrophage）（N）（图 1.22）淋巴造血系统总论

常规性巨噬细胞空泡形成（convacuolation, macrophage）

强化性巨噬细胞空泡形成（enhvacuolation, macrophage）

（指明器官和区室）

【种属】　小鼠、大鼠。

【其他术语】　Foamy macrophages; cytoplasmic vacuolation; foam cells; vacuolated histiocytosis; vacuolated macrophage hyperplasia; phospholipidosis。

【发病机制 / 细胞来源】　巨噬细胞在毒性或生理作用下会形成细胞质内空泡。

【诊断特征】 ① 巨噬细胞具有空泡化的细胞质。② 空泡可以是小泡性、大泡性或两者均有。③ 可以是局灶性、多灶性或弥漫性。④ 溶酶体相关膜蛋白 –2（lysosome–associated membrane protein–2, LAMP–2）免疫组织化学染色呈阴性。

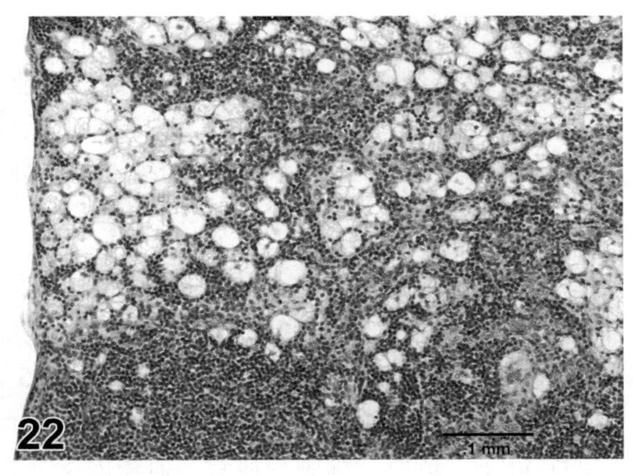

图 1.22

大鼠，肠系膜淋巴结，巨噬细胞空泡形成

【鉴别诊断】

1）巨噬细胞数量增多（cellularity, increased, macrophage）：巨噬细胞胞质非泡沫样。

2）磷脂质沉积症（phospholipidosis）：① 泡沫样巨噬细胞，具有染色浅、微小空泡化的细胞质，细胞核偏于一侧。② 组织结构保留。③ 肠系膜淋巴结是常见发生部位。④ 非淋巴器官受累及，尤见于肺、肝和肾。⑤ 只有通过次级溶酶体的阳性鉴定才能明确诊断。通过透射电子显微镜可见溶酶体内包涵体（髓样小体）。溶酶体空泡免疫组织化学 LAMP–2 染色呈阳性。

3）脂肪变（fatty change）：① 空泡通常较大。② 脂肪染色呈阳性。③ 免疫组织化学 LAMP–2 染色呈阴性。

4）吞噬红细胞作用（erythrophagocytosis）：① 被吞噬的红细胞呈影细胞外观，使巨噬细胞呈小泡性外观。② 仔细查找应能观察到巨噬细胞内粉红色红细胞或有核红细胞的细胞核。

5）遗传性贮积症（genetic storage disease）：组织化学和免疫组织化学染色有助于识别空泡内的成分。

【备注】 细胞质空泡形成发生在患有遗传性溶酶体贮积症的小鼠和暴露于某些外源性物质的动物。磷脂质沉积症是一种全身性溶酶体贮积症，是由多种干扰脂质转换化学物质引起并导致大量磷脂蓄积在次级溶酶体内（髓样小体），特别是巨噬细胞内。通常含有一个亲水环和一个带有带电荷胺基疏水侧链的阳离子两亲性药物，可与磷脂结合形成复合物，这些复合物可以抵抗磷脂酶的降解，或者直接抑制磷脂酶。尽管磷脂质沉积症最常影响具有大量巨噬细胞的组织，但机体中几乎所有组织都可能受到影响。外周血、脾和淋巴结中的淋巴细胞也会受到溶酶体包涵体（髓样小体）的影响。透射电子显微镜检查或免疫组织化学染色对于磷脂质沉积症的确诊是必要的。当怀疑是磷脂质沉积症但并未确诊时，可诊断为“巨噬细胞空泡形成”，巨噬细胞空泡形成也可用于已确认为磷脂质沉积症的描述性诊断。在后一种情况下，报告中可以引用阳性结果，并在文中讨论存在磷脂质沉积症。空泡形成用作基础术语，后跟适当的修饰语 [39]。有关更多信息，参见 INHAND 肝胆系统文章（参见一般介绍、目的和大纲）。

三、骨髓

（一）组织结构

骨髓位于骨的髓腔内，被认为是单一区室，在长骨和扁平骨的髓腔内分布不同，约占成年大鼠体重的 3% [40]。在啮齿动物中，胸骨、肋骨、肱骨和股骨中的骨髓最为明显，也最容易评价。骨髓被骨内膜包裹，骨内膜排列在不规则的扇形内表面和骨髓腔突起的松质骨骨针上。骨内膜由破骨细胞、成骨细胞和扁平的“骨衬细胞”组成，对相邻的造血细胞发挥调节作用。

动脉和静脉通过每个骨骼特有的滋养管穿透皮质骨。一般来说，滋养动脉与主要中央动脉相连，并与中央静脉一起穿过平行于骨轴的骨髓中央管。从中央动脉分支的是桡动脉，并再次分支成小动脉，这些小动脉要么穿透皮质骨的内表面并回流到骨髓腔血管中，要么直接与广泛的静脉窦网吻合。静脉窦网在离开骨髓腔之前流入中央静脉。神经通常伴随血管结构。骨髓没有可识别的淋巴引流。

（二）功能

骨髓是主要的造血组织，负责生成红细胞、粒细胞、单核细胞、血小板和树突状细胞。骨髓是一种初级淋巴组织，产生淋巴细胞和淋巴细胞前体细胞。B 细胞前体细胞迁移并在次级淋巴器官中成熟。T 细胞前体细胞迁移至胸腺(一种初级淋巴器官)并在那里成熟随后循环至次级淋巴器官,如淋巴结和脾。

（三）发育

造血干细胞（hematopoietic stem cell, HSC）在动物整个生命周期内产生血液的细胞成分。需要多种细胞谱系的自我更新和调节分化。在出生后的哺乳动物中，骨髓是此功能的主要微环境。在小鼠胚胎发生过程中，造血祖细胞出现在约胚胎日第 8.25 日的胚外卵黄囊内和约胚胎日第 10 日的胎盘及其他部位内。在胚胎日约第 11 日，胎儿肝中出现造血干细胞。在出生前不久，骨髓中存在造血干细胞。在出生后的骨髓中，造血干细胞与血管、血窦内皮细胞、血管周围细胞及破骨细胞密切相关[41]。红细胞发生、髓系细胞发生及巨核细胞生成血小板发生于出生后的骨髓中，血细胞穿过血窦内皮进入血液。淋巴细胞祖细胞在骨髓中产生并迁移至胸腺和外周淋巴器官。相对较少的成熟淋巴细胞和浆细胞返回并定居在骨髓中。在啮齿动物，髓外造血发生在骨髓之外的脾，并且小鼠比大鼠更明显。在需求旺盛的时候，髓外造血会增加，主要发生在脾。

（四）组织学

骨髓由间质细胞、网状纤维和细胞外基质支撑的复杂血管窦网中的造血细胞岛和造血细胞索组成。血窦内衬内皮。外膜网状细胞包裹血窦内皮并沿网状纤维分支进入造血细胞索，形成造血空间的海绵状结构网[42]。造血是一个区室化过程，被分隔成若干微小区域[40]。造血干细胞位于血管周围，并与破骨细胞一起沿骨表面分布。红细胞发生成岛状，通常与巨噬细胞共同存在。粒细胞发生在造血细胞索中分布更广泛。淋巴细胞和单核细胞聚集在动脉血管附近。T 细胞前体细胞和未成熟 B 细胞离开骨髓，归巢到胸腺和次级淋巴器官。巨核细胞位于血窦内皮附近。巨噬细胞、成熟 B 细胞和浆细胞随机单独分布。脂肪细胞的发生与血窦周围外膜细胞共同存在。网状纤维由各种类型的胶原蛋白组成。细胞外基质由水、无机盐、糖胺聚糖和糖蛋白组成。可溶因子和同源相互作用支持和调节造血功能。细胞在原位分化，然后穿过静脉窦内皮进入血流。血小板从伸入静脉窦腔的巨核细胞的胞质突起中释放，然后进入血流，小鼠的血小板大小不一，在血涂片和流式细胞术上很明显。

（五）取材和诊断注意事项

啮齿动物骨髓组织病理学评价通常选择胸骨、肋骨、肱骨和(或)股骨近端。用福尔马林固定、脱钙、石蜡包埋和 H&E 染色的骨组织的处理有标准的技术[43]。此外，可以从长骨中采集骨髓管型（cast）并进行处理用于组织学检查。骨髓涂片制作通常用于细胞学检查。H&E 染色的骨髓组织切片进行定性的组织病理学评价。骨髓区室内可识别的细胞组分如表 1.2 所示[17]。对骨髓细胞数量（细胞密度）、造血活性和髓系红系比（myeloid to erythroid, M:E）及红细胞和粒细胞成熟的有序发生进行常规评价。巨核细胞和脂肪细胞很容易识别。成熟的淋巴细胞不容易与其他单形核的骨髓细胞区分开，因此不建议采用 H&E 染色的切片作为啮齿动物骨髓评价的一部分。淋巴细胞可通过免疫组织化学鉴定。由于细胞数量少且组织分布不均匀，故无法对骨髓中的浆细胞进行准确的定量评价。间质细胞和网状纤维的识别需要借助特殊染色。造血干细胞和特定未成熟阶段的红系、髓系、淋巴系、单核系和间质细胞的明确识别通常是不可能的[40,44]。色素和异常变化，如炎症、坏死和肿瘤是可辨认的。罗曼诺夫斯基染色(Romanowsky stain)（译者注：又称罗氏染色）的骨髓涂片细胞学定量检查是准确评价造血细胞分化和成熟所必需的。应用流式细胞术可提供额外的骨髓细胞亚群特征。由于骨髓形态因年龄、品系、性别、环境因素和试验条件（如采血）存在固有的差异，所以骨髓组织学评价需要将处理组与同一试验中同一时间点相同解剖部位的同期对照组进行比较。

骨髓的造血细胞数量是可变的，已报道的数值范围相对较广。一项研究报道大鼠和小鼠的骨髓

表 1.2 骨髓的区室和细胞组分

区室	组分 [a]
骨髓	髓系
	红系
	巨核细胞
	脂肪细胞
	外膜网状细胞
	巨噬细胞
	粒细胞

[a] 存在淋巴细胞，但在 H&E 染色切片中无法区分。

70% ～ 80% 的部分由造血成分组成，20% ～ 30% 由脂肪细胞组成 [45]。在一项单独对 Fischer 大鼠的评价研究中，依据大鼠的年龄和评价的解剖部位不同，造血细胞的数量从 33% 到 88% 不等 [46]。在啮齿动物整个生命周期中，骨髓会持续活跃造血。然而，骨髓的造血细胞数量取决于啮齿动物的解剖部位、年龄、性别和品系。年轻动物的骨髓细胞数量最高，随着年龄的增长而略有下降 [40]。因此，与年龄和性别上相匹配的对照组进行比较是必要的。与大鼠相比，正常健康小鼠的骨髓细胞数量更多，因此难以区分其特定结构、血管和细胞类型。

骨髓的改变应始终结合外周血临床病理学 / 血液学评价进行解释。骨髓是外周血细胞的来源，因此骨髓和循环血液之间是相互联系的。骨髓的改变也应该结合其他器官系统的变化进行整体上的解释，尤其是在炎症和肿瘤的情况下。

（六）非增生性改变

1. [描述性]血管扩张（[des]angiectasis）（N）（图 1.23）骨髓

[常规性]血管扩张（[con]angiectasis）

[强化性]血管扩张；血窦扩张；或血管 / 血窦扩张（[enh]vessel dilatation; sinusoid dilatation; or vessel/sinusoid dilatation）

【种属】 小鼠、大鼠。

【其他术语】 Vascular dilation; vascular dilatation; vascular ectasia。

【发病机制 / 细胞来源】 衬覆内皮的血管腔异常扩张可见于造血组织的严重缺失，或与炎症、肿瘤和血管或心血管疾病相关。

【诊断特征】 ① 骨髓血管或血窦扩张，内含血液或血清。② 可能是弥漫性或局灶性。③ 沿整个骨髓腔的血管模式。

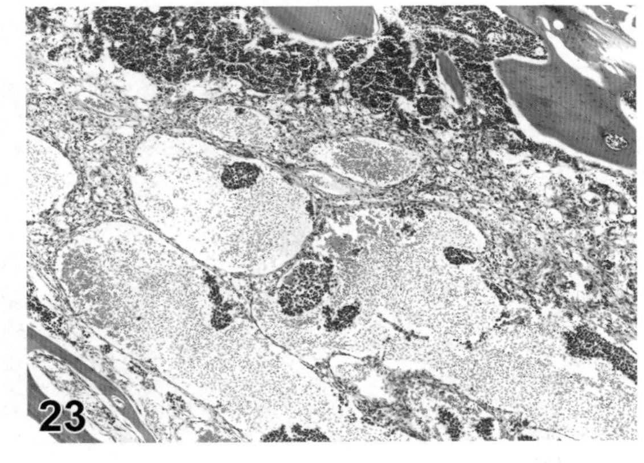

图 1.23

大鼠，骨髓，血管扩张。含有红细胞和白细胞衬覆有内皮的血管腔异常扩张

【鉴别诊断】

1）出血（hemorrhage）：① 衬覆内皮的血管外可见大量成熟的红细胞。② 含色素巨噬细胞（含铁血黄素）增多，提示为慢性病理过程。

2）血管瘤（hemangioma）：界限清楚的肿物，由衬覆内皮、扩张、不规则的腔组成。

【备注】 骨髓血管扩张特征是充满血液或血清的血管 / 血窦扩张，血管 / 血窦数量不增加、具有正常结构和内皮细胞分化良好。如果扩张严重的话，血管腔内的血液积聚可能会与衬覆内皮的腔之外出血相混淆。有关适用于骨髓血管结构一般性变化的描述，参见 INHAND 循环系统文章（见引言部分）。

2. 描述性脂肪细胞数量减少（descellularity, decreased, adipocyte）（N）骨髓

常规性脂肪细胞萎缩（conatrophy, adipocyte）

强化性脂肪细胞减少（enhadipocyte, decreased）

【种属】 小鼠、大鼠。

【其他术语】 Decreased adipocyte cellularity; adipocyte hypocellularity; hypoplasia; depletion; fat atrophy。

【发病机制 / 细胞来源】 脂肪细胞因机体代谢需求增加、热量摄入减少，或造血细胞增多引起挤压 / 替代而数量减少。

【诊断特征】 ① 骨髓脂肪细胞（骨髓中的脂肪细胞）减少。② 由于脂肪细胞相对减少，骨髓造血细胞可能看起来有所增加。③ 可为局灶性或弥漫性。

【鉴别诊断】 脂肪浆液性萎缩（serous atrophy of fat）：① 脂肪细胞和造血细胞均减少。② 骨髓含有嗜酸性、浆液黏液性、明胶样、富含透明质酸的物质。

【备注】 骨髓脂肪组织被增加的骨髓造血组织挤压、阻塞和（或）替代而减少。骨髓中脂肪细胞相对比例降低被认为是对造血细胞相对比例增加（骨髓造血增加）的适应性反应。随着机体营养状况降低，骨髓中脂肪储存可能会减少。在评价骨髓脂肪细胞数量减少时，应考虑动物的整体健康状况及全身脂肪储备情况，因为骨髓脂肪储备是最后被动员的。当主要变化是脂肪细胞减少而不是对造血组织增加引起代偿性脂肪细胞减少的反应时，应诊断为脂肪细胞数量减少。建议诊断时，与同期对照组动物进行比较。

3. 描述性骨髓细胞数量减少（descellularity, decreased, bone marrow）（图 1.24，图 1.25）骨髓

常规性萎缩（conatrophy）（N）

强化性造血细胞减少（enhhematopoietic cell, decreased）

（指明细胞类型）

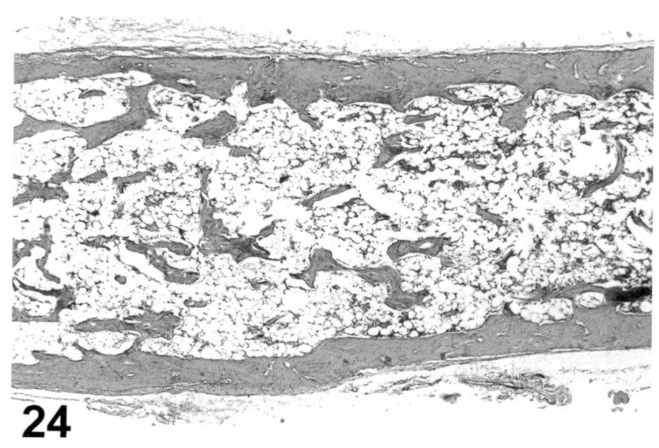

图 1.24

大鼠，骨髓，弥漫性细胞数量减少（萎缩）。整个髓腔内造血细胞数量和密度均减少

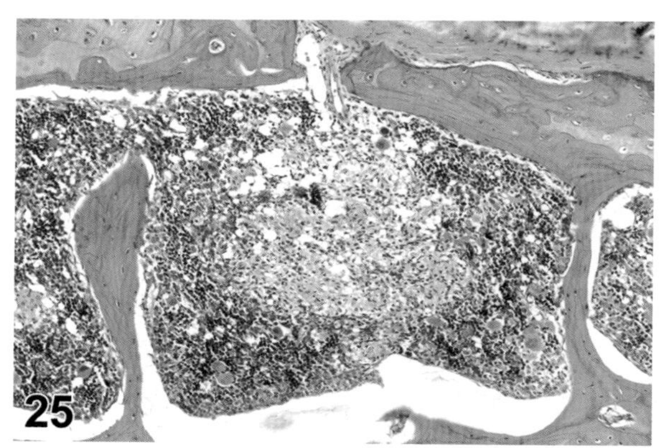

图 1.25

大鼠，骨髓。胸骨骨髓，局灶性细胞数量减少。骨髓腔局部区域内造血细胞缺失或减少。注意明显的间质和棕色色素

【种属】 小鼠、大鼠。

【其他术语】 Hematopoietic hypocellularity; hypoplasia; aplasia; depletion; decreased cell numbers。

【修饰语】 红系；髓系（粒细胞，单核细胞）；巨核细胞；NOS。

【发病机制 / 细胞来源】 一种或多种造血细胞系的生成减少或破坏增加，可能由毒性、营养不足、

营养缺乏、辐射、自身免疫病、炎症、肿瘤、感染原、遗传缺陷和正常的衰老过程引起。

【诊断特征】　① 造血细胞数量减少。② 造血细胞所占区域减少。③ 脂肪组织、体液或扩张的骨髓血窦相对于造血细胞呈现绝对或明显相对的增加。④ 单个或多个细胞系可能会受到影响。⑤ 可能某一细胞系全部缺乏。⑥ 某一特定发育阶段，成熟可能会延迟或停滞。⑦ 髓系 / 红系比（M:E）的变化可能明显，取决于受影响的细胞系。⑧ 可能呈局灶性、多灶性或弥漫性分布。⑨ 受影响的细胞类型相应外周血细胞计数会减少。

【鉴别诊断】　坏死（necrosis）：① 细胞数量减少。② 可见坏死细胞和（或）坏死细胞碎片。

【备注】　当确认特定细胞群减少时，应使用细胞类型修饰语［红系、髓系（粒细胞、单核细胞）巨核细胞］。骨髓细胞数量减少（萎缩）通常在骨髓腔内弥漫发生。如果病变是局部的，可使用局灶性或多灶性来描述改变。萎缩（体积减小、消瘦）、发育不全（生长减少）和耗减（细胞缺失）描述了不同的动态过程，所有这些过程都表现为骨髓中细胞数量少于正常数量。这些动态过程组织学上可能看起来相似，但它们具有明显不同的发病机制。建议使用强化性术语以避免出现对类似临床综合征非预期的或未经证实的解释。与年龄相关的造血细胞减少和被脂肪组织替代（见脂肪细胞增多）是自然老化过程的一部分[47]。将处理组与性别、品系和年龄上均匹配合适的对照组进行比较是评价细胞数量的必要条件。

4. 描述性造血异常（desdyshematopoiesis）（N）骨髓

常规性造血异常（condyshematopoiesis）

强化性造血异常（enhdyshematopoiesis）

【种属】　小鼠、大鼠。

【其他术语】　Altered hematopoiesis; abnormal maturation; myelodysplasia; dysmyelopoiesis; myeloid dysplasia; dysgranulopoiesis; granulocytic dysplasia; myelomonocytic dysplasia; dyserythropoiesis; erythroid dysplasia; erythrodysplasia; red cell dysplasia; thrombodysplasia; dysthrombopoiesis; dysmegakaryopoiesis。

【修饰语】　红系；髓系（粒细胞，单核细胞）；巨核细胞；NOS。

【发病机制 / 细胞来源】　任何造血细胞系的分化异常或缺陷。

【诊断特征】

1）造血异常（通用）：① 红系、髓系和（或）巨核细胞系不能正常发育成熟。② 细胞和（或）细胞核大小、形态、核 / 质比和（或）成熟发生改变；细胞核和细胞质发育不同步；缺乏成熟过程中的时期包括早期或晚期（成熟停滞）。③ 髓系 / 红系比（M:E）可能改变。④ 可能出现细胞数量增多或减少。⑤ 可能存在非淋巴细胞的未成熟型细胞 / 母细胞增多。⑥ 当存在非淋巴细胞的未成熟型细胞 / 母细胞增多的情况下，未成熟型细胞 / 母细胞比≤ 20%。⑦ 诊断上最好采用骨髓涂片检查或流式细胞术进行定量评价。⑧ 非淋巴造血细胞成熟缺陷可能表现为外周血中一个或多个非淋巴造血细胞系细胞减少［如红细胞、中性粒细胞和（或）血小板减少］。⑨ 外周血中可能存在异常细胞。⑩ 不累及非造血组织。⑪ 诊断特征通常最好通过细胞学（骨髓涂片），而非 H&E 染色组织切片进行评估。

2）粒细胞造血异常：① 核分叶异常或染色质成熟和核分叶不同步。② 颗粒形态改变和（或）异常的细胞质特征［如大小、形状、数量和（或）着色性］。③ 细胞和（或）细胞核大小、形态、核 / 质比和（或）成熟发生改变；细胞核和细胞质发育不同步；缺乏成熟过程中的时期包括早期或晚期（成熟停滞）

3）红系造血异常：① 多核或卫星核，或核破碎和（或）核形状异常。② 细胞大小异常（即，巨幼红细胞、异常铁粒幼细胞）。③ 细胞和（或）细胞核大小、形态、核 / 质比和（或）成熟发生改变；细胞核和细胞质发育不同步；缺乏成熟过程中的时期包括早期或晚期（成熟停滞）。

4）巨核细胞造血异常：① 巨核细胞的大小或细胞核形态异常。② 细胞核和细胞质成熟不同步。

【鉴别诊断】　白血病（髓系、红系、粒细胞、巨核细胞、淋巴细胞）（leukemia myeloid, erythroid, granulocytic, megakaryocytic, lymphoid）：① 外周血白细胞增多伴有未成熟型细胞 / 母细胞。② 外周血中可能包含异常的巨核细胞和（或）非典型血小板。③ 造血组织中未发育成熟的非淋巴造血

类型细胞 / 母细胞比大于 10% ～ 20%。④ 除了血液、骨髓和脾之外，肿瘤性细胞通常还存在于组织中。可能累及组织发生弥漫性白血病。

【备注】 造血异常可作为涵盖一个或多个造血细胞系异常的通用术语。造血异常还可以进一步描述为特定细胞系的异常成熟，如红系、粒系和（或）巨核细胞系。准确诊断需要了解所有细胞系的正常成熟阶段。造血异常的特征是存在前体细胞或未正常成熟的异常细胞。对 H&E 染色脱钙骨切片中的骨髓进行组织学评价可作为初筛分析。而骨髓涂片评价（细胞学检查）用于定量评价相对细胞数量、描述细胞形态，以及确认存在的形态改变[48]。通常对造血异常和白血病进行鉴别。造血异常可以原发或继发于外源性物质、毒性和或辐射。

注：发育不良（dysplasia）被严格定义为异常生长或发育。在骨髓中，术语发育不良（dysplasia）和骨髓发育不良或骨髓异型增生（myelodysplasia）既往一直被用于描述造血细胞，特别是髓系细胞的异常发育。然而，术语骨髓异型增生有时也用于表示瘤前病变。骨髓异型增生虽然罕见发生，但在基因修饰小鼠中可能会遇到。如果需要使用这一诊断术语，则必须结合临床病理学数据进行诊断。

5. 描述性纤维化（desfibrosis）（N）（图 1.26）骨髓

常规性纤维化（confibrosis）

强化性纤维化（enhfibrosis）

（如适用，指明网状蛋白、胶原蛋白或 nos）

【种属】 小鼠、大鼠。

【其他术语】 Fibroplasia; reticular cell hyperplasia; stromal hyperplasia; myelophthisis; myelofibrosis; scar formation。

【发病机制 / 细胞起源】 来源于多能外膜细胞分化的成纤维细胞、纤维细胞或外膜网状细胞可因定居细胞的细胞因子表达改变、炎症、损伤或继发于肿瘤而增殖，从而导致骨髓腔内胶原纤维或网状纤维增加。

【诊断特征】

1）常规性纤维化和未特定分类的强化性纤维化［confibrosis and enhfibrosis nos (not otherwise specified)］：① 骨髓腔中细胞外基质［胶原纤维和（或）网状纤维］增加。② 细胞外基质增加可能伴有或不伴有细胞成分（成纤维细胞、纤维细胞、外膜网状细胞）增加，取决于该过程的持续性和活动性。③ 成纤维细胞 / 纤维细胞数量增多。④ 成纤维细胞 / 纤维细胞因其活性可能在形态上有所不同。⑤ 成纤维细胞是活化的间叶细胞：通常呈不规则型或细长型，椭圆形核，含有两个或更多核仁；合成 / 分泌胶原蛋白。⑥ 纤维细胞是不参与细胞外纤维合成的间叶细胞：通常具有较少的嗜酸性细胞质，细胞较小、多呈梭形。⑦ 外膜网状细胞数量增多：衬覆于血窦的外膜表面；细胞质染色浅、细胞核呈圆形泡状，单个核仁；合成 / 分泌网状蛋白。⑧ 可能呈弥漫性、多灶性或局灶性。

2）强化性网状蛋白纤维化（enhfibrosis, reticulin）：① 用于描述骨髓腔内网状纤维增加的特定术语。② 外膜网状细胞数量增多。③ 网状基质可能更明显，但没有增加。④ 在 H&E 染色的组织中网状纤维难以被识别。⑤ 网状纤维银染呈黑色。⑥ 明确诊断网状蛋白纤维化需要银染。⑦ 网状蛋白纤维化可能独立发生，并常常先于胶原蛋白纤维化发生。

3）强化性胶原蛋白纤维化（enhfibrosis, collagen）：① 是用于描述骨髓腔内胶原蛋白纤维和网状纤维增

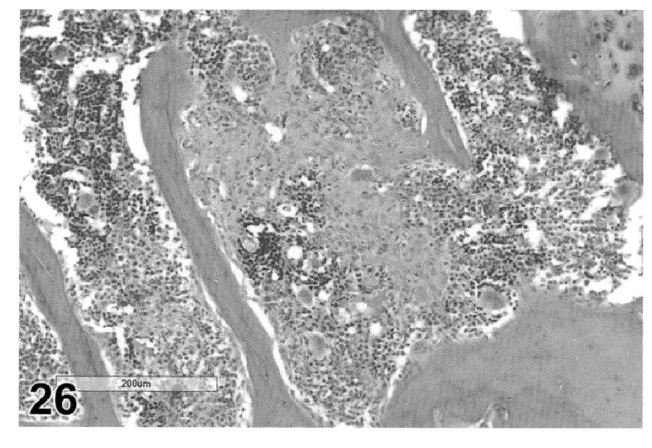

图 1.26

大鼠，骨髓，纤维化。骨髓腔内由胶原蛋白和成纤维细胞组成的明显的细胞外基质局部取代了造血细胞

加的一个特定术语。② 可观察到网状纤维与胶原蛋白同时增加。③ 成纤维细胞和外膜网状细胞增加与否取决于该改变过程的持续性和活动性。④ 呈弥漫性、多灶性或局灶性分布。⑤ 成熟的胶原蛋白三色染色呈阳性。⑥ 银染网状纤维呈阳性。⑦ 需要特殊染色对胶原蛋白纤维化进行确诊。

【鉴别诊断】

1）纤维性骨营养不良（fibrous osteodystrophy, FOD）：① 骨髓腔纤维化，尤其是皮质骨内膜表面附近。② 与慢性肾脏疾病有关。③ 发生于大鼠。

2）纤维性－骨病变（fibro–osseous lesion, FOL）：① 骨髓被纤维血管组织替代。② 常伴有生殖道病变[49]。③ 发生于小鼠。④ 雌性发生率高于雄性。

3）成骨细胞增生（hyperplasia, osteoblast）：① 局部成骨细胞生成增加。② 骨表面的成骨细胞局部增殖并分化良好。③ 可填充小梁间隙。④ 有时混有局灶性纤维增生。

4）骨髓细胞数量减少（decreased cellularity, bone marrow）：① 造血细胞组分减少可导致间质成分明显增多。② 应与成纤维细胞的真正增加相区分。

【备注】　骨髓纤维化的特点是胶原蛋白和（或）网状纤维增加，伴有或不伴有成纤维细胞和外膜网状细胞的增殖。增加的胶原蛋白和网状蛋白是细胞外基质物质，通常但并不总是与成纤维细胞和（或）外膜网状细胞的增加同时发生，这取决于纤维化过程的持续性和活动性。如果能够为研究带来意义，则鼓励区分网状蛋白纤维化和胶原蛋白纤维化。纤维化是慢性炎症的组成部分，但也可能是由于定居间质细胞的细胞因子（包括转化生长因子 β、血小板衍生生长因子家族）及与巨核细胞和血小板相关的其他因子的生成干扰所致[49]。在年轻或老龄化大鼠中，偶尔会观察到局灶性纤维化，可能是由于损伤、炎症或坏死所致[50]。有报道称给予小鼠重组血小板生成素可导致纤维化。纤维增殖性反应与多种情况（如丙酮酸激酶缺乏、γ 辐射、药物、感染原和恶性肿瘤）有关。有报道称在消除诱因后，人体中网状蛋白纤维化可恢复，而胶原蛋白纤维化则不大可能恢复[51]。骨代谢异常也可能影响骨髓腔。有关与骨代谢改变相关的间质变化更完整的描述，参见 INHAND 骨文章（见第一部第 6 章——骨）。

6. 描述性粒细胞核分叶过多（deshypersegmentation, granulocyte）（N）骨髓

常规性粒细胞核分叶过多（conhypersegmentation, granulocyte）

强化性粒细胞核分叶过多（enhhypersegmentation, granulocyte）

【种属】　小鼠、大鼠。

【发病机制 / 细胞起源】　粒细胞。

【诊断特征】　① 细胞核分叶过多的成熟粒细胞数量增多。② 骨髓和外周血中均存在核分叶过多的粒细胞。

【鉴别诊断】　造血异常（dyshematopoiesis）：粒细胞前体细胞形态异常，无核分叶过多。

【备注】　骨髓中粒细胞核分叶过多的特征是髓系细胞具有巨幼细胞的特征，并伴有巨晚幼粒细胞和一些核分叶过多的成熟细胞。在外周血中，中性粒细胞核分叶过多，至少有 6 个叶。有报道称类似的改变与多种原因有关，包括传染病、营养不足、外源性物质和皮质类固醇。皮质类固醇会引起粒细胞滞留，从而使其成熟时间更长。

7. 炎症（inflammation）（N）（图 1.27）骨髓

见淋巴造血系统总论。

8. 坏死（necrosis）（N）（图 1.28）骨髓

见淋巴造血系统总论

9. 描述性脂肪浆液性萎缩（desserous atrophy of fat）（N）（图 1.29）骨髓

常规性脂肪浆液性萎缩（conserous atrophy of fat）

强化性脂肪浆液性萎缩（enhserous atrophy of fat）

【种属】 小鼠、大鼠。

【其他术语】 Gelatinous transformation。

【发病机制 / 细胞起源】 脂肪细胞减少与恶病质（如继发于肿瘤、内分泌病）和晚期严重营养不良（如消化不良、吸收不良）相关。

【诊断特征】 ① 脂肪细胞和造血细胞局灶性或弥漫性耗减。② 脂肪组织被嗜酸性明胶状组织替代。③ 细胞外明胶状物质（透明质酸、黏聚糖）蓄积，在 pH 2.5 时，通常阿尔辛蓝染色呈阳性。

【鉴别诊断】 脂肪细胞数量减少（cellularity, decreased, adipocyte）：① 缺乏嗜酸性明胶状组织时脂肪细胞减少。② 造血细胞相对增多。

【备注】 通常动物体重下降超过了预先确定的程度时就会采取人道终止，所以在标准毒性试验中很少见到脂肪浆液性萎缩。发病机制尚不清楚，但被认为是一种基本的生物调节过程，通常在与恶病质和体重减轻相关的晚期疾病状态下被激活。

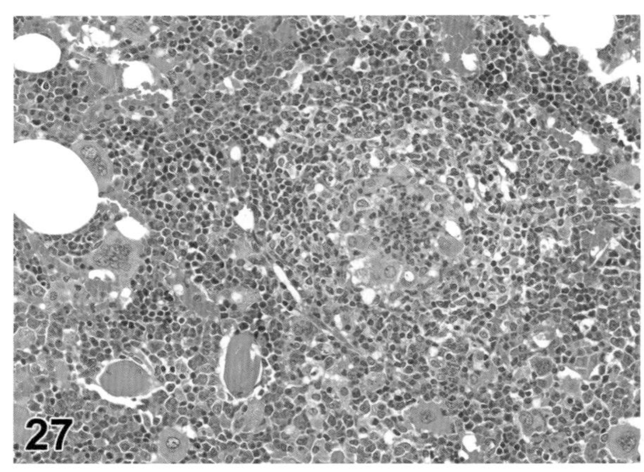

图 1.27

小鼠，骨髓，肉芽肿。病变由上皮样巨噬细胞、变性的中性粒细胞和坏死碎片形成的中心区，周围呈同心圆状聚集的混合性单形核细胞所组成

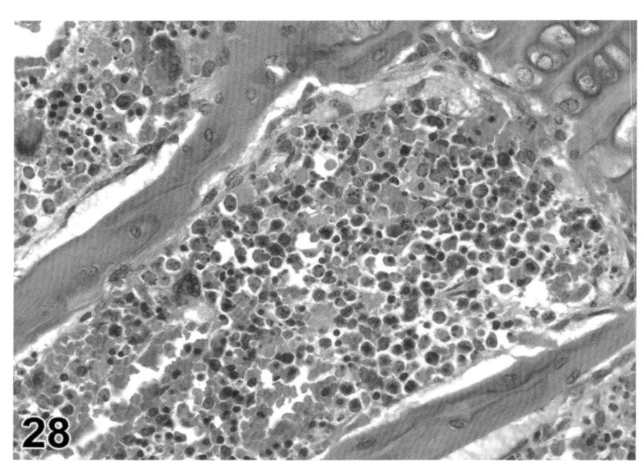

图 1.28

大鼠，骨髓，坏死 / 凋亡。死亡及垂死的造血细胞和无定形嗜酸性细胞碎片。垂死的髓系细胞表现为核固缩、核碎裂及核溶解

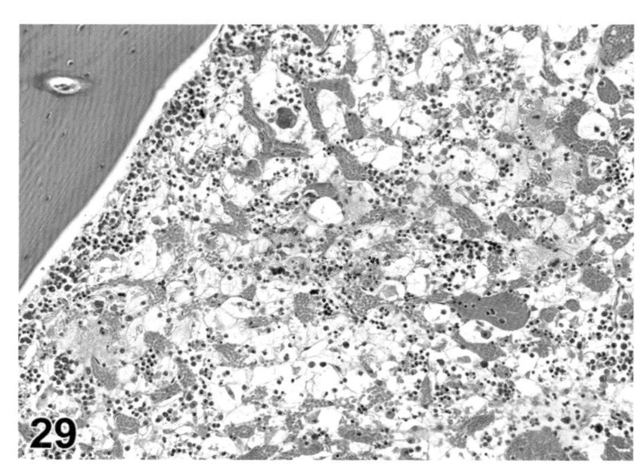

图 1.29

大鼠，骨髓，脂肪浆液性萎缩。造血细胞和脂肪细胞数量重度减少，伴有无定形浆液样嗜酸性细胞外物质

（七）增生性改变（非肿瘤性）

包括骨髓在内的所有淋巴造血器官的增生性改变通常都是反应性的，并且是这些器官对急性和慢性损伤或生理性刺激正常生理反应的一部分。增生性改变并不意味着这些器官存在瘤前或癌前病变（见引言）。然而，严重或持续的淋巴组织增生可能会增加转化成肿瘤的风险。如有顾虑，应考虑进行克隆性研究。

1. [描述性]脂肪细胞数量增多（[des]cellularity, increased, adipocyte）（H）（图 1.30）骨髓

[常规性]脂肪细胞增生（[con]hyperplasia, adipocyte）

[强化性]脂肪细胞增多（[enh]adipocyte, increased）

【种属】 小鼠、大鼠。

【其他术语】 Increased adipocyte cellularity; increased fat; focal lipomatosis; adipocyte accumulation。

【发病机制 / 细胞起源】 脂肪细胞。

【诊断特征】 ① 骨髓腔内脂肪细胞数量或密度增加。② 呈局灶性、多灶性或弥漫性分布。

【鉴别诊断】 ① 骨髓细胞数量减少（cellularity, decreased, bone marrow）：造血细胞数量减少。② 局灶性 / 多灶性造血细胞萎缩（focal/multifocal atrophy, hematopoietic cell）：含有造血组织减少的边界清楚的区域。

【备注】 与其他哺乳动物相比，啮齿动物骨髓腔中通常脂肪较少，造血成分较多。骨髓中相对脂肪含量随种属、品系、性别、年龄、解剖部位和造血成分的活性不同而变化 [52]。就造血细胞增多或减少而言，脂肪细胞和造血细胞相对比例变化通常更具生理学相关性。当主要变化是脂肪细胞增多，而不是作为造血组织减少的代偿性反应时脂肪细胞增多，应诊断为脂肪细胞数量增多。建议与同期对照组动物进行比较。

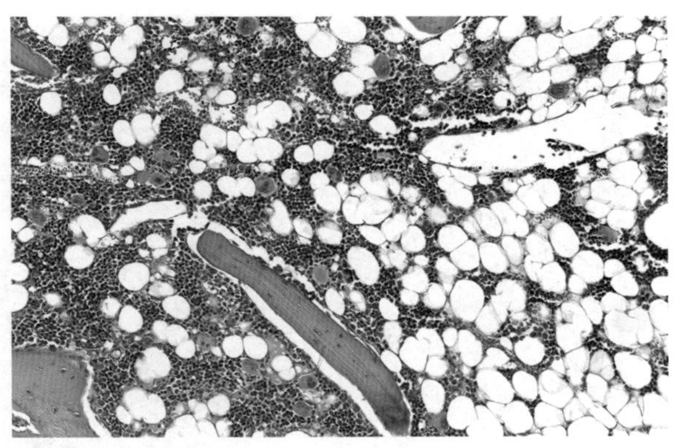

图 1.30

大鼠，骨髓。脂肪细胞数量增多。骨髓腔内广泛性脂肪细胞数量增多取代了正常情况下丰富的造血细胞。需要与造血细胞减少而导致脂肪细胞明显增加相区别

2. 描述性骨髓细胞数量增多（des cellularity, increased, bone marrow）(H)（图 1.31 ～图 1.33）骨髓

常规性骨髓增生（con hyperplasia, bone marrow）

强化性造血细胞增多（enh hematopoietic cell, increased）

（指明细胞类型）

【种属】 小鼠、大鼠。

【其他术语】 Increased hematopoiesis; hematopoietic hypercellularity; pan hyperplasia; plasmacytosis; reactive plasma cell hyperplasia; regeneration。

【修饰语】 红系；髓系（粒细胞、单核细胞）；巨核细胞；淋巴细胞；浆细胞；NOS。

【发病机制 / 细胞起源】 一个或多个细胞系的造血祖细胞增殖。

【诊断特征】 ① 造血细胞数量增多，涉及单个或多个细胞系。② 造血细胞所占区域增加。③ 在骨髓腔内呈弥漫性分布。④ 形态表现与成熟顺序同步。⑤ 髓系 / 红系比（M:E）变化可能明显或不明显，取决于哪些细胞系受影响。⑥ 受影响的细胞类型通常在外周血细胞计数时升高，但并非总是如此，这取决于受影响细胞类型改变的持续时间和（或）外周消耗。⑦ 可能存在或不存在髓外造血。⑧ 在常规 H&E 染色的组织切片中不易区分淋巴细胞和单核细胞。⑨ 浆细胞很少，由于组织切片取材有限，无法通过组织学对浆细胞进行可靠地量化。通过免疫组织化学 IRF4 和 CD138 染色对浆细胞进行鉴别 [53]；通过流式细胞术对浆细胞进行定量。

【鉴别诊断】

1）造血系统肿瘤（hematopoietic neoplasm）：① 将分化良好的粒细胞性白血病与粒细胞性造血细胞数量增多进行鉴别可能较困难。② 淋巴器官和非淋巴器官都可能受累。③ 可能存在异常形态的祖细胞。④ 某一特定细胞系中未成熟型细胞 / 母细胞增加 20% 以

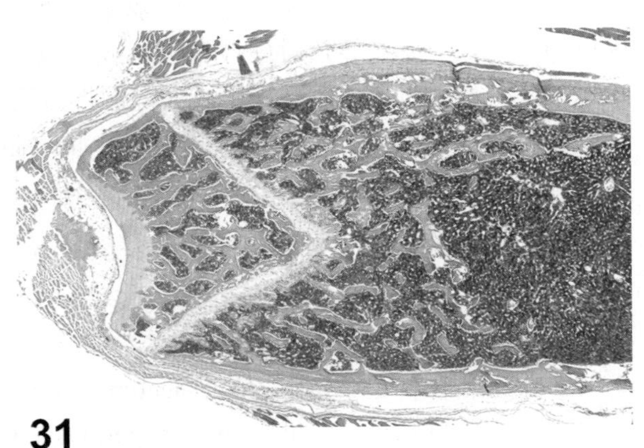

图 1.31

大鼠，骨髓。细胞数量增多（增生）。未明确的造血细胞系，细胞数量增多，密度增加，充满骨髓腔

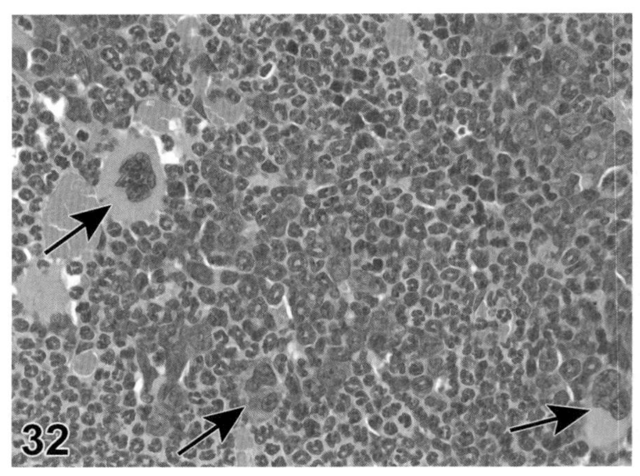

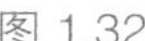

图 1.32

小鼠，骨髓。粒细胞数量增多。骨髓腔中充满了数量增多的密集排列的髓系细胞，髓系/红系（M:E）比增加。存在巨核细胞（如箭号所示）。大量的杆状核细胞是粒细胞前体细胞。粒细胞数量增多是对外周脓肿和中性粒细胞需求的反应

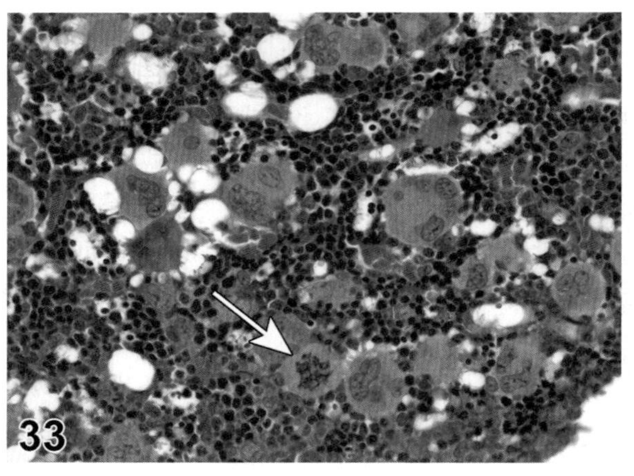

图 1.33

大鼠，骨髓。巨核细胞数量增多。数量增多的巨核细胞被红系细胞和较少的未成熟髓系细胞围绕。注意巨核细胞伴有丝分裂象（如箭号所示）

上提示有肿瘤形成[54]。⑤ 骨髓涂片和流式细胞术的定量数据有助于鉴别细胞数量增多和造血系统肿瘤。⑥ 参见淋巴造血系统肿瘤以查阅更多诊断标准。

2）造血异常（dyshematopoiesis）：① 造血细胞成熟异常。② 造血细胞生成异常。③ 需要借助血液涂片或骨髓涂片来确诊。

【备注】 骨髓细胞数量因种属、品系、性别、年龄和位置而异（啮齿动物骨髓评价推荐胸骨和股骨的骨髓）。可以通过评估造血细胞与骨髓中脂肪细胞的比率来评价骨髓细胞数量。随着骨髓细胞数量增多（增生），相对于脂肪细胞，造血细胞的比例增加。脂肪细胞数量减少（萎缩）也会导致类似的比率改变，应与造血细胞数量增多相鉴别。小鼠骨髓通常比大鼠骨髓脂肪少，造血细胞多。因此，随着造血组织增加，静脉窦明显受到挤压[55]。正常旺盛增殖的造血细胞通常会沿着滋养血管的血管周围间隙向骨髓腔外扩展，并且必须与肿瘤细胞侵袭相鉴别。多种机制可导致骨髓细胞数量增多。例如，给予外源性促红细胞生成素（或可能来自产生促红细胞生成素的肿瘤），因采血、出血或溶血引起的贫血而导致促红细胞生成素内源性表达增加；抑或因慢性心脏病或肺部疾病或发绀型先天性心脏病引起的缺氧均可导致红系细胞数量增多。髓系细胞数量增多，可由多种因素引起，包括因出血导致过度丢失，或因外周组织感染/炎症导致对中性粒细胞或其他白细胞需求增加。巨核细胞数量增多，可能是由于代谢需求增加、妊娠/哺乳、血小板生成素内源性过度表达或外源性给予所致[56]。浆细胞是骨髓的正常组分，其数量增多可能是对炎症状况、感染或肿瘤的部分免疫反应的结果。

3. ^{描述性}巨噬细胞数量增多（^{des}cellularity, increased, macrophage）（H）（图 1.34）骨髓

^{常规性}巨噬细胞肥大/增生（^{con}hypertrophy/hyperplasia, macrophage）

^{强化性}巨噬细胞增多（^{enh}macrophage, increased）

【种属】 小鼠、大鼠。

【其他术语】 Macrophage accumulation; macrophage infiltrate; macrophage infiltration; prominent macrophage; histiocytosis; histiocytic hyperplasia; histiocytic infiltrate; histiocytic aggregate。

【修饰语】 易染体；含色素的；空泡形成的；聚集。

【发病机制/细胞起源】 单核细胞/巨噬细胞。

【诊断特征】 ① 骨髓腔内巨噬细胞数量和（或）大小增加。② 细胞质中含或不含吞噬的物质、

色素或空泡。

【鉴别诊断】

1）肉芽肿（granuloma）：① 由上皮样巨噬细胞或多核巨细胞和其他炎症细胞紧密聚集构成的有组织的结构，可含有数量不等的坏死、感染原或外源性物质。② 与慢性炎症及接触外源性物质有关。

2）肥大细胞数量增多（cellularity, increased, mast cell）：① 细胞质弱嗜碱性或嗜酸性，含有丰富的可被吉姆萨或甲苯胺蓝异染性染色的嗜碱性颗粒。② 细胞质非泡沫样或空泡化。③ 脱颗粒或未成熟的肥大细胞与巨噬细胞难以区别。

3）组织细胞肉瘤（histiocytic sarcoma）：① 通常肿瘤细胞比增生的巨噬细胞更不典型，更具多形性。② 经常出现多核巨细胞。③ 结节样或成片融合的肿瘤性巨噬细胞占据、替代或破坏正常组织结构。④ 可能累及其他组织。

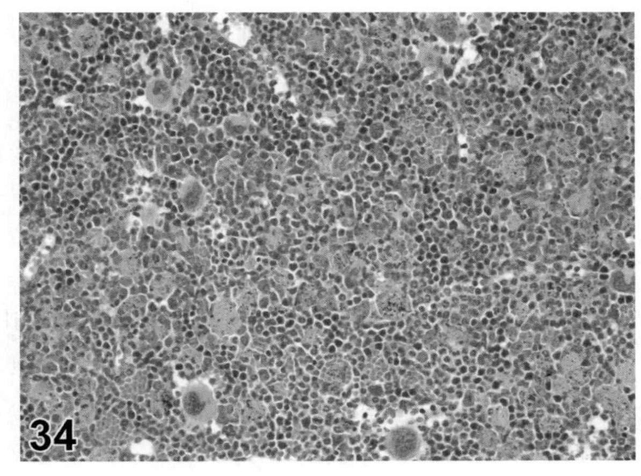

图 1.34

小鼠，骨髓。巨噬细胞数量增多。数量增多的含色素巨噬细胞在骨髓腔内弥漫性分布

【备注】 巨噬细胞可能因吞噬需求或支持红细胞发生而增加。当巨噬细胞增多以满足引起上述过程的需求时，巨噬细胞数量出现增多（肥大/增生）常伴随着吞噬作用、色素储积、空泡形成及聚集发生。因此，细胞数量增多的诊断术语应包括这些过程作为修饰语，并需要病理学家对一系列特定的特征做出最恰当的诊断。这些所见也可以分别诊断。

4. 描述性肥大细胞数量增多（descellularity, increased, mast cell）（H）（图 1.35）骨髓

常规性肥大细胞增生（conhyperplasia, mast cell）

强化性肥大细胞增多（enhmast cell, increased）

【种属】 小鼠、大鼠。

【其他术语】 Increased mast cell cellularity; mast cell infiltrate; mast cell accumulation; mastocytosis（见【备注】）。

【发病机制/细胞起源】 骨髓中肥大细胞数量增多可能与炎症反应、寄生虫或血液系统疾病有关。

【诊断特征】 ① 骨髓中松散排列的肥大细胞多灶性到弥漫性增多。② 肥大细胞颗粒经甲苯胺蓝或吉姆萨染色呈异染性。③ 肥大细胞经氯乙酸酯酶（chloroacetate esterase, CAE）和 c–kit（CD117）免疫组织化学染色呈阳性。

【鉴别诊断】

1）肥大细胞瘤（mast cell tumor）：① 肥大细胞呈局灶性结节样增多。② 相邻正常结构受到挤压或缺失。③ 不同程度肥大细胞分化。④ 通常在啮齿动物中分化良好。⑤ 更多信息，参见造血系统肿瘤章节。

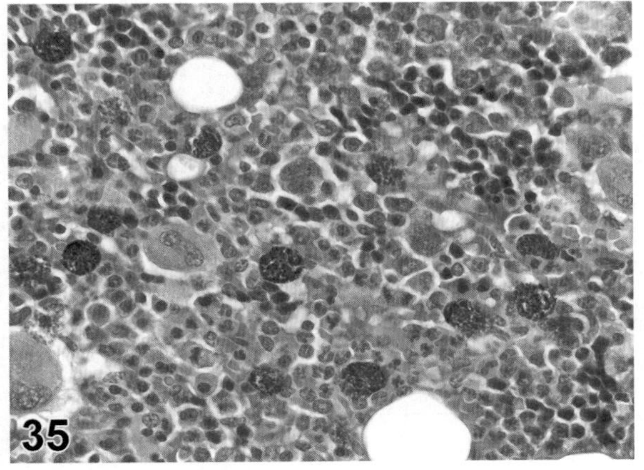

图 1.35

大鼠，骨髓。肥大细胞数量增多，数量增多的肥大细胞弥漫分布于外观正常的造血细胞和脂肪细胞中。肥大细胞含有丰富的嗜碱性胞质颗粒

2）肥大细胞白血病（mast cell leukemia）：① 肥大细胞存在于骨髓和外周血中。② 用特殊染色方法确认肥大细胞和排除嗜碱性粒细胞。③ CAE 和 c–kit 免疫组织化学染色肥大细胞均呈阳性，而嗜碱性粒细胞均为阴性[53]。

【备注】 大鼠骨髓腔中的肥大细胞比小鼠的更明显[48]。肥大细胞增多可能代表过度的炎症反应，并且在伴有或不伴寄生虫的感染模型中均可见。

四、胸腺

（一）组织结构

胸腺是机体的初级淋巴器官及特化腺体，由 2 个相同的叶组成并通过峡部连接。大鼠和小鼠的胸腺位于胸腔的颅侧纵隔内，紧靠心脏的颅侧和胸骨的尾侧。每个叶围一层薄的结缔组织被膜并形成胶原间隔，而部分胶原间隔深入胸腺将叶细分为大小及方向不等的小叶。每个小叶由中央的髓质和外周的皮质组成。胸腺由造血细胞和间质来源的细胞组成，包括胸腺上皮细胞（thymic epithelial cell, TEC）、神经嵴来源的间充质细胞、内皮细胞和树突状细胞（表 1.3）。

表 1.3 胸腺的区室和细胞组分

区室	组分
被膜下区域	$CD4^-/CD8^-$ T 细胞 上皮细胞
皮质	$CD4^+/CD8^+$ T 细胞 上皮细胞 胸腺抚育细胞 树突状细胞 凋亡细胞 巨噬细胞 浆细胞 B 细胞
髓质	$CD4^+/CD8^-$ T 细胞 $CD4^-/CD8^+$ T 细胞 上皮细胞 树突状细胞 凋亡细胞 巨噬细胞 胸腺小体 B 细胞 肌样细胞 神经内分泌细胞
皮髓质交界	成熟与未成熟的 T 细胞 B 细胞 浆细胞
无上皮区域（epithelium-free areas, EFA）（仅限某些大鼠品系）	$CD4^+/CD8^+$ T 细胞

（二）功能

作为初级淋巴器官，胸腺是 T 细胞分化和成熟的场所。T 细胞是从骨髓中共同的淋巴祖细胞发育而来。那些最终会形成 T 细胞的细胞离开骨髓并迁移至胸腺，并在胸腺分化及成熟，产生 T 细胞。在此过程中，这些细胞完成了抗原非依赖性成熟，成为功能性初始 T 细胞。一旦成熟，T 细胞就会从胸腺移出，加入淋巴细胞的再循环池，并开始在次级淋巴器官的特定区室（如在淋巴结的副皮质区和脾的 PALS）寻找他们的同源抗原。此时，T 细胞在适应性免疫系统中起着关键作用，提供对特定病原体的高度特异性免疫反应。免疫记忆发生在对特定病原体的初始反应之后，导致对随后遇到相同病原体的反应增强。

（三）发育

胸腺和甲状旁腺的胚胎发育密切相关。两者均由内胚层肠管发育而来，并且都来自前肠最前部的袋状膨出，即咽部，由位于腹侧的甲状腺憩室和称为咽囊的一系列前肠外侧的成对一过性袋状膨出组成。第三对袋状膨出的每个咽囊形成一个由间充质被膜围绕的单一上皮样器官原基。神经嵴细胞在早期发育过程中迁移到咽部区域并围绕第三咽囊变成间充质细胞，而间充质细胞最终形成胸腺间充质被膜并与胸腺血管相连。成对原基通过凋亡从咽部分离，当迁移到它们在机体内的最终位置时分离成双侧原始胸腺和甲状旁腺器官。分离后不久，甲状旁腺保留在甲状腺附近。原始胸腺叶向尾侧移动进入胸腔，两个胸腺叶在心脏正上方的中线会合。在早期，胸腺仅由 TEC 组成，没有淋巴细胞。小鼠从胚胎日第 11.5 日左右开始，骨髓来源的淋巴祖细胞被 TEC 分泌的因子（趋化因子）吸引至胸腺。淋巴祖细胞迁移发生于器官发生的精确阶段，以连续的间断形式。最初的迁移发生在胸腺血管形成之前。在小鼠中，已证实祖细胞最初进入胸腺原基的过程分为两步。祖细胞在胚胎日第 11 日时聚集在间充质层，然后在胚胎日第 12 日进入上皮簇。随后，它们通过皮髓质交界处的小静脉进入胸腺原基。淋巴祖细胞通过皮质向心迁移到被膜下区域，在此增殖为淋巴母细胞。淋巴母细胞成熟为初始 T 细胞时通过皮质迁移返回髓质。淋巴祖细胞从骨髓进入胸腺的过程持续到出生后。

（四）组织学

胸腺中的 T 细胞会产生其特定的 T 细胞标志物，包括 T 细胞受体（T–cell receptor, TCR）、CD3、CD4、CD8 和 CD2。T 细胞成熟通过 TCR–CD3 复合物及其辅助受体 CD4 和 CD8（分化抗原）的表达而发生。来自骨髓的淋巴祖细胞以 $CD3^-$/TCR 的形式在皮髓质交界处进入胸腺。在此阶段，淋巴祖细胞开始表达 CD2，但尚未开始重新排列其 *TCR* 基因，并且具有不成熟的双阴性表型（$CD4^-$/$CD8^-$）。它们迁移到外皮质的被膜下区域，随后在穿过皮质迁回过程中成熟，成为 CD3/TCR^+ 及 CD4/CD8 的双阳性细胞（$CD4^+$/$CD8^+$），然后迁移到髓质，在此形成单一阳性 T 细胞（$CD4^+$/$CD8^-$、$CD4^-$/$CD8^+$）。

当 T 细胞通过皮质迁移时，*TCR* 基因发生重排并经历阳性选择。只有能够识别 TEC（胸腺抚育细胞）表达的Ⅰ类或Ⅱ类主要组织相容复合体（major histocompatibility complex, MHC）中抗原的细胞才会被“阳性选择”从而存活下来。那些在 3 ～ 4 天内无法在自身 MHC（弱结合细胞）背景下识别的抗原的细胞会经历凋亡，这在一定程度上解释了在正常对照动物胸腺的皮质中遍及散在的凋亡细胞和易染体巨噬细胞。那些对 MHC Ⅰ / Ⅱ类或肽分子具有强烈或中等结合能力的 T 细胞将存活下来。通过接触自身抗原，皮质中也会出现很小程度的阴性选择，从而清除自身反应性 T 细胞。为避免自身免疫，具有高度亲和力的 T 细胞通过凋亡被消除，而那些具有中等亲和力的 T 细胞则存活。

然后存活的 T 细胞进入髓质，髓质淋巴细胞较少，而 TEC 相对较多。在髓质中 T 细胞通过与胸腺树突状细胞相互作用进一步经历阴性选择。这些经过阴性选择的细胞表达转录调节因子 *AIRE* 和 *FEZ2*，这使得比皮质中存在更复杂的、与自身抗原表达相关的多种基因转录。与阳性选择一样，那些在阴性选择过程中无法存活的 T 细胞通过凋亡被清除。然而，这个过程并非 100% 有效，因此一些自身反应性 T 细胞会存活并进入循环。

胸腺（哈索尔）小体存在于髓质中。这些结构由一个或多个位于中央的颗粒样细胞及其周围包绕的呈同心圆排列的上皮细胞组成。大鼠的胸腺小体形成扁平细胞旋涡并伴随位于中央的细胞碎片或呈同心圆排列的角蛋白；小鼠的胸腺小体轮廓不太明显，也不形成中央角蛋白。胸腺小体是上皮小管残留，而上皮小管是由胚胎的第三咽囊发育而来并形成胸腺。胸腺小体的数量在淋巴细胞凋亡增多时似乎增加，并可能具有清除细胞碎片的作用。

TEC 存在于整个胸腺中并提供支持淋巴细胞迁移的网络。除了在阳性和阴性选择过程中发挥作用外，TEC 还分泌支持 T 细胞成熟并强化 T 细胞功能的激素，如胸腺生成素、胸腺素、胸腺肽和胸腺体液因子。

（五）取材和诊断注意事项

胸腺应在 10% 福尔马林中固定，然后沿两个胸腺叶的长轴进行取材，以制备显示所有解剖结构标准的纵向切片。切口应穿过叶的中部，以便评价其最大表面积。常规性和强化性组织病理学检查均应对皮质和髓质进行分别评价。皮质 / 髓质比可以通过测定多个小叶的平均比率来估计。

由于胸腺对应激和老龄化的影响很敏感，因此将外源性物质诱导的胸腺细胞减少（萎缩）与应激相关的淋巴细胞凋亡及年龄相关性胸腺退化区分开来是很重要的。由于老龄化对胸腺的影响，最好对短期试验进行强化性组织病理学检查。

（六）非增生性改变

1. 描述性淋巴细胞凋亡增多（desapoptosis, increased, lymphocyte）（N）（图 1.36）胸腺

常规性淋巴细胞凋亡增多（conapoptosis, increased, lymphocyte）

强化性淋巴细胞凋亡增多（enhapoptosis, increased, lymphocyte）

（如适用，指明区室并单独诊断淋巴细胞减少、减少的区域、易染体巨噬细胞等）

【种属】 小鼠、大鼠。

【其他术语】 Lymphocyte depletion; atrophy; cell death; single-cell necrosis。

【发病机制 / 细胞起源】 淋巴细胞凋亡可由直接的胸腺淋巴细胞毒性或内源性因素如饮食或应激（糖皮质激素释放）引起。

【诊断特征】 ① 单个细胞或小的细胞簇。② 小而深染的细胞。③ 凋亡小体。④ 细胞质保留在凋亡小体中。⑤ 细胞皱缩和卷曲。⑥ 核固缩和核碎裂。⑦ 核破碎。⑧ 细胞膜完整。⑨ 含有凋亡小体的易染体巨噬细胞增多。⑩ 通常不存在炎症。

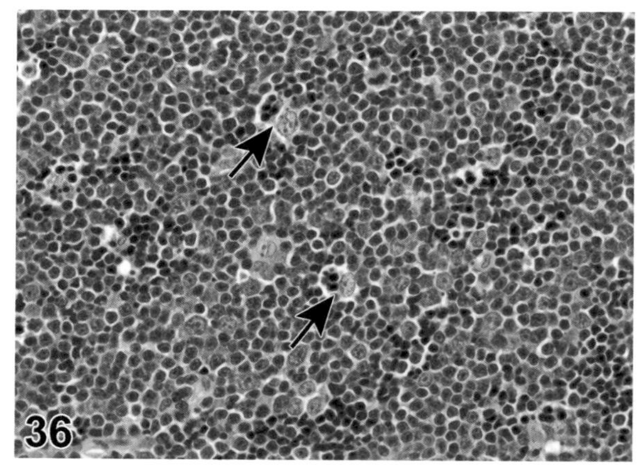

图 1.36

Sprague Dawley 大鼠，胸腺皮质。淋巴细胞凋亡伴易染体巨噬细胞（如箭号所示）

【鉴别诊断】

1）淋巴细胞坏死（necrosis, lymphocyte）：① 坏死的细胞通常广泛存在，坏死呈局灶性、多灶性或弥漫性。② 细胞肿胀。③ 细胞破裂。④ 核溶解、核固缩和核碎裂。⑤ 通常存在炎症。

2）淋巴细胞数量减少（萎缩）［cellularity, decreased, lymphocyte (atrophy)］：① 整个胸腺体积 / 重量减少。② 皮质淋巴细胞减少。③ 皮质变薄不规则。④ 皮髓质分界不清。⑤ 血管周隙增加。⑥ B 细胞和浆细胞灶增多。⑦ 结缔组织被膜和间隔内脂肪细胞浸润。⑧ 髓质区上皮细胞明显，可形成索、带、小管或由立方至鳞状上皮衬覆的囊肿。

【备注】 细胞凋亡是一种协调且通常依赖能量的细胞死亡模式，并被认为是各种正常过程的重要组成部分。在成熟过程中，细胞凋亡清除激活的或自身攻击性免疫细胞。因此，目前认为胸腺中低水

平的淋巴细胞凋亡在正常生理变化范围内。胸腺淋巴细胞凋亡增加可能由直接淋巴细胞毒性或内源性因素如饮食或应激（糖皮质激素释放）引起。严重的持续性细胞凋亡导致淋巴细胞数量严重减少（淋巴组织萎缩）。坏死可能与细胞凋亡一起发生。最好是分别识别和记录细胞凋亡和典型坏死的诊断，但当一种类型的细胞死亡在组织学上掩盖了另一种时，这种区分可能很难。此外，坏死细胞的碎片可能与凋亡碎片有一些相似之处，如核固缩和核碎裂。细胞凋亡为主伴随转变为坏死表型，或者坏死为主伴随散在的细胞凋亡。在这些情况下，将这两个术语联合使用（细胞凋亡 / 坏死）或仅诊断主要类型的细胞死亡，并在报告中讨论存在的其他类型细胞死亡是合适的 [34]。

2. 描述性淋巴细胞数量减少（descellularity, decreased, lymphocyte）（图 1.37）胸腺

常规性萎缩（conatrophy）（N）

强化性淋巴细胞减少（enhlymphocyte, decreased）

（如适用，指明区室并单独诊断细胞凋亡、易染体巨噬细胞等）

【种属】　小鼠、大鼠。

【部位】　皮质；髓质。

【其他术语】　Lymphocyte depletion; lymphoid depletion; cortical depletion; lymphoid atrophy。

【发病机制 / 细胞起源】　淋巴细胞数量减少（萎缩）可能是由长期直接的胸腺淋巴细胞毒性引起，或可能与机体应激反应时释放的内源性皮质醇有关。

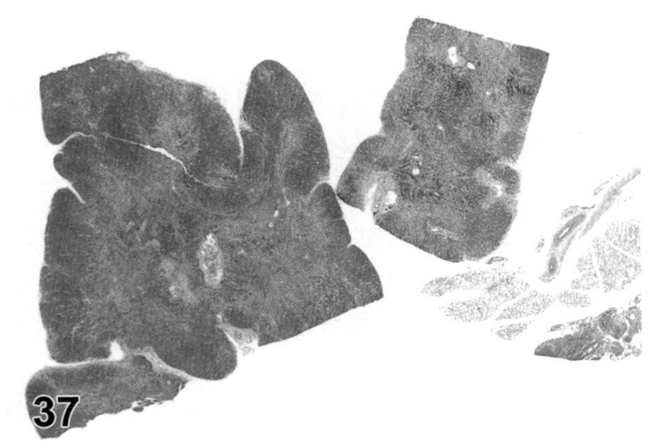

图 1.37

F344 大鼠，胸腺所有区室。淋巴细胞数量减少（萎缩）。亚慢性研究中与处理相关的病变。与图 1.49 同期对照进行比较

【诊断特征】　① 与同期对照相比，大体病理学观察和低倍镜检查整个器官体积变小。② 皮质和髓质的淋巴细胞数量减少。③ 底层的间质细胞可能更明显。④ 皮髓质分界不清。⑤ 皮质可能由于细胞数量减少而染色较浅，而髓质由于细胞数量增多则染色较深。⑥ 如果细胞数量减少（萎缩）持续，则可能出现淋巴细胞凋亡增多和（或）易染体巨噬细胞增多。⑦ 其他淋巴器官也可能出现淋巴细胞数量减少（萎缩）。⑧ 未见脂肪（脂肪细胞）浸润。⑨ 同期对照动物未见上述所见。

【鉴别诊断】

1）淋巴细胞坏死（necrosis, lymphocyte）：① 坏死的细胞通常相连续，但坏死的模式可能为局灶性、多灶性或弥漫性。② 细胞肿胀。③ 细胞破裂。④ 核溶解、核固缩及核碎裂。⑤ 通常存在炎症。

2）淋巴细胞凋亡增多（apoptosis, increased, lymphocyte）：① 单个细胞或小的细胞簇。② 细胞小而深染。③ 凋亡小体。④ 细胞质保留在凋亡小体中。⑤ 细胞皱缩和卷曲。⑥ 核固缩和核碎裂。⑦ 核破碎。⑧ 细胞膜完整。⑨ 含有凋亡小体的易染体巨噬细胞增多。⑩ 通常不存在炎症。

3）年龄相关性退化（involution, age-related）：① 整个胸腺体积减小 / 重量减轻。② 皮质淋巴细胞减少。③ 皮质变薄且不规则。④ 皮髓质分界不清。⑤ 血管周隙增加。⑥ B 细胞和浆细胞灶增多。⑦ 结缔组织的被膜和间隔内脂肪细胞浸润。⑧ 髓质区上皮细胞明显，可形成索、带、小管或由立方上皮至鳞状上皮衬覆的囊肿。

【备注】　毒性研究中受试物的剂量等于或高于动物的最大耐受剂量（maximum tolerated dose, MTD）时，常见于处理相关的细胞数量减少。处理相关的细胞数量减少可能是免疫调节的直接作用，或者是应激的继发效应。除非有其他确凿的病理所见，如体重重度减轻、肾上腺皮质肥大，以及对其他淋巴器官的影响（如淋巴细胞数量减少、淋巴结和脾生发中心减少），否则不应将其归因于应激。在长期试验中，淋巴细胞数量减少（萎缩）可能与年龄相关性退化重叠，区分二者可能具有挑战性。与同期

对照进行比较有助于进行区别。对应用强化组织病理学评价的短期试验有必要明确病因或发病机制。萎缩一词用于长期试验，但如果无须明确细胞减少的发病机制及没有实施强化组织病理学情况下，萎缩一词也可用于短期试验。

3. 描述性皮髓质比降低（des corticomedullary ratio, decreased）（N）（图 1.38）胸腺

常规性皮髓质比降低（con corticomedullary ratio, decreased）

强化性皮髓质比降低（enh corticomedullary ratio, decreased）

（如适用，单独诊断淋巴细胞凋亡、坏死等改变，以及增多 / 减少的区域）

【种属】 小鼠、大鼠。

【其他术语】 Cortical depletion; atrophy; physiological involution; age related involution。

【发病机制 / 细胞起源】 最常见的原因是皮质细胞凋亡或坏死导致皮质淋巴细胞耗减，而髓质的大小和细胞数量通常保持不变。

【诊断特征】

1）大体病理学检查胸腺比正常或对照动物小（体积减小和重量减轻）。

2）皮质中未成熟的小淋巴细胞缺失。① 皮质淋巴细胞凋亡（局灶性、多灶性或弥漫性）。② 皮质淋巴细胞坏死（局灶性、多灶性或弥漫性）。

3）髓质的大小和细胞数量正常，但可能显得相对较大。

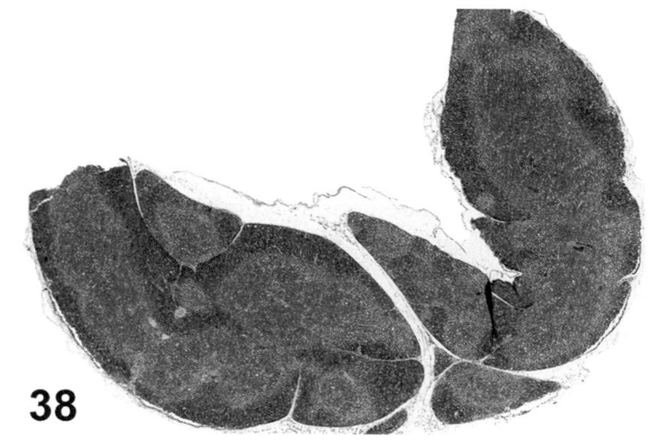

图 1.38

大鼠，胸腺皮质和髓质。皮髓质比降低

【鉴别诊断】 萎缩（atrophy）：① 整个胸腺体积减小 / 重量减轻。② 皮质淋巴细胞减少。③ 皮质变薄且不规则。④ 皮髓质分界不清。⑤ 血管周隙增加。⑥ B 细胞和浆细胞灶增多（见 B 细胞数量增多的相关诊断）。⑦ 结缔组织被膜和间隔内脂肪细胞浸润。⑧ 髓质区上皮细胞明显，可形成索、带、小管或由立方上皮至鳞状上皮衬覆的囊肿。

【备注】 皮髓质比通常主观上用多个比值的平均值来确定。成年啮齿动物的髓质通常占胸腺小叶体积的 1/3 左右，因此皮质与髓质的正常比约为 2 ： 1。然而，该比率可能因种属和品系而异，因此应与同时期对照动物进行比较。皮髓质比也可因切片方向而异，因此应遵循标准化的修块程序。皮髓质比降低可能是由于皮质淋巴细胞减少（最常见）或髓质淋巴细胞增多（或两者兼有）。地塞米松和一些有机锡化合物，如二氯双根基锡和 2– 乙酰 –4(5)– 四羟基丁咪唑，与皮髓质比降低有关 [57]。如果同时存在皮髓质比降低和增加，则可使用术语“皮髓质比改变（altered corticomedullary ratio）” [20, 58, 59]。

4. 描述性皮髓质比升高（des corticomedullary ratio, increased）（N）（图 1.39）胸腺

常规性皮髓质比升高（con corticomedullary ratio, increased）

强化性皮髓质比升高（enh corticomedullary ratio, increased）

（如适用，单独诊断淋巴细胞凋亡、坏死等改变，以及增多 / 减少的区域）

【种属】 小鼠、大鼠。

【其他术语】 Cortical hyperplasia; medullary depletion; atrophy。

【发病机制 / 细胞起源】 皮质损伤后再生或处理相关的皮质淋巴细胞增加或髓质淋巴细胞减少，或两者均有。

【诊断特征】 皮质比正常大和（或）髓质比正常小。

【鉴别诊断】 淋巴瘤（lymphoma）：① 生长可能延伸到胸腺以外，侵入纵隔脂肪，或分散在整

个淋巴造血系统及其他器官。② 可能表现为一个胸腺叶皮质的局灶性病变，或一叶或双叶的弥漫性浸润并累及纵隔淋巴结。③ 与淋巴细胞增生时大、小淋巴细胞混合相比，具有更均一的细胞群，特别是淋巴母细胞性淋巴瘤。

【备注】 皮髓质比增加可能是由于皮质淋巴细胞增加或髓质淋巴细胞减少（或两者均有）。环孢素通过增加髓质中淋巴细胞的数量来改变皮髓质比，使髓质呈现皮质的外观（髓质的皮质化）。原来的皮髓质分界仍位于基于血管的原始部位[12]。如果皮质淋巴细胞增多，则应排除淋巴瘤。如果在一项试验中同时存在皮髓质比降低和升高的情况，则可以使用术语“皮髓质比改变（altered corticomedullary ratio）”。

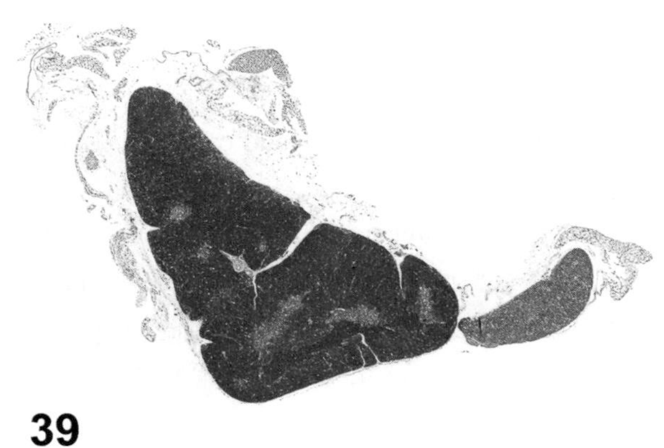

图 1.39

大鼠，胸腺。皮髓质比升高

5. 描述性上皮囊肿（^{des}cyst, epithelial）（N）（图 1.40，图 1.41）胸腺

常规性上皮囊肿（^{con}cyst, epithelial）

强化性上皮囊肿（^{enh}epithelial cyst）

（如适用，指明区室）

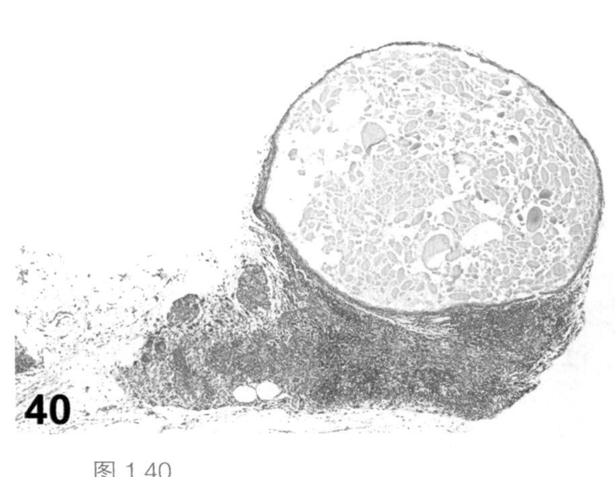

图 1.40

F344/N 大鼠，胸腺。上皮性囊肿

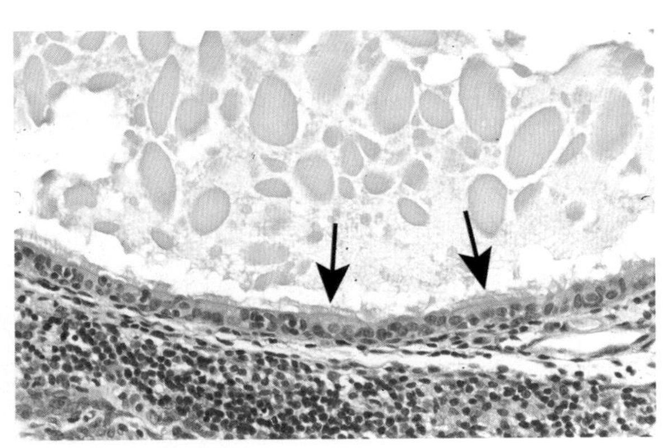

图 1.41

F344/N 大鼠，胸腺。上皮性囊肿。图 1.40 高倍放大。注意内衬有纤毛上皮（箭号所示）

【种属】 小鼠、大鼠。

【其他术语】 Thymopharyngeal duct remnants; thymopharyngeal duct cyst; epithelial cyst; epidermal cyst。

【发病机制 / 细胞起源】 胸腺管状结构或胸腺咽管残留。

【诊断特征】

1）囊肿腔内可能含有均质嗜酸性物质。

2）囊肿可能是先天性、年龄相关性或与处理有关。① 先天性囊肿起源于胸腺咽管：通常呈单个存在，大小不等；内衬有纤毛的立方上皮；通常见于胸腺周边，但也可能见于髓质中。② 非先天性囊肿：通常源自扩张的小管（见上皮增生）；内衬无纤毛上皮；通常与上皮结构（索和小管）增加有关；可见于髓质；有立方形至柱状上皮。大小不一。

3）老龄化小鼠的髓质内可见有或无纤毛上皮的囊肿。

【鉴别诊断】

1）鳞状上皮囊肿（epidermal cyst, squamous）：① 邻近胸腺或在胸腺被膜内。② 内衬鳞状上皮并伴有毛干、皮脂腺及角蛋白。

2）上皮增生（hyperplasia, epithelial）：上皮细胞成分增加，伴有或不伴索及小管增加。

3）年龄相关性退化（involution, age-related）：① 整个胸腺体积减小 / 重量减轻。② 皮质淋巴细胞减少。③ 皮质变薄且不规则。④ 皮髓质分界不清。⑤ 血管周隙增加。⑥ B 细胞和浆细胞灶增多（见 B 细胞数量增多）。⑦ 结缔组织被膜和间隔内脂肪细胞浸。⑧ 髓质区上皮细胞明显，可形成索、带、小管或由立方上皮至鳞状上皮衬覆的囊肿。

【备注】　上皮囊肿是一种常见的背景所见，可为先天性或可能与年龄相关性生理性退化有关。先天性上皮囊肿起源于胸腺咽管，在胸腺从第三咽囊发育的过程中形成。先天性囊肿是所有年龄段啮齿动物常见的背景所见。与老龄化有关的囊肿发生于髓质，并与上皮增生有关。一些小鼠谱系的年轻小鼠中上皮囊肿也很常见。上皮囊肿增多可能与处理有关。根据病理学家的判断，所有囊肿都可归类为“上皮囊肿”这一术语。胸腺咽管囊肿也可以单独诊断。后鳃体囊肿是甲状腺的先天性囊肿，不应在胸腺诊断后鳃体囊肿。后鳃体囊肿来源于后鳃体的残留，是第四咽囊的带状膨出，与甲状腺憩室结合，形成能产生降钙素的 C 细胞 [50, 60, 61]。

6. 描述性异位甲状旁腺组织（desectopic tissue, parathyroid）（N）（图 1.42）胸腺

常规性异位甲状旁腺组织（conectopic tissue, parathyroid）

强化性异位甲状旁腺组织（enhectopic tissue, parathyroid）

【其他术语】　Accessory parathyroid tissue。

【发病机制 / 细胞起源】　*Hox* 基因遗传突变，导致甲状旁腺在发育过程中异常迁移。

【诊断特征】　① 胸腺被膜、结缔组织间隔内内分泌样细胞小灶，或胸腺实质内的孤立的病灶。② 可发生于胸腺或靠近喉的食管背侧面。③ 多见于小鼠，尤其是 CD-1 小鼠。

【鉴别诊断】　无。

【备注】　甲状旁腺和胸腺都来源于第三咽囊的内胚层 [62]。据推测异位甲状旁腺组织可能具有激素活性。小鼠胸腺内可观察到正常甲状旁腺主细胞小灶 [63, 64]。

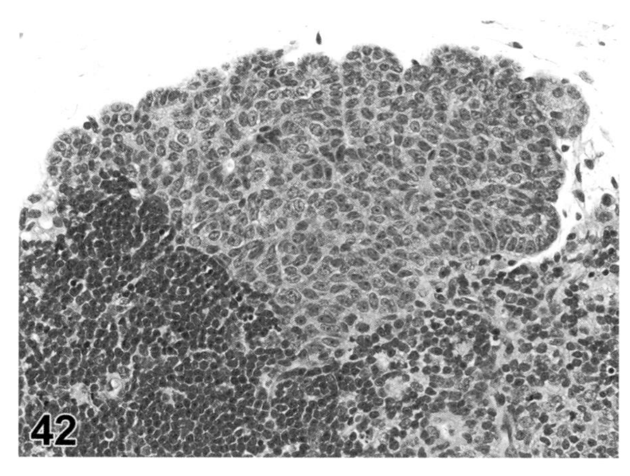

图 1.42

小鼠，胸腺。甲状旁腺异位组织

7. 描述性异位组织（明确组织）[desectopic tissue (specify tissue)]（N）胸腺

常规性异位组织（明确组织）[conectopic tissue (specify tissue)]

强化性异位组织（明确组织）[enhectopic tissue (specify tissue)]

【种属】　小鼠、大鼠。

【发病机制 / 细胞起源】　发病机制和细胞起源取决于组织类型。

【诊断特征】　胸腺内或胸腺附近可能存在其他异位组织，如骨骼肌。

8. 描述性异位胸腺组织（desectopic tissue, thymus）（N）（图 1.43，图 1.44）胸腺

常规性异位胸腺组织（conectopic tissue, thymus）

强化性异位胸腺组织（enhectopic tissue, thymus）

（指明部位，如甲状旁腺，异位胸腺组织）

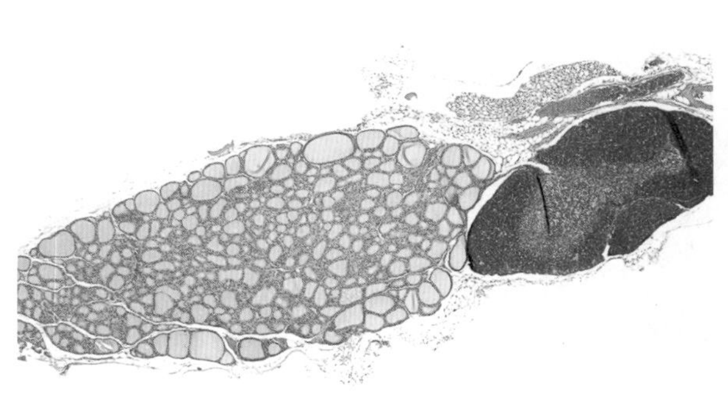

图 1.43

F344/N 大鼠，甲状腺。异位胸腺组织

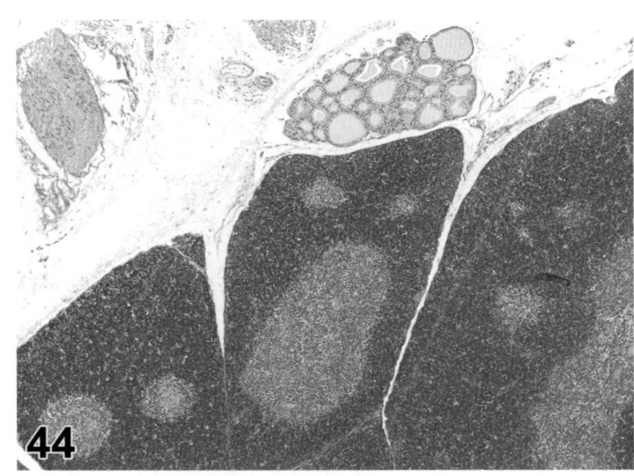

图 1.44

Harlan Sprague Dawley 大鼠，胸腺。异位甲状腺组织

【种属】 小鼠、大鼠。

【其他术语】 Aberrant thymic tissue; thymic remnant。

【发病机制 / 细胞起源】 在某些情况下，*Hox* 基因遗传突变导致发育过程中的异常迁移。

【诊断特征】 ① 组织学正常的异位胸腺组织位于甲状腺和（或）甲状旁腺。② 异位组织主要是胸腺皮质组织。③ 病灶内可见淡染的 TEC 细胞簇和（或）胸腺（哈索尔）小体。

【鉴别诊断】

1）单纯淋巴细胞聚集灶（simple lymphoid aggregate）：无结构（即无皮质或髓质）的淋巴细胞聚集灶。

2）甲状腺单形核细胞炎症（inflammation, mononuclear, thyroid gland）：① 甲状腺内存在间质炎性淋巴细胞。② 可能含有浆细胞。③ 可能是邻近软组织炎症的蔓延或全身性疾病的一部分。

【备注】 啮齿动物中常见异位胸腺（颈部区域甲状腺附近出现胸腺组织残留）。鼠胸腺组织残留可支持 T 细胞分化，并可向外周输出 T 细胞。据报道，BALB/c、CBA/J 和 C57BL/6 小鼠的发生率高，但这些品系小鼠的自身免疫发生率没有升高。出生前暴露于维 A 酸与“异位”胸腺的增加有关[65]。这一发现没有毒理学意义。这可能是免疫学研究中新生动物胸腺切除术失败的原因之一[50, 62, 66–70]。

9. 描述性发育不全（deshypoplasia）（N）（图 1.45，图 1.46）胸腺

常规性发育不全（conhypoplasia）

强化性淋巴细胞减少（enhlymphocyte, decreased）

（如适用，指明区室并单独诊断减少的区域）

【种属】 小鼠、大鼠

【其他术语】 Decreased cellularity; aplasia。

【发病机制 / 细胞起源】 发育不全是一种先天性疾病，其特征是器官发育缺陷或发育不完全。

【诊断特征】 ① 皮质和髓质淋巴细胞减少。② 存在一些胸腺组织，但未完全发育。

【鉴别诊断】

1）萎缩 / 年龄相关性退化（atrophy/involution, age-related）：① 严重时胸腺组织可能缺失。② 在年轻动物的短期研究中不存在。③ 从青春期开始，淋巴细胞群随年龄增长而逐渐减少。④ 结缔组织被膜和间隔内可见脂肪细胞浸润。⑤ 髓质区上皮细胞明显，可形成索、带、小管或由立方上皮至鳞状上

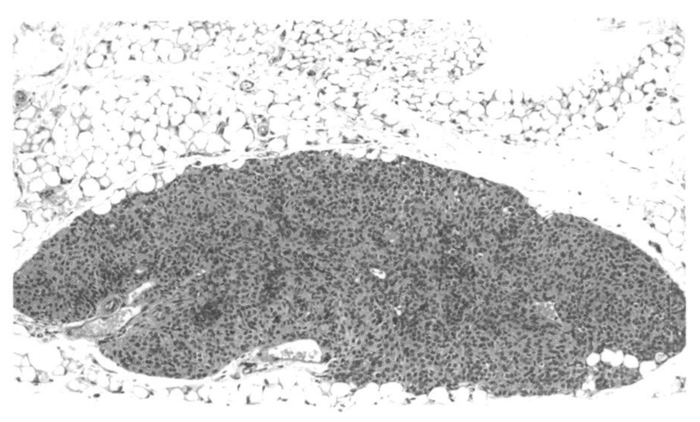

图 1.45

重度联合免疫缺陷小鼠，胸腺皮质和髓质。发育不全

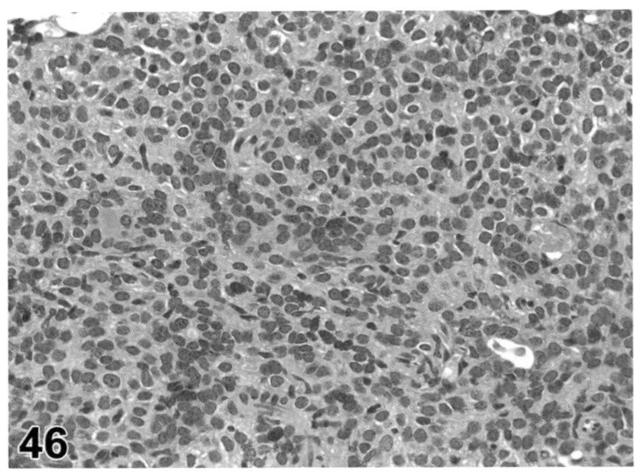

图 1.46

重度联合免疫缺陷小鼠，胸腺皮质和髓质。发育不全。图 1.45 的高倍放大

皮衬覆的囊肿。⑥ B 细胞和浆细胞灶增多。

2）淋巴细胞数量减少（cellularity, decreased, lymphocyte）：① 皮质和（或）髓质淋巴细胞数量减少。② 可能出现淋巴细胞坏死或凋亡。③ 位于底层的基质细胞可能更明显。④ 皮髓质分界不清。

3）遗传性胸腺发育不全（genetic thymic hypoplasia）：发生于裸大鼠或裸小鼠、SCID 小鼠、*Rag1/2* 基因无效突变和其他突变的品系。裸大鼠的胸腺呈囊状。SCID、Rag 和 NSG 小鼠胸腺主要由细胞角蛋白阳性上皮细胞组成。

4）不发育 / 发育不全（aplasia/hypoplasia）：先天性胸腺组织缺失。

【备注】 发育不全必须与胸腺细胞数量减少（萎缩）或年龄相关性胸腺退化，以及导致胸腺组织减少 / 可忽略不计的表型（化学或基因工程模型）相区别。

10. 炎症（inflammation）（N）胸腺

参见淋巴造血系统总论。

11. 描述性年龄相关性退化（desinvolution, age-related）（N）（图 1.47 ～图 1.49）胸腺

常规性年龄相关性退化（coninvolution, age-related）

强化性不适用（enhnot applicable）

【种属】 小鼠、大鼠。

【其他术语】 Physiological involution; lymphocyte depletion; lymphocyte atrophy; aging atrophy; atrophy。

【发病机制 / 细胞起源】 从青春期开始，胸腺中淋巴细胞群随年龄增长而逐渐减少。

【诊断特征】 ① 整个胸腺体积减小 / 重量减轻。② 皮质淋巴细胞减少。③ 皮质变薄且不规则。④ 皮髓质分界不清。⑤ 血管周隙增加。⑥ B 细胞和浆细胞灶增多。⑦ 结缔组织被膜和间隔内脂肪细胞浸润。⑧ 髓质区上皮细胞明显，可形成索、带、小管或由立方上皮至鳞状上皮衬覆的囊肿（见上皮增生的相关诊断）。

【鉴别诊断】

1）淋巴细胞数量减少（萎缩）［cellularity, decreased, lymphocyte (atrophy)］：① 通常皮质淋巴细胞缺失更明显。② 处理相关的淋巴细胞凋亡或坏死。

2）淋巴细胞凋亡增多（apoptosis, increased, lymphocyte）：① 单个细胞或小细胞簇。② 小的、暗的深染细胞。③ 凋亡小体。④ 凋亡小体中残留有胞质。⑤ 细胞皱缩和卷曲。⑥ 核固缩和核碎裂。⑦ 核破碎。⑧ 细胞膜完整。⑨ 含有凋亡小体的易染体巨噬细胞增多。⑩ 通常不存在炎症。

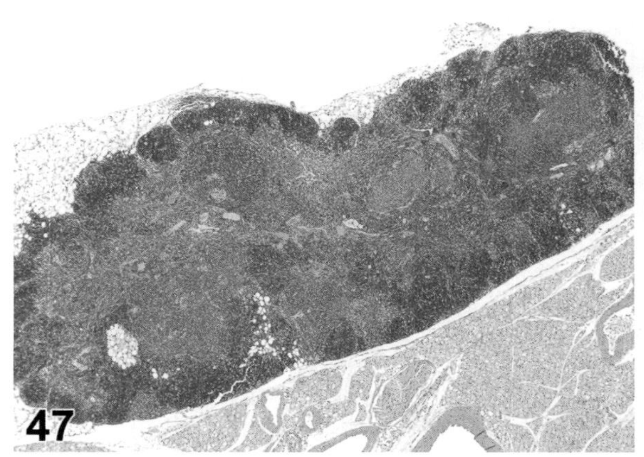

图 1.47

B6C3F1 小鼠，胸腺所有区室。年龄相关性退化，中度

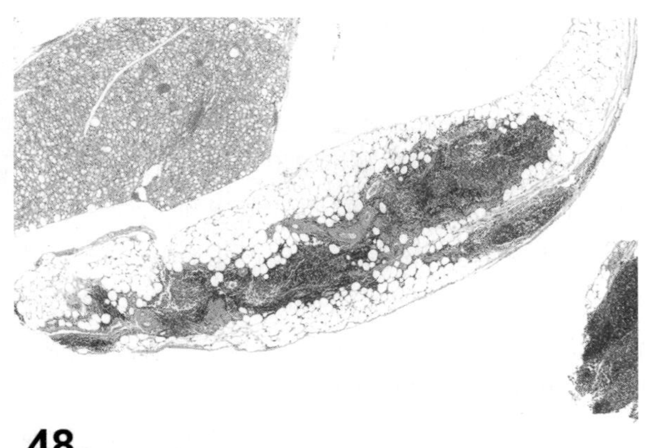

图 1.48

B6C3F1 小鼠，胸腺所有区室。年龄相关性退化，重度

3）淋巴细胞坏死（necrosis, lymphocyte）：① 坏死的细胞通常广泛存在，坏死的模式可能为局灶性、多灶性或弥漫性。② 细胞肿胀。③ 细胞破裂。④ 核溶解、核固缩和核碎裂。⑤ 通常存在炎症。

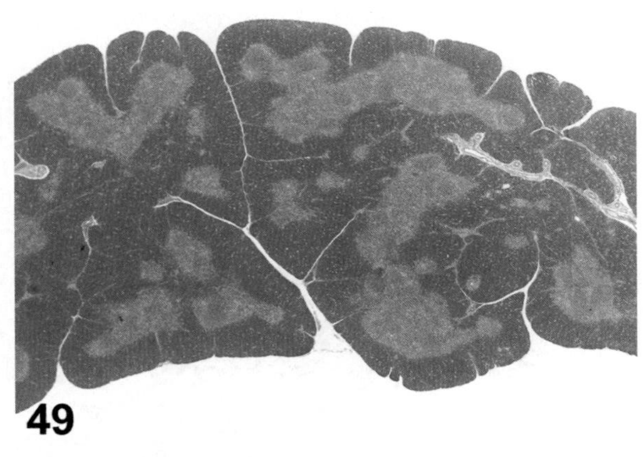

图 1.49

F344 大鼠，胸腺所有区室。正常对照

【备注】 年龄相关性退化的特征是淋巴细胞群从青春期开始逐渐减少，并随着年龄的增长而继续减少，这与性激素循环水平增加有关。在年龄相关性胸腺退化的发展过程中，存在一些种属、品系和性别上的差异。其他淋巴器官的淋巴细胞群也会随着年龄的增长而减少。年龄相关性胸腺退化可能与长期试验性诱导的胸腺病变具有相似的特征，如胸腺重量减轻和组织学上皮质淋巴细胞耗减。由于在长期试验中年龄相关性退化是一个混淆因素，因此有必要仔细评估剂量关系（包括同时期对照）并检查其他淋巴器官。有时可能需要进行短期试验以区分这两种诊断。在长期研究中不建议使用强化组织病理学来诊断年龄相关性退化，因为一般不需要描述这种改变或解释其发生机制。年龄相关性淋巴细胞数量减少可能是可逆的，激素变化可以重建 / 恢复胸腺的形态，并可能恢复其功能。

12. 描述性皮髓质分界不清（desloss of corticomedullary distinction）（N）（图 1.50）胸腺

常规性皮髓质分界不清（conloss of corticomedullary distinction）

强化性皮髓质分界不清（enhloss of corticomedullary distinction）

（如适用，单独诊断淋巴细胞凋亡、坏死等改变，以及增多 / 减少的区域）

【种属】 小鼠、大鼠。

【其他术语】 Atrophy; hyperplasia。

【发病机制 / 细胞起源】 淋巴细胞缺失可见于毒素、辐射和病毒感染后或是免疫缺陷小鼠的一种先天性改变，导致成年小鼠胸腺皮髓质分界不清。

【诊断特征】 ① 皮质、髓质淋巴细胞减少。② 皮质和髓质细胞数量 / 细胞密度几乎或没有区别。③ 大体病理学观察胸腺体积减小和重量减轻。

【鉴别诊断】 淋巴瘤（lymphoma）：① 早期淋巴瘤表现为双叶弥漫性浸润，皮髓质分界不清。

② 生长可能超出正常的区室。③ 细胞群更均一，特别是淋巴母细胞性淋巴瘤。④ 核分裂象通常明显。

【备注】　皮质和髓质通常分界清楚，但由于皮质、髓质淋巴细胞群的变化会使其变得模糊。组织学上表现为皮质和髓质的淋巴细胞缺失，而后区室区域减小。根据病因和严重程度，还可能出现其他病变（见上皮增生和B细胞数量增多）。肿瘤的发生也可能导致皮髓质分界不清。在停止抑制后可以看到反弹性再生，但并不是瘤前病变。抑制淋巴细胞迁移的化合物可诱导髓质淋巴细胞增多[71]。

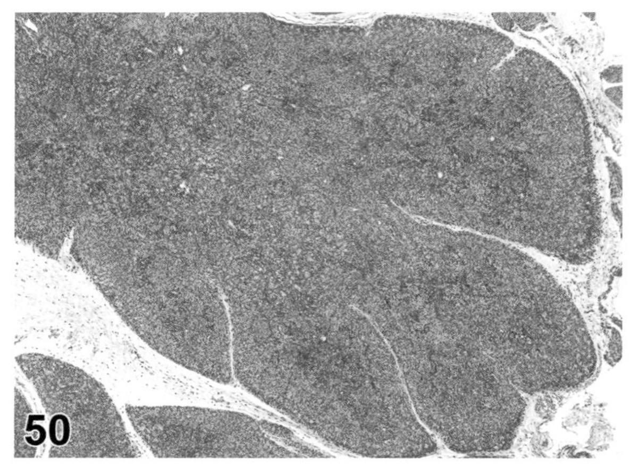

图 1.50

大鼠，胸腺皮质和髓质。皮髓质分界不清

13. 描述性淋巴细胞坏死（desnecrosis, lymphocyte）（N）（图 1.51，图 1.52）胸腺

常规性淋巴细胞坏死（connecrosis, lymphocyte）

强化性淋巴细胞坏死（enhnecrosis, lymphocyte）

（如适用，指明区室，并单独诊断淋巴细胞减少、减少的区域、色素等）

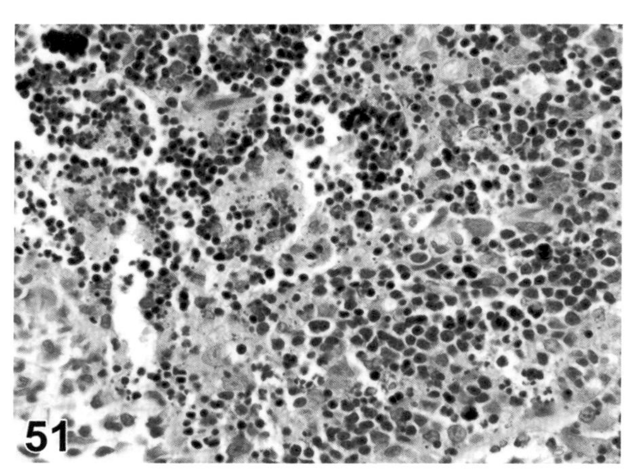

图 1.51

Sprague Dawley 大鼠，胸腺皮质，淋巴细胞凋亡和淋巴细胞坏死。小鼠给予环磷酰胺。由于大量细胞凋亡，胱天蛋白酶耗竭，细胞凋亡表型最终变为坏死。凋亡和坏死可单独诊断，也可作为一个整体（凋亡/坏死或凋亡/单个细胞坏死）进行诊断

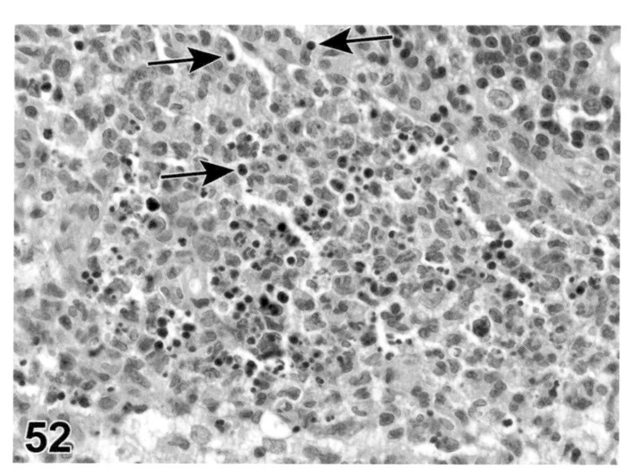

图 1.52

Sprague Dawley 大鼠，胸腺皮质，淋巴细胞坏死。注意存在细胞碎片、炎症和轻微细胞凋亡（如箭号所示）

【种属】　小鼠、大鼠。

【其他术语】　Necrotic cell death; oncotic necrosis; lymphocyte depletion。

【发病机制/细胞起源】　坏死可见于胸腺梗死区域，或是与处理相关的直接作用。

【诊断特征】　① 坏死的细胞通常广泛存在，坏死的模式可能为局灶性、多灶性或弥漫性。② 细胞肿胀。③ 细胞破裂。④ 核溶解、核固缩和核碎裂。⑤ 炎症通常存在。

【鉴别诊断】

1）淋巴细胞凋亡增多（apoptosis, increased, lymphocyte）：① 单个细胞或小细胞簇。② 小的、暗的深染细胞。③ 凋亡小体。④ 凋亡小体中残留有胞质。⑤ 细胞皱缩和卷曲。⑥ 核固缩和核碎裂。⑦ 核破碎。⑧ 细胞膜完整。⑨ 含有凋亡小体的易染体巨噬细胞增多。⑩ 通常不存在炎症。

2）年龄相关性退化（age-related involution）：① 整个胸腺体积减小 / 重量减少。② 皮质淋巴细胞减少。③ 皮质变薄且不规则。④ 皮髓质分界不清。⑤ 血管周隙增加。⑥ B 细胞和浆细胞灶增多。⑦ 结缔组织被膜和间隔中脂肪细胞浸润。⑧ 髓质区上皮细胞明显，可形成索、带、小管或由立方上皮至鳞状上皮衬覆的囊肿。

【备注】 淋巴细胞坏死被认为是毒性过程的结果，细胞被动受损，并遵循不依赖能量的细胞死亡模式。胸腺中的坏死通常是典型的坏死，而不是单细胞坏死。坏死细胞损伤由 3 个主要的潜在重叠的机制介导：干扰细胞能量供应、直接损伤 DNA，以及直接损伤细胞膜。如果同时存在坏死和凋亡，可能坏死为主，伴有散在的细胞凋亡；或者可能细胞凋亡为主，伴有向坏死表型的转变。在这些情况下，坏死和凋亡可以单独诊断，或作为一个整体（凋亡 / 坏死或凋亡 / 单细胞坏死）一起进行诊断。或者可以诊断细胞死亡的主要类型，并在报告中讨论其他类型的细胞死亡[34]。

14. 易染体巨噬细胞增多（tingible body macrophage, increased）(N)（图 1.53，图 1.54）胸腺

参见淋巴造血系统总论。

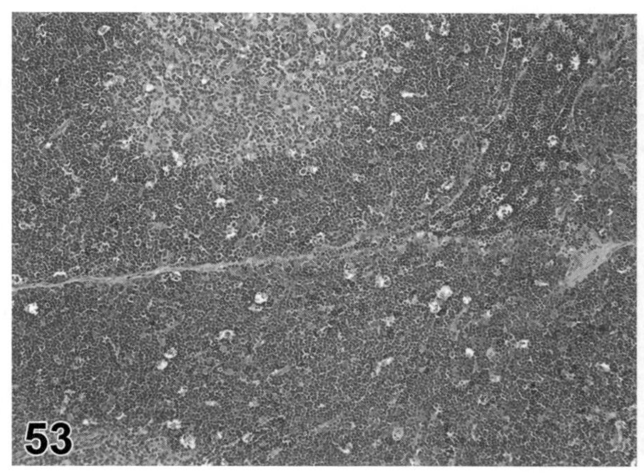

图 1.53

Sprague Dawley 大鼠，胸腺皮质。易染体巨噬细胞增多

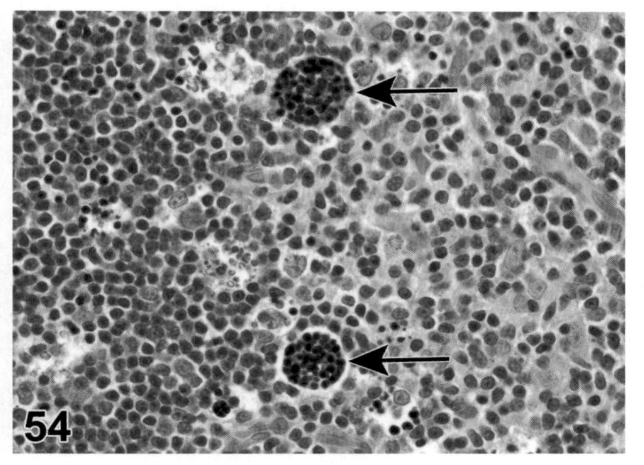

图 1.54

Sprague Dawley 大鼠，胸腺，皮髓质交界。易染体巨噬细胞。注意：易染体巨噬细胞胞内充满凋亡的细胞碎片（如箭号所示）

（七）增生性改变（非肿瘤性）

包括胸腺在内的所有淋巴造血器官的增生性改变通常是反应性的，是对急性和慢性损伤或生理刺激的正常生理性反应的一部分。这些器官的增生性改变不意味着瘤前病变或癌前病变（见引言）。然而，严重或持续的淋巴细胞增生可能增加肿瘤转化的风险。如果有顾虑，应考虑进行克隆性研究。

1. 描述性上皮细胞数量增多（descellularity, increased, epithelial cell）(H)（图 1.55，图 1.56）胸腺

常规性上皮增生（conhyperplasia, epithelial）

强化性髓质上皮细胞增多（enhepithelial cell, increased, medulla）

【种属】 小鼠、大鼠。

【其他术语】 Hyperplasia, epithelial tubules, and cords。

【发病机制 / 细胞起源】 胸腺上皮成分，索和小管增多很可能来源于腮沟残留。

【诊断特征】 一种或多种上皮细胞成分增加：

1）上皮索和小管。① 小管。由立方状至柱状细胞组成腺样结构；部分是囊性的，并充满明显嗜酸

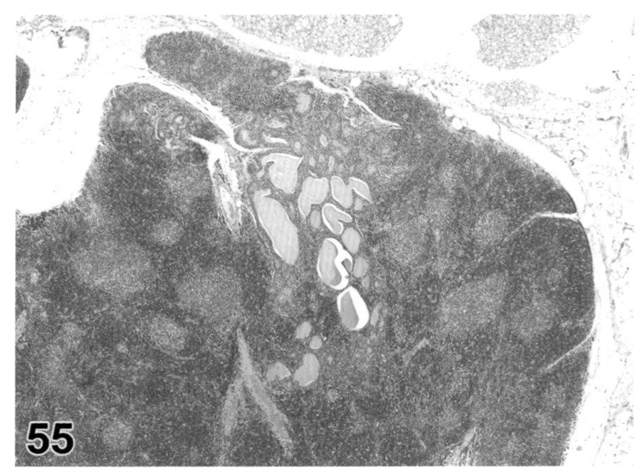

图 1.55

大鼠，胸腺髓质。局灶性上皮细胞数量增多。注意存在囊肿

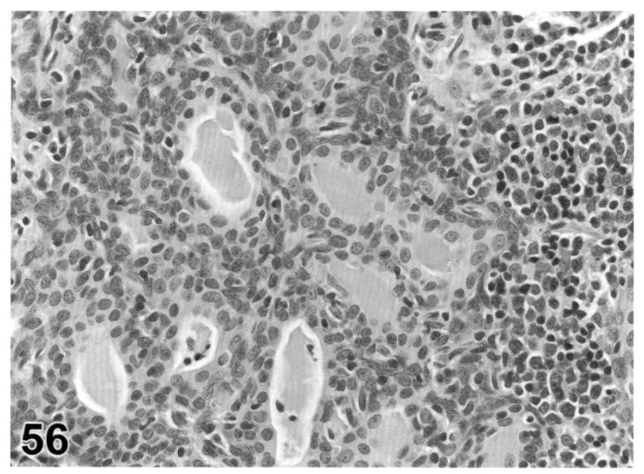

图 1.56

大鼠，胸腺髓质。局灶性上皮细胞数量增多。注意存在小管。图 1.55 的高倍放大

性胶样物质（见上皮囊肿）；内衬无纤毛上皮细胞（隔膜下 TEC）；老龄雌性动物对激素刺激的反应。② 鳞状上皮化生可能是一个特征。③ 局限于胸腺髓质。④ 常位于胸腺的腹侧中部。⑤ 局灶性或弥漫性。⑥ 多形性较明显。

2）上皮性假滤泡。

3）表层上皮细胞向间隔结缔组织中内陷。

4）胸腺（哈索尔）小体。① 数量增多及体积增大。② 钙化增加。③ 不伴有其他上皮的改变。④ 参见胸腺（哈索尔）小体的诊断，以了解额外信息。

【鉴别诊断】

1）良性胸腺瘤（thymoma, benign）：① 肿瘤性上皮成分。② 肿瘤性或非肿瘤性淋巴细胞。③ 淋巴细胞的百分比可能有所不同。④ 可能有局灶性膨胀性小管团块，伴有或不伴管间基质、鳞状上皮中心区和（或）角蛋白形成。⑤ 可能有角化鳞状上皮结节。

2）恶性胸腺瘤（thymoma, malignant）：类似于低分化癌，伴有成片的多形性上皮样细胞和散在的形成不良的小管。

3）上皮性囊肿（cysts, epithelial）：① 胸腺咽管残留形成囊肿。② 内衬纤毛立方上皮，含有不同数量的均质嗜酸性物质。

【备注】　多种因素（神经、内分泌、生长因子、细胞因子和趋化因子）调节髓质 TEC 的增殖和分泌活动。例如，TEC 受雌激素刺激而受睾酮抑制。胸腺的年龄相关性变化可导致胸腺细胞 –TEC 相互作用紊乱，进而可导致不同时间点不同上皮亚群的增殖和分泌活动增加。某些品系的大鼠（如 Wistar 和 BN/Bi 大鼠）发生率相对较高。某些品系小鼠的发生率相对较高，而其他品系罕见。在小鼠中，上皮和淋巴细胞增生可能同时存在。老龄 Wistar Hannover 大鼠易发生胸腺瘤，髓质区可见局灶性或多灶性小叶增生，以及皮质区扩大及变形。这种增生类似胸腺瘤，呈小叶模式，但很少或无压迫或结节状生长，其体积小于或等于正常胸腺的横轴[9, 72–79]。

2. 描述性淋巴细胞数量增多（des cellularity, increased, lymphocyte）（H）（图 1.57 ～图 1.59）胸腺

常规性淋巴细胞增生（con hyperplasia, lymphoid）

强化性淋巴细胞增多（enh lymphocyte, increased）

（如适用，指明区室、增加区域等）

【种属】　小鼠、大鼠。

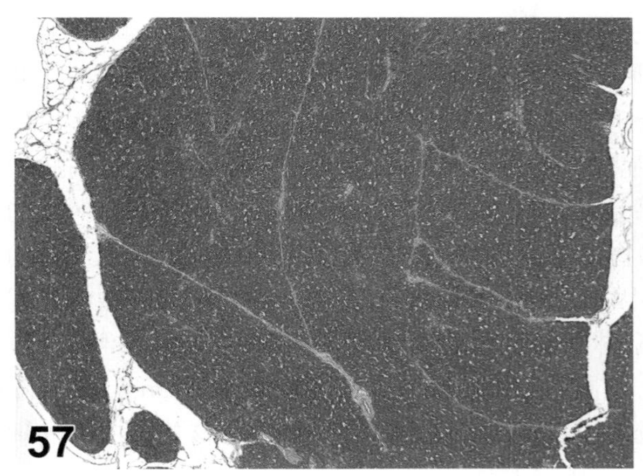

图 1.57

大鼠，胸腺皮质和髓质。皮质和髓质 T 细胞数量增多。大鼠给予环孢素。原始的皮髓质边界基于血管仍位于最初的位置

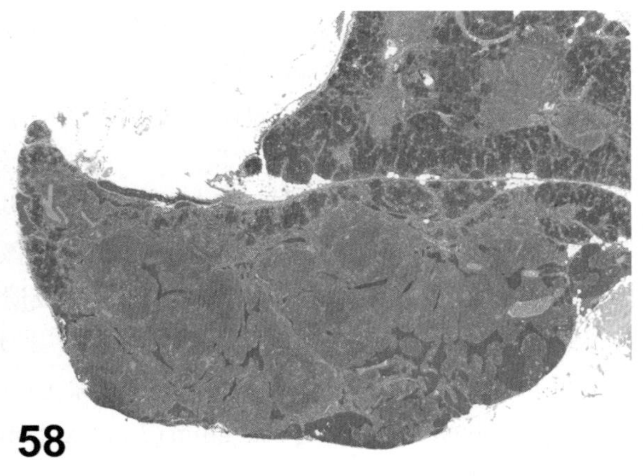

图 1.58

CD–1 小鼠，胸腺髓质。B 细胞数量增多。髓质因多个生发中心而扩张，通常与年龄相关性退化有关

【其他术语】 Diffuse hyperplasia; atypical hyperplasia; focal hyperplasia; nodular hyperplasia。

【修饰语】 T 细胞；B 细胞。

【发病机制 / 细胞起源】 淋巴细胞；可能与处理有关或与年龄相关性退化（髓质 B 细胞增生）有关。

【诊断特征】

1）T 细胞数量增多：① 小而深染、大部分均一的淋巴细胞增多。② 可能是单侧（一叶）或双侧（两叶）。③ 可能存在于皮质或髓质。④ 可以是结节状、局灶性或弥漫性。⑤ 可弥漫性地影响一个或两个区室。⑥ 保留正常的区室划分。⑦ 上皮细胞无明显增生。⑧ 被膜下可见明显的胸腺细胞增生灶。⑨ 免疫组织化学检测 CD3、CD4 和（或）CD8 呈阳性。

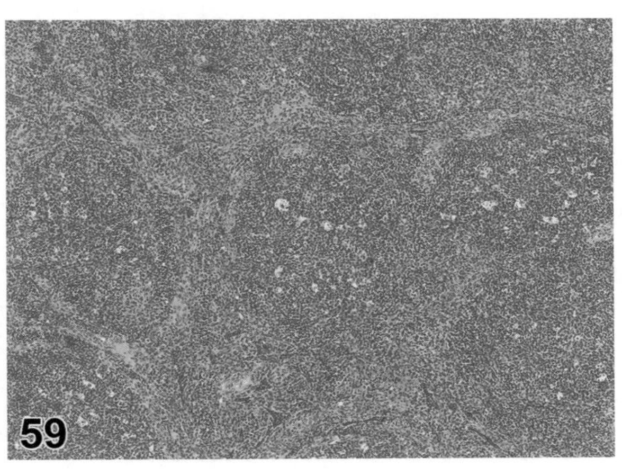

图 1.59

CD–1 小鼠，胸腺髓质。B 细胞数量增多。可见多个生发中心伴有易染体巨噬细胞

2）B 细胞数量增多：① 小而大部分均一的淋巴细胞增加。② 淋巴细胞弥漫性浸润于髓质或形成有或无生发中心的淋巴滤泡或滤泡样结节。③ 未延伸到胸腺被膜外。④ 皮髓质分界不清。⑤ 皮质一般呈斑片状萎缩性改变。⑥ 上皮和淋巴细胞增生可能同时存在，大鼠比小鼠多见。⑦ 在小鼠中，免疫组织化学检测 CD45R/B220、CD79b、PAX5、CD79acy 呈阳性（CD19 在流式细胞术中有效，但不适用于福尔马林固定的石蜡包埋组织。CD20 在小鼠中无效）。⑧在大鼠中，免疫组织化学检测 CD45R/B220、CD79b、CD45 RA、KiB1R 呈阳性。

【鉴别诊断】

1）淋巴瘤（lymphoma）：① 生长可能超出区室，侵入纵隔脂肪或扩散到整个淋巴造血系统和其他器官。② 可见单叶皮质的局灶性病变，或单叶或双叶弥漫性浸润，伴或不伴纵隔淋巴结受累。③ 当只有胸腺受累时，通常是淋巴母细胞型。④ 与淋巴细胞增生中大、小淋巴细胞混合存在相比，淋巴瘤具有更均一的细胞群，特别是淋巴母细胞性淋巴瘤。

2）非典型增生（atypical hyperplasia）：① 在经处理的 B6C3F1 小鼠和 *p53* 敲除小鼠中可见瘤前前体细胞。② 可能是单侧或双侧。③ 弥漫性改变，皮髓质分界不清。④ 成片的大的、非典型淋巴细胞和少量混合的小淋巴细胞。⑤可见不同有丝分裂指数的异质细胞群，且未延伸到胸腺被膜外。

【备注】 如果可以确定淋巴细胞群的类型，则淋巴细胞数量增多（增生）可以更明确地诊断为B或T细胞增生。只有通过与年龄匹配的对照组进行比较，才能诊断为弥漫性淋巴细胞数量增多。生长因子或细胞因子可能诱导细胞数量增多。髓质B细胞增生是大鼠和小鼠年龄相关性退化的共同病理所见（雌性小鼠的发生率可能高于雄性小鼠）。一些品系的小鼠（即CD–1），这种变化随髓质区域的显著扩张而更加明显。老龄大鼠的胸腺有时比根据该动物年龄预期的胸腺更大（增生性或持续性）。两叶结构都相对正常。在一些研究中已确定化学性或遗传因素可诱导胸腺T细胞增生到胸腺淋巴瘤的过程，则被诊断为非典型淋巴细胞增生。诊断术语“非典型淋巴细胞增生”已用于用酚酞治疗的雄性和雌性单倍不足 *p16*(Ink4a)/*p19*(Arf) 小鼠和 *p53* 敲除（+/–）小鼠的肿瘤前病变诊断（NTP, 2007, ntp. niehs. nih. gov/testing/types/altmodels/reports/gmm12/index. html, last accessed August, 23, 2016）。该诊断应由病理学家根据研究要求自行决定[58,80–86]。

3. 描述性无上皮区域增多（desepithelium–free areas, increased）(N)（图 1.60，图 1.61）胸腺

常规性无上皮区域增多（conepithelium–free areas, increased）

强化性无上皮区域T细胞增多（enhlymphocytes, T cell, epithelium–free areas, increased）

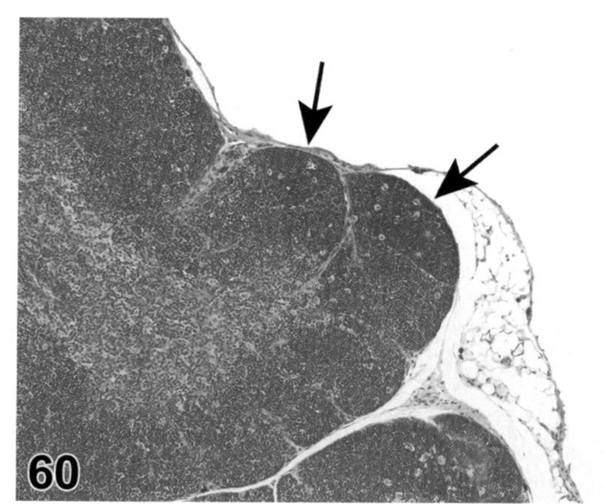

图 1.60

大鼠，胸腺髓质。无上皮区域（如箭号所示）

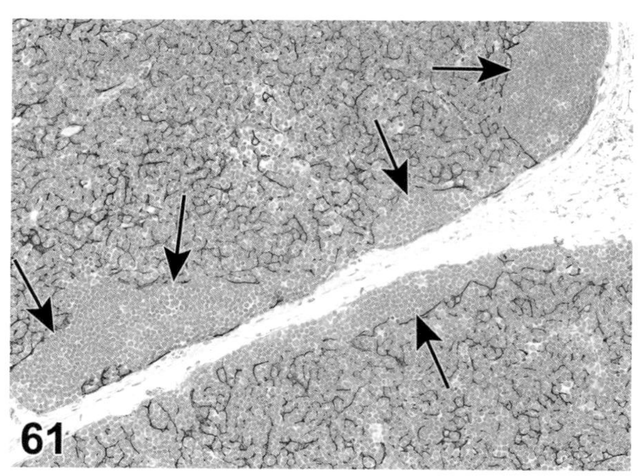

图 1.61

大鼠，胸腺髓质。无上皮区域。细胞角蛋白染色证实无上皮（如箭号所示）

【种属】 大鼠。

【其他术语】 Epithelium–free zone。

【发病机制 / 细胞起源】 $CD4^+/CD8^+$ T细胞。

【诊断特征】

1）淋巴细胞密集分布的离散皮质区域：①高于小T细胞的正常密度。②无上皮成分。③无明显的血管生成。④从被膜表面延伸到深层皮质，并且常与髓质接壤（如连续切片所见）。

2）由 $CD4^+/CD8^+$ T细胞和更少的 TCR α/β 和 $CD5^{+/-}$ 细胞组成。

3）溴脱氧尿苷（bromodeoxyuridine, BrDU）检测其高增殖率。

4）可能存在凋亡细胞和易染体巨噬细胞。

5）存在各种类型的巨噬细胞（大而圆的巨噬细胞、略呈树突状的巨噬细胞或小的树突状巨噬细胞）。

6）H&E染色难以区别。①细胞角蛋白和层黏连蛋白阴性（无上皮成分）。②除单个细胞外，MHC Ⅱ型为阴性。

【鉴别诊断】 淋巴细胞数量增多（cellularity, increased, lymphocyt）：①小而大部分均一的淋巴细胞数量增多。②上皮细胞混合存在，细胞角蛋白或层黏连蛋白阳性。

【备注】 无上皮区域的功能尚不清楚，可能代表 T 细胞从皮质向皮髓质交界处和髓质移动的一种胸腺内替代途径，而避开了皮质间质成分，因此 T 细胞避免了阳性 / 阴性选择。无上皮区域也可以作为淋巴细胞的储存库。这些区域存在于某些大鼠品系中。发生率和程度因大鼠品系和年龄而异，较年轻大鼠的无上皮区域更丰富。雄性和雌性之间没有明显差异。如果怀疑无上皮区域增多或减少，则可以通过免疫组织化学来更充分地描述所出现的变化。这一发现是不常见的病理改变[87]。

4. 描述性胸腺小体增多（desthymic corpuscles, increased）（N）（图 1.62）胸腺

常规性胸腺小体增生（conthymic corpuscles, hyperplasia）

强化性胸腺小体增多（enhthymic corpuscles, increased）

（指明髓质）

【种属】 小鼠、大鼠。

【部位】 髓质。

【其他术语】 Increased Hassall's bodies; increased Hassall's corpuscles。

【发病机制 / 细胞起源】 Ⅵ型上皮网状细胞。

【诊断特征】 ① 胸腺小体由同心排列、层状、扁平、嗜酸性上皮细胞组成。② 胸腺小体中心存在细胞碎片和（或）角蛋白。③ 位于髓质。④ 在某些小鼠品系中不明显。

【鉴别诊断】 无。

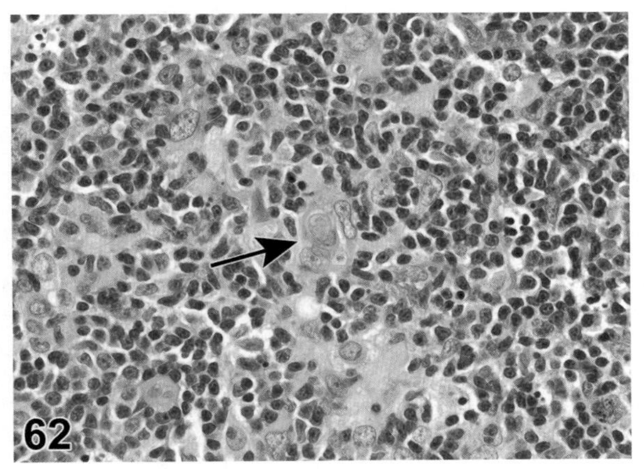

图 1.62

Sprague Dawley 大鼠，胸腺髓质。胸腺（哈索尔）小体（如箭号所示）

【备注】 目前胸腺（哈索尔）小体的功能尚不清楚，但有人提出其在凋亡胸腺细胞的清除和发育胸腺细胞的成熟中发挥作用。在淋巴细胞凋亡程度高的啮齿动物试验中胸腺小体增多，同时伴有中央细胞碎片。在一些小鼠品系中，除非细胞凋亡增加，否则胸腺小体不明显。许多研究表明，这些结构在抗原表达、细胞信号通路、转录和由细胞因子或生长因子受体介导的代谢中具有活性。在人体中，它们是胸腺基质淋巴细胞生成素的主要来源，这是一种在体外介导树突状细胞成熟、并提高树突状细胞将初始胸腺细胞转化为 $Foxp3^+$ 调节性 T 细胞系能力的细胞因子。

五、脾脏

（一）组织结构

脾是一个血管丰富的器官，有 2 个肉眼可见的组成部分，即红髓和白髓。脾的血管复杂，必须充分了解及理解其正常结构、功能及病理改变。与其他器官不同的是中型脾动脉和脾静脉通常不会并行。动脉血管主要位于白髓内，静脉血管位于红髓内。脾动脉入脾分支沿脾门进入并发出被白髓包裹的中央动脉。每条中央动脉及其伴随的白髓鞘在从脾门向壁面下降时反复分支。中央动脉发出微动脉和毛细血管，它们穿过白髓并终止于白髓周围，或者从白髓中发出终止于红髓。许多血管是末端开放的，将血液释放到边缘区（marginal zone, MZ）和红髓的网状结构中。静脉血管在红髓内合并成小梁静脉，小梁静脉汇入脾静脉，脾静脉在脾门离开脾。小梁与被膜相连，两者都由纤维弹性组织和平滑肌组成[88, 89]。

白髓被细分为具有不同细胞群的形态学上可识别的区室。中央动脉周围围绕主要由 T 细胞组成的动脉周围淋巴鞘（periarteriolar lymphoid sheath, PALS）。由 B 细胞组成的初级滤泡沿 PALS 分布。当滤泡形成生发中心时，初级滤泡变成次级滤泡，而生发中心本身就被认为是一个单独的区室。边缘区位于

这些区室和红髓之间，是围绕 PALS 和滤泡的独特层。边缘区有时被认为是与白髓和红髓并列的第三区域。然而，就本文而言，边缘区被视为白髓的一部分 [90, 91]。因此，大的白髓区室由 4 个较小的区室组成，即 PALS、滤泡、生发中心和边缘区，它们可以作为单个大的组织区室（白髓）一起进行评估，也可以作为单独的小区室通过强化组织病理学进行评估 [88]。表 1.4 显示了脾的不同区室和细胞组分。

表 1.4 脾的区室和细胞组分

区室	组分
动脉周围淋巴鞘	T 细胞为主的区域 T 细胞 B 细胞 成纤维网状细胞（FRC） 突状树突状细胞（IDC） 白髓巨噬细胞
滤泡	B 细胞为主的区域 B 细胞 滤泡树突状细胞（FDC）
生发中心	B 细胞为主的区域 处于几个发育和成熟阶段的 B 细胞 T 细胞 FDC 易染体巨噬细胞
边缘区	边缘区 B 细胞 边缘区巨噬细胞（MZM） 边缘区嗜金属巨噬细胞（MMM） 成纤维网状细胞（FRC） T 细胞
红髓	红髓巨噬细胞 红细胞 造血细胞 淋巴细胞 浆细胞 成纤维网状细胞（FRC）

（二）功能

白髓区室是适应性和先天性免疫系统的一部分。小鼠和大鼠的白髓由 T 细胞区（PALS）和 2 个不同的 B 细胞区（滤泡和边缘区）组成。与滤泡和边缘区相关的 B 细胞属于 B–2 细胞系。分别位于 PALS 和滤泡的 T 细胞区和 B 细胞区与 T 细胞依赖性适应性免疫有关。除了 B–2 细胞外，边缘区还具有特定的巨噬细胞群，因此其与先天性 T 细胞非依赖性和适应性 T 细胞依赖性免疫有关。红髓的功能是滤过血液，红髓因其含有巨噬细胞也是先天性免疫的重要场所。这些巨噬细胞清除老化及有缺陷的红细胞和病原体，并储存和再循环铁。大鼠和小鼠的脾红髓也是正常的低水平造血部位 [92–94]。

（三）发育

小鼠和大鼠的脾先在胚胎日（embryonic day, E）第 10.5 ～ 11 日左右发育为脾胰间充质混合物，并在 E 第 12.5 ～ 13 日左右从胰腺分离。在 E 第 12 日左右的胚胎脾中首先检测到成红细胞和 F4/80 阳性单核 / 巨噬细胞，并且在 E 第 12.5 ～ 13.5 日左右可检测到淋巴祖细胞 [95, 96]。在胚胎骨髓有造血活性之前，E 第 14.5 日左右脾有造血作用。直到出生后脾才发育出现边缘区、滤泡和 PALS 等区室。虽然 T 细胞在出生时定位于中央微动脉周围，但边缘区和 PALS 并没有开始发育，直到出生后（postnatal day, PND）第 5 日和出生后第 7 日才分别开始发育。小鼠的边缘区和 PALS 直到 3 ～ 4 周龄才完全发育，成熟滤泡在 6 周龄左右形成 [97]。在出生后的最初 4 ～ 5 天，白细胞是脾中最丰富的细胞群。在出生后第 6 日时，大量有核未成熟的红细胞聚集。在 3 周龄之前，这种红系细胞群仍然是新生幼崽脾中最主要的细胞群 [98]。

（四）组织学

毛细血管和动脉终端释放的血液将淋巴细胞沉积到红髓和边缘区的开放循环中。淋巴细胞主动返回白髓，由成纤维网状细胞（FRC）将其引导至特定的区室 [2]。这些基质细胞及其网状纤维形成的网状结构将白髓细分为若干区室。成纤维网状细胞分泌特定的趋化因子，吸引 T 细胞和 B 细胞到各自的区室。T 细胞区基质细胞产生的趋化因子 CXCL19 和 CCL21 对吸引和保留 T 细胞和突状树突状细胞（interdigitating dendritic cell, IDC）至关重要。T 细胞区由 $CD4^+$ /$CD8^+$ T 细胞（CD4 ＞ CD8）、IDC 和迁移的 B 细胞构成。在 T 细胞区，T 细胞通过与 IDC 和迁移性抗原提呈 B 细胞相互作用来寻找其同源抗原。在滤泡 B 细胞区，滤泡主要由初始 B 细胞、少量滤泡树突状细胞（follicular dendritic cell, FDC）和少量 $CD4^+$ T 细胞组成。趋化因子 CXCL13 由 $CD21^+$/$CD35^+$ FDC 和滤泡 B 细胞区的基质细胞产生。这种趋化因子是 B 细胞迁移至 B 细胞滤泡所必需的。较大的 B 细胞位于初级滤泡的中心，周围有较小的淋巴细胞。淋巴细胞大小的差异很难通过 H&E 染色切片区分。B 细胞在寻找其同源抗原时与 FDC 相互作用。滤泡树突状细胞可以从成纤维网状细胞导管系统募集可溶性抗原并将其呈递给 B 细胞 [99]。同源抗原的阳性鉴定启动初级滤泡细胞分化、克隆扩增和生发中心的发育（次级滤泡）。生发中心由中心母细胞和中心细胞组成，随后分化为浆细胞和记忆 B 细胞，并产生 T 细胞依赖性体液抗体。浆细胞分化后，浆细胞从滤泡通过边缘区迁移到其定居的红髓中，通常与携带其抗体进入体循环的静脉密切相关。一些寿命长的浆细胞迁移到骨髓中，并在那里驻留数月 [89]。

边缘区的网状组织主要由 B 细胞和巨噬细胞的特定亚群构成。边缘区 B 细胞表达 IgM、CD45R/B220、$CD1d^{hi}$ 和 PAX5，但 IgD 呈阴性。边缘区巨噬细胞（marginal zone macrophage, MZM）表达 $CD209b^+$（SIGN–R1），边缘区嗜金属巨噬细胞（marginal metallophilic macrophage, MMM）衬覆边缘窦并表达 CD169。当血液通过边缘区和边缘窦时，这些巨噬细胞清除血液中的微粒病原体和内源性凋亡碎片。边缘区巨噬细胞和边缘区嗜金属巨噬细胞缺失将导致边缘区 B 细胞缺失和微粒抗原的捕获受损 [91–93]。边缘区 B 细胞增生通常与生发中心增生同时存在。通常在小鼠 3 ～ 4 周龄前边缘区未完全发育。与大多数小鼠品系相比，大鼠的边缘区更明显、更大。一般小鼠的边缘区是 3 ～ 5 个细胞的宽度，但宽度因品系和年龄而异。小鼠脾边缘区 B 细胞和边缘区巨噬细胞的数量随年龄的增长而减少。18 ～ 24 月龄小鼠的边缘区 B 细胞和边缘区巨噬细胞比小于 6 月龄小鼠的少 [100]。老龄小鼠边缘区嗜金属巨噬细胞扩散到白髓滤泡 [100]。

红髓是由大量的静脉窦（大鼠）或微静脉（小鼠）与其间穿插的髓索（比罗特索）组成。髓索中的网状结构含有红髓巨噬细胞、造血细胞和血细胞，以正在滤过的红细胞为主。从毛细血管和动脉终端释放的血液进入脾的开放循环。血细胞缓慢移动穿过边缘区间隙和（或）红髓的髓索（比罗特索），然后通过静脉窦（大鼠）或微静脉（小鼠）壁的内皮细胞间缝隙回到封闭血液循环中。啮齿动物的脾红髓是髓外造血的正常部位，通常含有少量的髓系、红系和巨核细胞。在反应性和肿瘤性疾病中，这些细胞系中的一个或多个体积明显增大，从而导致脾体积增大。据报道，小鼠脾还储存了机体一半的单核细胞 [101]。除了巨噬细胞外，红髓髓索还含有散在的淋巴细胞，主要由 $CD8^+$T 细胞及少量的浆母细胞和浆细胞组成。血窦（微静脉）主要含有红细胞。窦内皮细胞同时表达吞噬细胞抗原和血管抗原，但与人窦内皮细胞不同，其不表达 CD8。色素（含铁血黄素、蜡样质、脂褐素和黑色素）可能存在于髓索巨噬细胞和吞噬窦内皮细胞中。

脾被膜由纤维组织、弹性纤维和少量平滑肌组成，并被覆一薄层间皮。

（五）取材和诊断注意事项

单张脾的横切切片通常用于常规组织病理学评估，并且足够用于红髓的评价和脾肿大的评估。然而，脾横切切片可能无法提供足够的白髓来做出充分诊断。脾的纵切切片通常会有足够数量的白髓作为诊断依据。由于 PALS 从脾门至壁区的过程中发生分支，PALS 的大小随纵切切片的深度而变化 [102]。因此，常规对脾横切切片和（或）纵切切片进行一致性取材很重要 [102, 103]。

脾的白髓区室、红髓和细胞成分可单独或共同对细胞或组织的损伤做出反应。对脾的最佳解释最好是在低倍镜下检查整个组织切片，以观察解剖区室，并将处理组动物组织的区室与正常或对照组的进行比较 [103]。虽然在低倍镜下可以对正常组织、增生性改变及肿瘤进行明确诊断，而一些病变则需要评估高倍镜下的细胞学细节。增生性脾病变可累及白髓和（或）红髓，有时难以将反应性增生与淋巴瘤和（或）白血病相区分。在区分反应性增生和肿瘤性增生时，重要的是必须结合临床病史（年龄、性别、药物处理等）、临床病理学资料和其他组织的病变（全身炎症性病变、肿瘤等）来解释脾的变化。

免疫组织化学有助于解释脾的组织学改变。脾每个区室都有独特的抗原表达模式，可用于比较对照动物和处理组动物组织中抗原表达模式 [21]。

（六）非增生性改变

1. 不发育 / 发育不全（aplasia/hypoplasia）（N）脾脏

参见淋巴造血系统总论。

2. 白髓

（1）[描述性]淋巴细胞凋亡增多（[des]apoptosis, increased, lymphocyte）（N）脾脏

[常规性]淋巴细胞凋亡增多（[con]apoptosis, increased, lymphocyte）

[强化性]淋巴细胞凋亡增多（[enh]increased apoptosis, lymphocyte）

（如适用，指明区室，并单独诊断淋巴细胞减少、减少的区域、易染体巨噬细胞等）

【种属】 小鼠、大鼠。

【其他术语】 Lymphocyte depletion; atrophy; single–cell necrosis。

【发病机制 / 细胞来源】 经由凋亡细胞死亡通路的淋巴细胞死亡。

【诊断特征】 ① 单个细胞或小簇细胞受累。② 小、暗的深染细胞。③ 凋亡小体。④ 细胞皱缩和卷曲。⑤ 核固缩、核碎裂和核破碎。⑥ 细胞膜完整。⑦ 凋亡小体中残留胞质。⑧ 含有凋亡小体的易染体巨噬细胞增多。⑨ 通常无炎症。

【鉴别诊断】 淋巴细胞坏死（necrosis, lymphocyte）：① 细胞肿胀。② 细胞破裂。③ 核溶解、核固缩、核碎裂。④ 可能有炎症。

【备注】 细胞凋亡是一种协调性的且常依赖于能量的细胞死亡模式，并被认为是各种正常过程的重要组成部分 [34]。淋巴细胞凋亡增多可能是由直接淋巴细胞毒性或内源性因素如饮食或应激（糖皮质激素释放）引起。凋亡可能与坏死同时发生。虽然最好分别识别和记录细胞凋亡和典型坏死的诊断，但当一种类型的细胞死亡掩盖了另一种类型时，在组织学上可能无法区别。此外，坏死细胞碎片可能与凋亡碎片有一些相似之处，如核固缩和核碎裂。可能凋亡为主并转化为坏死表型，或者可能坏死为主并伴随着散在的凋亡。在这些情况下，最好将两个术语合并成一个组和术语（凋亡 / 坏死），或仅诊断主要类型的细胞死亡，并在报告中讨论其他类型的细胞死亡。

（2）描述性白髓细胞数量减少（descellularity, decreased, white pulp）（N）（图 1.63 ～图 1.67）脾脏

常规性白髓萎缩（conatrophy, white pulp）

强化性淋巴细胞减少（enhlymphocyte, decreased）

（如适用，指明区室，并单独诊断减少的区域）

【种属】 小鼠、大鼠。

【其他术语】 Lymphoid depletion; lymphoid degeneration; decreased cellularity。

【修饰语】 淋巴，淋巴细胞。

【发病机制 / 细胞来源】 由于凋亡、坏死、淋巴细胞发生减少（减少，缺陷或缺乏）或因应激、衰老、毒性或遗传因素而重新分布导致淋巴细胞减少。

【诊断特征】 ① 一个或多个淋巴组织区室的细胞数和（或）面积减少。② 可能存在淋巴细胞坏死和（或）凋亡。③ 可能存在含凋亡小体的易染体巨噬细胞。④ 退化的生发中心可能存在透明物质。

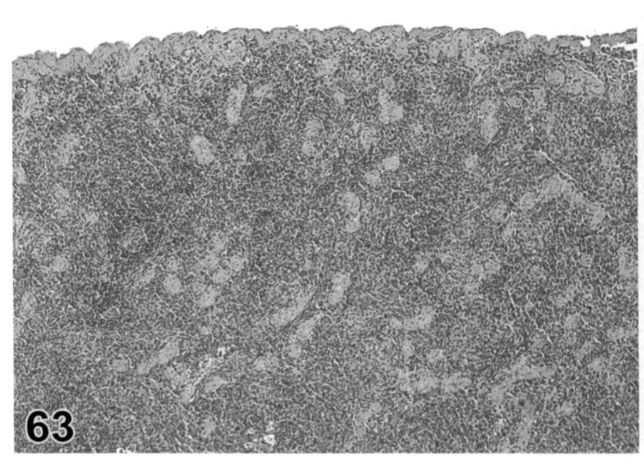

图 1.63

B6129 小鼠，脾，白髓和红髓。弥漫性细胞数量减少（萎缩）伴被膜和小梁收缩

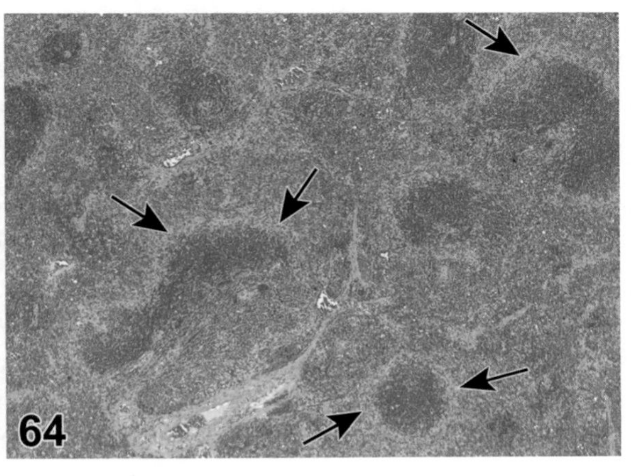

图 1.64

B6129 小鼠，脾，白髓，边缘区。淋巴细胞数量减少。边缘区淋巴细胞重度减少并暴露出边缘区巨噬细胞（如箭号所示）

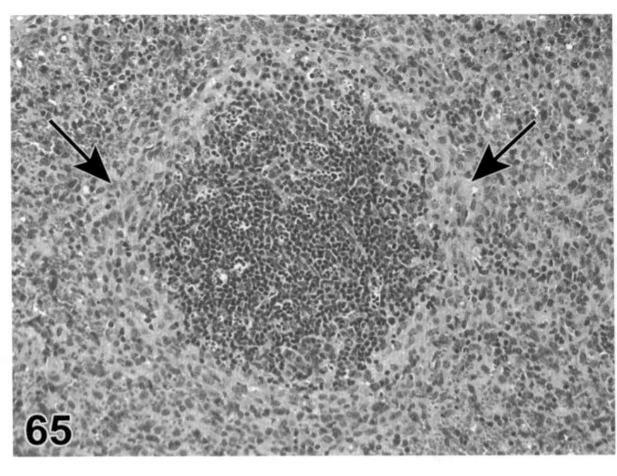

图 1.65

B6129 小鼠，脾，白髓，边缘区。淋巴细胞数量减少。边缘区淋巴细胞减少显示出边缘区巨噬细胞群、浅粉色细胞的网状结构，以及滤泡周围边缘区明显的嗜金属巨噬细胞（如箭号所示）

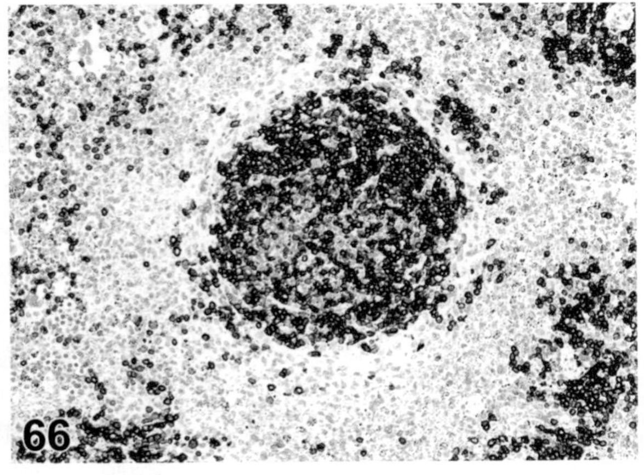

图 1.66

B6129 小鼠，脾，白髓，边缘区。淋巴细胞数量减少。CD45R/B220 染色证实边缘区淋巴细胞重度减少，并证实与边缘区相关的边缘区巨噬细胞的存在，CD45R/B220 染色

嗜酸性蛋白样物质；淀粉样物质阴性；IgM 可能阳性；其他术语——副淀粉样物质（paramyloid）。

【鉴别诊断】 不发育 / 发育不全（aplasia/hypoplasia）：① 先天性异常。② 淋巴组织完全缺失。③ 病史有助于区分萎缩和发育不全。④ 有关其他信息请参阅通用术语。

【备注】 使用传统术语时，修饰语“淋巴”或“白髓”可用于说明细胞数量减少（萎缩）仅限于白髓。缺少修饰语意味着整个脾脏萎缩，白髓和红髓都受到了类似的影响。或者，修饰语“弥漫性”可用于指明白髓和红髓都萎缩。免疫抑制药物可能会导致脾脏特定区室内细胞数量减少。细胞数量减少的其他原因包括老龄化、恶病质、营养不良、毒素、化疗、自身免疫、辐射或病毒感染。年龄相关性萎缩可能与种属和品系有关。在给予受试物时，脾脏处于静息状态还是处于激活状态会影响萎缩效应。脾脏淋巴细胞数量减少可能是胸腺淋巴细胞毒性的继发作用，因为释放至血液循环中的胸腺淋巴细胞减少。胸腺耗减导致的淋巴细胞数量减少至少需要 3 周才能在脾脏中表现出来。

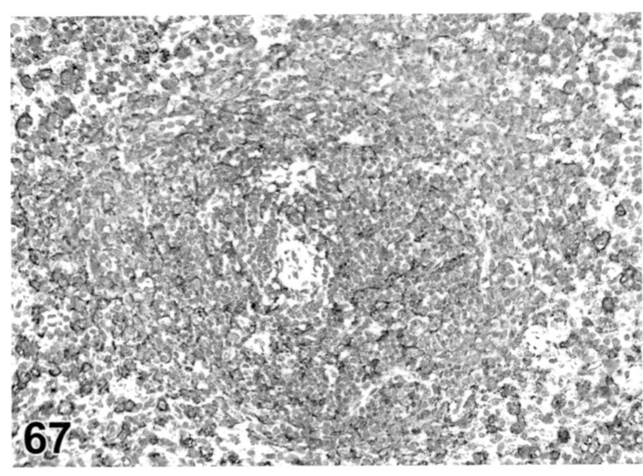

图 1.67

B6129 小鼠，脾，白髓，边缘区。淋巴细胞数量减少。离子钙结合衔接分子 1（ionized calcium-binding adapter molecule 1, IBA1）染色证实边缘区淋巴细胞重度减少和与边缘区相关的边缘区巨噬细胞［3, 3′- 二氨基联苯胺（3, 3′-diaminobenzidene, DAB）阳性细胞］明显，IBA1 染色

（3）淋巴细胞坏死（necrosis, lymphocyte）（N）脾脏

参见淋巴造血系统总论。

（4）易染体巨噬细胞增多（tingible body macrophage, increased）（N）脾脏

参见淋巴造血系统总论。

3. 红髓

（1）描述性血管扩张（desangiectasis）（N）（图 1.68）脾脏

常规性血管扩张（conangiectasis）

强化性血管扩张；髓窦扩张或血管 / 髓窦扩张（enhvessel dilatation; sinusoid dilatation or vessel/sinusoid dilatation）

（如适用，指明区室并诊断增大的区域）

【种属】 小鼠、大鼠。

【其他术语】 Dilatation, vascular。

【发病机制 / 细胞来源】 脾静脉、血窦、动脉或微动脉的内皮。

【诊断特征】 ① 脾动脉、静脉或血窦扩张。② 通常仅累及红髓的血窦。③ 局灶性、多灶性，或弥漫性。④ 可能与血栓形成有关。⑤ 内皮细胞典型表现为较小、扁平，并且间隔较宽。⑥ 脾脏的内皮细胞 CD34 染色呈阴性。⑦ 不存在有丝分裂象。

【鉴别诊断】

1）血管瘤（hemangioma）：① 肿瘤细胞呈圆形，较大，形成血管结构，表现为新的血管区域。② 可

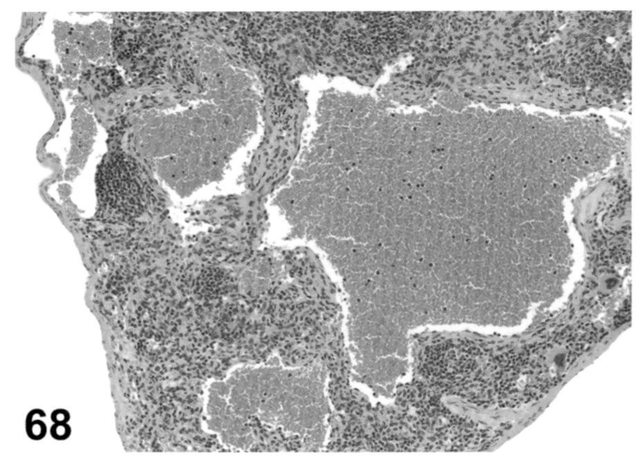

图 1.68

B6C3F1/N 小鼠，脾红髓。血管扩张

能呈结节状生长。③ 肿瘤细胞 CD34 染色呈阳性。

2）血管肉瘤（hemangiosarcoma）：① 无明确的边界。② 肿瘤细胞呈圆形，较大，并形成相互连接的血管通道。③ 肿瘤细胞可能侵袭或不侵袭邻近组织。④ 肿瘤细胞多形性明显、深染，可见有丝分裂象。⑤ 肿瘤细胞 CD34 染色呈阳性。

3）囊肿（cyst）：① 红髓内可见多个大小不等的充满血液或血栓的囊腔。② 囊腔缺乏内皮衬覆。③ 紫癜（peliosis）：可用作其他术语。

【备注】 血管瘤和血管肉瘤［人类用 angiomas（血管瘤）和 angiosarcomas（血管肉瘤）］通常发生在红髓的血管扩张或与血管扩张有关。除非存在结节性生长或浸润性生长模式，或内皮细胞有明显的异型性，否则很难区别血管扩张和血管肿瘤。不规则的充满血液的腔隙认为系剖检操作所致的人工假象或外伤引起。

（2）描述性红髓细胞数量减少（des cellularity, decreased, red pulp）（N）（图 1.69）脾脏

常规性红髓萎缩（con atrophy, red pulp）

强化性（指明细胞类型），红髓减少［enh (indicate cell type), decreased, red pulp］

（如适用，单独诊断减少的区域）。

【种属】 小鼠、大鼠。

【其他术语】 Decreased size。

【发病机制 / 细胞来源】 由于生理效应（即老龄化、体重下降）、细胞生成 / 去除或毒性，可能会减少任何或所有类型的红髓细胞。

【诊断特征】 ① 与对照组动物相比，一种或多种造血细胞类型［红系、髓系、巨核细胞、淋巴细胞和（或）巨噬细胞］减少。② 成纤维细胞网状细胞网和静脉窦也可能按比例减少。③ 脾脏被膜不呈褶皱或波纹状。

【鉴别诊断】 收缩（contraction）：① 红髓血窦和髓索中的红细胞减少。② 成纤维细胞网状细胞网收缩更加突出。③ 脾脏被膜可呈褶皱或波纹状。④ 心血管功能不全（低血压、出血或濒死）病史或未经过巴比妥类安乐死的放血。

【备注】 大鼠出现明显的化学性损伤、禁食或其他影响体重增加的因素时，可观察到红髓细胞减少（萎缩）。

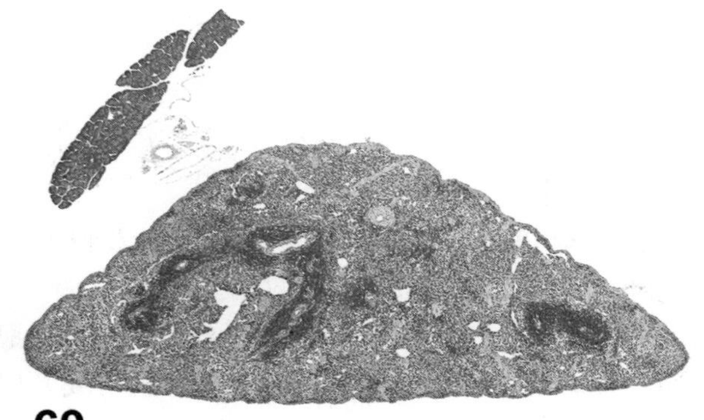

图 1.69

B6C3F1/N 小鼠，脾红髓。细胞数量减少。可见褶皱的被膜表明由于红髓萎缩而引起收缩。红髓中有中等数量的色素

（3）描述性充血（des congestion）（N）（图 1.70）脾脏

常规性充血（con congestion）

强化性红细胞增多（enh red blood cells, increased）

（如适用，指明红髓并诊断增多的区域）

【种属】 小鼠、大鼠。

【其他术语】 Hyperemia; chronic passive congestion。

【发病机制 / 细胞来源】 由于主动充血（充

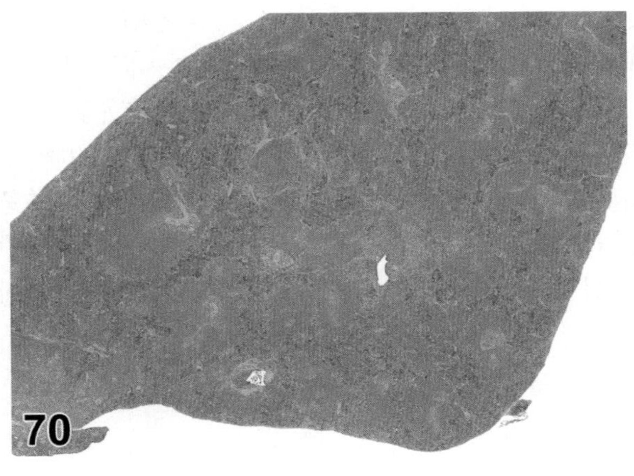

图 1.70

F344/N 大鼠，脾红髓。血窦充血

血、感染、炎症、高血压、清除活性增加）或慢性被动充血（静脉阻塞、心脏代偿失调、慢性被动充血）导致红髓内脾索和脾窦中红细胞增加。

【诊断特征】 ① 大体病理学观察、组织病理学检查，以及脾脏重量增加均提示红髓扩大。② 扩张的红髓血窦和髓索内有丰富的红细胞。③ 通常呈弥漫性的，但是也可能呈局灶性。④ 急性——扩张的脾窦。可能累及小梁内的动脉和静脉；可能累及边缘区（MZ）。⑤ 慢性——红髓脾索发生纤维化，会导致脾窦扩张。

【鉴别诊断】

1）红细胞白血病（leukemia, erythroid）：① 肿瘤细胞（主要是有核的未成熟红系前体细胞）存在于血液（血管内）和（或）红髓血窦内。② 肿瘤细胞可能存在于其他组织中。

2）特发性红细胞增多症（idiopathic erythrocytosis）：血细胞比容和血红蛋白增加。

3）没有放血（lack of exsanguination）：可在死亡动物中看到。

【备注】 由于平滑肌松弛，巴比妥类安乐死通常会导致充血。充血可能还与急性心力衰竭（急性充血）和慢性心力衰竭（慢性被动性充血）有关。慢性充血可继发于肝脏血管异常和门静脉阻塞，这在啮齿动物中不太常见。血管活性药物如组胺、缓激肽和前列腺素可增加小鼠脾脏中的血液储存[104]。

（4）描述性收缩（descontraction）（N）（图 1.71）脾脏

常规性收缩（concontraction）

强化性收缩（enhcontraction）

（如适用，指明红髓并诊断缩小的区域）

【种属】 小鼠、大鼠。

【发病机制 / 细胞来源】 肾上腺素释放、血压下降、缺氧等可刺激平滑肌收缩。

【诊断特征】 ① 红髓中红细胞减少。② 根据收缩过程的动力学，静脉窦可能开放、突出或者塌陷难以区分。③ 成纤维网状细胞网收缩更突出。④ 脾脏被膜可能呈褶皱或波纹状。⑤心血管功能不全（低血压、出血或濒死）病史或未经过巴比妥类安乐死放血。⑥ 与对照组相比，切片上脾面积缩小。⑦与大体病理学观察所见脾体积缩小相关。

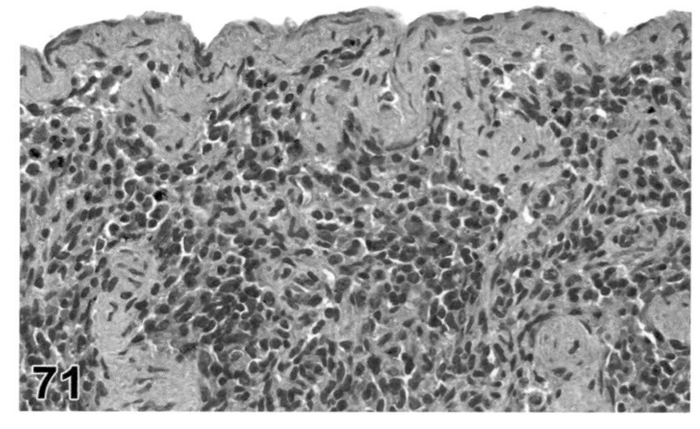

图 1.71

小鼠，脾被膜，收缩。由于红髓萎缩导致被膜和小梁收缩

【鉴别诊断】 红髓细胞数量减少（cellularity, decreased, red pulp）：① 造血细胞类型减少。② 成纤维网状细胞网和静脉窦也可能减少，但不明显。③ 被膜通常无褶皱或波纹状。

【备注】 脾脏被膜和脾小梁含有平滑肌，能够快速收缩，以排除脾脏中的血液。成纤维网状细胞被认为是肌成纤维细胞，在大鼠和小鼠的脾脏收缩中发挥作用[7, 105]。相比一些大型动物种属，啮齿类动物脾脏的平滑肌和红髓较少，因此脾脏在收缩时大体外观的变化较小。降血压药、急性失血及缺氧等可引起收缩。这是一种生理性诊断，可用于关联大体病理学观察所见的脾体积减小。发现死亡或未实施巴比妥安乐死的动物的脾脏收缩提示心血管功能不全。

（5）描述性异位脾脏组织（desectopic tissue, spleen）（N）（图 1.72，图 1.73）脾脏

常规性异位脾脏组织（conectopic tissue, spleen）

强化性异位脾脏组织（enhectopic tissue, spleen）

【种属】 小鼠、大鼠。

【其他术语】 Accesory spleen, ectopic spleen; spleen nodule; supernumery spleen; splenule; splenunculus;

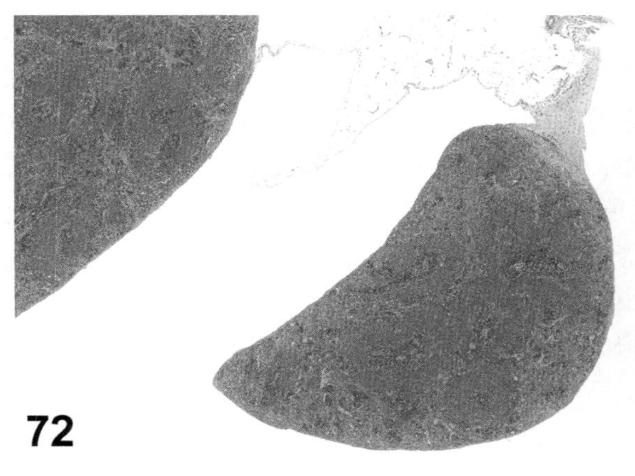
图 1.72

B6C3F1/N 小鼠，肠系膜。异位脾组织

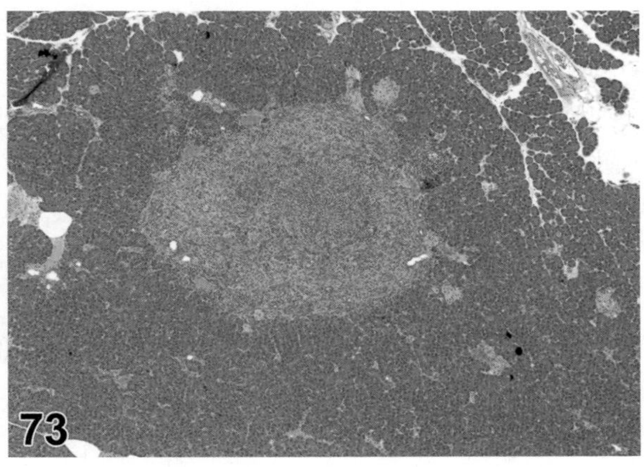
图 1.73

大鼠，胰腺。异位脾组织

daughter spleen。

【发病机制 / 细胞来源】 正常脾脏组织出现在异常位置。

【诊断特征】 ① 一个或多个暗红色至黑色结节，直径 ≥ 1 mm。② 嵌入肠系膜或与脾、胰腺或性腺附着的肠系膜上。③ 具有正常脾脏的全部或部分区室［被膜、小梁、红髓和（或）白髓］。

【鉴别诊断】 胰腺、性腺肿瘤（neoplasm of the pancreas, gonad）。

【备注】 异位脾组织在啮齿动物中罕见，可能是先天性或后天性。可能是胚胎发生过程中脾脏原基融合失败的结果，也可能是脾切除术或创伤性损伤的结果。

（6）描述性吞噬红细胞作用（deserythrophagocytosis）（N）（图 1.74）脾脏

常规性吞噬红细胞作用（conerythrophagocytosis）

强化性吞噬红细胞作用（enherythrophagocytosis）

（如适用，指明红髓并诊断巨噬细胞增多）

【种属】 小鼠、大鼠。

【其他术语】 Phagocytosis; hemosiderosis; increased pigment; pigmentedmacrophages; hemophagocytic syndrome。

【发病机制 / 细胞来源】 红髓的巨噬细胞对红细胞的吞噬作用。

【诊断特征】 ① 红髓巨噬细胞含有被吞噬的完整或破碎的红细胞，伴有或不伴细胞核或红细胞血影。② 常与含含铁血黄素的含色素巨噬细胞增多有关。③ 如果是急性，可能与红髓充血有关。④ 如果是慢性，可能与增加的红髓巨噬细胞有关。⑤ 含铁血黄素普鲁士蓝染色呈阳性。⑥ 感染或自身免疫病病史。

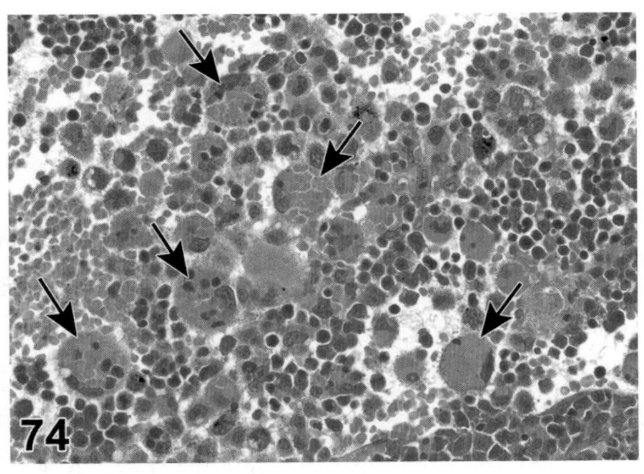
图 1.74

C57BL/6 小鼠，脾红髓。巨噬细胞吞噬红细胞作用。红髓中有核和成熟的红细胞被巨噬细胞吞噬（如箭号所示）

【鉴别诊断】

1）巨噬细胞空泡形成（vacuolation, macrophages）：由于多种原因，包括 IL–4 的暴露。

2）组织细胞肉瘤（histiocytic sarcoma）：① 可见典型的肿瘤细胞形态。② 可以观察到吞噬红细胞作用和（或）造血作用（Magali, 2003）。③ 在其他组织中存在具有相似细胞形态的组织细胞肉瘤。

【备注】 吞噬红细胞作用是脾脏红髓中的正常现象 [106]。脾脏开放的血管系统提供了滤过并以生理方式清除衰老、寄生虫感染和其他改变的红细胞。吞噬红细胞作用主要由位于红髓脾索和静脉窦的定居巨噬细胞发挥作用。成纤维网状细胞和衬覆窦壁细胞（窦岸细胞）也可能具有吞噬功能。生理性吞噬红细胞作用在脾脏的常规检查中难以发现。由于生理性吞噬红细胞作用，铁被巨噬细胞回收，导致细胞内铁色素（含铁血黄素）蓄积。在年轻的成年大鼠中，雌性动物含铁血黄素比雄性动物更显著。采血也可能影响巨噬细胞中存储的含铁血黄素数量。IL–4 暴露可刺激脾脏的吞噬红细胞作用，也会引起肝脏的吞噬红细胞作用。贫血、感染、免疫缺陷、肿瘤等可引起广泛的巨噬细胞活化，可能会导致脾脏巨噬细胞的吞噬血细胞作用（吞噬红细胞、白细胞和血小板）。形态学上，见有脾脏巨噬细胞增生并伴有巨噬细胞内滞留被吞噬的红细胞和（或）其他造血细胞。与生理性吞噬红细胞作用不同，吞噬血细胞作用通常是致命的。

（7）^{描述性}纤维化（^{des}fibrosis）（N）（图 1.75，图 1.76）脾脏

^{常规性}纤维化（^{con}fibrosis）

^{强化性}纤维化（^{enh}fibrosis）

（指明区室和分布，即局灶性、多灶性或弥漫性）

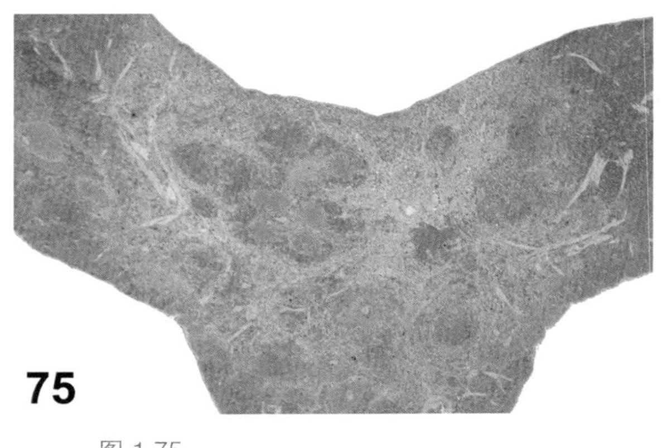

图 1.75

F344/N 大鼠，脾红髓。红髓纤维化。由于红髓内纤维结缔组织增多引起收缩，导致脾结构扭曲

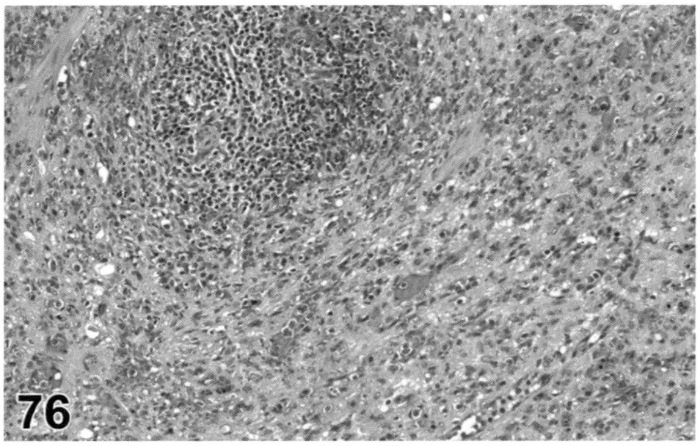

图 1.76

F344/N 大鼠，脾红髓，纤维化。左上角脾白髓萎缩，可见纤维结缔组织中混有色素，取代了正常的红髓成分

【种属】　小鼠、大鼠。

【其他术语】　Reticular cell hyperplasia; stromal cell hyperplasia。

【发病机制 / 细胞来源】　间质细胞（各种细胞类型，但通常是成纤维细胞），通常发生于红髓，也见于被膜。

【诊断特征】　① 局灶性、多灶性或弥漫性。② 通常位于红髓，但也可能出现在被膜和（或）白髓。③ 膨胀性、较大的病变可能包围萎缩的白髓。④ 界限不清。⑤ 由嗜酸性成纤维细胞 / 纤维细胞组成，细胞核呈椭圆形，核仁小，成熟的胶原纤维。⑥ 胶原纤维可能会显著性增加。⑦ 在致密的纤维化病灶中，部分血窦被狭窄的毛细血管所替代。⑧ 有丝分裂象很罕见。⑨ 可能含有成熟的脂肪细胞（脂肪瘤病或脂肪变）。⑩ 银染和三色染色有助于评估病灶内的网状纤维或胶原纤维含量及血窦结构。⑪ 骨化生可能发生于纤维化区域。

【鉴别诊断】

1）纤维瘤 / 纤维肉瘤（fibroma/fibrosarcoma）：① 成纤维细胞和致密的成熟胶原蛋白带是主要成分。② 纤维肉瘤通常呈束状生长模式，可能呈“人字形”模式。③ 肿瘤细胞核呈圆形，较大，核仁明显。

2）多形性纤维肉瘤（fibrosarcoma, pleomorphic）：① 含有丰富的胶原蛋白，呈席纹状或车辐状生长模式。② 多形性纤维肉瘤中见有奇异形的多核肿瘤细胞。

3）组织细胞肉瘤（histiocytic sarcoma）：① 细胞质通常比基质增生更丰富。② 可能存在多核细胞，

但不是奇异形。③ 不含明显的纤维和成熟的脂肪细胞。④ 脾脏内可存在多个病灶，其他脏器也可能同时发生。

【备注】 静脉窦的慢性被动充血和血栓形成可导致红髓纤维化伴有红髓血窦变窄。血窦中存在过多的有核细胞，如 F344 大鼠的大颗粒淋巴细胞（large granular lymphocyte, LGL）白血病，可导致血液淤积，而后导致缺血及随后的纤维化。

被膜纤维化是典型的局灶性病变，通常作为一种炎症或损伤后（如腹腔注射期间意外针刺伤）的修复过程。也可能是与脾脏的炎症、毒性或肿瘤性病变相关的继发性改变。色素可能与纤维化有关，通常继发于与原发性病变相关的出血。纤维化可由多种化学物质（苯胺化合物、偶氮苯、邻甲苯胺盐酸盐、4, 4′– 磺酰二苯胺、D&C No. 9）诱发。自发性脾纤维化很罕见。

（8）巨噬细胞色素（pigment, macrophage）（N）（图 1.77）脾脏

参见淋巴造血系统总论。

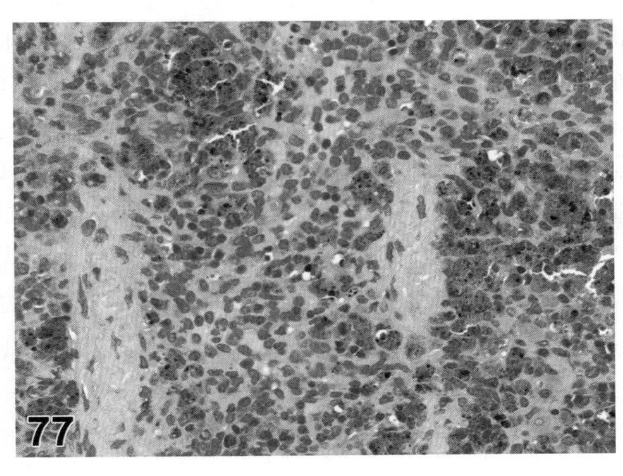

图 1.77

CB–17 SCID 小鼠，脾红髓。巨噬细胞色素，含铁血黄素

（9）巨噬细胞空泡形成（vacuolation, macrophage）（N）脾脏

参见淋巴造血系统总论。

（七）增生性改变（非肿瘤性）

包括脾脏在内的所有淋巴造血器官的增生性病变通常是反应性的，是这些器官对急性和慢性损伤或生理刺激的正常生理性反应的一部分。增生性病变并不意味着这些器官的瘤前病变或癌前病变（见引言）。然而，严重或持续的淋巴细胞增生可能会增加肿瘤转化的风险。如果存在这样的风险，需要考虑开展克隆性研究。

1. 白髓

（1）[描述性]巨噬细胞聚集灶增多（[des]aggregates, macrophage, increased）（N）（图 1.78）脾脏

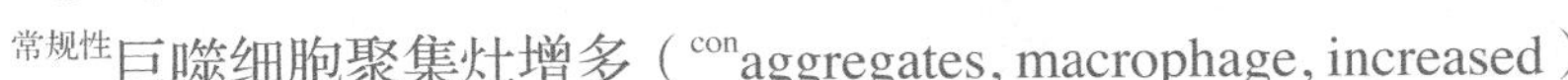

[常规性]巨噬细胞聚集灶增多（[con]aggregates, macrophage, increased）

[强化性]巨噬细胞聚集灶增多（[enh]aggregates, macrophage, increased）

（如适用，指明区室和增加的区域）

【种属】 小鼠、大鼠。

【部位】 白髓；红髓。

【其他术语】 Macrophage hyperplasia; histiocytic aggregates; histiocytichy perplasia; histiocytic granuloma; granulomatous inflammation。

【修饰语】 空泡化；含色素。

【发病机制 / 细胞来源】 单核细胞 / 巨噬细胞

【诊断特征】 ① 黏附的巨噬细胞聚集在一起形成大小不等的聚集灶。② 细胞边界可能清楚，也可能出现合胞体。③ 巨噬细胞可能含有或不含色素。④ 如果存在，含铁血黄素通常会增加。⑤ 正常细胞成分不会被替代。⑥ 最常见于 PALS。

【鉴别诊断】

1）肉芽肿（granuloma）：① 上皮样巨噬细胞和其他炎症细胞包括多核巨细胞紧密聚集构成的有组织结构。② 多灶性或弥漫性病变，可能不同程度地伴有坏死、其他炎症细胞、感染原或异物。③ 与炎症状况和暴露的外源性物质有关。

2）肥大细胞数量增多（increased cellularity, mast cell）：① 细胞具有淡嗜碱性或嗜酸性细胞质，含有丰富的嗜碱性颗粒，吉姆萨或甲苯胺蓝染色呈异染性。② 细胞质不呈泡沫样或空泡状。③ 脱颗粒或未成熟的肥大细胞很难与巨噬细胞区分。

3）组织细胞肉瘤（histiocytic sarcoma）：① 肿瘤细胞可能比增生的巨噬细胞体积更大，并且常常更不典型，具有多形性。② 通常出现多核巨细胞。③ 结节性或融合片状肿瘤性巨噬细胞会消除、取代或破坏正常的结构。④ 可累及其他组织。

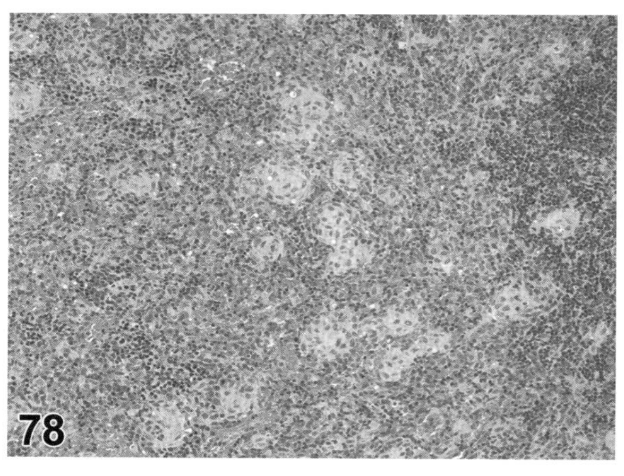

图 1.78

大鼠，脾。红髓巨噬细胞聚集灶增多。动物有插入导管感染

【备注】 当巨噬细胞不能完全降解微生物或摄入的大分子（包括一些溶媒或受试物）时，巨噬细胞就会形成聚集灶。被吞噬的受试物可能具有特定的可识别的形态特征。巨噬细胞聚集灶可见于脾脏的任何地方，但最常见于 PALS。一些红髓巨噬细胞形成若干小聚集灶，称为椭圆体（ellipsoid）或动脉周围巨噬细胞鞘（periarterial macrophage sheath, PAMS），在红髓中以动脉末端为中心聚集。啮齿动物的脾脏中巨噬细胞聚集灶很小且不明显，但可能会因应对增加清除血液中的细胞或颗粒的刺激而增大。

（2）[描述性]白髓浆细胞数量增多（[des]cellularity, increased, plasma cell, white pulp）（H）（图 1.79）脾脏

[常规性]浆细胞增生（[con]hyperplasia, plasma cell）

[强化性]浆细胞增多（[enh]plasma cell, increased）

（指明区室）

【种属】 小鼠、大鼠。

【其他术语】 Plasmacytosis。

【发病机制 / 细胞来源】 作为对抗原的反应，生发中心的克隆性扩增产生了分泌抗体的浆细胞。

【诊断特征】 ① 白髓中浆细胞增多。② 细胞质丰富，常规 H&E 染色呈紫色。③ 核偏位，高尔基体明显。④ 可能存在含拉塞尔小体的莫特细胞。⑤ 可能与脾脏或其他组织的急性或慢性疾病过程有关，包括感染性病因或肿瘤。⑥ 常发生于血源性感染、全身性炎症和自身免疫病。⑦ 生发中心可能肥大 / 增生。⑧ 无有丝分裂象。

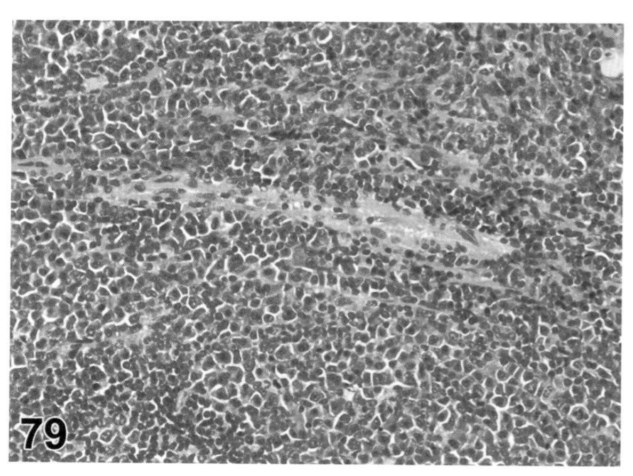

图 1.79

小鼠，脾，PALS。浆细胞数量增多

【鉴别诊断】 浆细胞性淋巴瘤（plasmacytic lymphoma）：① 在分化较差的浆细胞性淋巴瘤中，细胞可能具有间变性 / 浆母细胞的特征。② 基于形态学特征，很难区分高分化肿瘤和浆细胞增生。③ Ki67 或其他增殖标志物可帮助区分，因为浆细胞增生没有一致性的 Ki67 免疫反应性。④ 可能存在有丝分裂象，但在分化良好的肿瘤中很少见。⑤ 肿瘤细胞可以是成熟的浆细胞、具有明显浆细胞样分化的未成熟细胞，或者为成熟和未成熟浆细胞的混合物。⑥ 尽管罕见，嗜酸性胞质内结晶样结构的形成被认为是浆细胞性淋巴瘤的诊断特征。

【备注】 浆细胞数量增多（增生）是脾脏对急性和慢性炎症刺激的常见反应。浆细胞是与抗原识别过程有关的成熟终末阶段细胞，并由淋巴滤泡生发中心或边缘区中的成熟及记忆性 B 细胞产生。

由此产生的浆细胞通常位于红髓中，尤其是引流静脉周围，但是也见于 PALS 中及沿着 PALS 和边缘区的交界处分布。浆细胞数量增多也是啮齿动物脾脏常见的老龄化变化，除非进行浆细胞标志物、重链 Igs 或 kappa (κ) 轻链的免疫组织化学染色，否则无法很好地识别。

（3）[描述性]白髓细胞数量增多（[des]cellularity, increased, white pulp）（H）（图 1.80 ～图 1.82）脾脏

[常规性]白髓增生（[con]hyperplasia, white pulp）

[强化性]淋巴细胞增多（[enh]lymphocytes, increased）

（如适用，指明区室并诊断增加的区域）

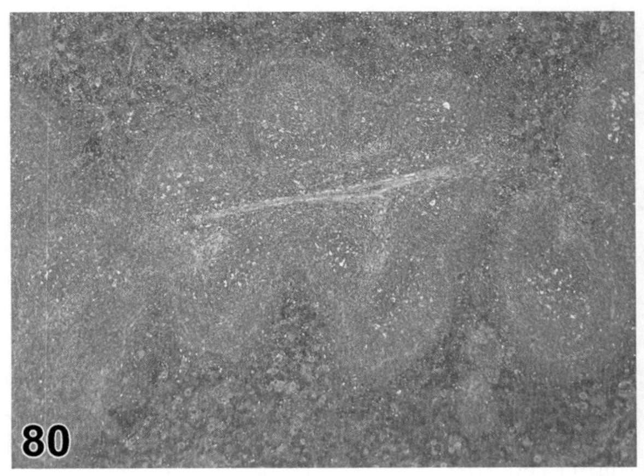

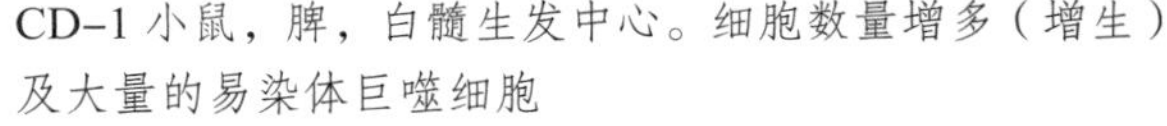

图 1.80

CD–1 小鼠，脾，白髓生发中心。细胞数量增多（增生）及大量的易染体巨噬细胞

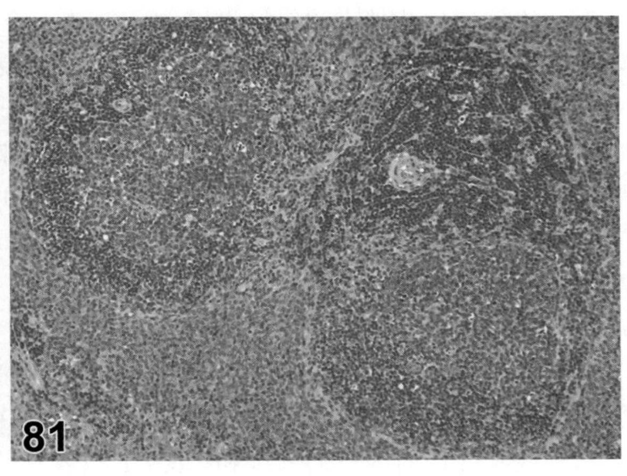

图 1.81

小鼠，脾，白髓生发中心。淋巴细胞数量增多

【种属】 小鼠、大鼠。

【部位】 白髓。

【其他术语】 Nodular hyperplasia; follicular hyperplasia; MZ hyperplasia; increased cellularity; reactive lymph node。

【修饰语】 淋巴、淋巴细胞。

【发病机制 / 细胞来源】 由于抗原刺激、其他免疫调节机制、重新分布或老龄化变化等引起一个或多个淋巴区室的淋巴细胞增多，可能包括不同程度的树突状细胞和巨噬细胞增生。

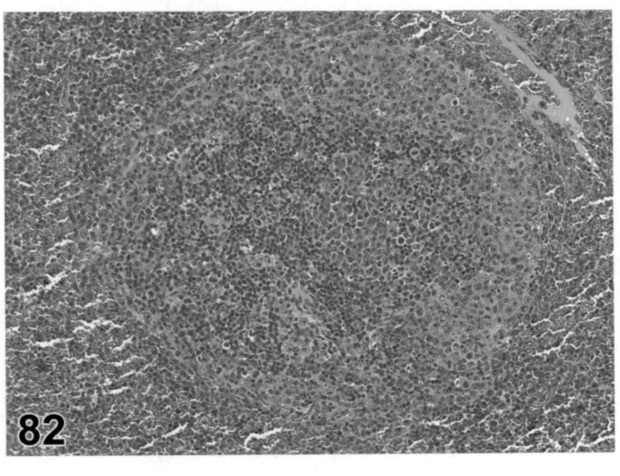

图 1.82

C56BL/6 小鼠，脾，白髓边缘区和生发中心增生。小鼠在组织采集前 7 天给予流感病毒。边缘区增生代表非 T 细胞依赖性先天性免疫反应，而生发中心增生代表了 T 细胞依赖性适应性体液免疫反应。依据明显突出的中心母细胞和高的有丝分裂指数，需要与边缘区（MZ）淋巴瘤进行鉴别诊断。但边缘区增生伴有生发中心增生更符合边缘区增生的特点

【诊断特征】 ① 一个或多个淋巴区室的细胞数量和（或）面积增加。② 淋巴区室可能受到不同程度的影响。③ 细胞数量增多可能涉及淋巴细胞和（或）抗原提呈细胞。④ 淋巴细胞包括淋巴母细胞、免疫母细胞、中等大小的淋巴细胞、成熟淋巴细胞和（或）浆细胞的混合物。⑤ 抗原提呈细胞可包括树突状细胞、B 细胞和巨噬细胞。⑥ 在极少数情况下，淋巴细胞增生主要是由于树突状细胞和巨噬细胞增多所致。⑦ 可能与脾脏或其他任何组织的急性或慢性疾病过程有关，包括感染性病因或肿瘤。⑧ 可能是暴露于毒素或免疫调节

性化学物质后淋巴再生的结果。⑨ 通常发生于血源性感染、全身炎症和自身免疫病。

【鉴别诊断】

1）正常的老龄化过程（normal aging process）：① 因大鼠或小鼠的品系或品种而异。② 与对照组进行比较。

2）淋巴瘤（lymphoma）：① 肿瘤细胞形态均一或多形性淋巴细胞群。分化的早期或晚期；局灶性、多灶性或弥漫性。② 正常或非典型性的有丝分裂象多见。③ 白髓结构消失，可伴有或不伴有红髓受累。④ 其他组织中存在淋巴瘤。

3）边缘区淋巴瘤（marginal zone lymphoma）：① 可能难以与边缘区增生相区分。② 生发中心增生伴有边缘区增生比伴有边缘区淋巴瘤更常见。③ 边缘区淋巴瘤会明显地累及红髓。④ Pax5、κ 轻链、IgM 或 Ki67 的免疫组织化学通常有助于阐明红髓受累程度，并区分边缘区淋巴瘤和边缘区增生。

4）多形性 / 滤泡性淋巴瘤（pleomorphic/follicular lymphoma）：① 如果存在，生发中心细胞没有极性，很少或没有套区。② 生发中心可能彼此相邻，并可能融合在一起。③ 可能存在多核细胞。④ 母细胞具有明显的核仁。⑤ IgG1、IgG2a 和 IgG2b 的免疫组织化学可以帮助确立克隆性 [107]。

5）淋巴增生性疾病 [103, 108]：（lymphoproliferative disorder）：① 多克隆淋巴增生。② 参见基因突变小鼠。③ 在不了解遗传背景的情况下难以诊断。

【备注】

当使用描述性或常规术语时，修饰语“淋巴细胞”“淋巴”或“白髓”可用于说明仅限于白髓的细胞数量增多（增生）。没有修饰语或使用术语“弥漫性”则意味着白髓和红髓中的细胞数量都增多。整个白髓或其内任何区室的大小和（或）细胞数量增多都可诊断为淋巴细胞增生。淋巴细胞数量增多（淋巴细胞增生）可能呈局灶性、多灶性或弥漫性（即累及切片中所有的白髓区域），还可以包括白髓树突状细胞和（或）白髓巨噬细胞增多。浆细胞数量增多通常单独诊断（参见浆细胞数量增多）。

白髓细胞数量增多可能是对免疫调节药物或抗原、感染原、毒素和感染、溃疡和（或）坏死组织或肿瘤的反应。淋巴细胞增生可能很难与早期阶段的淋巴瘤相区分。应该保守诊断淋巴瘤，最好有肿瘤形成的确凿证据，尤其是侵袭其他组织。

细胞数量增多通常是一种反应性应答，包括在反应部位或远处出现额外的细胞和（或）现有细胞的转运发生改变。淋巴细胞增殖和再分布通常同时发生，并且在形态上很难区分，因此术语“淋巴细胞增生”被理解为涵盖了脾脏中的这两个过程。

熟悉脾脏不同切面中淋巴组织的正常差异，以及对照组动物脾脏之间的不同，尤其是非常年轻和老龄化的对照组小鼠和大鼠的正常差异是非常重要的。还需要考虑到品系的差异。直到 3 ～ 4 周龄，边缘区才在小鼠体内完全发育，并且其大小（厚度，即细胞层数）因小鼠品系不同而存在差异，通常很薄。相比之下，大多数品系大鼠的边缘区非常宽。老龄化啮齿类动物的脾脏与年轻动物相比，脾脏更大、更致密。白髓位于分支状中央动脉周围，根据组织切片相对于动脉支的位置不同，其外观可能有所不同。脾脏的横截面为三角形，因此应注意标准化纵切面的深度，因为白髓结构的大小和排列随着切面深度的不同而变化，这可导致白髓大小和细胞数量的人为差异。

2. 红髓

（1）描述性脂肪细胞数量增多（des cellularity, increased, adipocyte）（N）（图 1.83）脾脏

常规性脂肪细胞增生（con hyperplasia, adipocyte）

强化性脂肪细胞增多（enh adipocyte, increased）

（如适用，指明区室和分布并诊断增多的区域）

【种属】 小鼠、大鼠。

【其他术语】 Lipomatosis; lipidosis; fatty infiltration; fatty or lipid metaplasia; fatty replacement; fatty change。

【发病机制 / 细胞来源】 可能来源于局部结缔组织、其他间质组织、脂肪细胞或脾脏多能干细胞。

【诊断特征】 ① 红髓中含有脂质的细胞。② 可能为局灶性、多灶性或弥漫性。③ 可能与胶原蛋白沉积有关。

【鉴别诊断】 脂肪瘤（lipoma）：由分化成熟的脂肪细胞组成的结节性占位病变。

【备注】 在对照组小鼠和大鼠的脾脏中，脂肪细胞数量增多是一种罕见的病变。在暴露于苯胺染料的大鼠有报道，伴有脾脏纤维化[109, 110]。

（2）描述性巨噬细胞数量增多（descellularity, increased, macrophage）（N）（图 1.84）脾脏

常规性巨噬细胞肥大 / 增生（conhypertrophy/hyperplasia, macrophage）

强化性巨噬细胞增多（enhmacrophages, increased）

（如适用，指明区室并诊断增多的区域）

【种属】 小鼠、大鼠。

【部位】 红髓；白髓。

【其他术语】 Increased macrophage cellularity; macrophage accumulation; macrophage infiltrate, macrophage infiltration; histiocytosis; histiocytic hyperplasia; histiocytic infiltrate; histiocytic aggregates。

【修饰语】 易染体；含色素；空泡化；聚集灶。

【发病机制 / 细胞来源】 单核细胞/巨噬细胞。

【诊断特征】 ① 红髓的脾窦和（或）脾索中巨噬细胞的数量增多和（或）体积增大。② 巨噬细胞通常是单个的，细胞边界清楚。③ 细胞质可能含有或不含吞噬物质、色素（通常为含铁血黄素）或空泡。④ 含有吞噬的凋亡小体的巨噬细胞被称为易染体巨噬细胞（更多信息参见总论部分）。⑤ 可能为局灶性、多灶性或弥漫性。⑥ 也可发生在白髓中。⑦ 白髓中树突状细胞的细胞数量和（或）细胞大小可能增加。

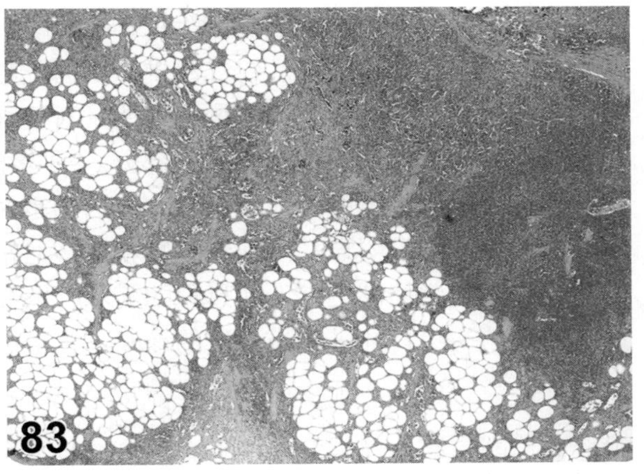

图 1.83

大鼠，脾红髓。脂肪细胞数量增多。红髓内可见多个空泡化的脂肪细胞灶

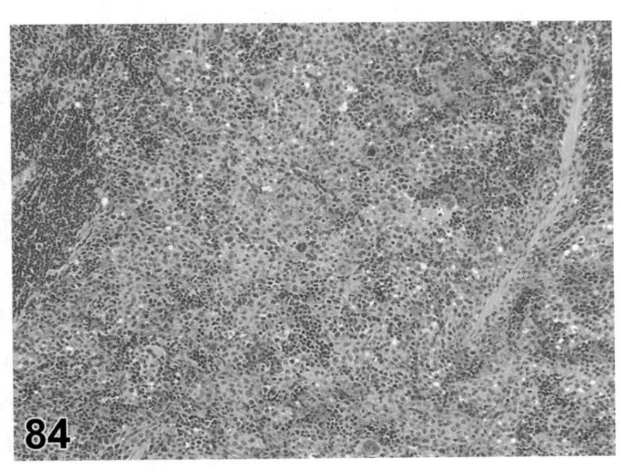

图 1.84

小鼠，脾红髓。巨噬细胞数量增多

【鉴别诊断】

1）巨噬细胞聚集灶增多（aggregates, macrophage, increased）：① 黏附的巨噬细胞簇散在分布。② 缺乏有组织的结构包膜。③ 局灶性或多灶性。④ 巨噬细胞可转化为上皮样细胞。

2）肉芽肿（granuloma）：① 有组织的结构，特征为上皮样巨噬细胞和其他炎症细胞密集聚集，可能包括多核巨细胞。② 多灶性或弥漫性病变，可能不同程度地伴有坏死、其他炎症细胞、感染原或注射物质。③ 与炎症状态和暴露的外源性物质有关。

3）肥大细胞数量增多（cellularity, increased, mast cell）：① 细胞具有淡嗜碱性或嗜酸性细胞质，含有丰富的嗜碱性颗粒，吉姆萨或甲苯胺蓝染色呈异染性。② 细胞质不呈泡沫样或空泡状。③ 脱颗粒或未成熟的肥大细胞很难与巨噬细胞相区分。

4）组织细胞肉瘤（histiocytic sarcoma）：① 肿瘤细胞通常比增生的巨噬细胞体积更大、异型性和多形性更明显。② 常见多核巨细胞。③ 肿瘤性巨噬细胞增生呈结节样或融合成片，会消除、替代或破坏正常结构。④ 可能累及其他组织。

【备注】 巨噬细胞数量增多（肥大 / 增生）最常见于大多数脾巨噬细胞所在的红髓，但也可能发生在白髓，包括边缘区。在红髓中，定居巨噬细胞清除血液中衰老和受损的细胞（尤其是红细胞）及微生物等微粒。巨噬细胞数量增多可能是对各种状况（如传染病、免疫状态、红细胞破裂、外源性物质或远处的肿瘤）的反应性应答的一部分。巨噬细胞的局灶性聚集灶，称为椭圆体或 PAMS，是以红髓中动脉终端为中心围绕的巨噬细胞群，可因刺激而扩大，以增加清除。在啮齿类动物中，这些巨噬细胞聚集灶通常很小且不明显。巨噬细胞数量增多通常与吞噬作用、色素存储、空泡形成或聚集等同时发生，因为巨噬细胞增加满足推动此过程的需求。因此，诊断术语包括这些过程可作为修饰语，以允许病理学家为特定的一组特征进行最合适的诊断。也可以分别诊断这些所见。

（3）描述性肥大细胞数量增多（descellularity, increased, mast cell）（H）（图 1.85）脾脏

常规性肥大细胞增生（conhyperplasia, mast cell）

强化性肥大细胞增多（enhmast cells, increased）

（如适用，指明区室并诊断增多的区域）

【种属】 小鼠、大鼠。

【其他术语】 mastocytosis（见备注）。

【诊断特征】

1）红髓肥大细胞浸润。① 脾脏结构无改变或破坏。② 局灶性、多灶性或弥漫性。

2）处于相同分化阶段的细胞，通常分化良好。

3）大细胞，具有丰富的淡蓝色或空泡化细胞质。

4）大量的深蓝色细胞质颗粒。

5）细胞质颗粒吉姆萨或甲苯胺蓝染色呈异染性。

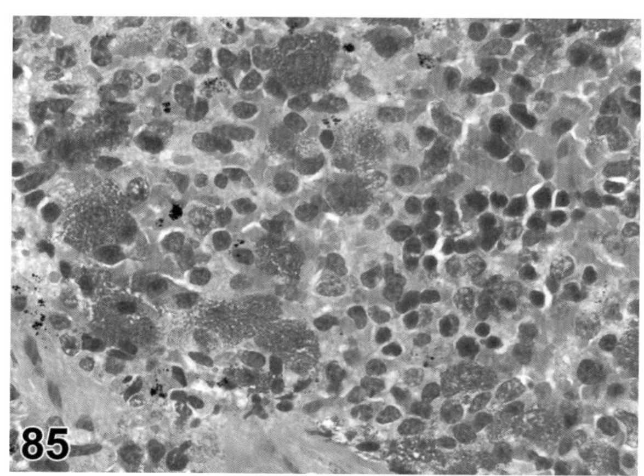

图 1.85

B6C3F1 小鼠，脾红髓。肥大细胞数量增多

【鉴别诊断】 ① 巨噬细胞数量增多（cellularity, increased, macrophage）：细胞无淡蓝色细胞质或嗜碱性颗粒。② 良性肥大细胞瘤 / 恶性肥大细胞瘤（tumor, mast cell, benign/tumor, mast cell, malignant）：肿瘤细胞学和（或）恶性生长模式。

【备注】 肥大细胞数量增多（增生）在啮齿动物脾脏中罕见。

（4）描述性间皮细胞数量增多（descellularity, increased, mesothelial cell）（H）（图 1.86）脾脏

常规性间皮细胞增生（conhyperplasia, mesothelial cell）

强化性间皮细胞增多（enhmesothelial cells, increased）

（如适用，指明区室和分布，并诊断增多的区域）

【种属】 小鼠、大鼠。

【其他术语】 Hyperplasia; capsule。

【诊断特征】 ① 脾脏表面的间皮细胞增多。② 常伴有炎症包括纤维化。③ 可能是局灶性、多灶性或弥漫性。④ 常伴有其他腹膜或脾脏病变，包括炎症和纤维化。⑤ 可见于转移至腹腔的肿瘤。

【鉴别诊断】 恶性间皮瘤（mesothelioma, malignant）：间皮肿瘤细胞具有肿瘤细胞的特征，除脾脏外，还可见于其他器官的腹膜面。

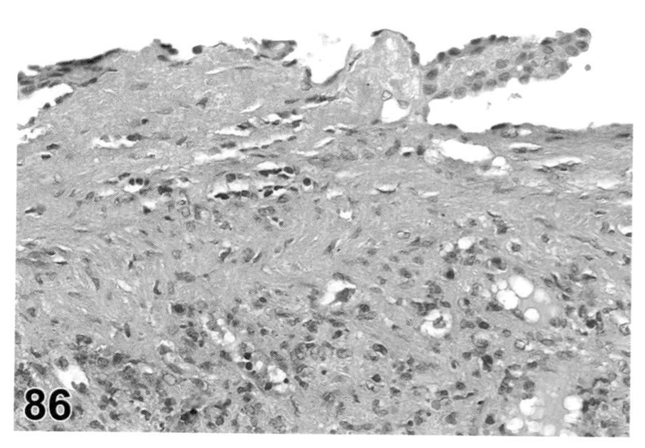

图 1.86

大鼠，脾被膜。间皮细胞数量增多

【备注】 间皮细胞数量增多（间皮增生）可

见于慢性腹膜炎、腹水、腹膜肿瘤转移和脾脏炎症。

（5）描述性红髓浆细胞数量增多（des cellularity, increased, plasma cell, red pulp）（H）（图 1.87）脾脏

常规性浆细胞增生（con hyperplasia, plasma cell）

强化性浆细胞增多（enh plasma cells, increased）

（指明区室）

【种属】　小鼠、大鼠。

【其他术语】　Plasmacytosis。

【发病机制 / 细胞来源】　作为对抗原的应答，生发中心的克隆性扩增，产生分泌抗体的浆细胞。

【诊断特征】　① 红髓中浆细胞增多。② 可以排列在小梁静脉周围。③ 可见与其他造血细胞类型混合，作为髓外造血的一部分，或作为单纯浆细胞群，这取决于诱发原因的性质。④ 细胞质丰富，常规 H&E 染色呈紫色。⑤ 偏位核和高尔基体明显。⑥ 可能存在带有拉塞尔小体的莫特细胞。⑦ 可能与脾脏或任何其他组织的急性或慢性疾病过程有关，包括感染性病因或肿瘤。⑧ 常发生于血源性感染、全身性炎症和自身免疫病。⑨ 生发中心可能肥大 / 增生。⑩ 无有丝分裂象。

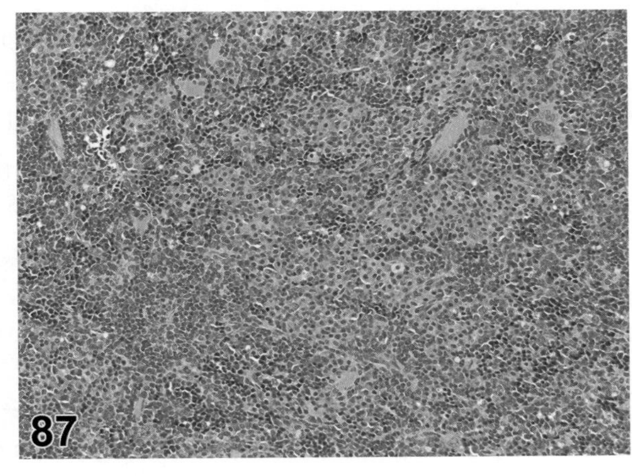

图 1.87

B6C3F1/N 小鼠，脾红髓。浆细胞数量增多

【鉴别诊断】　浆细胞性淋巴瘤（plasmacytic lymphoma）：① 在分化较差的浆细胞性淋巴瘤中，细胞可能具有间变性浆母细胞特征。② 仅根据形态学特征可能难以区分高分化肿瘤和浆细胞增生。③ Ki67 或其他增殖标志物有助于鉴别，因为浆细胞增生缺乏一致性的 Ki67 免疫反应性。④ 可能存在有丝分裂象，但在分化良好的肿瘤中很少见。⑤ 肿瘤细胞可以是成熟浆细胞，具有明显浆细胞样分化的未成熟细胞，或成熟浆细胞和未成熟浆细胞的混合物。⑥ 尽管罕见，但嗜酸性细胞质内晶体样结构的形成被认为是浆细胞性淋巴瘤的诊断特征。

【备注】　浆细胞数量增多（增生）是脾脏对急性和慢性炎症刺激的常见反应。浆细胞是与抗原识别过程有关的成熟终末阶段细胞，并由淋巴滤泡生发中心或边缘区中的成熟及记忆性 B 细胞产生。产生的浆细胞通常位于红髓内，尤其是引流静脉周围，但也可能出现在 PALS 中及沿着 PALS 和边缘区交界处分布。浆细胞增多症也是啮齿类动物脾脏中常见的老龄化变化，除非进行浆细胞标志物、重链 Igs 或 k 轻链的免疫组织化学染色，否则无法很好地识别。

（6）描述性间质细胞数量增多（des cellularity, increased, stromal cell）（H）（图 1.88）脾脏

常规性间质细胞增生（con hyperplasia, stromal cell）

强化性间质细胞增多（enh stromal cell, increased）

（如适用，指明区室和分布，即局灶性、多灶性或弥漫性，并诊断增多的区域）。

【种属】　小鼠、大鼠。

【其他术语】　Reticular cell hyperplasia; FRC hyperplasia。

【发病机制 / 细胞来源】　推测为增生的成纤维网状细胞。

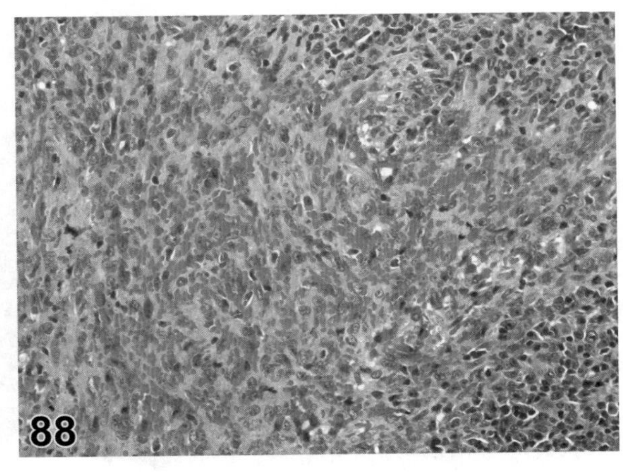

图 1.88

大鼠，脾红髓。间质细胞数量增多（增生）。渗出的红细胞散布于增生的明显的红髓间质细胞中

【诊断特征】

1）红髓间质细胞的局灶性增生。

2）细胞质淡染、圆形至卵圆形的泡状核，单个核仁。

3）存在网状蛋白（纤维）染色，但未见胶原蛋白或不明显。① 成纤维网状细胞对平滑肌肌动蛋白、结蛋白和平足蛋白（podoplanin）呈阳性反应 [2]。② 网状纤维银染呈阳性。

【鉴别诊断】 ① 局灶性纤维化（focal fibrosis）：成纤维细胞局灶性增殖伴随胶原蛋白沉积。② 局灶性脂肪瘤病（focal lipomatosis）：红髓中界限清楚的脂肪细胞灶。③ 巨噬细胞数量增多（cellularity, increased, macrophage）：F4/80 的免疫组织化学可能是区分间质细胞增生与巨噬细胞数量增多所必需的。

【备注】 据报道，长期给予大鼠芳香胺之后，可诱导红髓间质细胞增生。这种变化比纤维化轻，可能是纤维化的前期反应。

（7）描述性髓外造血增多（desextramedullary hematopoiesis, increased）（N）（图 1.89 ～图 1.92）脾脏

常规性髓外造血增多（conextramedullary hematopoiesis, increased）

强化性髓外造血增多（enhextramedullary hematopoiesis, increased）

（如适用，指明红髓，并诊断增多的区域）

【种属】 小鼠、大鼠。

【部位】 红髓。

【其他术语】 Hematopoietic hyperplasia; red pulp hyperplasia; myeloid hyperplasia; erythroid hyperplasia; megakaryocytic; hyperplasia hematopoietic cell proliferation; myeloid metaplasia。

【发病机制 / 细胞来源】 造血细胞通常存在于红髓中，或从骨髓迁移到红髓。

【诊断特征】

1）红髓的大小 / 面积增加。

2）红髓中造血细胞增多。

3）可能存在 3 个系（髓系、红系和巨核细胞系）的造血细胞。① 细胞类型的比例可因造血增加的病因不同而异。② 任何系都可能占优势。③ 每个系通常是具有处于不同分化阶段的代表性细胞。

【鉴别诊断】

1）白血病（髓系、红细胞或巨核细胞）［leukemia (myeloid, erythroid, or megakaryocytic)］：① 肿瘤细胞通常都处于一个分化阶段，尤其是分化较差的肿瘤。② 通常侵袭其他脏器的肿瘤细胞与脾脏中

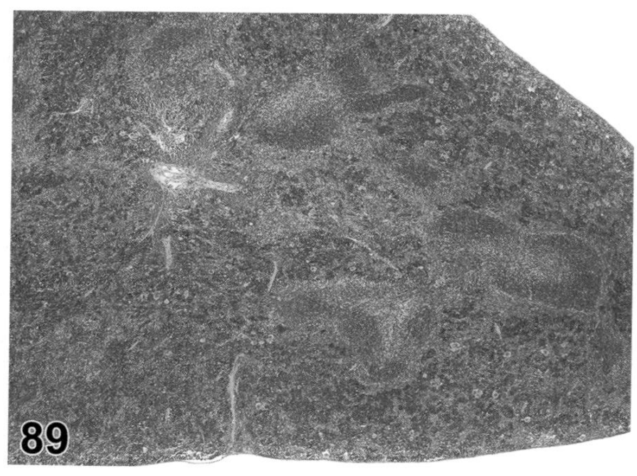

图 1.89

小鼠，脾红髓。髓外造血增多

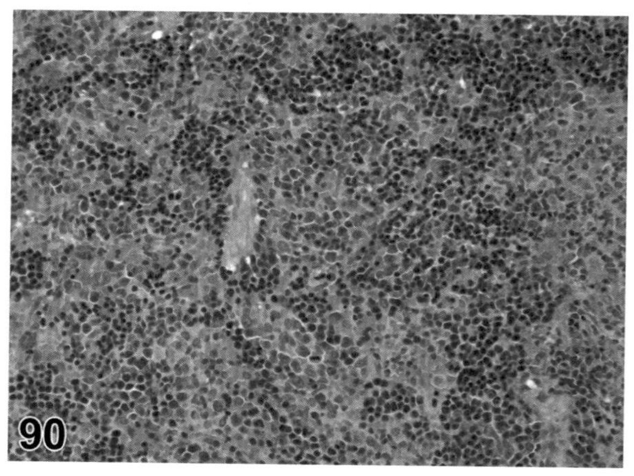

图 1.90

大鼠，脾红髓。髓外造血增多，包括所有 3 种谱系，其中以红细胞生成最为明显

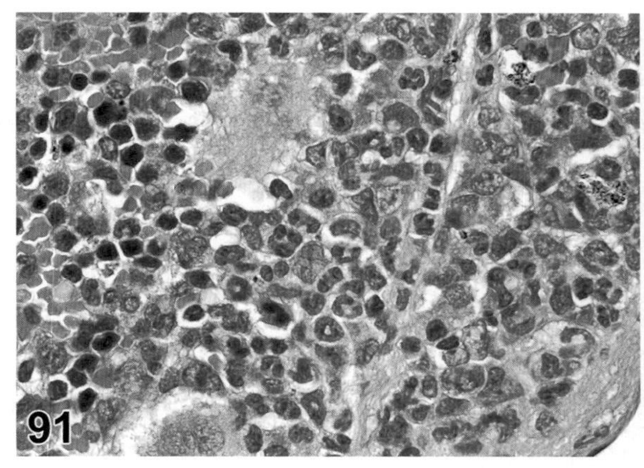

图 1.91

大鼠，脾红髓。髓外造血增多，包括所有 3 种谱系，其中以粒细胞生成最为明显

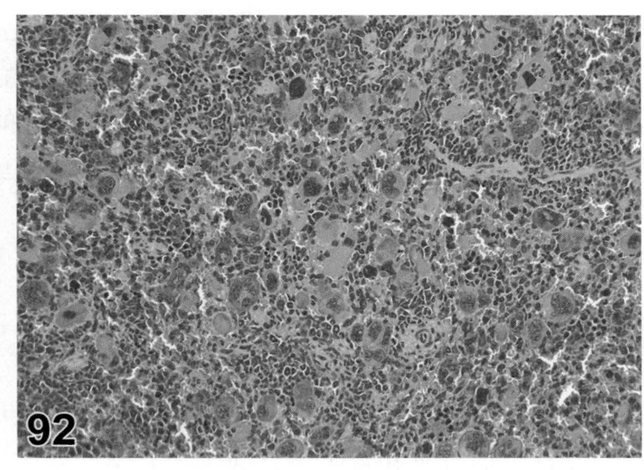

图 1.92

NSG（NOD scid γ）小鼠，脾红髓。妊娠期哺乳诱导巨核细胞髓外造血增多

的肿瘤细胞相同。③ 一些白血病表现为轻微的组织受累，但是白细胞计数很高，血液中存在大量的未成熟细胞类型 / 母细胞。④ 可能存在有丝分裂、凋亡和坏死。

2）淋巴瘤（lymphoma）：① 细胞形态不同于髓系、红系或巨核细胞。② 可能很难与未分化的髓系白血病区分，免疫组织化学可能有所帮助。

【备注】 髓外造血增多是红髓弥漫性增生的常用术语。髓外造血增多通常是弥漫性的，但也可能仅是一个局灶性的病变。髓外造血是由 3 种造血细胞系中的一种或多种细胞组成，即红系前体细胞、髓系前体细胞和巨核细胞。在啮齿类动物中，尤其是小鼠，脾脏在动物的一生中不同程度地与骨髓一样具有造血功能。尽管啮齿类动物的脾脏通常存在一定程度的髓外造血，但在应对血液毒性损伤、贫血、骨髓抑制、炎症、机体其他部位肿瘤及妊娠时，髓外造血会增多。取决于诱发因素（贫血、炎症等），3 种细胞系中的任何一种细胞都可能占主导地位。根据优势细胞系，增生可被称为红系增生、髓系（粒细胞）增生或巨核细胞增生。增生可能与小鼠或大鼠的品系、性别和年龄有关。

（8）描述性结节状增生（deshyperplasia, nodular）（H）脾脏

常规性结节状增生（conhyperplasia, nodular）

强化性结节状增生（enhhyperplasia, nodular）

（指明红髓）

【种属】 小鼠、大鼠。

【其他术语】 Splenoma; hamartoma; malformation; focal red pulp hyperplasia。

【发病机制 / 细胞来源】 脾脏的红髓。

【诊断特征】 ① 红髓内局灶性、孤立性发生。② 结节从脾脏突出。③ 划分明显、边界清楚。④ 由外观正常的红髓（血窦、髓外造血灶、含铁血黄素）组成。⑤ 结节内无白髓成分 / 淋巴组织。⑥ 膨胀性生长，伴有局灶性的被膜扩张。⑦ 通常大体病理学观察可见。

【鉴别诊断】

1）血管瘤（hemangioma）：① 肿瘤细胞圆形，较大，形成血管结构，表现为具有不同数量结缔组织的血管腔。② 主要由内衬内皮细胞的血管组成，其内可有成熟的红细胞，缺乏或极少其他造血细胞系的细胞。

2）血管肉瘤（hemangiosarcoma）：① 缺乏明确、清楚的边界。② 充满血液的血管通道伴有不同数量的结缔组织。③ 内皮细胞具有异型性。④ 可能存在纤维肉瘤样外观的实性区域。⑤ 主要由内衬内皮细胞的血管组成，其内可有成熟的红细胞，缺乏或极少其他造血细胞系的细胞。

3）间质细胞数量增多（cellularity, increased, stromal cell）：① 纤维间质组织。② 没有明确的边界。③ 血窦减少或缺乏，被毛细血管替代。④ 可能存在细胞的多形性。

【备注】　大鼠脾脏结节性增生是一种罕见的病变，可能是由于脾脏外伤引起的，可能并不是真正的错构瘤。F344 大鼠有红髓的局灶性增生的报道。

六、淋巴结

（一）组织结构

淋巴结是淋巴结及淋巴管集成网的一部分，淋巴结能与机体中与外界接触的部位（皮肤和黏膜）及内部器官（如肝脏和肾脏）之间进行联络。一些淋巴结也能引流至其他淋巴结。

（二）功能

淋巴结对组织液（淋巴）进行抗原监测，启动针对抗原的细胞和抗体反应，并滤过淋巴[105]。在淋巴结区室中启动适应性免疫应答，此处再循环淋巴细胞与抗原提呈细胞汇集，这些抗原提呈细胞携带的抗原来自于外界或给予外源物质接触的部位（如皮肤、黏膜）。遇到其同源抗原的淋巴细胞在生发中心（B 细胞）和副皮质区（T 细胞）中进行克隆增殖。活化的 B 细胞可转变成产生抗原特异性抗体的浆细胞和增强对未来接触抗原应答反应的记忆 B 细胞。活化的 T 细胞产生多种效应 T 细胞。先天性免疫反应发生在淋巴窦，此处的巨噬细胞识别、吞噬和清除病原体、异物和细胞碎片。

（三）发育

淋巴结出生时就存在，并在抗原刺激下发育。

（四）组织学

淋巴结具有几个淋巴区室及一个滤过区室（淋巴窦）。表 1.5 概述了每一个区室的细胞组分。

淋巴结基质由成纤维网状细胞和网状纤维组成的网状结构组成。网状结构将淋巴结细分为几个功能性区室[4]，并且为淋巴结内的淋巴细胞迁移和分离提供支架[1, 2, 5, 6]。成纤维网状细胞还能提供黏附表面，并产生营养因子（趋化因子），通过趋触性转运指导淋巴细胞运动到 B 细胞和 T 细胞区域。淋巴细胞通过位于副皮质和滤泡间皮质的 HEV 进入淋巴组织，并迁移到滤泡（B 细胞）和副皮质区（T 细胞），于此处淋巴细胞监测抗原提呈细胞上表达的抗原。如果找不到其同源抗原，就会进入淋巴窦，并通过输出淋巴管迁移出淋巴结。突状树突状细胞（IDC）从皮肤、黏膜表面和器官中收集抗原，进入淋巴管，并在淋巴中转运至局部引流淋巴结。淋巴还运输可溶性抗原、炎症介质、细胞碎片、炎症细胞、红细胞和微生物。IDC 到达被膜下窦之后，停在淋巴窦壁上并迁移至淋巴组织。炎症介质和可溶性抗原（＜ 70 kDa）被网状结构中的网状纤维摄取，这些网状结构形成一个导管系统以便将这些物质转移至深部淋巴组织[4, 5]。炎症介质刺激 HEV 上调再循环淋巴细胞的募集，从而导致淋巴细胞数量增多，尤其是在外周副皮质区和滤泡间区域的 HEV 周围。抗原提呈细胞［包括滤泡中的滤泡树突状细胞（follicle dendritic cell, FDC）］从导管系统中提取可溶性抗原。当某个淋巴细胞遇到一个抗原提呈细胞上的同源抗原时，则被刺激而留在淋巴结中进行克隆增殖。

B 细胞的抗原刺激导致初级滤泡的生发中心开始发育。FDC 捕获抗原和 B 淋巴母细胞迁移至淋巴滤泡中被认为是生发中心形成的第一个事件。初级淋巴滤泡中的小再循环 B 细胞被发育中的生发中心外推，形成围绕滤泡的套区。生发中心及周围的套区被称为次级滤泡。在 H&E 染色的切片中，由于大量的小 B 细胞，次级滤泡的套区呈深嗜碱性染色。由于存在淋巴母细胞和 FDC，生发中心颜色较浅。抗原刺激的 B 淋巴母细胞呈指数增殖并改变表型，如通过失去其表面 Ig（surface Ig, sIg）。在这种状态下，它们被称为中心母细胞。中心母细胞迁移至顶端，并成熟为再次表达 sIg 的非分裂中心细胞。对抗

表 1.5 淋巴结的区室和细胞组分

区室	组分
淋巴滤泡	B 细胞为主的区域 含小的静息初始 B 细胞的初级滤泡 滤泡树突状细胞（FDC）
生发中心	处于多个发育和成熟阶段的 B 细胞 T 细胞 滤泡树突状细胞（FDC） 巨噬细胞
滤泡间皮质和副皮质	T 细胞为主的区域 T 细胞 B 细胞 成纤维网状细胞（FRC） 突状树突状细胞（IDC） 高内皮细胞小静脉（HEV） 巨噬细胞
髓索	淋巴细胞 浆细胞 成纤维网状细胞（FRC） 巨噬细胞
淋巴窦（被膜下窦、横窦、副皮质淋巴窦、髓窦）	成纤维网状细胞（FRC） 巨噬细胞

缩写：MALT 表示 mucosa-associated lymphoid tissue；M 表示 microfold；FDC 表示 follicular dendritic cell；FRC 表示 fibroblastic reticular cell；HEV 表示 high endothelial venule。a 改编自 Kuper et al. 2017。区室划分是基于派氏结和 NALT。孤立淋巴滤泡（ILF）和隐结（crypto patche）没有显示这种程度的组织结构

原具有高度亲和力的中心细胞可表达细胞存活基因 *bcl-2* 并存活下来。对抗原具有低或无亲和力的中心细胞不表达 *bcl-2*，并因细胞凋亡而消失。在此阶段，生发中心的暗区（中心母细胞）和明区（存活的中心细胞）变得明显 [111]。抗体同种型转换发生在顶端的明区，极有可能是在 $CD4^+$ T 细胞的辅助下完成。暗区和明区的存在取决于激活阶段及切片的切面。易染体巨噬细胞的出现反映了中心细胞的凋亡 [112]。成熟 B 细胞以浆细胞或记忆 B 细胞的形式离开生发中心。浆细胞可能在髓索聚集，并将抗体分泌到淋巴液中，也可能离开淋巴结。记忆 B 细胞位于滤泡的套区。给予抗原后几天会出现生发中心。在具有较低的背景生发中心活性淋巴结中，给予抗原后生发中心的反应会持续 3 周左右。生发中心的存在、大小、数量是免疫激活的重要指标。淋巴结生发中心的所在的部位可以提供有关活化程度的信息。一个非常活跃的淋巴结可能在副皮质区甚至是髓索中存在生发中心 [105]。

T 细胞的抗原刺激导致中央副皮质区扩大。T 细胞不形成像生发中心那样的独特结构，并且其特征也不太明确。副皮质区细胞的数量取决于小的嗜碱性再循环淋巴细胞、较大的增殖淋巴母细胞、浅染的 IDC 和巨噬细胞的相对比例。

位于淋巴窦网状结构内的定居巨噬细胞（也称为窦组织细胞）可清除淋巴液中的颗粒、细胞和细胞碎片。巨噬细胞可能含有来自红细胞的色素（含铁血黄素）或刺青色素。淋巴窦的外观有所不同，取决于通过的血细胞数量和类型。离开淋巴结的淋巴细胞在淋巴窦中数量不一。根据引流区域的活动情况，

可能会看到引流的红细胞、中性粒细胞、嗜酸性粒细胞和肥大细胞。髓索和髓窦的大小呈负相关。当髓索内充满浆细胞而增宽后，淋巴窦变窄。当髓索内细胞减少时，淋巴窦则变宽。

（五）取材和诊断注意事项

由于缺乏肉眼明显可见的特征并且淋巴结体积小，通常难以获得标准的正中矢状面切片。正常淋巴结结构复杂、淋巴细胞数量变化大及切面的差异都会导致淋巴结评估困难。常规 H&E 染色切片中很难观察到成纤维网状细胞和淋巴细胞亚群。淋巴结显微镜下的外观可因监视 / 抗原提呈的相对活性、淋巴细胞发生及过滤功能而存在较大差异，每一种变化都会扩大淋巴结中不同的区室。不同淋巴结的名称如果不统一，则可能会造成交流上的困难。已建议统一大鼠 [113] 和小鼠 [114] 淋巴结的名称。

通常在毒性试验中对肠系膜淋巴结和（或）呼吸道引流淋巴结进行取材，以及非黏膜表面引流的静息外周淋巴结，通常是腋窝或腘窝淋巴结。外周淋巴结在免疫系统评估中的应用存在质疑 [115]，但它们适用于评估免疫刺激。为了评估免疫调节作用，最重要的是与同期对照进行比较。亚急性（2 ～ 4 周）和亚慢性（13 周）试验建议采用描述性术语或强化性术语，因为描述性方法在评估和表征免疫调节效应时最为有用 [13, 15]。对于致癌试验和特殊试验包括转基因动物的试验，传统的解释性术语是合适的。

需要了解淋巴结引流的区域，以便解释淋巴结的形态。

为了评估淋巴结处理相关的效应，最重要的是认识到，尽管淋巴结位于全身多个部位，但其与骨髓、胸腺、脾脏和 MALT 一起均是一个完整系统的一部分。

（六）非增生性改变

1. 皮质、副皮质和髓索

（1）不发育 / 发育不全（aplasia/hypoplasia）（N）淋巴结

参见淋巴造血系统总论。

（2）描述性淋巴细胞凋亡增多（[des]cellularity, increased, lymphocyte）（N）（图 1.93，图 1.94）淋巴结

常规性淋巴细胞凋亡增多（[con]cellularity, increased, lymphocyte）

强化性淋巴细胞凋亡增多（[enh]cellularity, increased, lymphocyte）

（如适用，指明区室，并单独诊断淋巴细胞减少、减少的区域、易染体巨噬细胞等）

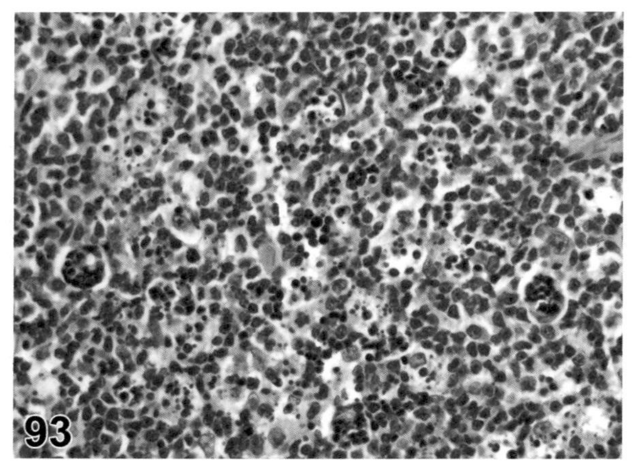

图 1.93

大鼠，肠系膜淋巴结。副皮质严重淋巴细胞凋亡增多

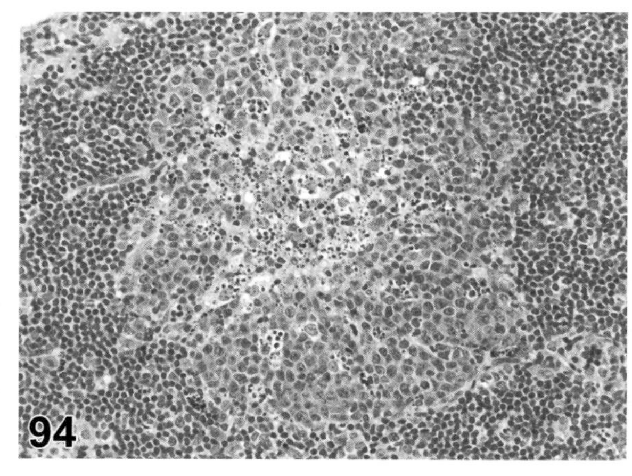

图 1.94

大鼠，肠系膜淋巴结。滤泡生发中心，淋巴细胞凋亡增多

【种属】 小鼠、大鼠。

【其他术语】 Lymphocytolysis; increased tingible body macrophages；increased cell death。

【发病机制 / 细胞来源】 淋巴细胞通过细胞凋亡途径死亡。

【诊断特征】 ① 凋亡的淋巴细胞处于细胞皱缩、核浓缩、核破碎的不同阶段。② 组织中游离的凋亡小体。③ 易染体巨噬细胞（即吞噬凋亡小体的巨噬细胞）增多。④ 淡染的易染体巨噬细胞散在分布于嗜碱性的淋巴细胞中，呈“星空”样。⑤ 通常会导致一个或多个淋巴区室细胞数量减少（萎缩）。

【鉴别诊断】

1）淋巴组织坏死（necrosis, lymphoid）：① 形态学外观可能包括血影细胞或多个细胞的凝固性坏死，导致无细胞细节区域。② 有炎症反应。③ 增多的巨噬细胞含有坏死碎片，但不含凋亡小体。④ 巨噬细胞通常含有色素或其他吞噬的物质。

2）正常（normal）：少量的细胞凋亡可认为是正常淋巴细胞发育过程中的一部分，如可见于活化的生发中心。

【备注】 细胞凋亡是一种程序性并通常依赖于能量的细胞死亡模式，被认为是各种正常过程的重要组成部分。在成熟过程中，细胞凋亡可清除激活的或自身攻击性的免疫细胞。因此，低水平的淋巴细胞凋亡被认为是正常的。病毒、阻塞（血液、淋巴等）、辐射、细胞毒性药物、皮质类固醇和内源性皮质醇（应激）可使淋巴细胞凋亡增多超过背景水平。在一些肿瘤中也可以看到细胞凋亡增多，如淋巴瘤。淋巴细胞凋亡增加可能由直接的淋巴结淋巴细胞毒性或内源性因素如饮食或应激（糖皮质激素释放）所致。与巨噬细胞的协同作用下，凋亡细胞被快速有效地清除。根据过程的持续时间，凋亡淋巴细胞、易染体巨噬细胞和（或）淋巴细胞数量减少的情况也会不同。持续和严重的细胞凋亡会导致淋巴结细胞数量减少（萎缩）。很难将坏死与凋亡及其他类型的细胞死亡区分开。可能存在混合细胞死亡类型（如凋亡细胞可能以坏死灶的旁观者效应出现），并且坏死和凋亡细胞碎片具有一些共同特征，如核固缩和核碎裂。最好分别识别和记录细胞凋亡和典型坏死的诊断，但是当这些过程是同时发生时，这种区分可能无法实现。这可能是因为一种类型的细胞死亡在组织学上会掩盖了另一种。此外，坏死细胞碎片可能与凋亡碎片有一些相似之处，如核固缩和核碎裂，反之亦然。凋亡可能占主导地位，并转变为坏死表型，或者坏死可能占主导地位，并伴有散在的细胞凋亡。在这些情况下，宜同时使用这两个术语，或仅指出占主导地位的细胞死亡类型，并在报告中讨论其他类型细胞死亡的存在[34]。

（3）描述性淋巴细胞数量减少（des cellularity, decreased, lymphocyte）（N）（图 1.95，图 1.96）淋巴结

常规性淋巴组织萎缩（con atrophy, lymphoid）

强化性淋巴细胞减少（enh lymphocyte, decreased）

（指明区室）

【种属】 小鼠、大鼠。

【其他术语】 Lymphoid depletion; lymphocyte depletion。

【修饰语】 淋巴；淋巴细胞。

【发病机制 / 细胞来源】 淋巴细胞动力学变化——破坏增加或生成减少（淋巴结内或全身性）和（或）募集或滞留减少（淋巴结内）。

【诊断特征】

1）淋巴细胞减少。

2）一个或多个淋巴区室的大小和（或）细胞数量减少。

3）生发中心的体积减小和（或）数量减少（退化）。

4）细胞凋亡增多和（或）易染体巨噬细胞增多。① 表明淋巴细胞破坏增加。② 可能影响一个或多个区室。

5）分布：① 改变可能局部性仅累及一个淋巴结，也可能是全身性累及所有淋巴结。② 其他淋巴器官可能也受影响，尤其是胸腺。

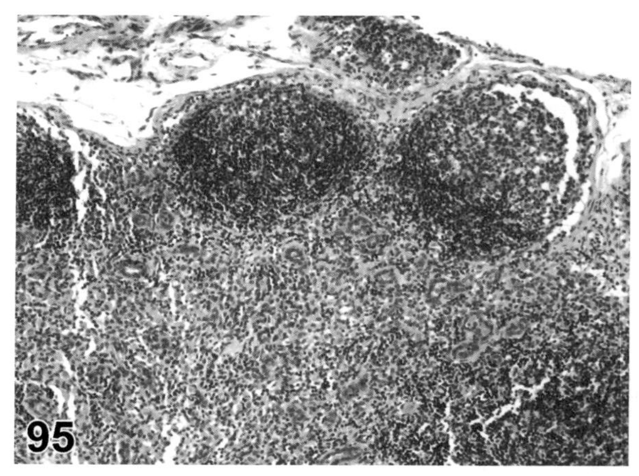

图 1.95

大鼠，肠系膜淋巴结。副皮质和滤泡间皮质淋巴细胞数量减少（萎缩）。可见大量不活跃的 HEV 蓄积在减少和塌陷的间质中

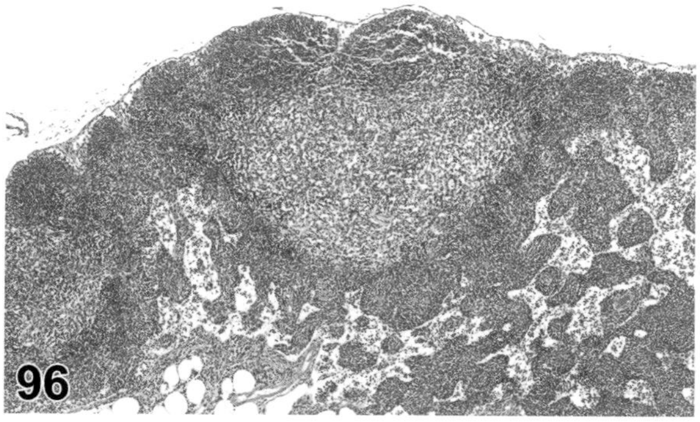

图 1.96

大鼠，肠系膜淋巴结。副皮质区细胞数量减少。注意有生发中心的滤泡缺乏

6）HEV 变得不明显。提示淋巴募集减少。

7）淋巴窦内淋巴细胞减少。提示通过淋巴窦的淋巴细胞通量减少。

【鉴别诊断】　不发育 / 发育不全（aplasia/hypoplasia）：① 完全缺乏某个淋巴器官发育。② 没有组织或器官。

【备注】　淋巴细胞数量减少（萎缩）的病因可能很复杂。淋巴结细胞数量减少可能是淋巴结萎缩（细胞死亡增加或细胞生成减少）的直接结果。然而，在某些情况下，也可能是骨髓或胸腺的细胞数量减少（萎缩）的结果，或者可能反映了淋巴细胞运输和分布模式的改变，或者可能是由于成纤维网状细胞的影响。传统术语“萎缩”可用于长期试验或是已知淋巴结中存在淋巴细胞破坏的情况（存在凋亡或坏死的证据）。短期试验首选是描述性术语“淋巴细胞数量减少”，或是强化性术语“淋巴细胞减少”，因为后二者纯粹是描述性的，并不暗示着淋巴细胞减少的机制或者表明减少发生的部位。年龄的增长、生理性应激、恶病质、毒素、化疗、免疫抑制药物、辐射、病毒感染和干扰淋巴细胞转运等可引起淋巴细胞数量减少。年龄相关性萎缩的程度与动物种属和品系有关。诱导性萎缩的程度取决于给药剂量、给药 / 暴露的持续时间，以及暴露期间淋巴结处于激活状态还是静息状态。萎缩的诊断在很大程度上取决于病史及被检查的解剖学上的淋巴结，如持续激活的引流黏膜表面的淋巴结（如肠系膜淋巴结和下颌淋巴结）或静息淋巴结（如腘窝淋巴结）。副皮质区和髓索的萎缩易被认为是淋巴细胞数量减少，而淋巴滤泡的萎缩常表现为体积减小，缺乏明显的细胞数量减少。生发中心不发育（在激活的淋巴结中）可能伴随着细胞数量减少。坏死和（或）凋亡细胞可能导致萎缩，因此萎缩的淋巴结中可能出现坏死和（或）凋亡细胞，这取决于所处过程的阶段。如果存在全身免疫调节效应，通常所有的淋巴器官（淋巴结、脾脏、胸腺）都可能表现出类似的效应，这反映了这些器官之间为“一个系统但多个部位”的整体相互作用[13,116]。

（4）坏死（necrosis）（N）淋巴结

参见淋巴造血系统总论。

（5）巨噬细胞色素（pigment, macrophage）（N）淋巴结

参见淋巴造血系统总论。

（6）易染体巨噬细胞增多（tingible body macrophage, increased）（N）淋巴结

参见淋巴造血系统总论。

（7）炎症（inflammation）（N）淋巴结

参见淋巴造血系统总论。

2. 淋巴窦和淋巴管

（1）描述性窦扩张（desdilatation, sinus）（N）（图 1.97）淋巴结

常规性窦扩张（condilatation, sinus）

强化性窦扩张（enhdilatation, sinus）

（如适用，指明受累窦，即横窦、髓窦等）

【种属】 小鼠、大鼠。

【其他术语】 Sinus ectasia; sinus dilation; widened sinuses; cystic dilation; cystic degeneration; lymphatic cysts; lymphangiectasia。

【发病机制 / 细胞来源】 被膜下窦、副皮质淋巴窦或髓窦的弥漫性或局灶性扩张。

【诊断特征】 ① 局灶性或弥漫性窦扩张。② 扩张的窦常常充满嗜酸性染色物质，可能是淋巴，含有淋巴细胞和其他细胞。③ 通常伴有淋巴结细胞数量减少 / 萎缩，尤其是髓索。④ 髓窦最常受累。

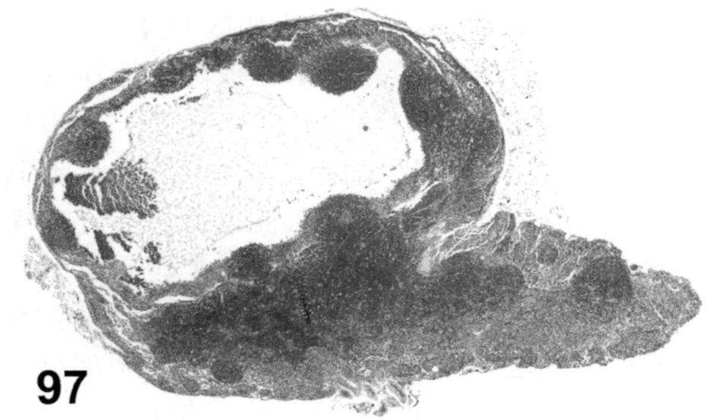

图 1.97

大鼠，肠系膜淋巴结。窦扩张

【鉴别诊断】

1）淋巴管扩张（lymphangiectasis）：① 输入或输出淋巴管的扩张。② 不影响淋巴窦。

2）水肿（edema）：间质间液增加，但不局限于淋巴窦。

【备注】 窦扩张常见于老龄啮齿动物。其病因可能不明，或者是由于邻近组织中的炎症性病变、水肿或肿瘤引起的。多见于肠系膜淋巴结和纵隔淋巴结。当髓索由于淋巴细胞耗减而直径减小时，髓窦可能实际上或看起来继发性增大。

（2）描述性窦内红细胞（deserythrocyte, intrasinusoidal）（N）（图 1.98，图 1.99）淋巴结

常规性窦内红细胞（conerythrocyte, intrasinusoidal）

强化性窦内红细胞（enherythrocyte, intrasinusoidal）

（如适用，指明受累的窦，即横窦、髓窦等）

【种属】 小鼠、大鼠。

【其他术语】 Sinus erythrocytosis/erythrophagocytosis; draining erythrocyte, sinusoidal hemorrhage。

【发病机制 / 细胞来源】 红细胞通过淋巴引流，由淋巴结外出血的部位被转运至淋巴结窦内。

【诊断特征】 ① 红细胞存在于窦内，可以是单个的，也可以是聚集灶。② 红细胞在窦巨噬细胞周围形成菊形团和（或）被窦巨噬细胞吞噬。③ 如果长期或持续性暴露于引流而来的红细胞，则窦巨噬细胞内会含有含铁血黄素色素。

【鉴别诊断】

1）出血（hemorrhage）：① 真正的淋巴结内出血罕见。② 红细胞存在于淋巴结区室中，但不是在窦内，或不只在窦内。③ 无其他原因的局部病变。

2）血管扩张（vascular ectasia）：① 淤血血管的扩张。② 淋巴窦和淋巴组织中缺乏游离的血细胞。

3）血管瘤（hemangioma）：① 内皮细胞和血管结构的增生，形成离散的结节状病变。② 血淋巴结（大鼠）。

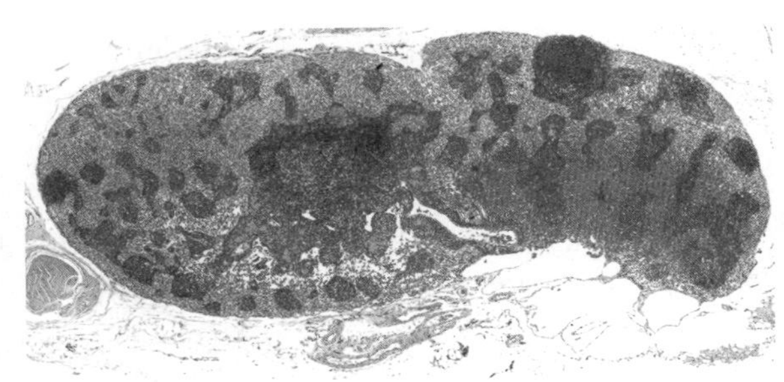

图 1.98

大鼠，颈部淋巴结。髓窦窦内红细胞

【备注】 窦内红细胞通常起源于淋巴结外的出血部位，并在引流淋巴中被带至淋巴结，因此并不是真正的生物学病变。窦内红细胞通常位于淋巴窦内，该淋巴窦接受来自引流区域出血区的淋巴。窦内红细胞通常被视为继发于终末采血或剖检操作的死前或死后人工假象，尤其是纵隔淋巴结和支气管淋巴结。也可能在肠系膜淋巴结中发现，但较少见于下颌淋巴结。安乐死时肺内常见急性出血，并且支气管淋巴结常常观察到引流的红细胞，尤其是用 CO_2 安乐死的动物中[50, 117]。含有含铁血黄素的窦巨噬细胞（含色素巨噬细胞）提示死前存在出血。如果明显的红细胞聚集是由剖检操作或活体操作引起的（如引流区注射），则预期病变的发生率均衡分布于各试验组（包括对照组）。如果认为有必要与大体病理学病变相关联，可在病理学报告中讨论与操作的相关性。红细胞黏附在窦巨噬细胞周围（菊形团形成），而没有吞噬红细胞作用，则可能是吞噬功能不足的标志，正如有机锡试验中所发现的一样[118]。源于淋巴结血管的淋巴结内出血非常罕见，特征为大量游离的红细胞与淋巴结区室中的淋巴细胞混杂一起。

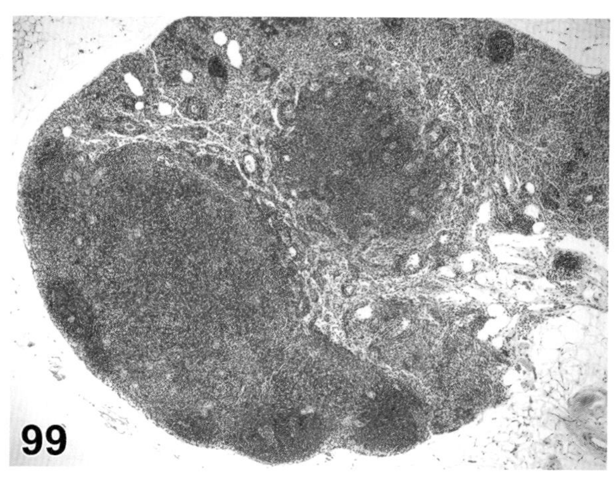

图 1.99

小鼠，腋窝淋巴结。副皮质和淋巴滤泡出血。注意窦内红细胞相对缺乏

（3）描述性淋巴管扩张（deslymphangiectasis）（N）淋巴结

常规性淋巴管扩张（conlymphangiectasis）

强化性淋巴管扩张（enhlymphatics, dilated）

【种属】 小鼠、大鼠。

【其他术语】 Lymphatic dilation; lymphatic cysts; lymphatic ectasia。

【发病机制 / 细胞来源】 淋巴结周围软组织中的淋巴管。

【诊断特征】 ① 淋巴结附近结缔组织中的任何输入淋巴管或输出淋巴管的扩张。② 淋巴管可呈囊性，尤其是无胸腺的裸啮齿类动物，但在致癌试验中也可以看到。③ 可充满无细胞的蛋白样物质。

【鉴别诊断】 ① 血管扩张（vascular dilation）：血管的扩张，其特征为红细胞存在于扩张的血管中。② 水肿（edema）：与血管无关的组织间液增多。

【备注】 淋巴管扩张通常是由于疾病过程如肿瘤或炎症病变引起的淋巴管阻塞所致。

（4）巨噬细胞色素（pigment, macrophage）（N）淋巴结

参见淋巴造血系统总论。

（5）巨噬细胞空泡形成（vacuolation, macrophage）（N）淋巴结

参见淋巴造血系统总论。

（七）增生性改变（非肿瘤性）

包括淋巴结在内的所有淋巴造血器官的增生性改变，通常是反应性的，是这些器官对急性损伤和慢性损伤或生理性刺激正常生理反应的一部分。增生性病变并不能推断出这些器官发生了瘤前病变或癌前病变（见引言）。然而，严重或持续的淋巴细胞增生会增加转化成肿瘤的风险。如果担心的话，应考虑进行克隆性研究。

1. 皮质、副皮质和髓索

（1）描述性巨噬细胞聚集灶增多（desaggregates, increased, macrophage）（N）（图 1.100）淋巴结

常规性巨噬细胞聚集灶增多（conaggregates, increased, macrophage）

强化性巨噬细胞聚集灶增多（enhaggregates, increased, macrophage）

（如适用，指明区室，并诊断增加的区域）

【种属】 小鼠、大鼠。

【其他术语】 Macrophage hyperplasia; histiocytic aggregates; histiocytic hyperplasia; histiocytic granuloma; granulomatous inflammation; Potter's lesion[35]。

【修饰语】 含色素、空泡化。

【发病机制 / 细胞来源】 单核细胞 / 巨噬细胞。

【诊断特征】 ① 黏附的巨噬细胞聚集在一起形成大小不等的聚集灶。② 细胞边界可能清楚或看起来像合胞体。③ 巨噬细胞可能含有或不含有色素。④ 含铁血黄素通常会增加（如果存在）。⑤ 正常的细胞成分不会被替代。⑥ 最常位于髓索和副皮质区。

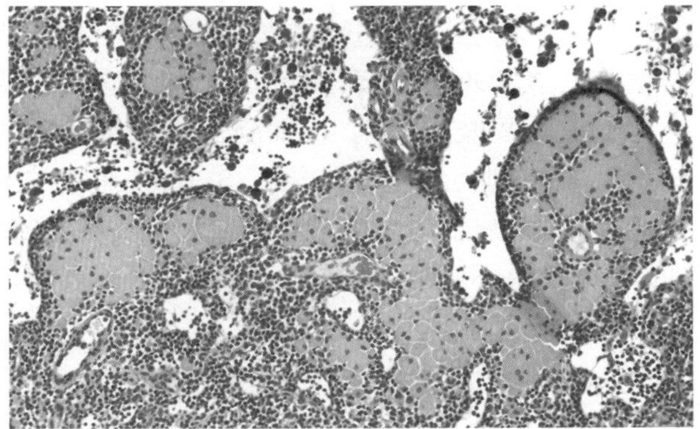

100

图 1.100

大鼠，肠系膜淋巴结。巨噬细胞聚集灶增多

【鉴别诊断】

1）窦内巨噬细胞数量增多（increased cellularity, macrophage, intrasinusoidal）：① 一个或多个窦内，巨噬细胞数量增多和（或）体积增加。② 巨噬细胞通常是单个独立的，细胞界限清楚。

2）肉芽肿性炎症（inflammation, granuloma）：① 有组织的结构，特征为上皮样巨噬细胞和其他炎症细胞紧密聚集，可包含多核巨细胞。② 多灶性或弥漫性病变，可能不同程度地与坏死、其他炎症细胞、感染原或注射物质有关。③ 与炎症状态和暴露的外源性物质有关。

3）肥大细胞数量增多（increased cellularity, mast cell）：① 细胞质弱嗜碱性或嗜酸性，含有丰富的嗜碱性颗粒，吉姆萨或甲苯胺蓝染色呈异染性。② 细胞质不呈泡沫样或空泡化。③ 脱颗粒或未成熟的肥大细胞难以与巨噬细胞区分。

4）组织细胞肉瘤（histiocytic sarcoma）：① 肿瘤细胞比增生的巨噬细胞体积更大、通常异型性和多形性更明显。② 常见多核巨细胞。③ 肿瘤性巨噬细胞增生呈结节样或融合成片，会消除、替代或破坏正常结构。④ 可能累及其他组织。

【备注】 当巨噬细胞不能完全降解摄入的大分子或微生物时就会聚集和形成聚集灶。小的、散在的巨噬细胞聚集灶通常含有色素，被认为是背景病变[117]。聚集灶可在任何淋巴区室中形成，但最常位于髓索和副皮质区。同一个剂量组动物相同淋巴结特定的分布模式可能与处理相关的应用效应相一致。被吞噬的受试物可能具有特定的可识别的形态特征。某些溶媒或饲料抗原可导致巨噬细胞聚集灶增加。灌胃试验中使用的玉米油常常会在肠系膜淋巴结中形成小的聚集灶，通常称为"小肉芽肿（microgranuloma）"。如果淋巴组织区室中巨噬细胞聚集灶增加，窦内的巨噬细胞也可能增加，通常应该单独诊断（参见窦内巨噬细胞数量增多）。据报道，在 NZB、CD-1 小鼠和偶尔其他品系小鼠中，增大的淋巴结皮髓质内含有片状和带状梭形巨噬细胞（Potter 病变）[35, 117]。这种改变与病毒感染有关，认为是非肿瘤性病变。

（2）描述性突状树突状细胞数量增多（descellularity, increased,interdigitating dendritic cell）（H）（图 1.101）淋巴结

常规性突状树突状细胞增生 / 肥大（conhyperplasia/hypertrophy, interdigitating dendritic cell）

强化性突状树突状细胞增多（enhinterdigitating dendritic cell, increased）

（如适用，指明区室，并且诊断增多的区域）

【种属】 小鼠、大鼠。

【其他术语】 Cellularity, increased, nonlymphoid; hyperplasia, nonlymphoid。

【发病机制 / 细胞来源】 IDC 向副皮质区的迁移增加。

【诊断特征】 ① 副皮质区扩大。② IDC 数量增多。③ IDC 最初聚集在副皮质区周围，但可能会浸润整个副皮质区。④ 细胞比淋巴细胞大，细胞核轮廓不规则，细胞质淡染。⑤ 淋巴细胞数量或细胞密度可能减少。⑥ S-100 染色呈阳性，CD68 和 CD45 染色呈不同程度的弱阳性。⑦ 可能与引流组织中的炎症或抗原有关。

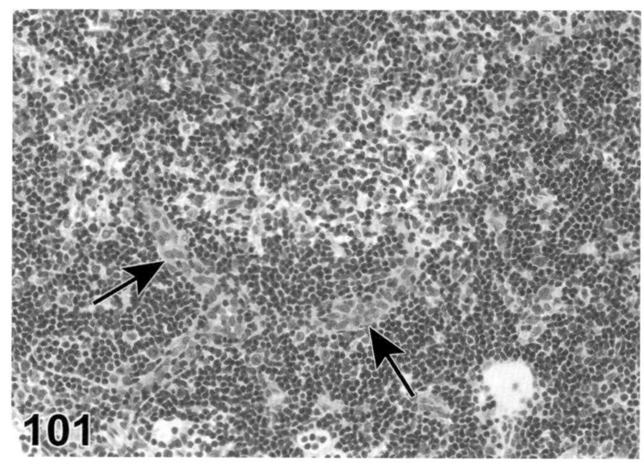

图 1.101

大鼠，淋巴结。淋巴结副皮质的 IDC 数量增多。注意在 HEV 上方聚集的浅染 IDC（如箭号所示）

【鉴别诊断】

1）巨噬细胞聚集灶增多（aggregates, increased, macrophage）：① 黏附的巨噬细胞聚集在一起形成大小不等的聚集灶。② 细胞边界可能清楚或看起来像合胞体。③ 巨噬细胞可能含有或不含色素。④ 含铁血黄素通常会增加（如果存在）。⑤ 正常的细胞成分不会被替代。⑥ 最常见于髓索和副皮质区。

2）副皮质区其他类型的炎症反应（other types of inflammatory response in paracortex）：存在中性粒细胞和（或）其他炎症细胞。

【备注】 IDC 是一种成熟的组织树突状细胞，具有更强的抗原提呈能力 [119]。指突状树突状细胞来源于骨髓，未成熟细胞分布于外周组织，包括皮肤和黏膜上皮 [120]，在周围组织中收集和处理抗原，然后通过输入淋巴管迁移至引流淋巴结，在此处作为成熟 IDC 分布于副皮质区 [121]。因此，IDC 细胞数量增多（增生）是淋巴结对引流器官和组织中抗原的反应性改变，不认为是一种瘤前病变。在无胸腺的裸小鼠和裸大鼠中观察到的 IDC 增生，是对 T 细胞缺乏的代偿性反应。浅表淋巴结中的 IDC 来源于皮肤的朗格汉斯细胞。朗格汉斯细胞、IDC 增多和副皮质区增生可见于人的接触性皮肤淋巴结病。在无毛大鼠突变品系的浅表淋巴结可观察到类似的由于 IDC 增多所致的副皮质区增生 [122]。在无特殊染色的常规试验中，可以使用“副皮质区非淋巴细胞数量增多”或者“非淋巴细胞增生”的诊断来记录这种变化。

（3）描述性淋巴细胞数量增多（descellularity, increased, lymphocyte）（图 1.102）淋巴结

常规性淋巴组织增生（conhyperplasia, lymphoid）

强化性淋巴细胞增多（enhlymphocyte, increased）

（如适用，指明区室，并诊断增多的区域）

【种属】 小鼠、大鼠。

【其他术语】 Lymphocyte proliferation; lymph node activation; reactive lymph node; follicular hyperplasia; increased follicular number。

【修饰语】 淋巴；淋巴细胞。

【发病机制 / 细胞来源】 淋巴细胞的动力学改变：由于抗原刺激导致淋巴细胞生成增加（淋巴结内或全身性），募集 / 滞留的淋巴细胞增多（淋巴结内）和（或）淋巴细胞破坏减少。

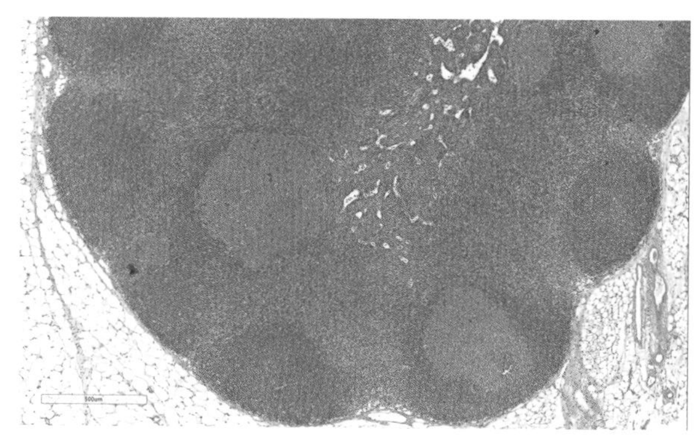

图 1.102

大鼠，淋巴结。皮质、副皮质、髓索的淋巴细胞数量增多

【诊断特征】

1）淋巴细胞增多。

2）与暴露于相同环境下的同期对照组相比，一个或多个淋巴区室的体积增大和（或）细胞数量增多。

3）副皮质区增大。

4）生发中心体积增大和（或）数量增多。提示慢性抗原刺激。

5）分布。① 改变可能是局灶性的，累及一个淋巴结；或可能是全身性的，累及多个淋巴结。② 其他淋巴器官可能受到影响。

6）HEV 增加显著。提示淋巴细胞募集增加。

7）窦内淋巴细胞增多。提示通过窦的淋巴细胞通量增加。

【鉴别诊断】 淋巴瘤（lymphoma）：① 淋巴结结构扭曲。② 可见易染体巨噬细胞，呈“星空”样。③ 通常累及全身多个脏器。④ 与炎症病变无明显相关。

【备注】 淋巴细胞数量增多（淋巴组织增生）可发生在多种情况下，这些情况或可能是特异性的，即由病毒或细菌的抗原驱使，抑或是非特异性的，例如，由污染物、微粒、组织损伤，或是从远处引流的炎症驱使。淋巴增生的病因可能是复杂的，因此应该格外谨慎地考虑使用这个解释性诊断术语。淋巴结内淋巴细胞数量增多可能是淋巴增生的直接结果［细胞生成增加和（或）细胞死亡减少］。然而，在某些情况下，它可能反映淋巴细胞转运和分布模式的变化。

（4）描述性浆细胞数量增多（des cellularity, increased, plasma cell）（H）（图 1.103，图 1.104）淋巴结

常规性浆细胞增生（con hyperplasia, plasma cell）

强化性浆细胞增多（enh plasma cell, increased）

（如适用，指明区室，并诊断增多的区域）

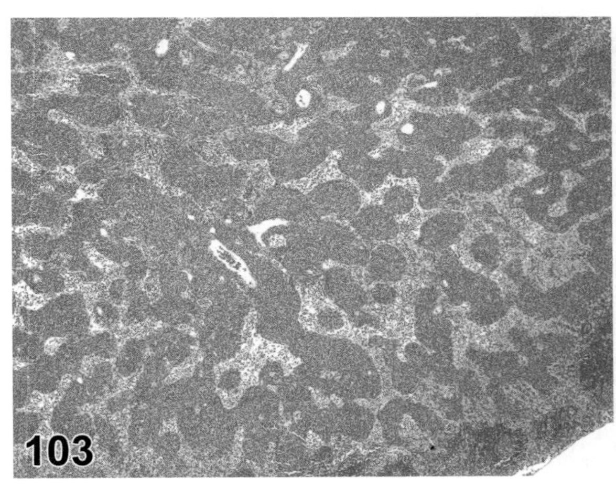

图 1.103

大鼠，下颌下淋巴结。髓索的浆细胞数量增多

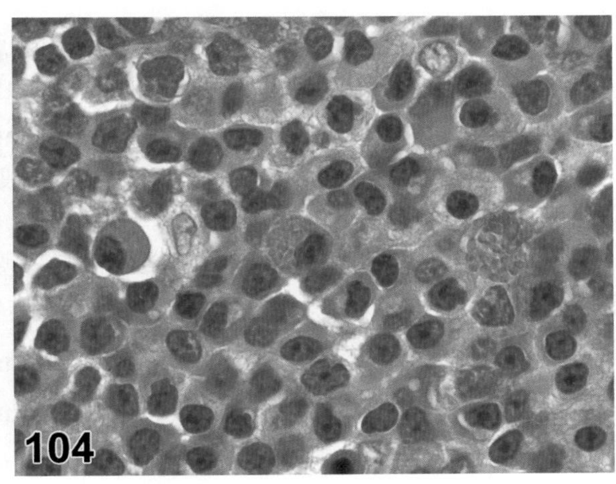

图 1.104

大鼠，下颌下淋巴结。髓索的浆细胞数量增多。注意含有嗜酸性拉塞尔小体的莫特细胞分散于浆细胞间

【种属】 大鼠；小鼠。

【其他术语】 Plasmacytosis。

【发病机制 / 细胞来源】 浆细胞，B 细胞。

【诊断特征】 ① 髓索被分化良好的浆细胞扩大。② 髓窦可能因髓索扩大而塌陷，副皮质区可能部分或全部被浆细胞替代。③ 长期试验中，经常可以在下颌淋巴结中观察到，是一种反应性变化。④ 不是全身性病变。

【鉴别诊断】

1）淋巴瘤（lymphoma）：一般由不成熟的核染色质特征的淋巴细胞群组成。

2）浆细胞性淋巴瘤（plasmacytic lymphoma）：① 未分化的母细胞而不是完全成熟的浆细胞。②

全身性病变。③ 受累及的组织结构扭曲。

【备注】 淋巴结引流区的长期抗原刺激产生的炎症反应会导致浆细胞增多，如感染的导管或足皮炎。在长期试验中，常见于下颌淋巴结，受累的淋巴结肉眼可见肿大。由于成熟浆细胞完全分化，所以本身不具增生性 [123]，也不表达 Ki67。

（5）描述性间质细胞数量增多（descellularity, increased, stromal cell）（H）淋巴结

常规性间质细胞增生（conhyperplasia, stromal cell）

强化性间质细胞增多（enhstromal cell, increased）

（如适用，指明区室，并诊断增多的区域）

【种属】 小鼠、大鼠。

【其他术语】 Fibrous hyperplasia; fibrosis fibroplasia; FRC hyperplasia。

【发病机制 / 细胞来源】 成纤维网状细胞增生。

【诊断特征】 ① 成纤维网状细胞核大且不规则，呈卵圆形。细胞质淡染，并分泌网状纤维。② 局灶性至多灶性的变化，副皮质区最明显。③ 免疫组织化学成纤维网状细胞角蛋白 8 和角蛋白 18 染色呈阳性 [124]。④ 高莫瑞三色（Gomori’s trichrome）染色，网状蛋白银染网状纤维呈阳性。⑤ 采用电子显微镜或免疫组织化学也可对结蛋白、平足蛋白或平滑肌肌动蛋白做出明确诊断。

【鉴别诊断】

1）肉芽肿性炎症（inflammation, granulomatous）：存在其他炎症细胞，可能存在多核巨细胞。① 纤维增生 / 纤维化（fibroplasia/fibrosis）② 有纤维组织和成熟的胶原蛋白。③ 胶原蛋白对三色染色呈阳性反应。

2）组织细胞肉瘤（histiocytic sarcoma）：① 常累及非淋巴器官的全身性肿瘤。② 细胞质嗜酸性的多形性细胞的肿瘤性增生，常伴有多核巨细胞。③ 明确诊断可能需要巨噬细胞标志物的免疫组织化学。

3）血管瘤 / 淋巴管瘤和血管瘤样增生（hemangioma/lymphangioma and hyperplasia, angiomatous）：① 类似纤维化，血管腔相对较少。② 为局灶性病变。③ 血管内皮常增大或轻微多形性。④ 明确诊断可能需要内皮细胞标志物的免疫组织化学。

【备注】 与纤维化明确的鉴别诊断可能需要特殊染色、免疫组织化学或电子显微镜。在没有明确诊断的情况下可诊断为纤维化。实验动物淋巴结中成纤维网状细胞增多（增生）的报道罕见 [124–127]。

（6）描述性血管瘤样增生（deshyperplasia, angiomatous）（H）（图 1.105）淋巴结

常规性血管瘤样增生（conhyperplasia, angiomatous）

强化性血管增多 / 扩张（enhincreased/dilated, blood vessel）

（如适用，指明区室，并诊断增多的区域）

【种属】 小鼠、大鼠。

【其他术语】 Angiomatosis; vascular transformation。

【修饰语】 淋巴管（如果脉管中只含蛋白样液体而无红细胞）。

【发病机制 / 细胞来源】 内皮细胞（淋巴管和血管来源）。

【诊断特征】 ① 皮质、副皮质和（或）髓索或邻近淋巴结周围结缔组织中血管数量增多和（或）大小增加。② 最常累及的是皮质和髓索。③ 脉管（血管）局灶性或弥漫性增生，常扩张。④ 血管扩张，充满血液 / 红细胞，可能形成血栓。⑤ 在早期，增生的脉管内可能充满蛋白样液体，但不存在红细胞，提示淋巴管来源。

【鉴别诊断】

1）窦内红细胞（erythrocytes, intrasinusoidal）：红细胞位于窦内，不位于内衬内皮的血管内。

2）淤血（congestion）：正常直径的血管发生扩张，大小没有明显增加。

3）淋巴管扩张（lymphangiectasis）：① 淋巴管扩张。② 缺乏红细胞。

4）血管瘤和血管肉瘤（angioma and angiosarcoma）：① 血管腔数量增多。② 内皮细胞增生形成结节状肿块。③ 可延伸至淋巴结周围结缔组织。④ 肿瘤性血管腔含有红细胞。⑤ 肿瘤细胞具有细胞质微毛细血管特征。

【备注】 血管瘤样增生是一种常见的老龄化病变，尤其在 B6C3F1 小鼠和一些大鼠如 Wistar 品系的肠系膜淋巴结中。病变开始于髓索和邻近的门组织中的血管，被认为是由输出淋巴管阻塞引起的。较大的病变含有不同程度的红细胞。尽管病变似乎会进一步发展，但血管瘤样增生通常不被认为是血管瘤和血管肉瘤的癌前病变。形态上与人类罕见的血管瘤病相似[128–131]。

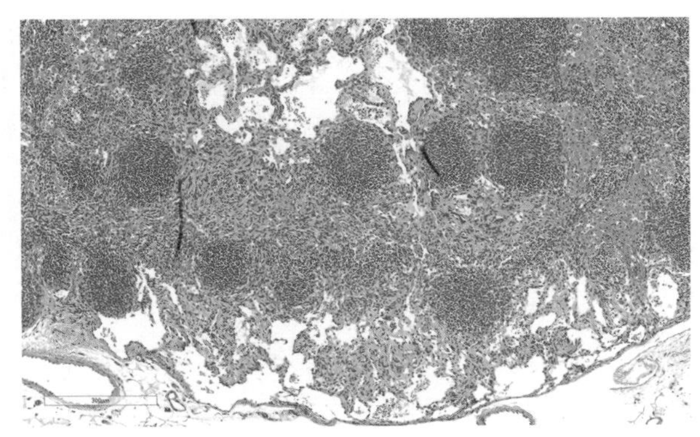

图 1.105

大鼠，肠系膜淋巴结。血管瘤样增生

（7）描述性高内皮细胞小静脉肥大 / 增生（deshypertrophy/hyperplasia, high endothelial venule）（HEV）（N）（图 1.106，图 1.107）淋巴结

常规性高内皮细胞小静脉肥大 / 增生（conhypertrophy/hyperplasia, high endothelial venule）（HEV）

强化性高内皮细胞小静脉增多或高内皮细胞小静脉肥大（enhhigh endothelial venule, increased orhigh endothelial venule, hypertrophy）

（如适用，指明区室）

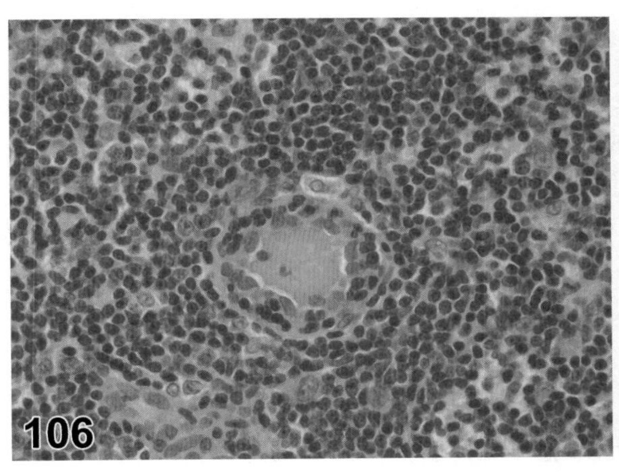

图 1.106

大鼠，肠系膜淋巴结。HEV 肥大 / 增生，横切面

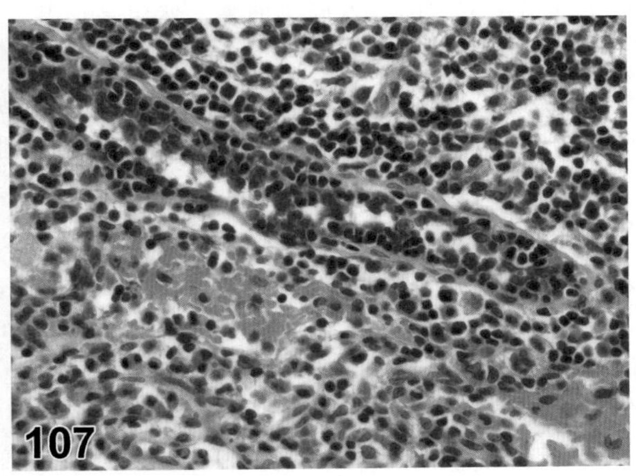

图 1.107

大鼠，肠系膜淋巴结。HEV 肥大 / 增生，纵切面。注意转运中的淋巴细胞

【种属】 小鼠、大鼠。

【发病机制 / 细胞来源】 淋巴结内 HEV 的内皮细胞。

【诊断特征】 ① 正常的“高”血管内皮肥大。② 淋巴细胞穿过血管壁发生迁移增多。③ HEV 通常扩张或横断面增加。④ 可能会发生增生（HEV 数量增多）。

【鉴别诊断】 副皮质区淋巴组织萎缩（atrophy, lymphoid, paracortex）：① 当周围副皮质萎缩时，HEV 可能相对更明显。② HEV 细胞不肥大。

【备注】 HEV 的肥大 / 增生是对免疫刺激的反应，特别是对通过成纤维网状细胞导管系统传递到 HEV 的细胞因子的反应。内皮细胞肥大增加了 HEV 壁的淋巴细胞募集，通常与淋巴结一个或多个区室的细胞数量增多有关。也可以由六氯苯等外源性物质诱发[118, 132]。

2. 淋巴管和淋巴窦

（1）描述性窦内巨噬细胞数量增多（descellularity, increased, macrophage, intrasinusoidal）（N）（图 1.108）淋巴结

常规性窦内巨噬细胞肥大 / 增生（conhypertrophy/hyperplasia, macrophage,intrasinusoidal）

强化性窦内巨噬细胞增多或窦内巨噬细胞肥大（enhintrasinusoidal macrophage, increasedor intrasinu-soidal macrophage, hypertrophy）

（如适用，指明区室，并诊断增加的区域）

【种属】 小鼠、大鼠。

【其他术语】 Sinus histiocytosis; histiocytic hyperplasia; histiocytic infiltrate; histiocytic aggregates; macrophage accumulation; macrophage infiltrate; macrophage infiltration; prominent macrophages。

【修饰语】 含色素；空泡化

【发病机制 / 细胞来源】 单核细胞/巨噬细胞。

【诊断特征】 ① 一个或多个窦的窦内巨噬细胞数量增多和（或）体积增大。② 巨噬细胞通常是单个的，细胞界限明显。③ 细胞质可能含有也可能不含有吞噬物质、色素或空泡。④ 巨噬细胞倾向于先聚集在被膜下窦内，然后是横窦，然后是髓窦。

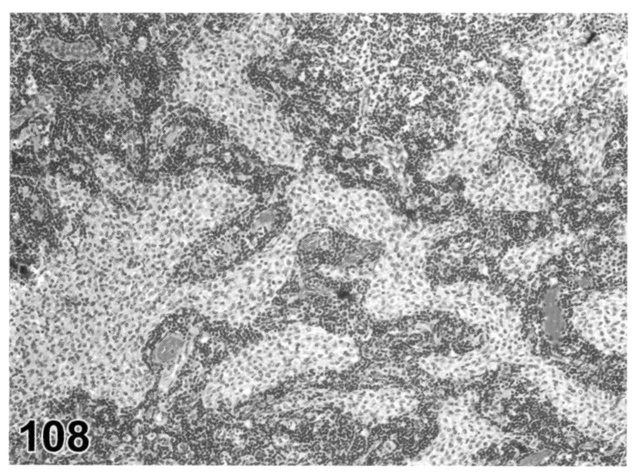

图 1.108

大鼠，肠系膜淋巴结。髓窦窦内巨噬细胞数量增多

【鉴别诊断】

1）巨噬细胞聚集灶增加（aggregates, macrophage, increased）：① 黏附的巨噬细胞形成多个离散的细胞簇。② 不形成有组织的结构或被膜。③ 局灶性或多灶性。④ 一般不会位于窦内。

2）肉芽肿（granuloma）：① 有组织的结构，由上皮样巨噬细胞和其他炎症细胞（可能包括多核巨细胞）紧密聚集而成。② 多灶性或弥漫性病变，可能与坏死、其他炎症细胞、感染原或注射的物质相关。③ 与炎症和暴露于外源性物质有关。

3）肥大细胞数量增多（cellularity, increased, mast cell）：① 细胞质呈浅嗜碱性或嗜酸性，含丰富嗜碱性染色颗粒，吉姆萨或甲苯胺蓝染色呈异染性。② 细胞质不呈泡沫样或空泡化。③ 脱颗粒或未成熟的肥大细胞可能难以与巨噬细胞区分。

4）组织细胞肉瘤（histiocytic sarcoma）：① 肿瘤细胞可能比增生性巨噬细胞较大，通常非典型和多形性更明显。② 常见多核巨细胞。③ 肿瘤性巨噬细胞呈结节样或融合片状，使正常结构消失、替代或破坏。④ 其他组织也可能受累及。

【备注】 窦内巨噬细胞是一群滤过淋巴液的独特吞噬细胞群，其功能不同于位于淋巴组织区室的巨噬细胞[117]。需要注意的是，诊断仅限于没有形成聚集时的窦内巨噬细胞增多（肥大 / 增生）。窦内巨噬细胞（也称为窦组织细胞）的增加可能是由于定居巨噬细胞的增加，或是由输入淋巴及血液转运进入淋巴结内的巨噬细胞增多[117, 123]。窦组织细胞增生症是一个常见的术语，用于描述被膜下窦、横窦、副皮质淋巴窦和（或）髓窦的巨噬细胞增多。同一剂量组内相同淋巴结发生改变的特定类型可能与给药相关的作用一致。值得注意的是，窦内巨噬细胞的数量会随着淋巴结和组织切面的不同而不同，在评价这一改变时应考虑这些可变因素。窦内巨噬细胞数量增多（肥大 / 增生）通常表明淋巴液增加清除颗粒。窦巨噬细胞通常吞噬引流的红细胞和刺青色素，然后分别以含铁血黄素或碳的形式储存。这些情况可以

单独诊断（红细胞吞噬作用、色素化巨噬细胞），也可以作为修饰语（含色素）包括在窦内巨噬细胞肥大/增生的诊断中，或者在数据中简单地作注释。诊断术语包括把这些过程作为修饰语，需要病理学家对一系列特定的特征做出最合适的诊断。

（2）描述性肥大细胞数量增多（^{des}cellularity, increased, mast cell）（H）（图 1.109，图 1.110）淋巴结

常规性肥大细胞增生（^{con}hyperplasia, mast cell）

强化性肥大细胞增多（^{enh}mast cell, increased）

（如适用，指明区室，并诊断增加的区域）

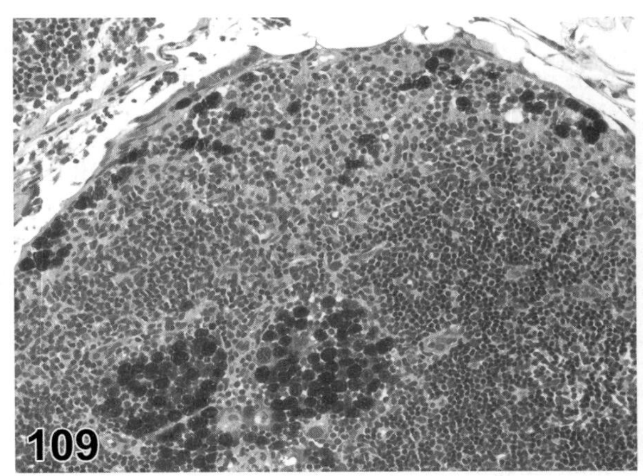

图 1.109

大鼠，纵隔淋巴结。被膜下窦和髓窦内肥大细胞数量增多。明显的嗜碱性颗粒

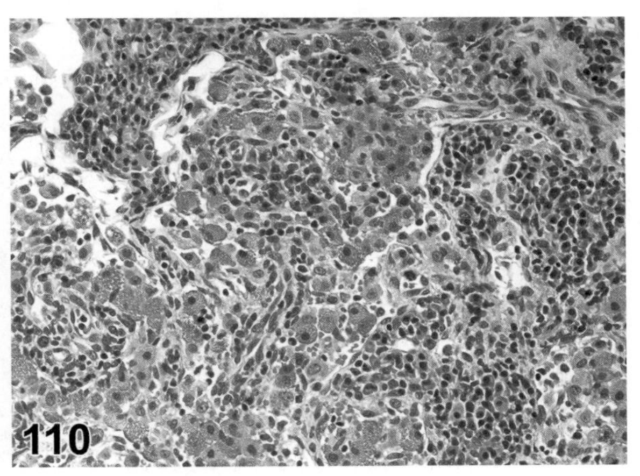

图 1.110

大鼠，纵隔淋巴结。髓窦内肥大细胞数量增多。淡染的嗜碱性颗粒

【种属】 小鼠、大鼠。

【其他术语】 Mast cell accumulation; mastocytosis。

【发病机制/细胞来源】 肥大细胞在窦内增殖、迁移或再分布。

【诊断特征】 ① 窦内成熟的肥大细胞增多，无结节形成。② 正常组织结构无缺失/扭曲或邻近组织受压。③ 未见有丝分裂象。④ 肥大细胞均匀一致，呈圆形或多边形，中等大小，分化良好，不黏附。⑤ 细胞核均匀一致，呈圆形，但可被细胞质颗粒所掩盖。⑥ 细胞质丰富，呈颗粒样，轻度至重度嗜碱性。⑦ 取决于固定的类型，H&E 染色组织切片可能观察到或观察不到细胞质颗粒。⑧ 细胞质颗粒呈异染性，吉姆萨、甲苯胺蓝或其他异染性染色通常呈阳性。

【鉴别诊断】

1）良性肥大细胞瘤（mast cell tumor, benign）：① 单个、散在、紧密（致密）的肥大细胞聚集灶或结节。② 压迫邻近组织。

2）恶性肥大细胞瘤（mast cell tumor, malignant）：① 致密、散在结节，局部肉瘤样生长，圆形、梭形或未成熟的肥大细胞呈片状聚集。② 细胞质通常颗粒少，但可有典型的嗜碱性颗粒。③ 可能有非典型性的双叶或多叶核。④ 位于副皮质区和髓索的淋巴组织中（不限于淋巴窦）。⑤ 肥大细胞可能伴有嗜酸性粒细胞。⑥ 破坏性生长模式，可呈现局部侵袭性。⑦ 可能累及多个器官。⑧ 不累及骨髓。⑨ 无明显炎症刺激。⑩ 考虑为恶性。

3）肥大细胞白血病（mast cell leukemia）：① 骨髓和（或）外周血中存在非典型肥大细胞。② 一个或多个淋巴造血器官中肥大细胞呈片状或白血病样聚集。

【备注】 肥大细胞数量可以根据部位、动物的种属和品系而有所不同。病因和发病机制通常是未知的。外周组织中的肥大细胞可以迁移到淋巴窦以应答某些超敏反应[123]。

（3）描述性纤维化（desfibrosis）（N）淋巴结

常规性纤维化（confibrosis）

强化性纤维化（enhfibrosis）

【种属】 小鼠、大鼠。

【其他术语】 Chronic inflammation。

【发病机制 / 细胞来源】 成纤维细胞对局部刺激的反应。

【诊断特征】 ① 成熟的成纤维细胞具有卵圆形至梭形的细胞核和嗜酸性的细胞外基质（胶原蛋白）。② 结缔组织和胶原蛋白增加，伴有正常的结构 / 轮廓变形。③ 通常局限于被膜，但可能会延伸到下方淋巴结，使其失去正常细胞和结构。

【鉴别诊断】 正常组织切面（plane of sectioning of normal tissue）：① 被膜的斜切。② 无纤维增生和反应性细胞。

【备注】 局限于淋巴结被膜 / 被膜表面的纤维化是炎症或坏死的结局，其可能局限于淋巴结，或继发于局部炎症如腹膜炎。

七、黏膜相关淋巴组织

（一）组织结构

黏膜免疫系统包括：① 引流黏膜的淋巴结；② 与黏膜上皮相关的或多或少的有组织结构的组织；③ 黏膜单个细胞。黏膜单个细胞包括上皮内的上皮内淋巴细胞（intraepithelial lymphocyte, IEL）、巨噬细胞和黏膜上皮内树突状细胞，固有层淋巴细胞（lamina propria lymphocyte, LPL）、巨噬细胞和黏膜固有层中的树突状细胞。与肠黏膜相关的有组织结构的组织是派氏结（Peyer's patche, PP）、结肠和直肠淋巴细胞聚集灶、隐结（cryptopatche, CP）和孤立淋巴滤泡（isolated lymphoid follicle, ILF）。啮齿动物没有阑尾，但有几个与盲肠相关的发育不同的淋巴细胞聚集灶[133]。与呼吸黏膜相关的有组织结构的组织是鼻 / 鼻咽相关淋巴组织（nose/nasopharynx–associated lymphoid tissue, NALT）、泪管相关淋巴组织（lacrimalduct–associated lymphoid tissue, LDALT）、喉相关淋巴组织（larynx–associated lymphoid tissue, LALT）和支气管相关淋巴组织（bronchus–associated lymphoid tissue, BALT）。BALT 通常存在于大多数品系的大鼠中，但需要被触发才能在大多数小鼠品系（诱导型 BALT 或 iBALT）中变得明显[134]。在大鼠和小鼠中，BALT/iBALT 可在固定部位观察到，即在支气管和细支气管的分叉处。尽管派氏结在出生时就已经存在，但其数量在出生后会增加，并且在一生中会根据抗原刺激而变化。因此，派氏结既是诱导型又是组成型。因此，诱导型和组成型黏膜相关淋巴组织（MALT）之间的区别并不严格。

在啮齿动物中了解较少的是结膜 / 眼相关淋巴组织（conjunctiva/eye–associated lymphoid tissue, CALT/EALT）。在啮齿动物中尚未发现与泌尿生殖黏膜相关的有组织结构，表明其他部位如肠道和（或）呼吸道 MALT 为泌尿生殖黏膜提供支持[135]。非淋巴器官和组织如黏膜腺体作为效应物部位参与黏膜免疫反应[136]。通过黏膜引流淋巴结连接黏膜免疫系统和全身免疫系统。

上述 MALT 可能不完整，当将来增加取材部位或对不同切面进行切片时，可能会在啮齿动物黏膜中识别更多的 MALT 组织。因此，重要的是，需要记住黏膜中单形核 / 淋巴细胞的聚集灶可能是 MALT 而不是炎症刺激所引起的细胞浸润。

（二）MALT 的定义和功能

有几种定义用于 MALT，其中包括 IEL、LPL 和黏膜引流淋巴结。这里，MALT 的定义仅限于与黏膜相关的、或多或少有组织结构的组织，是免疫诱导或免疫反应产生的部位[136]，即抗原触发初始免疫细胞和产生记忆细胞的部位。因此，唾液腺和其他部位的 MALT 样组织不被定义为 MALT，因为它们是免疫效应物，即参与免疫反应的主体，而不是免疫诱导部位[137]。需要研究 LDALT 是否真的是免疫诱导部位。然而，诱导部位和效应物部位之间的区别并不是绝对的，这真实反映了免疫组织和器官通常具有高的可塑性。孤立的淋巴滤泡和 CP 是派氏结的前体。IEL 和 LPL 都被认为是效应物细胞。

黏膜免疫系统在机体与其体内定居的大量微生物（微生物组）的关系中起着决定性的作用。肠道中的免疫系统需要在微生物组耐受和营养吸收及清除病原体两方面保持平衡。

在人类，肠道、唾液腺和其他部位（包括肾）的某些 B 细胞淋巴瘤被诊断为“MALT 淋巴瘤”或“Maltoma”。这种淋巴瘤通常发生在慢性炎症的背景下，或是感染性或自身免疫病的背景下[138]。术语 Maltoma 或 MALT 淋巴瘤与生发中心套区的小 B 细胞有关。由于在 MALT 和 TLS 中都可以出现生发中心，所以 MALT 淋巴瘤这个术语有些令人困惑。

（三）发育

大多数 MALT 在出生时就存在，并在出生后迅速发育[90]。年龄相关的黏膜免疫反应功能下降已经被报道，但啮齿动物中与年龄相关 MALT 的显微镜下变化尚未见报道。因此，在下文中年龄相关性退化不作为单独的诊断进行描述。需要与同期对照组进行比较来确定试验中是否发生了与年龄相关性变化。MALT 异常的发育在 GEM 中已经有报道[139]。

（四）组织学

表 1.6 列出了 MALT 的区室[140]。一般来说，MALT 的结构类似于淋巴结，但 MALT 缺乏输入淋巴管。相反，其上皮（滤泡相关上皮或 FAE）和相关的树突状细胞作为抗原的传输入口[90, 141–143]。Haley 已经报道了 MALT 中 T 细胞和 B 细胞百分比的种属依赖性差异[133]。

表 1.6 黏膜相关淋巴组织（MALT）的区室和细胞组分[a]

区室	组分
滤泡相关上皮（FAE）	– 上皮内微褶皱（M）上皮细胞 –（杯状细胞缺少或缺失） – 树突状细胞（的树突） – 巨噬细胞 – 淋巴细胞
上皮下穹窿（SED），同义词为穹窿（Dome）	– 树突状细胞 – 巨噬细胞 –T 细胞 – 网状细胞
滤泡	–B 细胞为主的区域 – 含小、静息初始 B 细胞的初级滤泡 – 滤泡树突状细胞（FDC）
套区	– 类似初级滤泡中小、静息 B 细胞
生发中心	– 处于多个发育和成熟阶段的 B 细胞 –T 细胞 – 滤泡树突状细胞（FDC） – 易染体巨噬细胞
滤泡间区，同义词为滤泡旁区	–T 细胞为主的区域 –T 细胞

（续表）

区室	组分
滤泡间区，同义词为滤泡旁区	–B 细胞 – 成纤维网状细胞（FRC） – 树突状细胞 – 高内皮细胞小静脉（HEV）

（五）取材和诊断注意事项

由于取材可能会影响结果，因此关于 MALT 取材的某些指南可能是有帮助的。鼻横截面原位取材 NALT，可显示出 NALT 明显的改变。然而，要检测到更细微的改变，需要剖开并纵向包埋 NALT，但这种制片方式会破坏鼻组织（见文献 [144] 小鼠；[145] 大鼠；[146] 小鼠和大鼠）。小肠内的派氏结对外源性物质的反应可能并不完全一样，因此镜检需要进行标准化选择 [147]，在大鼠，在靠近回盲交界 40 cm 处回肠派氏结肉眼明显可见，计数数量可作为总体估计，但远端的派氏结是否足够敏感仍有待研究。另一种方法是使用“瑞士卷”进行显微镜检查，可以检查相当大一部分小肠 [148]，使用“瑞士卷”还可以检查孤立的 ILF 和 CP。在垂直于绒毛中轴的平面上进行水平切片，可促进 CP 的检查 [149]。当着重研究上皮或固有层中单个淋巴细胞时，可以按照 Sheridan 和 Lefrancois 所描述的方法分离这些细胞群 [150]。

如“组织结构”一节所述，黏膜内单形核 / 淋巴细胞的聚集灶可能是 MALT，而不是炎症刺激引起的细胞浸润，特别是在某一特定位置持续观察到时。

如果不使用免疫组织化学对特定的淋巴细胞亚群（如先天淋巴细胞）进行染色，肠内的 ILF 和 CP 等结构就无法与 TLS 区分。作为一种实用的方法，胃肠道和呼吸道的 TLS，只有当其出现在黏膜外时才进行诊断。

MALT 通常不单独报告，而是作为呼吸道、鼻道（NALT）、肺（BALT）或肠道 / 胃肠道的一部分进行记录。关于派氏结和 NALT 的毒性报道很少，关于 ILF 和 CP 的报道基本不存在 [136, 147, 151]。这可能是由于取材和诊断的问题，或者因为 MALT 对于外源性物质的损伤具有高抵抗性。

（六）非增生性改变

1. 不发育 / 发育不全（aplasia/hypoplasia）（N）MALT

见淋巴造血系统总论。

2. 淋巴细胞凋亡增多（apoptosis, increased, lymphocyte）（N）MALT

见淋巴造血系统总论。

3. 描述性淋巴细胞数量减少（descellularity, decreased, lymphocyte）(N)（图 1.111，图 1.112）MALT

常规性淋巴组织萎缩（conatrophy, lymphoid）

强化性淋巴细胞减少（enhlymphocyte, decreased）

（如适用，指明区室）

【种属】 小鼠、大鼠。

【其他术语】 Lymphoid depletion。

【修饰语】 淋巴；淋巴细胞。

【发病机制 / 细胞来源】 淋巴细胞数量减少。

【诊断特征】 ① 特定区室中单个派氏结或其他 MALT（见【备注】）的体积减小和（或）细胞密度降低。② 淋巴细胞坏死或凋亡。③ 生发中心发育减少，可能伴有细胞数量的减少，这或许是最

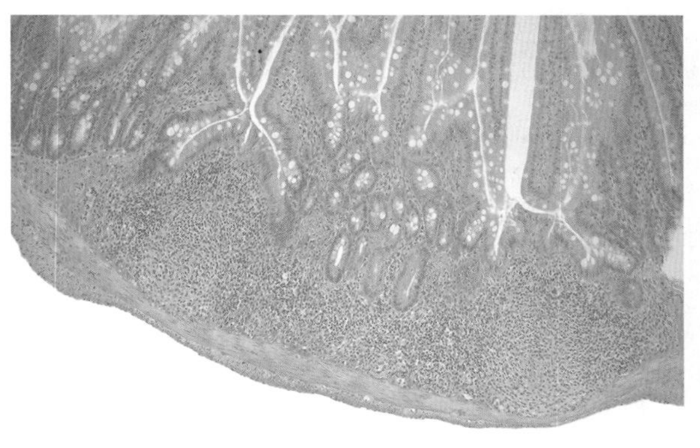

图 1.111

Wistar 大鼠，空肠派氏结。滤泡和滤泡间区域淋巴细胞数量减少

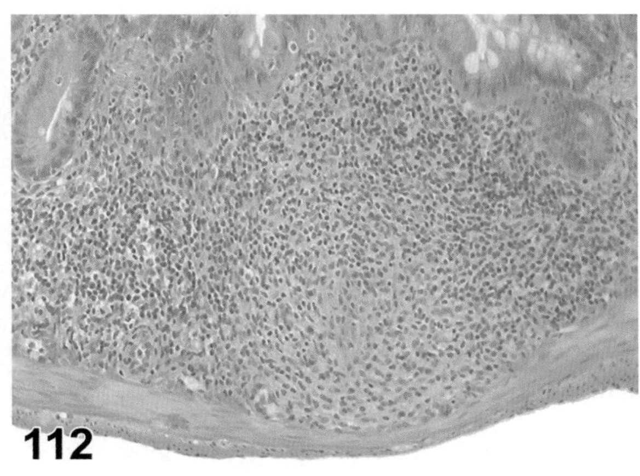

图 1.112

Wistar 大鼠，空肠派氏结。滤泡和滤泡间区域淋巴细胞数量减少。图 1.111 的高倍放大

突出的特征。

【鉴别诊断】 不发育 / 发育不全（aplasia/hypoplasia）：① 一个、多个或全部区室的发育不完全或发育停滞。② 间质可能出现塌陷或突出。③ 有关其他信息，请参阅总论部分。

【备注】 淋巴细胞数量减少（萎缩）可能是由于淋巴细胞和（或）巨噬细胞募集减少、直接的免疫毒性（可能伴有坏死 / 凋亡）、抗原提呈减少导致刺激（激活）减少（如在 SPF 条件下饲养），或应激和其他内分泌干扰相关的机制。派氏结“细胞减少”的诊断在很大程度上取决于小肠切面及小肠取材部位[147, 152]。组织学上 BALT 通常在大多数小鼠品系不可见，除非有抗原刺激（诱导型 BALT 或 iBALT）[139]。因此，鼠类 BALT“细胞数量减少”通常不是合适的诊断。

4. 描述性滤泡相关上皮变性（des degeneration, follicle-associated epithelium）(N)（图 1.113）MALT

常规性滤泡相关上皮变性（con degeneration, follicle-associated epithelium）

强化性滤泡相关上皮减少（enh follicle-associated epithelium, decreased）

【种属】 小鼠、大鼠。

【其他术语】 Lymphoepithelial degeneration。

【发病机制 / 细胞来源】 巨噬细胞和纤毛呼吸上皮。

【诊断特征】 ① 失去纤毛（纤毛呼吸上皮）。② 上皮细胞变平变薄。

【鉴别诊断】

1）坏死（necrosis）：① 核固缩或核碎裂。② 细胞质呈嗜酸性。

2）糜烂和溃疡（erosion/ulcer）：① 滤泡相关上皮缺失（糜烂）。② 上皮和下层基底膜缺失（溃疡）。

3）化生（metaplasia）：存在上皮细胞类型的变化，通常在过渡区出现混合细胞类型。

【备注】 外源性物质暴露或炎症（如鼻炎）可引起 NALT 中纤毛呼吸上皮和 M 细胞（微皱褶）细胞的变性[112, 146]。滤泡相关上皮的变性可能会改变

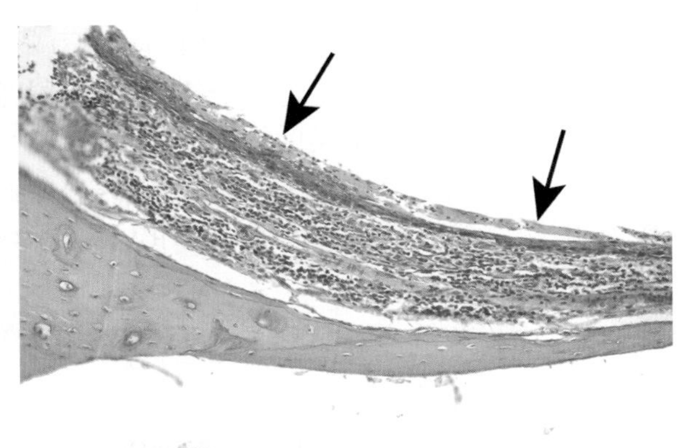

图 1.113

Wistar 大鼠，NALT，滤泡相关上皮（FAE）变性（如箭号所示）

抗原的摄取，因此可能导致下层的淋巴组织的改变，如萎缩或生发中心发育减少或增加。尚未见其他部位 MALT 的滤泡相关上皮改变的报道。

5. 描述性透明物质（deshyaline material）（N）（图 1.114，图 1.115）MALT
常规性透明物质（conhyaline material）
强化性透明物质（enhhyaline material）
（指明区室）

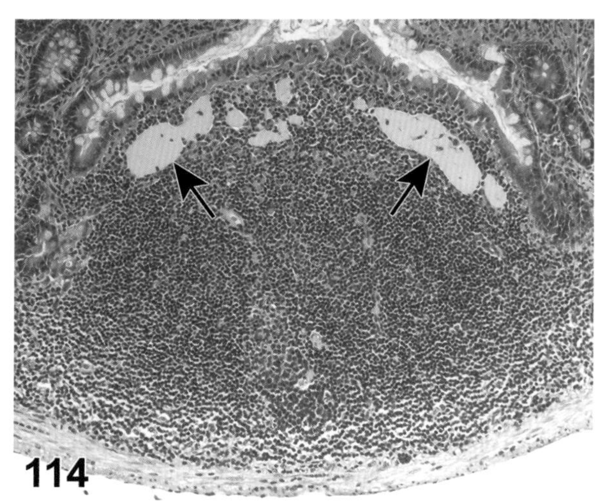

图 1.114

大鼠，空肠派氏结。上皮下穹窿，透明物质，可能位于巨噬细胞内（如箭号所示）

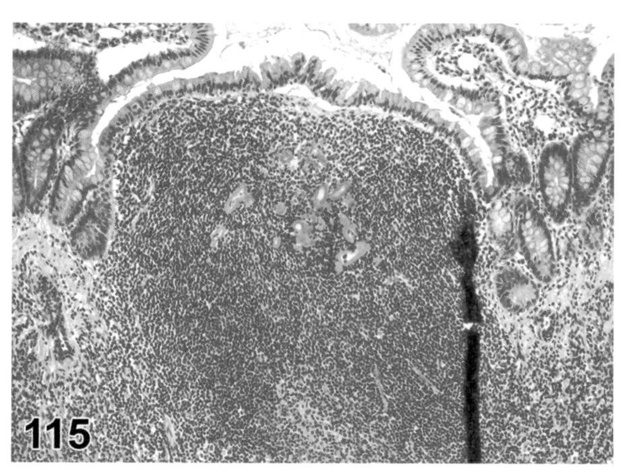

图 1.115

大鼠，回肠派氏结。滤泡和上皮下穹窿，毛细血管壁透明物质

【种属】 小鼠、大鼠。

【其他术语】 Eosinophilic material; cysts; hyaline change; hyalinization; paramyloid。

【发病机制 / 细胞来源】 嗜酸性物质的沉积。

【诊断特征】 ① 该物质可能与巨噬细胞有关。② 好发于派氏结穹窿。③ Ig、淀粉样物质或其他蛋白质染色可能呈阳性。④ P 组分、蛋白质 AA、AL 和 FAP 免疫组织化学染色呈阳性。⑤ 刚果红染色阳性（绿色双折射）证明为淀粉样物质。

【备注】 特定的染色可能有助于物质的识别［针对不同 Ig（亚）类的抗体进行免疫组织化学染色］。上皮下穹窿似乎是派氏结的一个特别敏感的区域。在该区域也观察到纤维化（瘢痕形成）和矿化。

6. 炎症（inflammation）（N）MALT
见淋巴造血系统总论

7. 描述性淋巴管扩张（deslymphangiectasis）（N）（图 1.116）MALT
常规性淋巴管扩张（conlymphangiectasis）
强化性淋巴管扩张（enhlymphatic, dilated）
（指明区室）

【种属】 小鼠、大鼠。

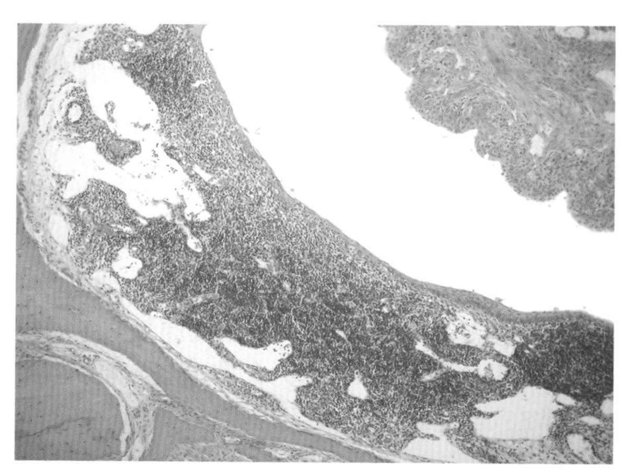

图 1.116

Wistar 大鼠，LDALT，淋巴管扩张

【其他术语】 Dilatation of lymphatics, lymphatic ectasia。

【发病机制 / 细胞来源】 淋巴管。

【诊断特征】 MALT 的输出淋巴管扩张。

【鉴别诊断】

1）血管扩张（angiectasis）：血管可能含有红细胞。

2）瘤形成（neoplasia）：① 淋巴管瘤、血管瘤或血管肉瘤。② 极其罕见。③ 圆形、较大的内皮细胞，可见核分裂象。

【备注】 淋巴管扩张可能是由于疾病阻塞淋巴流出或由于需求增加（组织间液增加）导致，如在与泪管相连的（激活的）淋巴组织中[112]。

8. 矿化（mineralization）（N）MALT

参见淋巴造血系统总论。

9. 坏死（necrosis）（N）MALT

参见淋巴造血系统总论。

10. 巨噬细胞内色素（pigment, macrophage）（N）MALT

参见淋巴造血系统总论。

11. 易染体巨噬细胞增加（tingible body macrophage, increased）（N）MALT

参见淋巴造血系统总论。

（七）增生性改变（非肿瘤性）

所有淋巴造血器官（包括 MALT）的增生性变化通常是反应性的，是这些器官对急性和慢性损伤或生理刺激的正常生理反应的一部分。增生性改变并不意味着这些器官是瘤前病变或癌前病变（见引言部分）。然而，严重或持续的淋巴细胞增生可能会增加肿瘤转化的风险。如果有顾虑，应考虑开展克隆性研究。

1. 描述性巨噬细胞聚集灶（desaggregates, macrophage）（N）MALT

常规性巨噬细胞聚集灶（conaggregates, macrophage）

强化性巨噬细胞聚集灶（enhaggregates, macrophage）

（指明区室）

【种属】 小鼠、大鼠。

【其他术语】 Granulomatous inflammation; histiocytic granuloma。

【发病机制 / 细胞来源】 单核细胞 / 巨噬细胞。

【诊断特征】 ① 黏附的巨噬细胞聚集在一起形成大小不一的聚集灶。② 细胞边界可能清晰，也可能表现为合胞体。③ 巨噬细胞可能含或不含色素。④ 如果存在出血，含铁血黄素通常会增加。⑤ 正常细胞成分不会被替代。

【鉴别诊断】

1）肉芽肿性炎症（inflammation, granuloma）：① 由上皮样巨噬细胞和其他炎症细胞（可能包括多核巨细胞）紧密聚集而成的有组织的结构。② 多灶性或弥漫性病变，可能不同程度地与坏死、其他炎症细胞、感染原或注射的材料有关。③ 与炎症状况和接触外源性物质有关。

2）组织细胞肉瘤（histiocytic sarcoma）：① 肿瘤细胞通常比增生性巨噬细胞更大，非典型和多形性更明显。② 常见多核巨细胞。③ 肿瘤性巨噬细胞呈结节样或融合的片状，使正常的结构消失、替代或破坏。④ 可能累及其他组织。

【备注】 当巨噬细胞不能完全降解微生物或摄入的大分子（包括一些溶媒或受试物）时，就会形成聚集灶。被吞噬的受试物可能具有特定的可识别的形态特征。

2. 描述性淋巴细胞数量增多（descellularity, increased, lymphocyte）（H）（图 1.117，图 1.118）MALT

常规性淋巴细胞增生（conhyperplasia, lymphocyte）

强化性淋巴细胞增多（enhlymphocyte, increased）

（指明区室）

【种属】 小鼠、大鼠。

【其他术语】 Lymphocyte proliferation; lymphocyte infiltration; germinal center stimulation; lymphoid accumulation。

【发病机制 / 细胞来源】 淋巴细胞。

【诊断特征】

1）黏膜淋巴组织增多。① 细胞数量增多。② 面积增大。③ 生发中心体积增大 / 数量增多：易染体巨噬细胞增多；生发中心可能会融合，形成被薄的套区包围的奇异形状。

2）淋巴组织中巨噬细胞增多。① 聚集而不是聚集灶。② 弥漫性或局灶性。

3）输出淋巴管充满淋巴细胞。

4）HEV 肥大 / 增生。① 淋巴滤泡间组织中 HEV 明显。② HEV 的数量可能会增加。③ 跨 HEV 壁的淋巴细胞通量增加。

【鉴别诊断】 瘤前淋巴细胞增殖 / 淋巴瘤（preneoplastic lymphocyte proliferation/lymphoma）：① 正常的 MALT 结构被破坏。② 淋巴细胞侵袭上皮组织。

【备注】 淋巴细胞的局部增殖与流入和（或）巨噬细胞增多是对抗原或非特异性免疫刺激化合物的反应。在刺激后的几天内，初级或静息淋巴滤泡发育成含有生发中心的次级淋巴滤泡。给予抗原后，生发中心可能维持约 3 周。生发中心增加表明 MALT 的激活增加。一般来说，最靠近盲肠的派氏结含有最大的淋巴滤泡和明显的生发中心及清晰的滤泡间区域，而那些靠近胃的派氏结则很小，并且通常没有生发中心[147]。NALT 中的生发中心相对少见[153]。

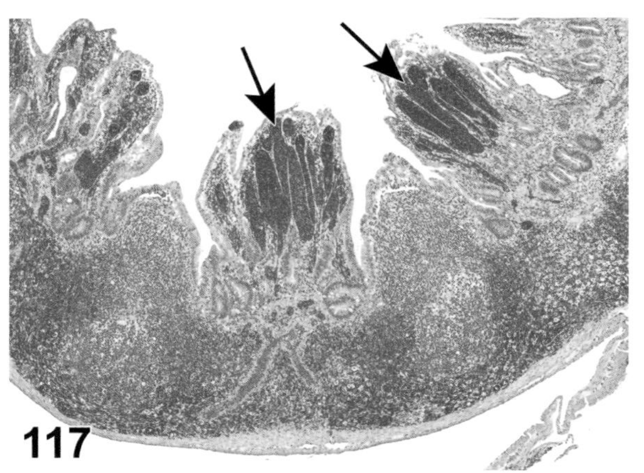

图 1.117

大鼠，回肠派氏结。滤泡，滤泡间区域，上皮下穹窿。淋巴细胞和巨噬细胞数量增多。注意绒毛内的淋巴管（乳糜管）充满淋巴细胞（如箭号所示）

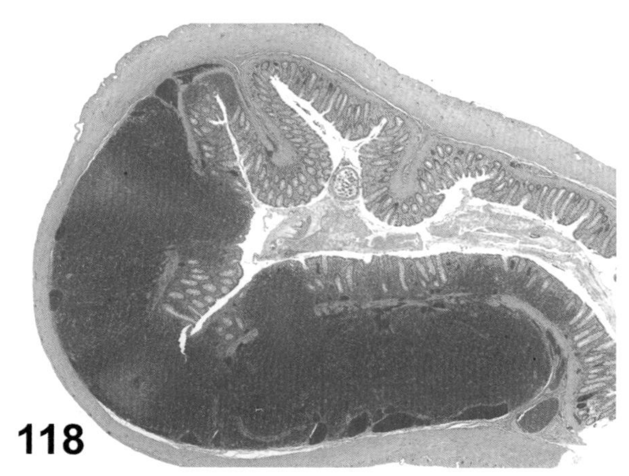

图 1.118

大鼠，结肠，肠道相关淋巴组织（GALT，也称为淋巴腺复合体），所有区室，淋巴细胞数量增多

3. 描述性巨噬细胞数量增多（descellularity, increased, macrophage）（N）MALT

常规性巨噬细胞增生 / 肥大（conhypertrophy/hyperplasia, macrophage）

强化性巨噬细胞增多或巨噬细胞肥大（enhmacrophage, increased or macrophage, hypertrophy）

（指明区室）

【种属】 小鼠、大鼠。

【其他术语】 Macrophage accumulation; macrophage infiltrate; macrophage infiltration; prominent macrophages; histiocytosis; histiocytic hyperplasia; histiocytic infiltrate; histiocytic aggregates。

【修饰语】 易染体；含色素；空泡化；聚集灶。

【发病机制 / 细胞来源】 单核细胞 / 巨噬细胞。

【诊断特征】 ① 淋巴组织中巨噬细胞的数量增多和（或）大小增加。② 巨噬细胞通常是单个的，细胞界限明确。③ 细胞质可能含有也可能不含有吞噬物质、色素或空泡。④ 可呈弥漫性或局灶性。

【鉴别诊断】

1）巨噬细胞聚集灶（aggregates, macrophage）：① 黏附的巨噬细胞形成多个离散的细胞簇。② 不形成有组织的结构或包膜。③ 局灶性或多灶性。④ 巨噬细胞可转化为上皮样细胞。

2）肉芽肿（granuloma）：① 由上皮样巨噬细胞和其他炎症细胞（可能包括多核巨细胞）密集聚集而成的有组织结构。② 多灶性或弥漫性病变，可能不同程度地与坏死、其他炎症细胞、感染原或注射的材料有关。③ 与炎症状况和暴露的外源性物质有关。

3）组织细胞肉瘤（histiocytic sarcoma）：① 肿瘤细胞通常比增生性巨噬细胞更大，非典型和多形性更明显。② 常见多核巨细胞。③ 肿瘤性巨噬细胞呈结节样或融合片状，使正常组织结构消失、替代或破坏。④ 可能累及其他组织。

【备注】 MALT 中巨噬细胞数量增多（肥大 / 增生）可能是对多种情况的反应，如感染性疾病、免疫状态、红细胞分解、外源性物质代谢或远处肿瘤。巨噬细胞通常增多，常伴有吞噬作用、色素储存或空泡形成，因此将这些过程归纳入修饰语，以便病理学家对一系列特定的特征做出最合适的诊断。这些改变也可以单独诊断。

4. 描述性滤泡相关上皮增生（deshyperplasia, follicle-associated epithelium）（H）MALT

常规性滤泡相关上皮增生（conhyperplasia, follicle-associated epithelium）

强化性滤泡相关上皮增多（enhfollicle-associated epithelium, increased）

【种属】 小鼠、大鼠。

【其他术语】 Lymphoepithelial hyperplasia。

【发病机制 / 细胞来源】 滤泡相关上皮（巨噬细胞与呼吸细胞混合）。

【诊断特征】 ① 由于呼吸细胞和（或）巨噬细胞数量增多，导致上皮增厚。② 通常与周围呼吸上皮的增生有关。③ 上皮增生包括非典型性、多形性或未分化细胞的增殖。

【鉴别诊断】 滤泡相关上皮鳞状上皮化生（metaplasia, squamous, follicle-associated epithelium）：呼吸上皮细胞增生伴随巨噬细胞减少甚至完全消失。

【备注】 滤泡相关上皮细胞的增生可能减少或促进抗原的摄取，从而可能导致其下层淋巴组织的失活或激活，表现为细胞数量减少（萎缩），伴或不伴生发中心发育减少，或可见细胞数量增多（增生），伴生发中心发育增加。迄今，有 NALT 滤泡相关上皮增生的报道，但派氏结未见报道。暴露于外源性物质或炎症条件下（如 NALT 的鼻炎）可以导致这种上皮改变 [112, 146]。在 H&E 染色切片中很难区分巨噬细胞和呼吸上皮细胞，除非巨噬细胞数量众多、聚集在一起和（或）包裹有少数或大量的淋巴细胞（淋巴细胞位于巨噬细胞胞质“袋”中）[154]。此时，巨噬细胞可看作是 NALT 纤毛上皮中的一簇无纤毛细胞 [155]。相反，呼吸上皮细胞的增生可能导致巨噬细胞数量的减少。此外，FAE 中偶尔会出现粒细胞。

5. 描述性滤泡相关上皮杯状细胞增生（deshyperplasia, goblet cell, follicle-associated epithelium）（H）MALT

常规性滤泡相关上皮杯状细胞增生（conhyperplasia, goblet cell, follicle-associated epithelium）

强化性滤泡相关上皮杯状细胞增多（enhfollicle-associated epithelium, goblet cell, increased）

【种属】 小鼠、大鼠。

【其他术语】 Lymphoepithelial goblet cell hyperplasia。

【发病机制 / 细胞来源】 杯状细胞。

【诊断特征】 ① 杯状细胞增多。② 杯状细胞数量增多导致上皮表面高低不平。

【鉴别诊断】 无。

【备注】 与周围的呼吸上皮相比，正常的滤泡相关上皮含有少量杯状细胞。通常在切面上看不到杯状细胞。杯状细胞增生可表现为杯状细胞数量增多，甚至在切面出现少量杯状细胞。在更严重的病例中，由于杯状细胞聚集，上皮表面可能高低不平。

6. 描述性高内皮细胞小静脉肥大 / 增生 [deshypertrophy/hyperplasia, high endothelial venule (HEV)]（N）（图 1.119）MALT

常规性高内皮细胞小静脉肥大 / 增生 [conhypertrophy/hyperplasia, high endothelial venule (HEV)]

强化性高内皮细胞小静脉增多或高内皮细胞小静脉肥大（enhhigh endothelial venules, increased or highendothelial venules, hypertrophy）

（指明区室）

【种属】 小鼠、大鼠。

【发病机制 / 细胞来源】 高内皮细胞小静脉内皮。

【诊断特征】 ① 由于内皮增生和（通常相关）肥大，MALT 横切面中 HEV 的数量明显增多。② 内皮高度增加和（或）血管成分增加。③ 淋巴细胞跨血管壁迁移增多。④ 出现相关的 MALT 激活和淋巴细胞增生。

【鉴别诊断】 无。

【备注】 HEV 肥大 / 增生是对免疫刺激的反应，特别是通过成纤维网状细胞导管系统传递到 HEV 的细胞因子。内皮细胞肥大使淋巴细胞穿越 HEV 壁的募集增多，通常与淋巴组织中细胞数量增多相关。目前尚不清楚 HEV 肥大 / 增生是否总是激活 MALT（即发生淋巴细胞增生和生发中心发育）的一部分，但在抗原刺激下在淋巴结和派氏结中可观察到 HEV 肥大 / 增生[156-158]。

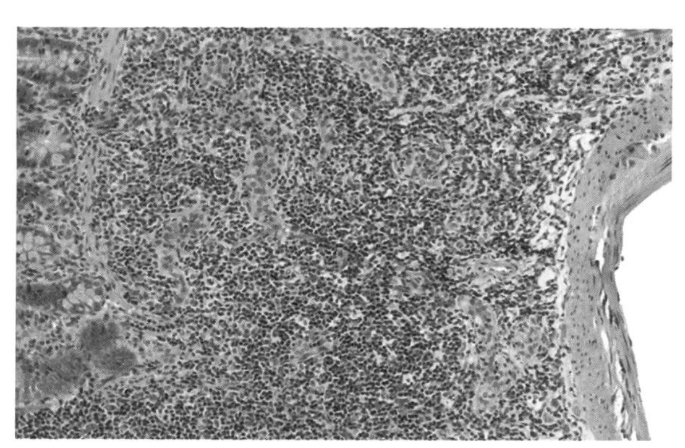

119

图 1.119

大鼠，回肠派氏结。滤泡间区域，HEV 肥大 / 增生

7. 描述性滤泡相关上皮鳞状上皮化生（desmetaplasia, squamous, follicle-associated epithelium)（H）MALT

常规性滤泡相关上皮鳞状上皮化生（conmetaplasia, squamous, follicle-associated epithelium)

强化性滤泡相关上皮鳞状上皮化生（enhfollicle-associated epithelium, metaplasia squamous)

【种属】 小鼠、大鼠。

【其他术语】 Lymphoepithelial squamous metaplasia。

【发病机制 / 细胞来源】 滤泡相关上皮。

【诊断特征】 ① 鳞状上皮取代滤泡相关上皮。② 数层的复层上皮细胞，较浅层的细胞扁平。③ 无纤毛上皮细胞。④ 表面细胞可含有透明角质颗粒或发生角化。⑤ 表面细胞可能脱落。

【鉴别诊断】 变性 / 再生（degeneration/regeneration）：① 通常发生在急性损伤之后。② 细胞只有一到两层厚。③ 扁平的表层细胞无水平分层。

【备注】 滤泡相关上皮的鳞状上皮化生会改变抗原的摄取，从而可能导致底层淋巴组织的失活或激活，表现为萎缩，伴有或不伴生发中心发育减少，或细胞数量增多和生发中心发育增加。迄今，滤泡相关上皮化生在 NALT 中有报道，但在派氏结中未见报道。暴露于外源性物质或炎症状态下（如 NALT 的鼻炎）会导致此类上皮细胞的改变[112, 146]。

八、其他淋巴组织

（一）三级淋巴结构

1. 组织结构

在慢性炎症状态下，淋巴细胞特异性微区可形成于非淋巴器官中，如唾液腺、肝、胰腺、甲状腺、关节和肾[159]。肝脏在胚胎发育过程中具有造血功能，但在出生后失去了造血功能，但成人生命过程中肝脏可以含有三级淋巴结构（TLS）[160]。淋巴细胞特异性微区被定义为 TLS，可由于自身免疫反应（如人类的类风湿关节炎、干燥综合征和桥本甲状腺炎）、移植物排斥反应、动脉粥样硬化（人类和 *Apo E* 基因敲除小鼠）、微生物感染和肿瘤而出现[161]。

2. 功能

TLS 的功能类似于淋巴结或 MALT，但其在疾病进展中的确切作用尚不清楚。TLS 在特定区域的存在，表明其可促进局部抗原提呈和免疫反应，并可能通过免疫细胞及抗体与内源性宿主细胞抗原的交叉反应在表位扩散中发挥作用。具有生发中心的发育良好的 TLS 形成，通常与疾病（自身免疫类）的严重程度增加和局部自身抗体的产生有关，但 TLS 也可以具有免疫保护作用，特别是在慢性炎症的消退方面。后者已在 *Apo E* 敲除小鼠的动脉粥样硬化模型中观察到[162]。TLS 出现通常是癌症患者预后良好的指标[163]。

3. 发育

TLS 在出生时并不存在，也没有在预定的部位（原基）发育，但是其形成是由诸多细胞因子驱动，这些细胞因子也驱动淋巴结和 MALT 发育和维持[161]。三级淋巴组织没有特定的发育窗或解剖部位，而是出现在发生炎症的组织中[161]。

4. 组织学

TLS 包含 B 细胞和 T 细胞、淋巴滤泡和非 FDC、成纤维网状细胞和 HEV，并可能包含输出淋巴管[164–169]。像 MALT 一样，TLS 可能不由输入淋巴供应，也无被膜。B 细胞和 T 细胞的组织方式类似于淋巴结和 MALT，含有 T 和 B 细胞为主的区域，包括具有生发中心的淋巴滤泡样区室。淋巴细胞进入和通过 TLS 的运动与在淋巴结中看到的类似，并受到细胞因子的调节，允许细胞通过 HEV 进入，然后沿着成纤维网状细胞网进行传输，后通过淋巴窦输出。TLS 可发展为破坏性炎症，并失去这种淋巴器官样组织结构[168]。

5. 取材和诊断注意事项

TLS 不单独诊断，而被认为是在非淋巴器官中的偶然发现。位于非淋巴器官中有生发中心的淋巴滤泡可被认定为 TLS。如果没有淋巴滤泡形成（并且没有明显的 HEV），在 H&E 染色切片中不可能将 TLS 与淋巴细胞浸润进行区分，除非组织化学 / 免疫组织化学显示淋巴组织伴有树突状细胞、成纤维网状细胞、一些（难以辨认的）HEV 和淋巴管。

区分胃肠道和传导气道中的 TLS 和 MALT 可能比较复杂。iBALT 有时被认为是 TLS[134, 170]，因为其依赖于炎症信号，但不同于 TLS，BALT 有特定的部位（在支气管 / 细支气管的分叉处）。同样，胃肠道中的 ILF 和 CP 与 TLS 相似，均明显依赖于炎症刺激。本文认为所有类型的黏膜淋巴细胞聚集都属于 MALT。MALT 切片中 iBALT、ILF 和 CP 增加或存在，或有类似的结构可以根据“非肿瘤性增生性改变”进行诊断。典型 MALT 部位以外的淋巴滤泡则被诊断为 TLS。

6. 描述性三级淋巴结构（^{des}tertiary lymphoid structure）（TLS）（N）（图 1.120）其他淋巴组织

常规性三级淋巴结构（^{con}tertiary lymphoid structure）（TLS）

强化性三级淋巴结构（^{enh}tertiary lymphoid structure）（TLS）

【种属】　小鼠、大鼠。

【其他术语】　Tertiary lymphoid organs (TLOs); tertiary lymphoid tissues lymphoid follicles; germinal centers; lymph node-like structures; ectopic lymphoid structures; lymphoid neogenesis。

【发病机制 / 细胞来源】　确切的发病机制尚不清楚。在慢性或未消退的炎症情况下，淋巴细胞特异性微区可以在发生炎症的非淋巴组织或器官中形成。

【诊断特征】　① 异位，即见于非淋巴器官，如唾液腺、甲状腺、肝、胰腺、肾，或胃肠道和呼吸道的黏膜以外。② 在脑和皮肤中不常见。③ 淋巴滤泡形成，最好是伴有一些生发中心发育。④ 存在明确的 HEV。⑤ 累及的相关器官存在炎症状态。

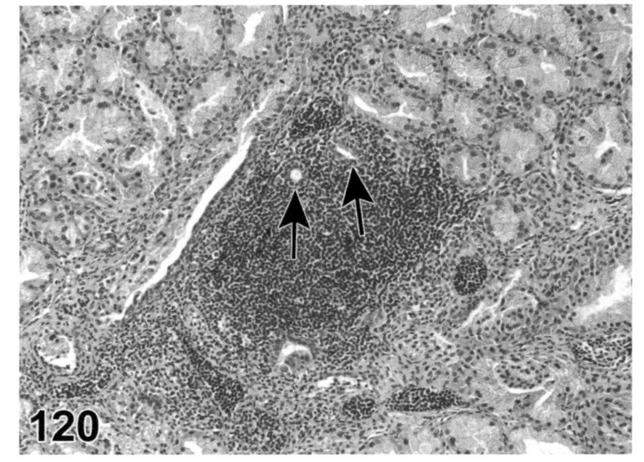

图 1.120

小鼠，哈氏腺的 TLS。存在 HEV（如箭号所示）

【鉴别诊断】

1）肺的 iBALT 和肠道的 ILF（iBALT in the lungs and ILFs in the intestines）：① iBALT：位于支气管 / 细支气管和动脉之间，常与气道上皮相连。② ILF：位于黏膜内，与肠上皮相连。

2）体腔内 SALC 增加（increased SALC in the body cavities）：① 位于腹腔和胸腔的浆膜和脂肪组织库。② 无淋巴滤泡（伴有生发中心）或罕见。

3）淋巴细胞炎症细胞浸润（lymphocyte inflammatory cell infiltrates）：① 浸润缺乏组织结构，特别是无淋巴滤泡的形成和 HEV 的存在。② 可能包括粒细胞或其他类型的炎症细胞。

4）淋巴瘤（lymphoma）：① 其他部位出现肿瘤性淋巴细胞聚集。② 累及初级和（或）次级淋巴器官。③ 缺乏炎症刺激。

【备注】　如果没有明显的淋巴滤泡形成，利用免疫组织化学对于淋巴滤泡和非 FDC、成纤维网状细胞、HEV 和其他结构成分进行染色，可以辅助诊断 TLS，因为免疫组织化学染色可以显示淋巴细胞聚集所形成的淋巴器官样组织结构。

（二）浆膜相关淋巴细胞簇

1. 组织结构

浆膜相关淋巴细胞簇（SALC）包括脂肪相关淋巴细胞簇（fat-associated lymphoid cluster, FALC）和乳斑（milky spot, MS），乳斑也称为 Kampmeier's 灶（Kampmeier's foci），二者被认为具有相同的结构，仅仅在部位上有所不同 [171]。SALC[172] 是微小白色（“乳白色”）淋巴细胞灶，位于腹腔、胸腔和心包腔的浆膜和脂肪组织库中。

2. 功能

SALC 存在于腹腔和胸腔浆膜表面，表明了 SALC 在腹腔和胸腔内起到一线防御的作用。在腹膜内炎症过程中，SALC 在网膜中的数量和面积都显著增加。腹腔注射后，可以观察到 SALC 数量增多，并可能具有“浆膜的 MALT”的功能。基于固有淋巴细胞（固有淋巴细胞和 B1 细胞）和固有 B1 细胞的大量存在，SALC 可能在先天性免疫和适应性免疫之间形成一种特殊的联系。淋巴细胞簇也可能在肿瘤转移中发挥作用，因为它们是肿瘤在腹腔内播散的主要部位 [173]。

3. 发育

SALC 在出生前就存在于人的网膜中。虽然被认为是次级淋巴器官，但可能通过与淋巴结和脾不同的分子通路发育 [174]。部分淋巴细胞簇在出生后发育，并且可能仅在炎症刺激下发育，类似 TLS [175]。

4. 组织学

浆膜相关淋巴细胞簇由淋巴细胞簇（包括固有淋巴细胞）、巨噬细胞、浆细胞和肥大细胞组成，位于间皮的正下方，并被间皮所覆盖。血管丰富，具有 HEV 和输出淋巴管。浆膜相关淋巴细胞簇组织无序、缺乏明显的 T 细胞和 B 细胞为主的区域，罕见或缺乏伴有或不伴生发中心的淋巴滤泡 [172, 176]。

5. 取材和诊断注意事项

浆膜相关淋巴细胞簇不单独诊断，而经常在肺、心脏或腹部器官的浆膜中偶然发现。腹腔注射后，浆膜相关淋巴细胞簇可能会增加。除非其数量丰富，否则通常不诊断。在 H&E 染色切片中通常很难区分淋巴细胞浸润和这些淋巴细胞簇，更不用说确定这些淋巴细胞簇是诱导的还是预先存在的（增生）。由于实际原因，在本文中，所有腹腔和胸腔脂肪组织库中的淋巴细胞簇都被认为是 SALC。SALC 与腹膜炎之间的区别在于缺乏炎症表现，如脂肪组织坏死、脓肿、粘连、粒细胞增多和出血。

6. 描述性浆膜相关淋巴细胞簇增多（desSALC, increased）（N）（图 1.121）其他淋巴组织

常规性浆膜相关淋巴细胞簇增多（conSALC, increased）

强化性脂肪组织中淋巴细胞增多（enhlymphocyte, adipose tissue, increased）

【种属】 小鼠、大鼠。

【其他术语】 Fat-associated lymphoid cluster (FALC); milky spots (MSs); Kampmeier's foci。

【发病机制 / 细胞来源】 确切的组织起源未知。

【诊断特征】 ① 淋巴细胞簇是由不同数量的 B 细胞和 T 细胞及巨噬细胞和髓系细胞组成，这取决于刺激的类型。② 常与浆膜相关，最常与腹腔和胸腔的脂肪组织库相关。③ 淋巴细胞簇被覆间皮。④ 可能会显示出一定的组织结构。⑤ 巨噬细胞位于周边。⑥ 常出现 HEV。⑦ 淋巴滤泡缺失或罕见。

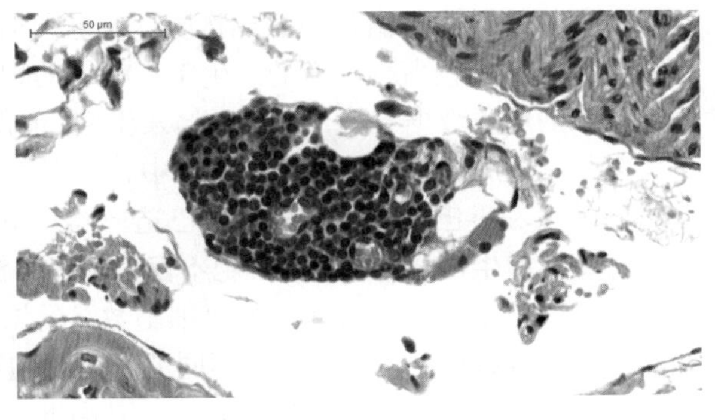

121

图 1.121

Wistar 大鼠，胸膜外 SALC（又称脂肪相关淋巴细胞簇或 FALC），血管丰富且淋巴细胞丰富

【鉴别诊断】

1）淋巴细胞炎症细胞浸润（lymphocytic inflammatory cell infiltrates）：① 浸润缺乏组织结构（SALC 也可能如此）。② 坏死的脂肪细胞被巨噬细胞和淋巴细胞包围，如代谢性疾病（称为"冠样"结构）中所见的较低程度的炎症细胞浸润。③ 如免疫组织化学所示，不同数量固有淋巴细胞缺失（主要是 nuocyte/NK 细胞和 B1 细胞）。

2）淋巴瘤（lymphoma）：① 其他部位出现肿瘤性淋巴细胞聚集。② 累及初级和（或）次级淋巴器官。

【备注】 通过免疫组织化学对 B1 细胞、树突状细胞、成纤维网状细胞、HEV 和其他结构成分染色可以帮助诊断 SALC（FALC/ 乳斑），并与淋巴瘤和浸润区分，尤其是在没有淋巴滤泡形成的情况下，因为免疫组织化学染色可以显示淋巴细胞聚集所形成的淋巴器官样组织结构。

九、淋巴造血系统肿瘤

世界卫生组织（WHO）造血和淋巴系统肿瘤分类系统是用于人类临床目的的高级术语 [177–179]。使用一种多学科的方法，这种分类综合了免疫表型、形态、分化程度、遗传，以及用于识别特定疾病实体

的分子特征，并扩展到血液学研究可识别的早期病变。WHO 分类的最终目标是将病理学与临床相关因素、治疗和预后联系起来。

在转化研究范围的实验环境中，如转基因小鼠模型，可以采用最新的人类分类方法[21, 54, 108, 180]。在这些情况下，可以提供最佳和可重复的固定条件。福尔马林固定石蜡包埋组织在小鼠中的使用已很成熟，但在大鼠中应用尚不成熟[103, 181]。Kunder 描述了一组用于研究小鼠造血组织的抗体[181]，并且可以使用 T 细胞和 B 细胞标志物进行免疫表型分析。泛 T 细胞标志物 CD3 可用于各种固定剂，如布安氏固定剂、B-5、岑克尔（Zenkers）固定剂、多聚甲醛和福尔马林固定的组织。

在 18 ～ 24 个月的啮齿动物致癌试验中，重点是风险评估，而不是临床结果和治疗的转化研究。为了满足啮齿动物致癌试验分类体系（主要基于 H&E 染色形态学）的要求，针对大鼠和小鼠开发了一种更实用的、亚型较少的 WHO 分类[182, 183]。在致癌效应的风险评估中，较少的分类是有利的，因为在处理相关效应的初始评估中，通常会合并淋巴瘤的总发病率。如果观察到致癌效应，利用免疫组织化学进一步研究亚型，有助于进一步确定肿瘤的类型。在整个研究过程中，死后动物的器官常在福尔马林中保存的时间较长且保存时间不同，这可能导致免疫组织化学染色结果不一致。不过，当固定条件最佳时，如果需要，可以通过使用 T/B 细胞标志物进行免疫分型进一步扩展形态学分类。

造血干细胞（如髓系和淋巴系）的子细胞，可引起自主生长的细胞克隆，形成系统性肿瘤，包括骨髓增殖性肿瘤、组织细胞肉瘤和淋巴瘤。由于这些肿瘤的起源细胞具有亲缘关系、形态上相似，因此区分这些肿瘤往往很困难。评估骨髓细胞学或血涂片可能会有所帮助，但啮齿动物致癌试验不常开展这两种评价。

造血系统肿瘤可由各种化学物质、病毒和辐射诱导，但也经常观察到自发性的肿瘤。特别是在老龄小鼠中可观察到较高且可变的发生率。啮齿动物自发性造血和淋巴系统肿瘤的病因尚不完全清楚，来自同一品系的历史数据有助于评估肿瘤发生率。值得注意的是，在啮齿动物中这些肿瘤往往是散在、偶发的，比大多数其他肿瘤更早出现。在小鼠中，甚至不到 3 月龄即可能自发出现或经诱导产生 T 细胞淋巴瘤。

除造血和淋巴细胞肿瘤外，淋巴造血器官也可发生其基质成分的肿瘤。在胸腺中，上皮网状细胞可引起肿瘤性增生性病变。这些细胞不仅仅是一个机械支架，而且还支持迁移细胞的归巢、增殖和成熟[184]。因此，增殖性基质改变可能与淋巴细胞数量的增加或改变有关。根据 WHO 分类，在人类[185]、大鼠[183]和小鼠[182]胸腺瘤中报道了存在不同的上皮细胞和 T 细胞的混合物。肿瘤间质细胞可能失去支持能力，如伴有鳞状分化的恶性上皮性胸腺瘤，其中淋巴细胞成分可能完全消失。早期啮齿动物文献中曾报道过小鼠和大鼠网状细胞肉瘤，Dunn 将网状细胞肉瘤分为 A 型和 B 型[35]。利用现代技术对这些肿瘤的进一步研究将 Dunn 的 B 型肿瘤重新分类为 B 细胞来源的淋巴瘤，Dunn 的 A 型肿瘤重新分类为组织细胞来源肿瘤[108, 186]。近年来，网状细胞肿瘤的概念已被修改，成纤维网状细胞肿瘤已在人类中被描述[187-190]，但迄今还没有在实验小鼠或大鼠中得到证实。C57BL/6 非肿瘤性成纤维网状细胞的克隆已经永生化，而且其特征被描述[190]。

最后，老龄化啮齿动物的淋巴器官常发生血管增生性病变，如血管瘤或血管肉瘤。这些肿瘤超出了淋巴造血系统的范畴，在 INHAND 心血管系统里介绍。然而，对于结缔组织和毛细血管间隙较多的肿瘤，在鉴别诊断时应考虑血管性肿瘤。

（一）造血系统肿瘤

1. 红细胞白血病（leukemia, erythroid）（M）（图 1.122 ～图 1.124）淋巴造血系统肿瘤

【种属】　小鼠、大鼠。

【其他术语】　Erythroleukemia; erythroblastic leukemia。

【发病机制 / 细胞来源】　由脾脏或骨髓中的红系细胞系发展而来。

【诊断特征】　① 成红细胞、未成熟红系细胞或晚幼红细胞过度增殖的白血病。② 未分化的母细胞更常见，但也可发生分化较好的肿瘤，并表现出红系分化的各个阶段。③ 未成熟的细胞可能有异型

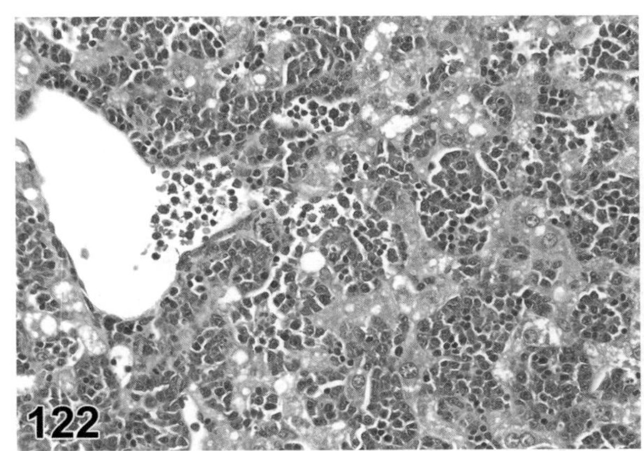
图 1.122

小鼠，肝。红细胞白血病

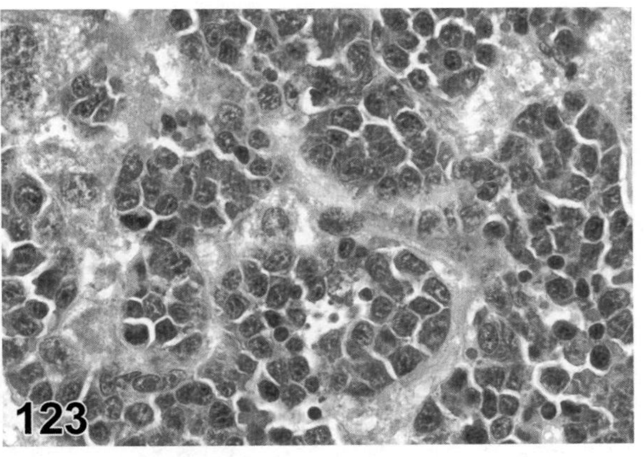
图 1.123

小鼠，肝。红细胞白血病

性的迹象。④ 通常出现在脾的红髓，特别是在小鼠。白髓受压萎缩。⑤ 优先扩散到肝窦。⑥ 严重脾肿大和肝肿大，但不累及淋巴结。⑦ 脾增大，被膜下可有大量血肿。⑧ 未成熟红细胞可用特异性抗体和（或）联苯胺（对二氨基联苯）识别。抗原的表达强度因红细胞的分化阶段不同而异。有些抗原的强度随着红细胞的成熟而增强［糖蛋白或血型糖蛋白 A（CD235a）和 TER119］，而其他抗原的强度随着红细胞的成熟而减弱（GATA1、α 血红蛋白稳定蛋白、CD43、CD71、CD117）。⑨ 肿瘤细胞可能出现在血液中，如果可行，可通过血涂片或骨髓涂片检查确诊。

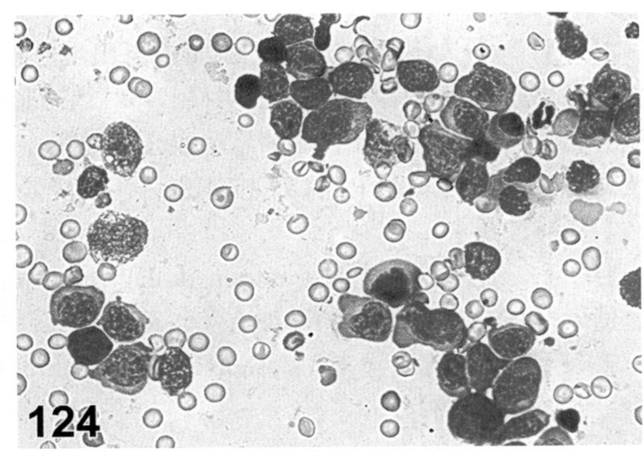
图 1.124

小鼠，脾印片，红细胞白血病

【鉴别诊断】

1）淋巴瘤（lymphoma）：① 没有红细胞分化的证据。② 如果红细胞的发育在非常原始的阶段就停止了，则很难与淋巴瘤鉴别。③ 原始红系细胞的明确诊断通常需要使用特异性抗体，以识别正常红细胞发生过程中表达的抗原（CD117、CD43、GATA1、CD71、CD235a、TER119、α 血红蛋白稳定蛋白），而非识别淋巴细胞的淋巴抗原抗体（PAX5、CD3、CD25、CD45、TDT）。

2）红系髓外造血（extramedullary hematopoiesis, erythroid）：① 存在造血刺激，如贫血或炎症。② 存在混合细胞系，但以红系为主。③ 通常局限于脾，但反应性造血灶可出现在肝窦中，偶尔也可见于其他组织。④ 增殖细胞无侵袭性，并遵循髓外造血的正常分布。⑤ 严重时，累及脾和肝的髓外红细胞发生可能难以与红细胞白血病区分。⑥ 更多信息请参阅淋巴造血总论部分的髓外造血。

3）红系造血异常（dyshematopoiesis, erythroid）：① 红系细胞增多。② 异常的红细胞形态，如多核、核破碎、巨幼细胞增生或环状铁粒幼细胞。③ 有分化阶段停滞的迹象 [44]。

2. 巨核细胞白血病（leukemia, megakaryocytic）（M）（图 1.125，图 1.126）淋巴造血系统肿瘤

【种属】 小鼠、大鼠。

【其他术语】 Megakaryoblastic leukemia; megakaryocytic myelosis。

【发病机制 / 细胞来源】 由脾和骨髓中的巨核细胞系发展而来。

【诊断特征】 ① 不同分化阶段的巨核细胞增多。② 大的单形核原巨核细胞明显增多，常出现较小的未成熟形态。③ 细胞核常为非典型，可能出现或不出现多核。④ 肿瘤细胞可存在于骨髓、淋巴结、

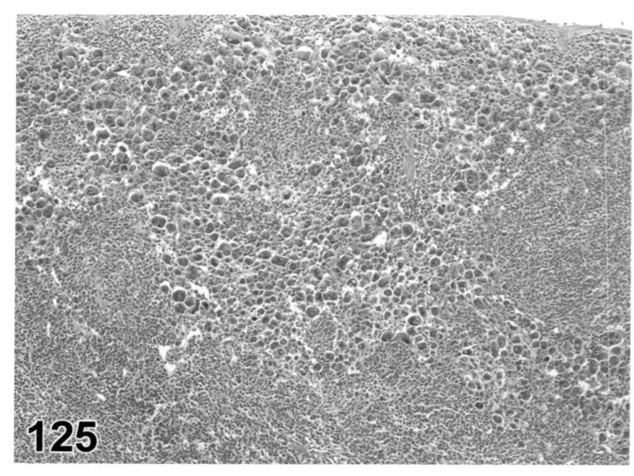

图 1.125

小鼠，脾。巨核细胞白血病

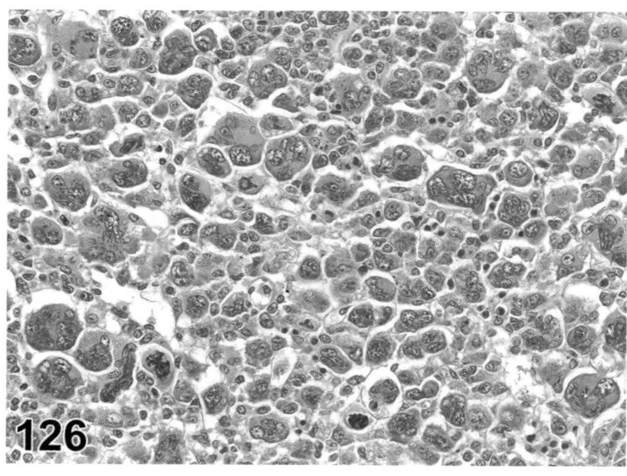

图 1.126

小鼠，脾。巨核细胞白血病

脾、肝和肾。⑤ 如累及淋巴结，髓窦内可出现巨核细胞。⑥ 在循环中存在大的发育不良血小板。⑦ 血小板减少或全血细胞减少可能很明显。⑧ 巨核细胞系的确认往往不能仅凭形态学特征，可能需要免疫表型分析[191]。⑨ 免疫组织化学显示血小板糖蛋白Ⅱb/Ⅲa、CD41、GATA1、CD61、血管性假血友病因子（Ⅷ因子）阳性。⑩ RUNX1 抗体也可用于识别未成熟巨核细胞的成熟阶段。

【鉴别诊断】

1）巨核细胞髓外造血（extramedullary hematopoiesis, megakaryocytic）：脾红髓中的巨核细胞髓外造血通常与成熟巨核细胞的增加有关，而不是原巨核细胞。

2）巨核细胞造血异常（dyshematopoiesis, megakaryocytic）：① 巨核细胞增多，形态异常和血小板减少。② 分化停滞。

3）红细胞白血病（leukemia, erythroid）：① 没有类似正常或非典型巨核细胞的多核巨细胞。② 区分原巨核细胞白血病和未成熟红细胞（幼红细胞）白血病可能需要免疫组织化学。③ 巨核细胞的一组免疫组织化学抗体，包括 CD41、CD61、血管性假血友病因子和 RUNX1，以及红系细胞一组免疫组织化学抗体，包括血型糖蛋白 A（CD 235a）和 α 血红蛋白稳定蛋白有助于区分这两种白血病。

【备注】　巨核细胞白血病在普通小鼠中很少见。已在基因工程小鼠中有过报道，并有由重组逆转录病毒（MuLV）诱导发生的报道。小鼠红细胞白血病是一种罕见的自发性病变，也可以由 MuLV 诱导，例如 Friend 病毒引发 Friend 白血病。C3H/He 和 RF 小鼠的全身辐射也可诱发红细胞白血病。红细胞白血病是大鼠一种极其罕见的自发性病变[192]，可经辐射和三甲基苯 [a] 蒽烯处理后诱发。

3. 髓系白血病（leukemia, myeloid）（M）（图 1.127 ～图 1.129）淋巴造血系统肿瘤

【种属】　小鼠、大鼠。

【其他术语】　Granulocytic leukemia; acute myeloid leukemia; myeloblastic leukemia; chloroleukemia; granulocytic sarcoma (for localized growth)。

【修饰语】　嗜中性粒细胞；嗜酸性粒细胞；嗜碱性粒细胞；髓系单核细胞；单核细胞；NOS（未特定分类）。

【发病机制 / 细胞来源】　由脾（尤其是小鼠）或骨髓中的粒细胞或单核细胞系发展而来。

【诊断特征】　① 髓系细胞分化从未成熟细胞（分化差）到成熟细胞不等，从母细胞到分叶形态细胞比例不同。② 细胞核可能具有未成熟的形态特征，包括凹陷的核和中央空腔的圆环状核。③ 成髓细胞细胞核染色质细，核仁明显，而早幼粒细胞细胞核染色质粗，核仁不明显。④ 成髓细胞通常有含髓过氧化物酶的嗜天青颗粒，但在 H&E 染色切片中可能不可见。⑤ 血涂片和（或）骨髓涂片可能有助于确认细胞学结构。⑥ 一些类型的髓系白血病可以发生非常高的白细胞计数（高 100 万细胞 / 毫

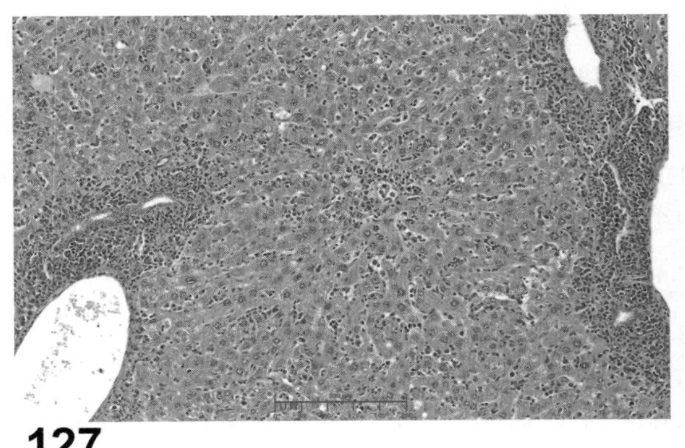

图 1.127

小鼠，肝。髓系白血病

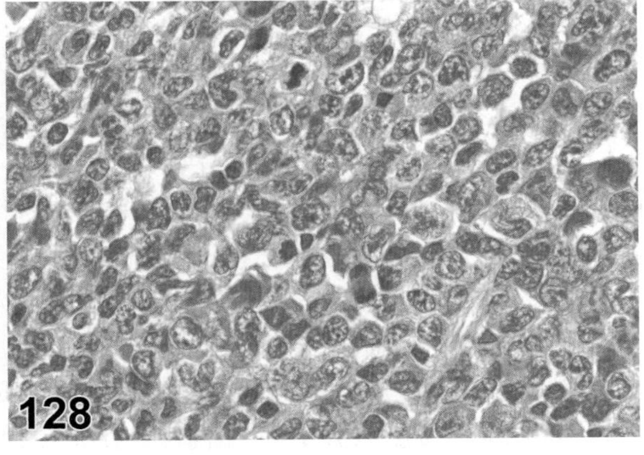

图 1.128

小鼠，脾。未分化的髓系白血病

升），主要由中幼粒细胞和成熟中性粒细胞组成，而其他类型（成髓细胞白血病）主要由类似成髓细胞和早幼粒细胞的细胞组成。⑦ 白血病常发生伴有弥漫性脏器增大，通常累及脾或骨髓，以及继发累及肝及其他脏器。⑧ 脾和肝可能变得很大。⑨ 组织肿物具有特征性的暗红色，浸润组织大体病理学观察可呈浅绿色变色（因此又称为绿色瘤性白血病）。⑩ 早幼粒细胞晚期和发育后期对溶酶体标志物、髓过氧化物酶、氯乙酸酯酶（chloroacetate esterase, CAE）、溶菌酶和其他粒细胞抗原呈阳性。⑪ 肾近端小管中嗜酸性颗粒（透明小滴）增多（组织细胞肉瘤也会发生）。

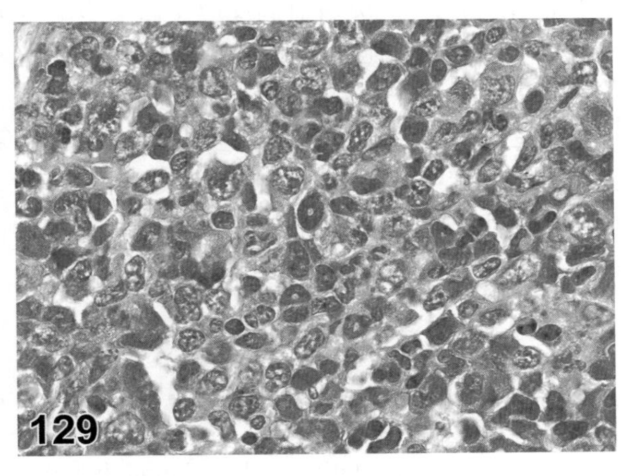

图 1.129

小鼠，脾。中度分化的髓系白血病

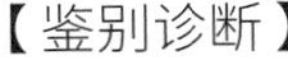

【鉴别诊断】

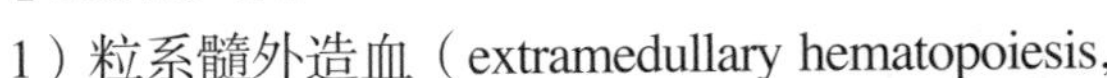

1）粒系髓外造血（extramedullary hematopoiesis, myeloid）：① 髓外造血与中性粒细胞髓系白血病区分是困难的。② 通常存在更成熟的髓系细胞。③ 通常有相对较多的红系细胞前体细胞和巨核细胞的混合。④ 形态和成熟阶段是同步的。⑤ 外周血白细胞计数通常达不到髓系白血病这种较为常见的极高水平。⑥ 通常是对慢性皮炎、溃疡性皮肤肿瘤、反复失血、坏死性肿瘤、脓肿及红细胞破坏增加等情况的反应性应答。⑦ 淋巴结常被累及，特别是肠系膜淋巴结和病变的局部引流淋巴结。⑧在极少数情况下，其他器官可能会受累，如肾上腺、卵巢、垂体和肾周脂肪。⑨分布趋向于遵循正常的解剖界限，除了在硬膜外腔和骨髓外窦内增生外，没有侵袭性[55]。

2）粒细胞造血异常（dyshematopoiesis, granulocytic）：① 髓系分化异常或有缺陷。② 粒细胞前体细胞增多。③ 异常的核分叶或染色质成熟和核分叶不同步。④ 颗粒的形态发生改变和（或）细胞质特征异常［如大小、形状、数量和（或）着色性］[33]。

【备注】 如果需要，修饰语可以用来指示肿瘤细胞的谱系。当需要指出细胞系但无法确定时，可以使用修饰语 NOS（未特定分类），是基于细胞质内可能存在的颗粒着色的特征确定的，但明确的亚型分类可能需要进行免疫组织化学。涂片可能有助于确认具体的细胞学结构。

髓系白血病主要由母细胞和未成熟形态的细胞组成，即未成熟的髓系白血病（成熟粒细胞＜10%），成熟的髓系白血病（成熟粒细胞＞10%），髓系单核细胞白血病和单核细胞白血病，如果不通过流式细胞术、免疫组织化学或髓过氧化物酶的组织化学鉴定细胞谱系，则很难区分上述类型。因此，对这些类型的白血病最合适的诊断就是单纯的髓系白血病。慢性髓系白血病在具有费城染色体的基因工程小鼠（GEM）中已有报道[193]。

“髓系”一词通常用来指骨髓中的白细胞成分。组织学上，粒细胞系白细胞组分的主要谱系。髓系白血病最常见的形式来自中性粒细胞谱系。因此，起源于成髓细胞的髓系白血病常称为粒细胞白血病。髓系白血病也广义上用于任何由普通髓系祖细胞衍生的白血病性造血系统肿瘤，包括粒细胞、粒细胞/单核细胞、红细胞和巨核细胞白血病、肥大细胞瘤和组织细胞肉瘤。

4. 白血病，未特定分类（leukemia, nos）（M）淋巴造血系统肿瘤

【种属】　小鼠、大鼠。

【同义词】　白血病。

【其他术语】　Unclassifiable leukemia; undifferentiated leukemia; anaplastic leukemia。

【发病机制 / 细胞来源】　由造血组织的细胞发育而来。

【诊断特征】　① 白血病伴有多种器官系统的白血病性浸润。② 剖检时可见肝、脾和（或）淋巴结体积增大。

【鉴别诊断】　类白血病反应（白细胞增多）［leukemoid reaction (leukocytosis)］：① 毛细血管床中存在有成熟粒细胞。② 最常见于肺和肝。③ 通常与另一个组织的大体改变有关，如脓肿、皮肤溃疡等。

【备注】　当白血病需要分类，但无法通过免疫组织化学或其他实验室技术（如流式细胞术和基因谱研究）确定明确的谱系时，可以使用这一术语，白血病 NOS（未特定分类）。白血病 NOS 也可用于由于样本状况改变（自溶、固定不佳或技术原因）而无法分类的白血病。当不需要分类时，可以使用白血病（无修饰语）。

（二）淋巴系统肿瘤

淋巴瘤（lymphoma）（M）（图 1.130 ～图 1.151）淋巴造血系统肿瘤

【种属】　小鼠、大鼠。

【其他术语】　Malignant lymphoma; lymphosarcoma。

【修饰语】　① 亚型修饰语：淋巴母细胞性；多形性；滤泡性；免疫母细胞性；淋巴细胞性；浆细胞性；嗜上皮性皮肤 T 细胞性；边缘区；LGL；NOS。② 细胞类型修饰语：T 细胞；B 细胞。③ 限定词（可选）：白血病性（从外周血涂片或组织切片判断存在明显白血病时可使用）

【发病机制 / 细胞来源】　由脾、淋巴结、胸腺、MALT 或骨髓中的 T 细胞或 B 细胞或其前体细胞发育而来。

【诊断特征】

1）淋巴母细胞性淋巴瘤（lymphoblastic lymphoma）：① 中至大的淋巴母细胞。② 细胞质稀少到中度、嗜碱性，并可能空泡化。③ 核呈圆形、卵圆形、不规则形或卷曲，染色质有细微斑点。④ 位于中央的核仁可从不明显到存在 1 ～ 3 个清晰的小核仁。⑤ 核质比高。⑥ 核分裂象数量可变，但往往很多。⑦ 细胞不粘连，但形成均质的片状。⑧ 星空样外观常见，伴有易染体巨噬细胞及凋亡。⑨ 可能在后期发展成白血病。⑩ 表现肝、肾、卵巢弥漫性浸润和肺内血管树浸润的侵袭性行为（类似于免疫母细胞性淋巴瘤）。⑪ 在白血病时期可侵袭中枢神经系统。⑫ T 细胞淋巴母细胞性淋巴瘤。起源于年轻大鼠和小鼠的胸腺。在某些品系和基因靶向小鼠中发生频率较高。⑬ B 细胞淋巴母细胞性淋巴瘤。发生于老龄小鼠的脾或淋巴结。PAX5 呈阳性，CD45R 普遍呈阳性，但当细胞具有 B 细胞前体阶段特征时，免疫组织化学检测 CD45R 可能为阴性。

2）多形性淋巴瘤（pleomorphic lymphoma）：① 肿瘤细胞群可由多种细胞类型组成，包括小淋巴细胞、小和大滤泡中心细胞（中心细胞和中心母细胞）、免疫母细胞及非滤泡来源的大、小细胞。② 每个淋巴瘤内，有时甚至在每个解剖部位，每种细胞类型的比例都不同。③ 可能存在多核细胞。④ 母细胞有明显的核仁。⑤ 核分裂的细胞（中心细胞）与核圆形的细胞（中心母细胞）之间比例不同。

⑥ 肿瘤细胞可以与不同比例的辅助性 $CD4^+$ T 细胞、巨噬细胞和（或）嗜酸性粒细胞混合。⑦ 单中心或多中心起源。⑧ 大多品系老龄小鼠（月龄大于 12 个月）中最常见的淋巴瘤亚型。⑨ 早期单一部位多形性淋巴瘤常见于肠系膜淋巴结和脾。⑩ 发生在老龄啮齿动物的派氏结。⑪ 生长模式通常是弥漫性，通常滤泡和生发中心不明显（相反，在人类是明显的）。⑫ 当出现在滤泡时，可导致结节样外观，尤其是在脾。⑬ 很少呈白血病性分布。⑭ 肿瘤细胞通常起源于滤泡的 B 细胞，但很少来源于 T 细胞。⑮ 免疫组织化学或流式细胞术是确定B细胞或T细胞来源的必要手段。⑯ 当肿瘤细胞类型是混合性或未知时，可诊断为多形性淋巴瘤。⑰ 如果 B 细胞来源确定，首选的术语是滤泡性淋巴瘤。⑱ B 细胞来源的多形性淋巴瘤可产生重链 Ig，且表达 κ 轻链的频率远高于 λ 轻链。

3）滤泡性淋巴瘤（follicular lymphoma）：① 滤泡性淋巴瘤是 B 细胞起源，如果 B 细胞起源确定，特别是通过免疫组织化学和（或）克隆分析确定，则滤泡性淋巴瘤为首选术语。② 肿瘤性细胞群可由多种细胞类型组成，包括小淋巴细胞、小和大滤泡中心细胞（中心细胞和中心母细胞）。③ 每个淋巴瘤，有时甚至在每个解剖部位，每种细胞类型的比例都不同。④ 可能存在多核细胞。⑤ 母细胞有明显的核仁。⑥ 核分裂的细胞（中心细胞）与核圆形的细胞（中心母细胞）之间比例不同。⑦ 肿瘤细胞可以与不同比例的辅助性 $CD4^+$ T 细胞、巨噬细胞和（或）嗜酸性粒细胞混合。⑧ 单中心或多中心起源。⑨ CD45R/B220、PAX5、CD79a、BCL6 和（或）PNA 阳性。

4）免疫母细胞性淋巴瘤（immunoblastic lymphoma）：① 细胞大，不粘连，单一形态的。② 细胞质明显呈双嗜性。③ 细胞核大、泡状，核中央或周边有一个大的、有时是棒状的核仁。④ 核分裂象数量可能很多。⑤ 可能是 B 细胞（更常见）或 T 细胞起源。⑥ 可能存在浆细胞样细胞和浆细胞。⑦ 在大多数非基因工程品系中很少见。⑧ 器官受累的模式表现为淋巴结、脾、肝、肾和卵巢的弥漫性浸润，并沿着肺内血管树（类似于淋巴母细胞淋巴瘤）浸润。⑨ 在分布上非原发性白血病。⑩ 当细胞起源于 B 细胞时，细胞染色重链 Ig 或 κ 轻链呈阳性，λ 轻链很少呈阳性。⑪ 在 BB/E 大鼠中已有报道，与 *c-Myc* 癌基因易位有关[194]。

5）淋巴细胞性淋巴瘤（lymphocytic lymphoma）：① 肿瘤细胞小到中等大小、分化良好、细胞质边缘狭窄、染色质致密块状。② 细胞与正常循环中的小淋巴细胞几乎没有差别。③ 细胞均一，无粘连。④ 核分裂象罕见。⑤ 没有易染体巨噬细胞。⑥ 可能是 T 细胞或 B 细胞起源。⑦ 受累淋巴器官的正常结构可维持或被破坏。

6）浆细胞性淋巴瘤（plasmacytic lymphoma）

【同义词】 Plasma cell tumor; plasmacytoma。

① 肿瘤细胞可以是成熟的浆细胞，也可以是具有明显浆细胞样分化的未成熟细胞，或是成熟浆细胞和未成熟浆细胞的混合体。② 细胞质嗜碱性和嗜派洛宁性，并可见核周晕（高尔基体）。③ 细胞核为圆形，呈车轮状。④ 在分化良好的肿瘤中罕见有核分裂象。⑤ 尽管罕见，但嗜酸性细胞质内结晶样结构的形成被认为是浆细胞性淋巴瘤的诊断特征。⑥ 根据形态学特征难以区分分化良好的肿瘤和浆细胞增生。Ki67 有助于区分，因为浆细胞增生没有一致的 Ki67 免疫反应性。⑦ 可发生在脾或淋巴结，很少发生在骨髓。⑧ 在大多数小鼠品系中罕见（在 NZB 小鼠中更常见，在 BALB/c 小鼠中可诱导）。⑨ 免疫细胞化学检测重链 Ig 阳性。⑩ 超过 95% 的肿瘤 κ 轻链呈阳性。⑪ 由于大多数正常小鼠细胞表达 κ，轻链测定不适用于小鼠的克隆测定（人类相反，κ 与 λ 的比例是 2 ∶ 1）。需要表面存在限制性 IgH 亚型（IgG1、IgG2a、IgG2b 或 IgA），才能相对强烈地提示克隆性[195]。

7）嗜上皮性皮肤淋巴瘤（epitheliotropic cutaneous lymphoma）：① 表现为皮肤大体病变，伴有脱毛和结痂性皮肤。② 肿瘤细胞小到中等大小、细胞质少、核呈锯齿状。③ 核分裂象罕见。④ 真皮和鳞状上皮内浸润。⑤ 表皮和附属器中呈稀疏的苔藓样浸润。⑥ 表皮和毛囊内的 Pautrier 微脓肿。⑦ 真皮内可见炎症性组织细胞和浆细胞。⑧ 类似于“蕈样肉芽肿”。⑨ 晚期可累及多个皮肤外部位。⑩ 该病在大鼠中罕见有报道。⑪ 表达泛 T 细胞标志物（CD2、CD3 和 CD8）的肿瘤细胞与 T 细胞来源的肿瘤一致。

8）边缘区淋巴瘤（marginal zone lymphoma）：① 进行性病变。② 起源于边缘区增生（marginal zone hyperplasia）：生发中心无增生的边缘区增宽；具有透明细胞质（单核细胞样细胞）的淋巴细胞形成均一的细胞群；小鼠边缘区的宽度随品系的不同而变化，所以与同期对照比较很重要；生发中心增生伴边缘区增生，但边缘区淋巴瘤不常见；可能是局灶性、多灶性或弥漫性。③ 边缘区淋巴瘤（marginal zone lymphoma）：边缘区进一步增宽伴细胞异型性（中等大小至大的细胞、核仁明显，偶见核分裂象）；中等大小的细胞形成非常均质的多形性细胞群；红髓弥漫性浸润，滤泡完全或不完全桥接。④ 进一步发展：边缘区的宽度随着滤泡的合并和桥接而增大；细胞较大、泡状核，核仁明显或不明显；侵袭白髓，PALS 受压，白髓缺失（在罕见病例）；通常局限于脾，但也可转移到肝和淋巴结。⑤ 边缘区淋巴瘤起源于 B 细胞，免疫组织化学检测 PAX5、CD45R 和（或）IgM 常常呈阳性。

9）大颗粒淋巴细胞白血病（large granular lymphocyte leukemia）

【同义词】 Large granular lymphocyte lymphoma; LGL–NK lymphoma。

① 中等大小淋巴细胞组成的均匀细胞群，形态类似于大颗粒淋巴细胞（NK 细胞）。② 细胞核呈圆形、卵圆形、略微不规则或肾形，分化程度不同，核染色质呈块状，核仁小。③ 细胞质嗜碱性，颗粒数量和大小不等：吉姆萨染色的外周血涂片和肿瘤印片颗粒呈浅红色；颗粒常规 H&E 染色切片不可见；颗粒可区分 LGL– 白血病和其他类型的淋巴瘤。④ 老龄化 Fischer 344 大鼠发生率高（10% ～ 50%）。⑤ 在 Wistar 或 Sprague Dawley 等其他大鼠品系中也有报道。⑥ 小鼠自发性病变中未见有报道，但 GEM 可诱导发生。⑦ 该肿瘤几乎可以定义为白血病，但白细胞计数不同。⑧ 肝和脾为最常受累器官，但其他器官也可能被浸润。⑨ 早期（可能是原发的）的病变常见于脾，尤其在边缘区 [196]。⑩ 免疫组织化学检测 OX–8（CD8）呈阳性。

根据范围和严重程度可分为 3 个阶段 [197]：

第 1 期：① 临床上和形态学上表现为前淋巴瘤 / 白血病。② 脾大小正常或略有增大。③ 在红髓和边缘区中可见轻度数量的大颗粒淋巴细胞（large granular lymphocyte, LGL)。④ 肝窦中很少或无肿瘤性 LGL。⑤ 在其他器官中没有可识别的肿瘤性 LGL。

第 2 期：① 脾中度增大。② 红髓中有大量 LGL。③ 脾保留有正常结构。④ 轻度至中度累及肝，肝窦内有 LGL 聚集。⑤ 轻微或不累及其他器官。

第 3 期：① 晚期。② 脾、肝重度体积增大。③ 正常的脾脏结构被肿瘤细胞所取代。④ 肝可见重度 LGL 浸润。⑤ 肝常见退行性改变，可伴有结节状再生性增生性病变。⑥ 肿瘤细胞浸润其他器官，如肺、淋巴结、肾、大脑和肾上腺。

【鉴别诊断】

1）淋巴细胞增生（hyperplasia, lymphoid）：① 对肿瘤、溃疡、感染的反应性应答。② 累及引流淋巴结。③ 多克隆增殖。

2）边缘区增生（hyperplasia, marginal zone）：① 对肿瘤、溃疡和感染的反应性应答。② 边缘区增宽伴生发中心增生。③ 无细胞异型性或核分裂象增加。④ 通常弥漫性发生。

3）多形性纤维肉瘤（fibrosarcoma, pleomorphic）：① 与多形性淋巴瘤区分。② 软组织肿瘤（见 3）INHAND 软组织 / 骨骼肌分类）。③ 也称为多形性 / 未分化肉瘤。④ 倾向有更明显的纤维结构。⑤ 通常有明显的软组织原发部位（如位于后腿皮下）。⑥ 在大多数病例中未见原发性淋巴组织的分布特点。⑦ 血细胞免疫组织化学标志物在纤维肉瘤染色阴性。

4）组织细胞肉瘤（histiocytic sarcoma）：① 细胞质嗜酸性且丰富。② 有时类似滤泡性淋巴瘤。③ 可能有更多的纤维性结构（在大鼠），并且常见有巨大的多核细胞出现的区域，多核细胞可呈异物型模式。④ 通常与淋巴瘤相比有不同的解剖分布和分布模式。⑤ 有时与淋巴瘤混合在一起，结果该动物同时发生有 2 个全身性肿瘤。⑥ 通常有原发部位，如腹膜后或肝、脾、皮肤、骨髓、脑、肠系膜淋巴结、子宫、阴道等。⑦ 可用一种或多种免疫组织化学标记物进行巨噬细胞 / 组织细胞染色。

5）恶性胸腺瘤（thymoma, malignant）：① 具有上皮成分。② 病变部位非全身性。

【备注】 淋巴瘤发生的早期在诊断上具有挑战性。全身性肿瘤可能始于单个部位，如孤立的淋巴结，然后扩散到其他器官。单个部位肿瘤诊断上是困难的，诊断依据是异常的细胞学特征、组织结构紊乱及缺乏炎症或感染。在另一个极端，广泛播散的淋巴瘤可累及多个淋巴造血器官和淋巴结外组织。当累及多个淋巴结时，评价常规淋巴结（即肠系膜和腋窝淋巴结）和最多 5 个其他体积增大的淋巴结代表性的样本足矣。

有些类型的淋巴瘤不能从形态学上区分，只能通过免疫组织化学来鉴别。例如，多形性淋巴瘤包括 B 细胞和 T 细胞谱系的几个亚型，其中大多数是滤泡性淋巴瘤。小鼠的一些自发性 B 细胞淋巴瘤类似于人类常见的弥漫性大 B 细胞淋巴瘤。包括组织细胞相关的 B 细胞淋巴瘤和 B 淋巴母细胞性淋巴瘤，特别是在 CD–1 小鼠 [180]。当需要分类，但无法通过免疫组织化学或其他实验室技术（FACS，基因表达研究）确定具体的谱系时，可使用淋巴瘤 NOS（未特定分类）。标本处于某些状况（自溶、固定不良或技术不佳）而无法对淋巴瘤进行分类时，也可使用淋巴瘤 NOS。当不需要分类时，可以使用淋巴瘤（无修饰语）。

【鉴别诊断】 淋巴瘤和淋巴细胞增生具有挑战性。增生通常是一种反应性改变，但在极少数情况下，如果严重或持续时间延长、非典型、正常结构扭曲时，可表现出细胞的异形性，增生则可能是瘤前病变。在需要关注的情况下，针对 Ig 和 TCR 克隆的额外诊断检测应考虑用于区分增生和淋巴瘤。

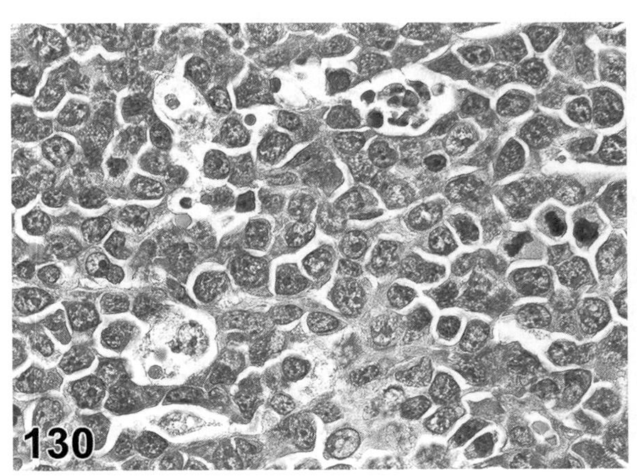

图 1.130

小鼠，脾。淋巴母细胞性淋巴瘤，伴有星空效应

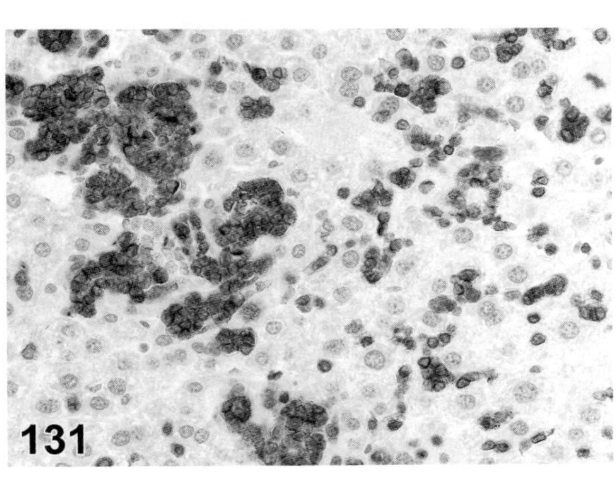

图 1.131

小鼠，肝。淋巴母细胞性淋巴瘤，CD3 免疫组织化学染色

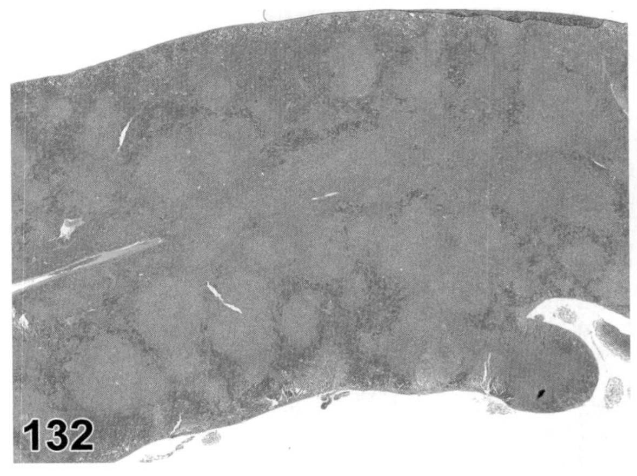

图 1.132

小鼠，脾。滤泡性（多形性）淋巴瘤

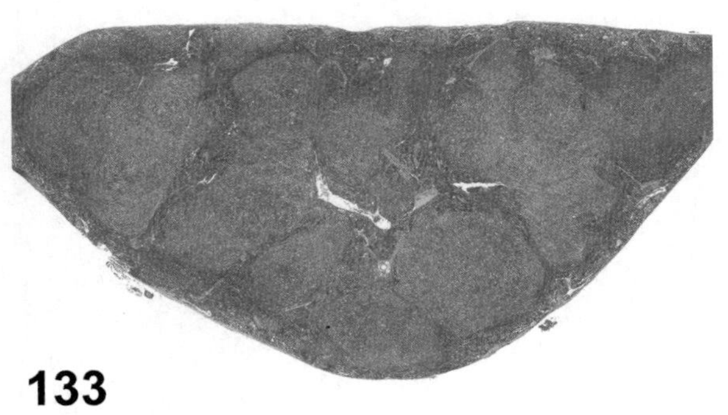

图 1.133

小鼠，脾。滤泡性（多形性）淋巴瘤

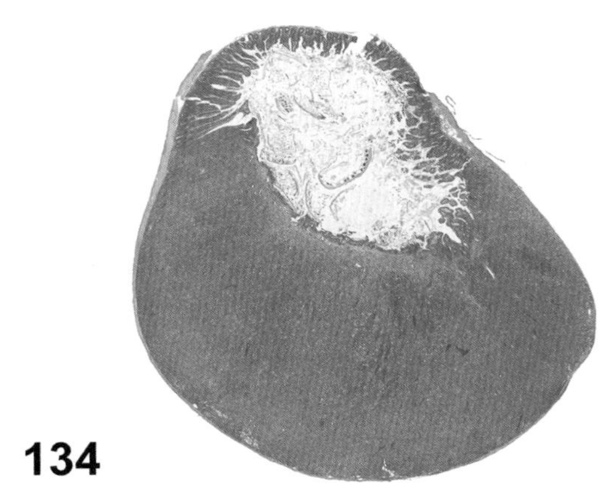

图 1.134

小鼠，小肠。滤泡性（多形性）淋巴瘤

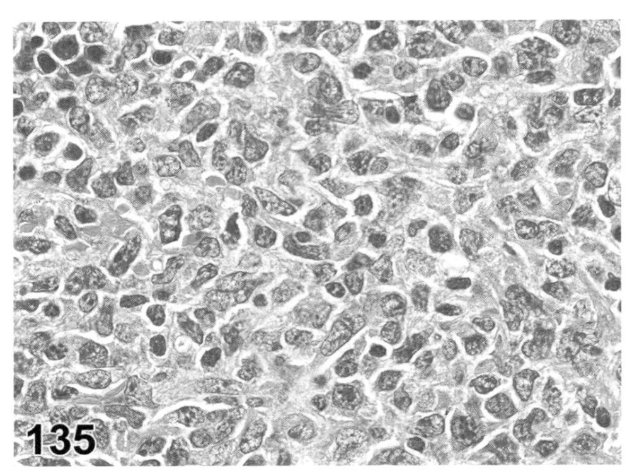

图 1.135

小鼠，脾。滤泡性（多形性）淋巴瘤

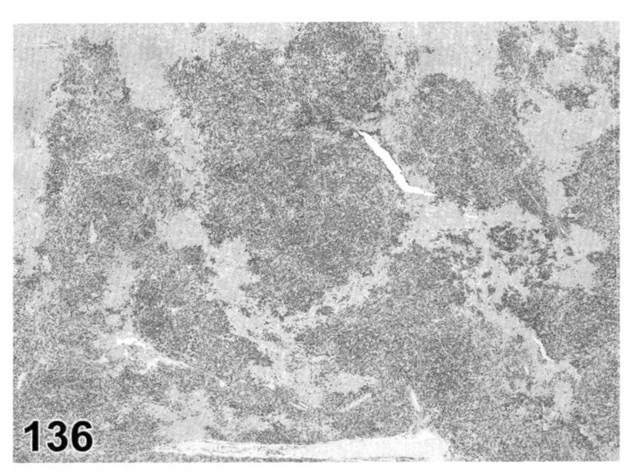

图 1.136

小鼠，脾。滤泡性（多形性）淋巴瘤，CD45R（B220）免疫组织化学染色

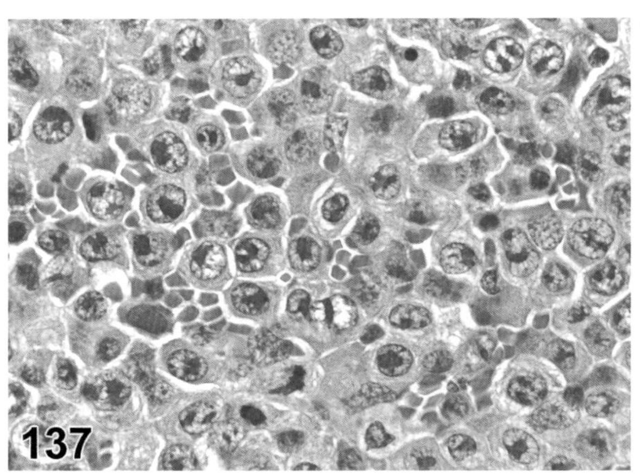

图 1.137

小鼠，脾。免疫母细胞性淋巴瘤

图 1.138

小鼠，脾。弥漫性淋巴细胞性淋巴瘤

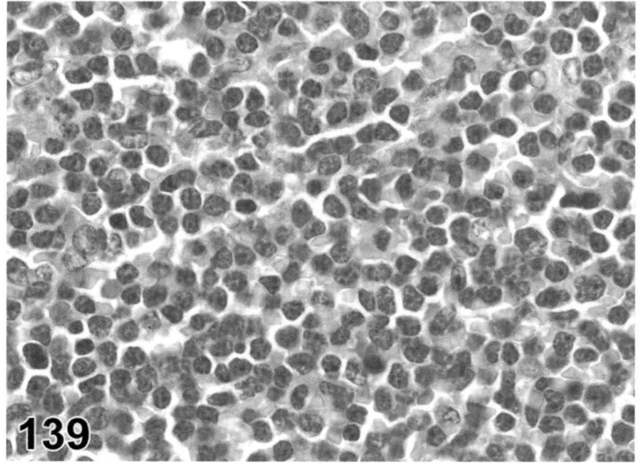

图 1.139

小鼠，脾。分化好的淋巴细胞性淋巴瘤

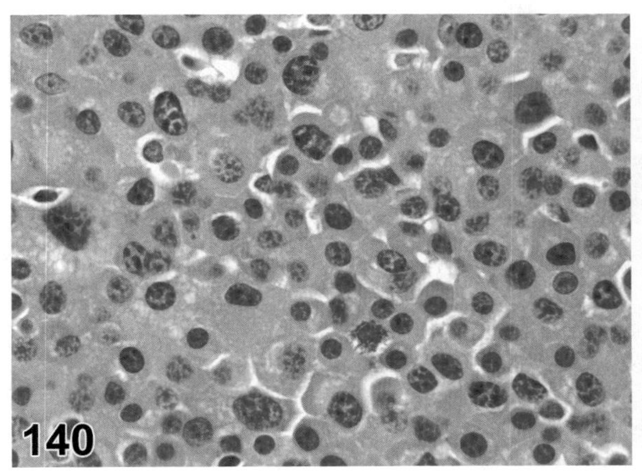

图 1.140

小鼠，脾。浆细胞性淋巴瘤

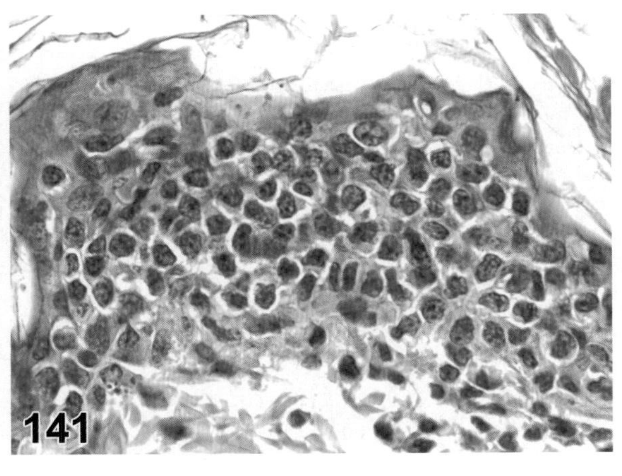

图 1.141

小鼠，皮肤。嗜上皮性皮肤淋巴瘤

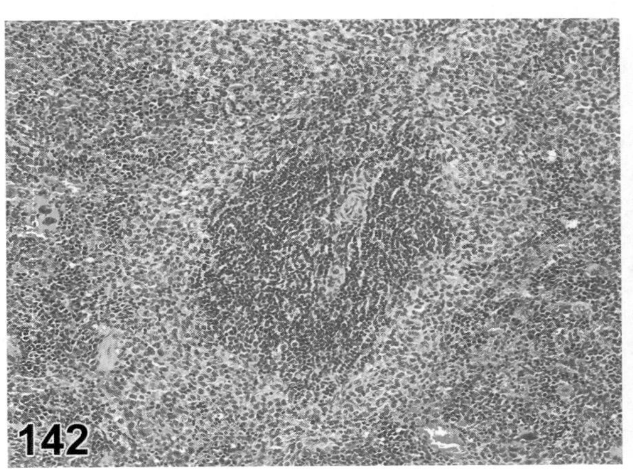

图 1.142

小鼠，脾。边缘区增生

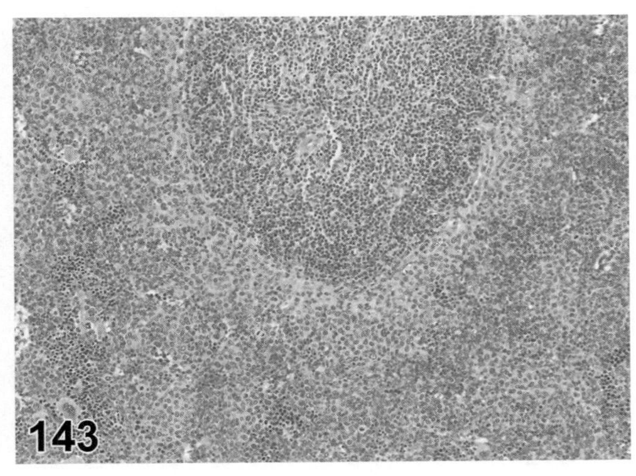

图 1.143

小鼠，脾。边缘区淋巴瘤

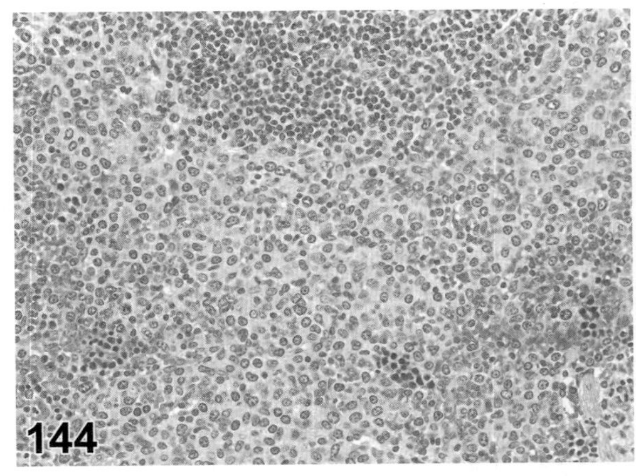

图 1.144

小鼠，脾。边缘区淋巴瘤

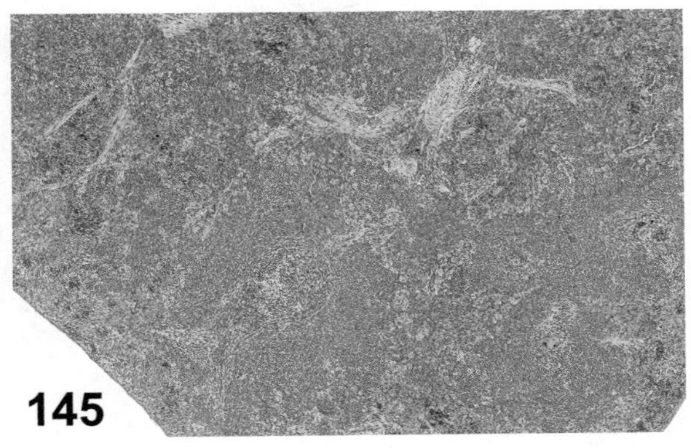

图 1.145

大鼠，脾。LGL 白血病，第 1 期

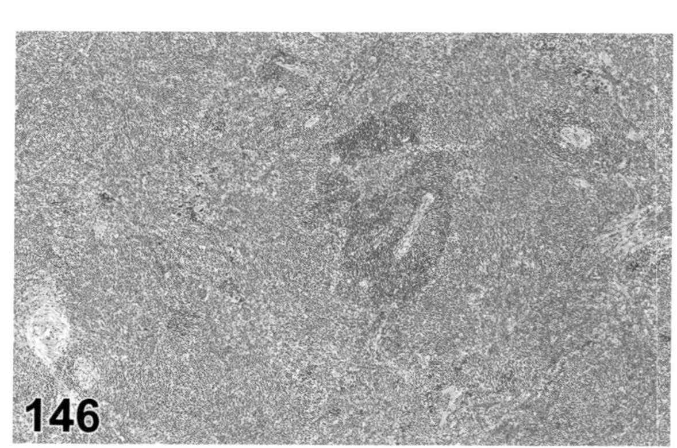

图 1.146

大鼠，脾。LGL 白血病，第 2 期

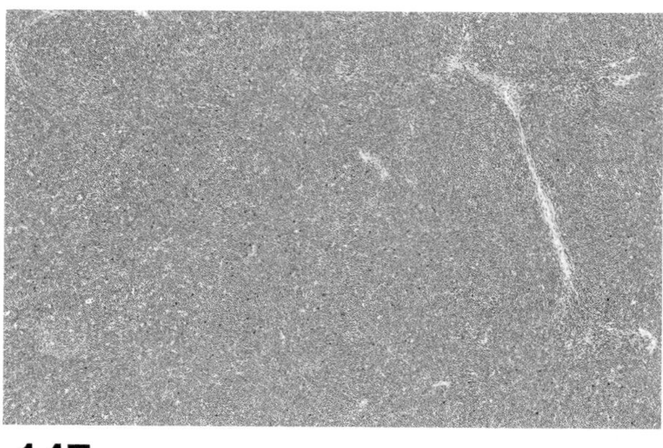

图 1.147

大鼠，脾。LGL 白血病，第 3 期

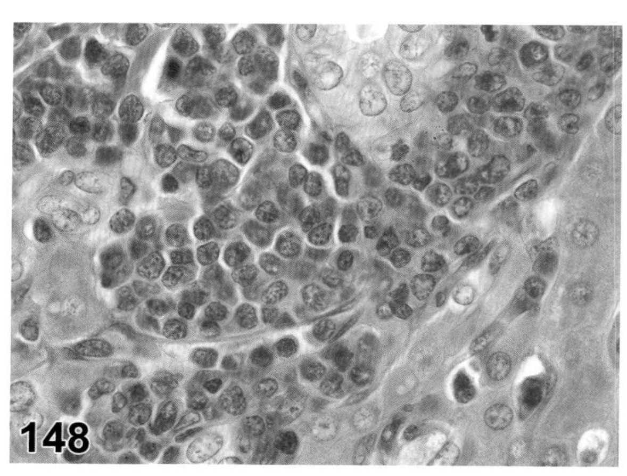

图 1.148

大鼠，肝。LGL 白血病

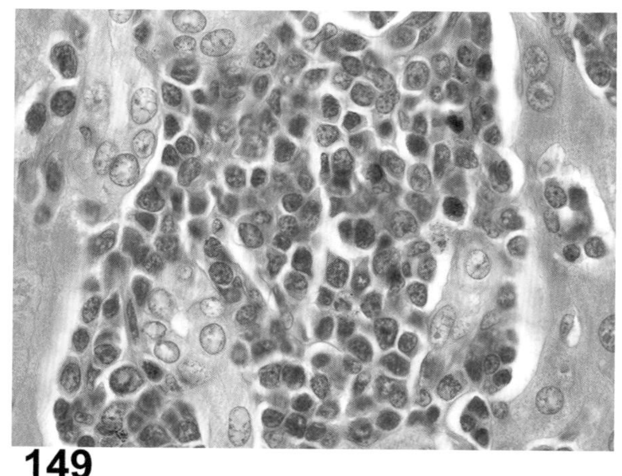

图 1.149

大鼠，肝。LGL 白血病，圆锯齿状（染色深）肿瘤细胞

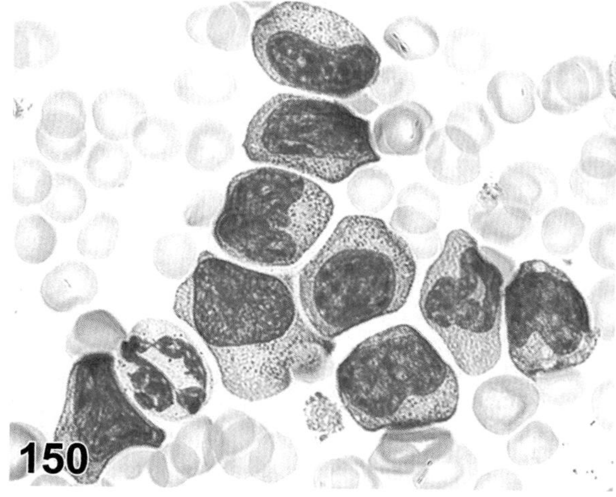

图 1.150

大鼠，血液。LGL 白血病。LGL 为大颗粒淋巴细胞

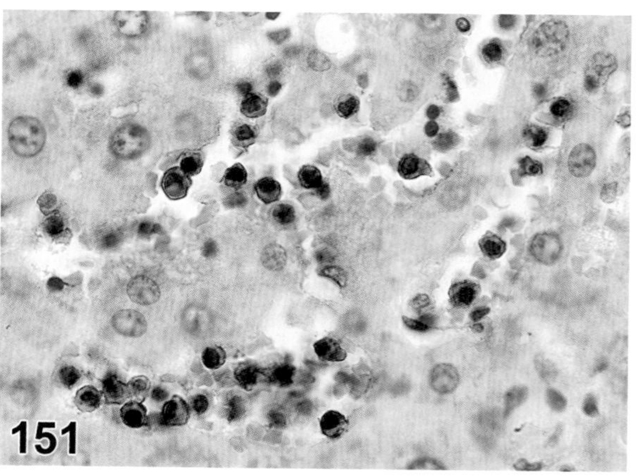

图 1.151

大鼠，肝。LGL 白血病，OX-8（CD8a）。LGL 为大颗粒淋巴细胞

（三）组织细胞肿瘤

组织细胞肉瘤（histiocytic sarcoma）（M）（图 1.152 ～图 1.154）淋巴造血系统肿瘤

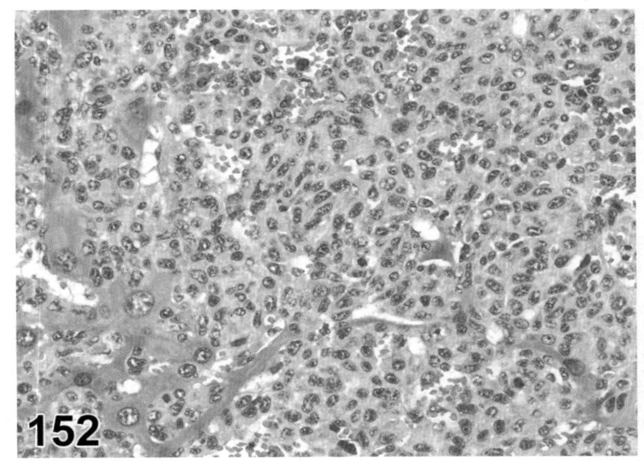

图 1.152

小鼠，肝。组织细胞肉瘤

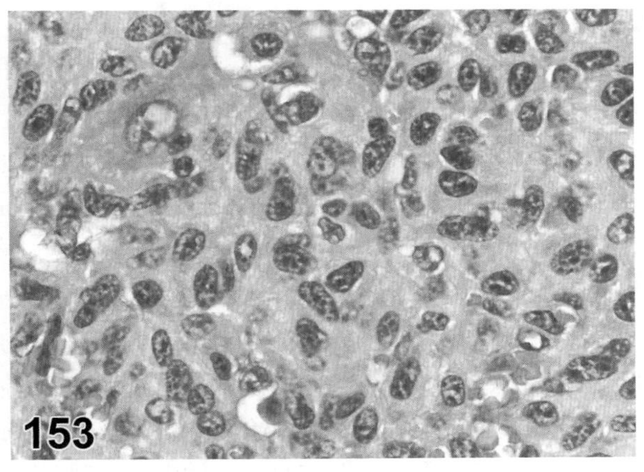

图 1.153

小鼠，肝。组织细胞肉瘤

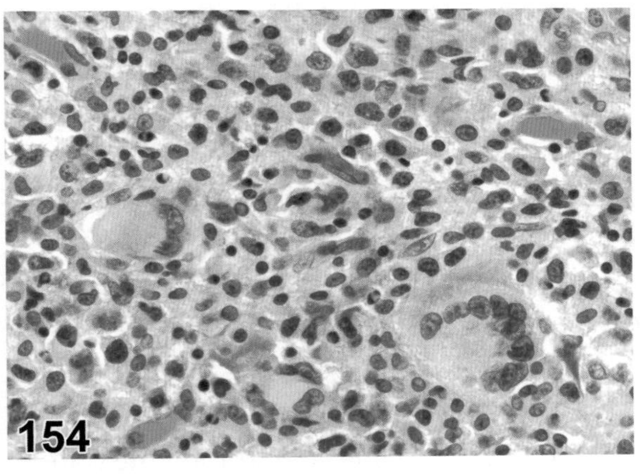

图 1.154

小鼠，肝。具有多核肿瘤细胞的组织细胞肉瘤

【种属】 小鼠、大鼠。

【其他术语】 Reticular cell sarcoma type A; malignant histiocytosis; Kupffer cell sarcoma。

【发病机制 / 细胞来源】 单核吞噬细胞系统中的细胞。

【诊断特征】 ① 圆形或卵圆形细胞组成的均一细胞群，具有丰富的嗜酸性细胞质。② 细胞也可以是梭形。③ 核圆形、不规则形、细长形、折叠或凹陷，偶见有中央空腔的环状核。④ 多核巨细胞常散在分布于肿瘤各处。⑤ 可能存在吞噬作用。⑥ 核分裂象由少到多不等。⑦ 非典型细胞稀少，通常缺乏多形性。⑧ 常见特征性由栅栏样排列的肿瘤细胞包围坏死区。⑨ 可能存在轻微纤维化。⑩ 肺中常见血管周围肿瘤细胞浸润。⑪ 血涂片中可能存在肿瘤细胞。⑫ 血管内常见肿瘤栓子。⑬ 浸润可发生在淋巴器官、非淋巴器官（如子宫、阴道、肝、皮肤、脑）、腹膜后和浆膜表面。⑭ 肾近端小管上皮常见细胞质内嗜酸性透明颗粒（透明小滴）增多。严重程度取决于动物体内荷瘤的程度。透明小滴对溶菌酶呈阳性，α 1– 抗胰蛋白酶、$\alpha_2\mu$– 球蛋白、大鼠或小鼠 Ig 和白蛋白呈阴性。⑮ F4/80、溶菌酶和 MAC–2 是小鼠组织细胞肉瘤的可靠标志物。⑯ ED1 (CD68)、ED2 (CD163)、ED3 (CD169) 和溶菌酶是大鼠组织细胞肉瘤的可靠标志物。⑰ 在一种罕见的组织细胞肉瘤中，散发的肿瘤组织细胞表达 S–100[21]。

【鉴别诊断】

1）多形性纤维肉瘤 / 未分化多形性肉瘤（fibrosarcoma, pleomorphic/undifferentiated pleomorphic sarcoma）：① 由不同比例的组织细胞样细胞、奇异形肿瘤巨细胞、成纤维细胞和未分化细胞组成的混合细胞群。② 纤维成分总是很突出。③ 与组织细胞肉瘤相比，多形性更明显，梭形细胞类型更多，多核细胞形成较少。

2）纤维肉瘤（fibrosarcoma）：① 更均一的成纤维细胞模式，具有或没有“人字形”特征的长的细胞束（簇）。② 纤维成分通常突出。

3）淋巴瘤（多形性、滤泡性、淋巴母细胞性）[lymphoma (pleomorphic, follicular, lymphoblastic)]：① 淋巴瘤细胞的细胞质较少。② 多核巨细胞通常不存在。③ 常累及脾和淋巴结。④ 淋巴瘤H&E 染色切片通常肉眼观察呈浅蓝色，这是由于肿瘤性淋巴细胞的核质比相对较高。⑤ 组织细胞肉瘤H&E 染色切片肉眼观察呈浅红色，这是由于肿瘤细胞的核质比相对较低。

4）恶性神经鞘瘤（schwannoma, malignant）：① 神经鞘瘤有典型的生长模式，包括实性区域（Antoni A 型）和具有大的囊性区域（Antoni B 型）。② 不存在多核巨细胞。③ 嗜酸性细胞质不丰富。④ 常发生于子宫。⑤ S-100 免疫反应在神经鞘瘤呈弥漫性，而组织细胞肉瘤则更散发。

5）恶性肥大细胞瘤（tumor, mast cell, malignant）：① 细胞核通常是奇异形、双叶和（或）多叶，通常有明显的核仁。② 细胞质颗粒样和嗜碱性，或颗粒少。③ 异染性的细胞质颗粒对吉姆萨或甲苯胺蓝染色呈阳性。④ 孤立型：非典型肥大细胞呈单发、局灶性、肉瘤样生长。⑤ 全身型：圆形、梭形或未成熟的肥大细胞形成致密的结节状或片状聚集物。⑥ 常累及多个器官。⑦ 肥大细胞常伴有嗜酸性粒细胞。⑧ 如果不应用免疫组织化学，可能难与其他类型肉瘤区分。

6）梭形细胞腺癌（adenocarcinoma, spindle cell）：① 可能与具有梭形细胞形态的未成熟组织细胞肉瘤易混淆。② 可通过细胞角蛋白和巨噬细胞生物标志物的免疫组织化学来进行鉴别。③ 生长模式倾向于膨胀性而非侵袭性。

7）恶性黑色素瘤（melanoma, malignant）：① 无色素黑色素瘤与圆形细胞的成熟组织细胞肉瘤可能相混淆。② 可通过黑色素标志物（HMB45、PEP8）和巨噬细胞标志物（F4/80）的免疫组织化学进行鉴别。③ 因为 Mac 2 和 CD68 在两种类型肿瘤中均表达，所以没有帮助。④ S-100 也在两种类型肿瘤中均表达，但在组织细胞肉瘤中表达是散在的，而在黑色素瘤中表达呈弥漫性。

【备注】 组织细胞肉瘤最常见于 Wistar 大鼠皮下组织和 F344、Sprague Dawley 大鼠的肝及肺。据报道，在某些大鼠品系中淋巴结是主要的受累部位。小鼠各个组织中组织细胞肉瘤浸润的频率由高到低依次为：肝＞脾＞肺＞骨髓＞子宫＞淋巴结＞肾，但主要受累的器官与品系密切相关。在一些小鼠品系中，组织细胞肉瘤和淋巴瘤可能同时发生在一个动物中，可能发生在同一组织，也可能发生在不同的组织。组织细胞肉瘤最常通过血源性扩散，也可经淋巴源性扩散。

（四）肥大细胞肿瘤（图 1.155 ～图 1.157）

1. 肥大细胞白血病（leukemia, mast cell）（M）淋巴造血系统肿瘤

【种属】 小鼠、大鼠。

【发病机制 / 细胞来源】 由造血、黏膜和（或）结缔组织中的肥大细胞及其前体细胞发生而来。

【诊断特征】 ① 非典型的肥大细胞存在于肝、脾、骨髓和（或）外周血。② 一个或多个淋巴造血器官中肥大细胞呈片状或白血病样聚集。③ 组织化学染色和免疫组织化学染色可将非典型的细胞诊断为肥大细胞。④ 很难在形态上区分肥大细胞和嗜碱性粒细胞，因为二者的细胞质颗粒程度都很显著。⑤ 与肥大细胞不同，嗜碱性粒细胞通常呈类胰蛋白酶阴性，并且始终 CD117 阴性。⑥ 认为是恶性的。

【鉴别诊断】

1）组织细胞肉瘤（histiocytic sarcoma）：① 细胞核不太规则。② 细胞质嗜酸性。③ 不具有异染性的细胞质颗粒。

2）无黑色素性恶性黑色素瘤（melanoma, malignant, amelanotic）：用免疫组织化学法检测黑色素（HMB45、PEP8）的表达，可区别肥大细胞。

【备注】 关于啮齿动物肥大细胞增生知之甚少，而且增生性病变的术语也令人困惑。本文提出的分类是推荐作为毒性病理学界使用的标准化术语。这种分类认为是一项进行中的工作，并随着对啮齿动物肥大细胞增生的认识和理解逐步发展，这种分类预计会有所改变。结节状肥大细胞聚集不存在于正常组织中，因此被分类为肿瘤。这种病变相对罕见，所以关于进展的信息很少。目前还没有明确的标准来区分啮齿动物良性和恶性肿瘤。在人类中，活组织检查显示全身性肥大细胞增多症，聚集的阈值设定

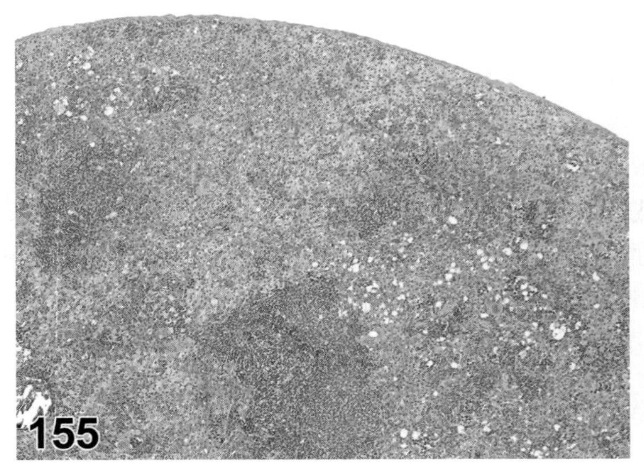

图 1.155

小鼠，脾。恶性肥大细胞瘤

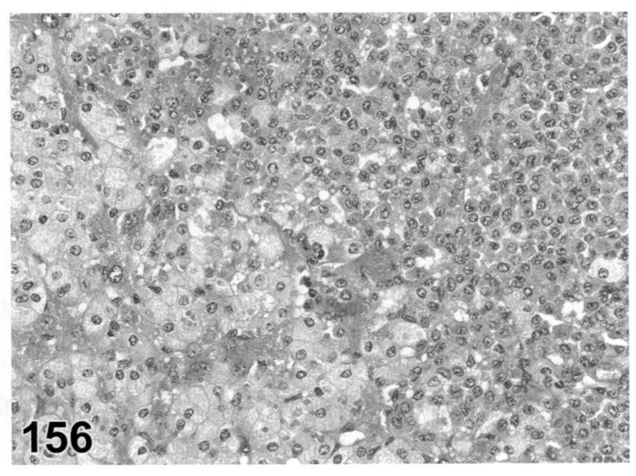

图 1.156

小鼠，肝。恶性肥大细胞瘤

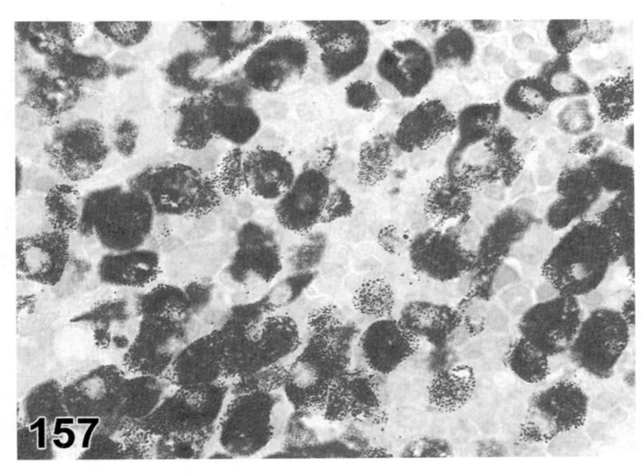

图 1.157

小鼠，脾。恶性肥大细胞瘤，吉姆萨染色

为 15 个或更多的肥大细胞 [198]。由于肥大细胞是正常的组织成分，因此对啮齿动物肥大细胞病变定义一个类似的阈值可能会有所帮助。在其他种属中，由于分化良好的肥大细胞肿瘤往往表现出恶性生长特征，因此一个肿瘤在多个器官中出现多个结节，无论是否伴有白血病，该肿瘤都被认为是恶性的，而孤立的结节状肿瘤在缺乏多形性的情况下则被认为是良性的。肥大细胞增多症是用于诊断人类恶性肥大细胞肿瘤的术语。肥大细胞瘤在大鼠和小鼠中罕见 [199]。大多数报道的病例通常是局部性的，并且分化良好。在大鼠中，有 2 例肥大细胞瘤报道发生在肠系膜 [200, 201] 和一例原发性皮下眼睑结节全身性发生在其他器官，包括淋巴结、肝和肾 [202]。Hunstein 报道了 Wistar 大鼠全身辐射后“Retikulose mit reicher Mastzellbeteiligung”（伴有明显肥大细胞的网状细胞增多症）[203]。在小鼠报道的肥大细胞瘤呈多个器官分布 [204]。

小鼠体内至少有 3 种类型的肥大细胞。最常见的是具有嗜碱性异染颗粒的结缔组织型，通常见于淋巴造血组织、间质组织、浆膜和肠黏膜。还有两种类型的黏膜肥大细胞，其中一种有非异染性嗜酸性颗粒，这种类型通常位于黏膜上皮内。另一种类型的黏膜肥大细胞位于固有层，在福尔马林固定石蜡包埋组织的 H&E 染色切片的组织学检查通常不明显。通过免疫组织化学染色可区分两种类型的黏膜肥大细胞及结缔组织型 [205]。

组织化学染色和免疫组织化学抗体可将肥大细胞与组织细胞、淋巴细胞和黑色素细胞进行区分。一组组织化学分析方法，包括甲苯胺蓝、阿尔辛蓝、CAE 和 safarin 染色和（或）一组针对肥大细胞标志物 CD117、CD34 和肥大细胞蛋白酶（mast cell protease, Mcp）1、4、6 的抗体检测，可用于诊断啮齿动物肥大细胞疾病。CD117 和 CD34 在小鼠肥大细胞的整个发育和成熟过程中都有表达，但它们对肥大细胞没有特异性。抗类胰蛋白酶（anti–Mcp–6）已被证明是诊断组织或脱钙标本中发生的由结缔组织型肥大细胞组成的肥大细胞疾病最特异性的标志物。结缔组织和固有层黏膜肥大细胞都表达 Mcp–4 和类胰蛋白酶，而 Mcp–1 是上皮内黏膜肥大细胞疾病最特异性的标志物。抗 CD117 和抗类胰蛋白酶（anti–Mcp–6）也将有助于确定浸润的细胞是否是肥大细胞或嗜碱性粒细胞 [21]。值得注意的是，一些脱钙溶液可能会抑制一些肥大细胞组织化学试剂和免疫组织化学抗体的作用。

2. 良性肥大细胞瘤（tumor, mast cell, benign）（B）淋巴造血系统肿瘤

【种属】 小鼠、大鼠。

【其他术语】 Mastocytoma; systemic mastocytosis。

【发病机制 / 细胞来源】 由造血、黏膜和（或）结缔组织中的肥大细胞及其前体细胞发生而来。

【诊断特征】 ① 单一、孤立、紧密（致密）的肥大细胞聚集，或形成小结节。② 压迫邻近组织。③ 不累及全身。④ 无明显炎症刺激。⑤ 在缺乏多形性的情况下，认为是良性的。

【备注】 见肥大细胞白血病的【备注】。

3. 恶性肥大细胞瘤（tumor, mast cell, malignant）（M）淋巴造血系统肿瘤

【种属】 小鼠、大鼠。

【其他术语】 Mastocytoma; mast cell sarcoma; malignant mastocytoma; malignant mastocytosis; systemic mastocytosis。

【发病机制 / 细胞来源】 由造血、黏膜和（或）结缔组织中的肥大细胞及其前体细胞发生而来。

【诊断特征】

1）孤立型：① 非典型肥大细胞呈单一、局灶性、肉瘤样生长。② 细胞质颗粒少。③ 细胞核通常是奇异形、双叶和（或）多叶，常有明显的核仁。④ 如果不使用免疫组织化学，可能难以与其他类型肉瘤相区分。

2）全身型：① 圆形、梭形或未成熟的肥大细胞形成致密的结节状或片状聚集物。② 至少在两个器官中存在着多个致密 / 片状聚集物。③ 常累及多个器官。④ 在淋巴结，位于副皮质区和髓索这些淋巴组织中（不限于窦）。⑤ 常常细胞质中颗粒少，但可有典型的嗜碱性颗粒。⑥ 可有非典型的双叶或多叶核。⑦ 破坏性生长模式，可能有局部浸润。⑧ 肥大细胞中可能伴有嗜酸性粒细胞。⑨ 不累及骨髓。⑩ 无明显炎症刺激。⑪ 认为是恶性的。

【备注】 见肥大细胞白血病的备注。

（五）胸腺肿瘤

1. 良性胸腺瘤（thymoma, benign）（B）（图 1.158 ～图 1.162）胸腺

【种属】 小鼠、大鼠。

【修饰语】 上皮型；梭型。

【发病机制 / 细胞来源】 胸腺上皮细胞（thymic epithelial cell, TEC）。

【诊断特征】

1）孤立的病变。

2）主要是胸腺上皮细胞肿瘤。

3）在大鼠，肿瘤的分化从正常胸腺结构（具有髓质分化）占主导到上皮细胞和淋巴细胞的混合体（没有髓质分化）。

4）具有髓质分化的胸腺瘤。① 肿瘤可细分为若干小叶。② 每个小叶都有一个由大的苍白色上皮细胞组成的中央髓质区，周围为有大量均一的小淋巴细胞组成的皮质。③ 胸腺小体可出现在髓质区。④ 髓质区与纤维小梁相连。⑤ 边界清楚、无侵袭性，可完全或部分由包膜包被。⑥ 在 Wistar 大鼠中很常见，雌性动物多于雄性动物。

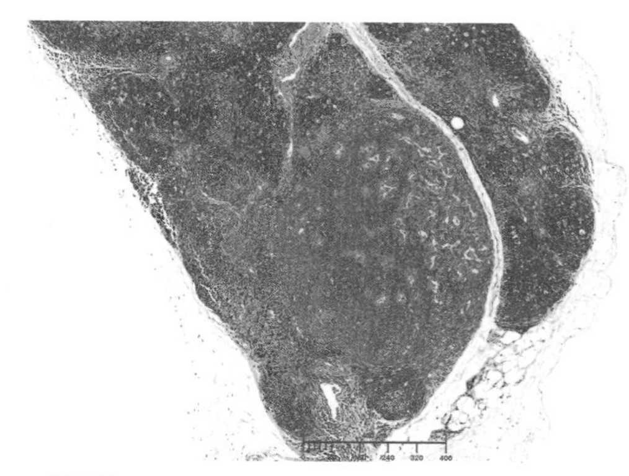

158

图 1.158

大鼠，胸腺。良性胸腺瘤

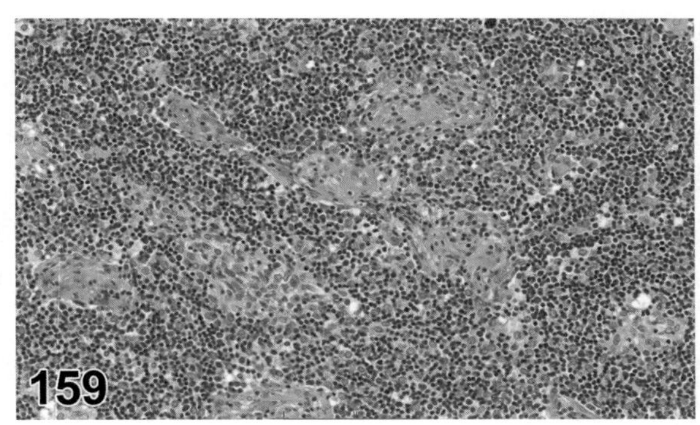

图 1.159

大鼠，胸腺。具有髓质分化的良性胸腺瘤

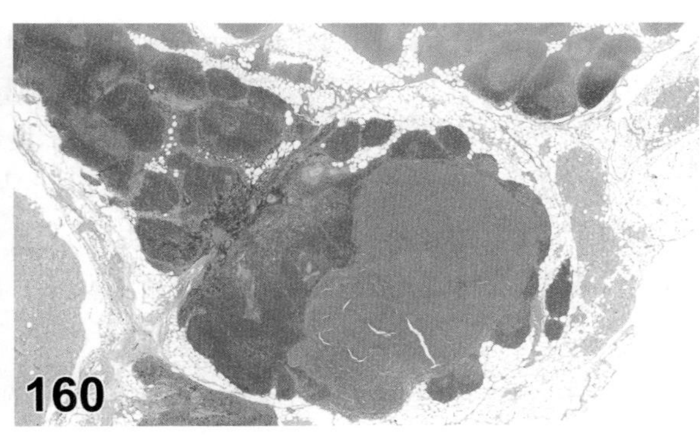

图 1.160

大鼠，胸腺。良性胸腺瘤，上皮型

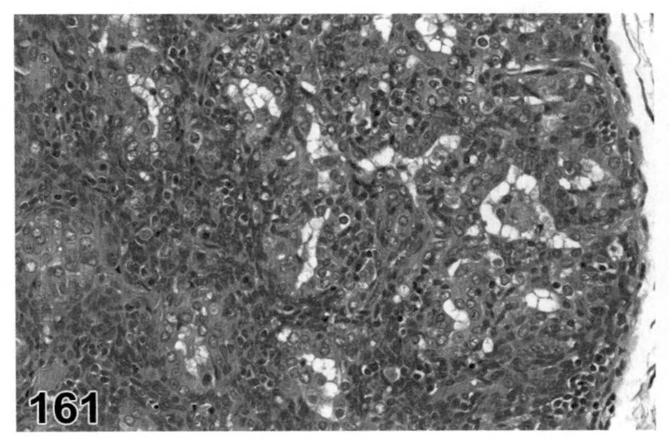

图 1.161

大鼠，胸腺。良性胸腺瘤，上皮型

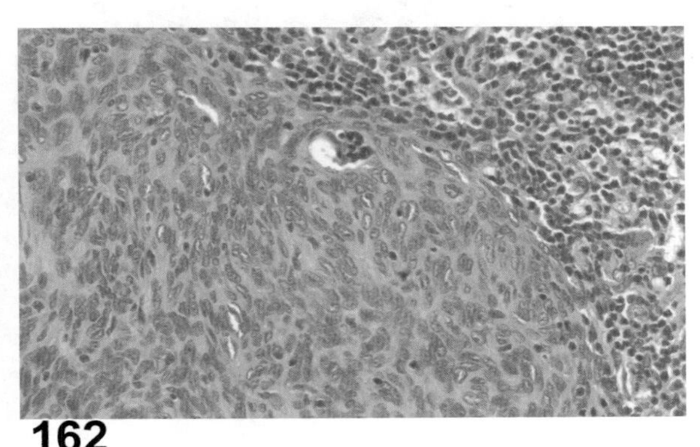

图 1.162

大鼠，胸腺。良性胸腺瘤，梭型

5）无髓质分化的胸腺瘤。① 肿瘤性上皮细胞与数量不等的淋巴细胞弥漫性混合。② 上皮细胞和淋巴细胞的相对比例在肿瘤之间及某一特定肿瘤内有所不同。③ 至少部分有包膜。④ 广谱细胞角蛋白免疫组织化学检查有助于观察富含淋巴细胞的胸腺瘤的上皮成分。⑤ 相对罕见。

6）在小鼠胸腺的小叶中央有一个由小管和上皮索组成的实性生长物。

7）良性胸腺瘤可发生突破肿瘤包膜或超出正常胸腺组织界限的轻微局部侵袭。

8）啮齿动物胸腺瘤的类型。① 上皮型：肿瘤性上皮细胞占肿瘤的 80% 以上。② 梭型：肿瘤性上皮细胞呈梭形，类似间叶细胞呈肉瘤样生长。

【鉴别诊断】

1）上皮增生（hyperplasia, epithelial）：① 生长于胸腺小叶结构之间和小叶内部。② 囊肿含有嗜酸性胶质。

2）恶性胸腺瘤（thymoma, malignant）：明显侵袭邻近组织。

3）淋巴瘤（lymphoma）：① 无肿瘤性上皮成分。② 常累及其他淋巴器官。③ 与胸腺瘤相比，淋巴瘤在小鼠更常见。

4）淋巴细胞增生（hyperplasia, lymphoid）：① 无肿瘤性上皮成分。② 可能有淋巴滤泡形成。③ 胸腺大体上没有增大。④ 在一些小鼠品系中很常见。

5）恶性间皮瘤（mesothelioma, malignant）：① 无肿瘤性上皮成分。② 罕见肿瘤具有上皮样或间叶特征。

【备注】 胸腺瘤的上皮成分是肿瘤的固有成分，即使大部分瘤体是由淋巴细胞组成的，上皮成分也仍然存在。广谱细胞角蛋白的特殊染色可用于区分早期胸腺瘤与淋巴组织增生和淋巴瘤，特别是当上皮成分不明显时。大鼠中上皮成分往往比小鼠中更容易识别。在这两个种属中，病变内密集分布小淋巴细胞的区域可以类似无上皮区域。因为上皮细胞和淋巴细胞的比例可能存在很大的差异，通常淋巴细胞非常丰富，所以不鼓励使用修饰语“淋巴”。良性胸腺瘤的发生率因品系、性别和品种来源而有很大差异。具有髓质分化的良性胸腺瘤在某些 Wistar 品系中常见，在 Sprague Dawley 和 Fischer 大鼠和许多小鼠品系中罕见。在人类中，胸腺瘤与重症肌无力有关，可包括带有横纹肌纤维的肌样型和伴有结缔组织薄带分隔的小的上皮细胞巢的神经内分泌型。大的良性胸腺瘤可压迫胸部器官引起呼吸困难和其他临床体征，但这并不提示组织学上是恶性的。

2. 恶性胸腺瘤（thymoma, malignant）（M）（图 1.163，图 1.164）胸腺

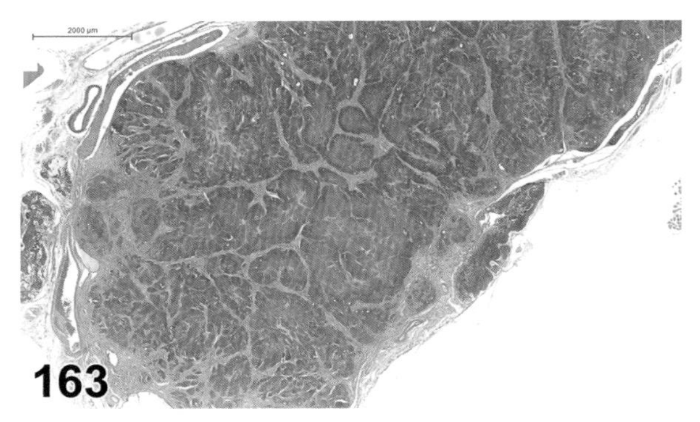

图 1.163

大鼠，胸腺。恶性胸腺瘤，鳞状上皮

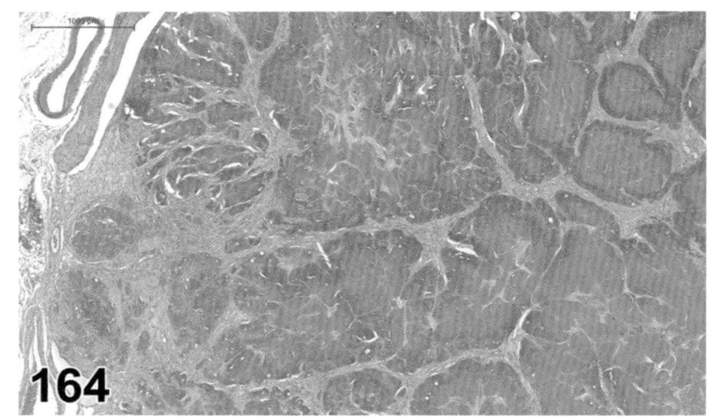

图 1.164

大鼠，胸腺。恶性胸腺瘤，鳞状上皮

【种属】 小鼠、大鼠。

【修饰语】 上皮型；梭型。

【发病机制 / 细胞来源】 胸腺上皮细胞（TEC）。

【诊断特征】

1）TEC 是主要的肿瘤细胞类型。

2）恶性胸腺瘤通常比良性胸腺瘤有更多的上皮细胞。

3）肿瘤分化从由上皮细胞和淋巴细胞混合物组成的肿瘤（伴有或不伴髓质分化）到完全由上皮细胞组成的肿瘤。

4）相比在良性胸腺瘤，上皮细胞伴有鳞状细胞分化在恶性胸腺瘤中更为常见。

5）明显的局部侵袭和（或）转移。

6）在浸润性或侵袭性的淋巴细胞丰富的胸腺瘤，使用上皮细胞的广谱细胞角蛋白标志物有助于确定其恶性。

7）其他类型的胸腺瘤。① 上皮型：组成肿瘤的肿瘤性上皮细胞超过 80%。② 梭型：肿瘤性上皮细胞呈梭形，类似间叶细胞呈肉瘤样生长。

【鉴别诊断】

1）上皮增生（hyperplasia, epithelial）：邻近组织未见明显侵袭证据。

2）良性胸腺瘤（thymoma, benign）：① 恶性胸腺瘤和良性胸腺瘤的鉴别是基于分化的程度和侵袭性的生长模式。② 恶性胸腺瘤表现为明显的侵袭性生长模式和（或）远处转移。

3）鳞状细胞癌（如皮肤鳞状细胞癌）（carcinoma, squamous cell）：① 在缺乏淋巴细胞成分和胸腺外原发性鳞状细胞癌证据的情况下，难以将具有鳞状细胞分化的恶性上皮性胸腺瘤与鳞状细胞癌进行区分。② 诊断是基于肿瘤的解剖定位；胸腺瘤一定起源于胸腔。

4）淋巴瘤（lymphoma）：① 上皮成分预先存在，非恶性。② 其他淋巴器官也常受影响。③ 淋巴

瘤细胞大、具有严重的异型性。而胸腺瘤的淋巴细胞小、无异型性[206, 207]。

5）恶性间皮瘤（mesothelioma, malignant）：① 间皮瘤是罕见的具有上皮样或间叶特征的肿瘤。② 没有上皮成分。

【备注】 在小鼠和大鼠中，恶性胸腺瘤是相对罕见的肿瘤。

致谢

作者谨对 STP 会员的全面审阅、极佳的备注和有益的编辑表示感谢。本文中使用的图片由合著者、美国国家毒理学项目中心档案中心（National Toxicology Program Archives）、北卡罗来纳州三角公园的国家环境健康科学研究所、Armando Irizarry 博士（礼来公司）、Virginie Piccicuto 博士（英国哈罗盖特的科文斯公司）、Christopher Gray（英国哈罗盖特的科文斯公司）、Catherine Ross 博士（英国哈罗盖特的科文斯公司）和 Jonathan Carter 博士（英国哈罗盖特的科文斯公司）提供。

利益冲突声明

作者声明与本文的研究、作者身份和（或）出版方面没有潜在的利益冲突。

基金

作者因本文的研究、作者身份和（或）出版获得了以下资金支持：该研究（部分）得到了美国国立卫生研究院美国国立环境健康科学研究所的院内研究项目的支持。

ORCID iD

Susan A. Elmore https://orcid.org/0000–0002–1680–9176

参考文献（二维码）

林 志 屈 哲 霍桂桃 李双星 译
王鹏丽 刘 欢 吕 艾 孔庆喜 吕建军 校

2 犬非增生性和增生性病变

Jochen Woicke[1], Muthafar M. Al–Haddawi[2], Jean–Guy Bienvenu[3], Jessica M. Caverly Rae[4], Franck J. Chanut[5], Karyn Colman[6], John M. Cullen[7], Wendell Davis[8], Ryo Fukuda[9], Maike Huisinga[10], Ursula Junker Walker[11], Kiyonori Kai[12], Ramesh C. Kovi[13, 14], Nicholas P. Macri[15], Heike–Antje Marxfeld[10], Kristen J. Nikula[16], Ingrid D. Pardo[17], Thomas J. Rosol[18], Alok K. Sharma[19], Bhanu P. Singh[20], Kazutoshi Tamura[21], Michael S. Thibodeau[22], Enrico Vezzali[23], Justin D. Vidal[24], and Emily K. Meseck (GESC Liaison)[25]

[1]Scottsdale, AZ, USA

[2]Pathology, Research and Development, Bristol-Myers Squibb, New Brunswick, NJ, USA

[3]Charles River Laboratories Montreal ULC, Senneville, Quebec, Canada

[4]GlaxoSmithKline, Collegeville, PA, USA

[5]Preclinical Safety, Sanofi, Chilly Mazarin, France

[6]Genomics Institute for the Novartis Research Foundation, La Jolla, CA, USA

[7]North Carolina State University College of Veterinary Medicine, Raleigh, NC, USA

[8]Alnylam Pharmaceuticals, Cambridge, MA, USA

[9]Axcelead Drug Discovery Partners, Inc, Fujisawa, Kanagawa, Japan

[10]BASF SE, Ludwigshafen, Germany

[11]Olten, SO, Switzerland

[12]Daiichi Sankyo Co, Ltd, Medical Safety Research Laboratories, Edogawa-ku, Tokyo, Japan

[13]Experimental Pathology Laboratories (EPL), Inc, Research Triangle Park, NC, USA

[14]National Toxicology Program (NTP), US National Institute of Environmental Health Sciences (NIEHS), Research Triangle Park, NC, USA

[15]Covance Laboratories Inc, Somerset, NJ, USA

[16]Inotiv, Maryland Heights, MO, USA

[17]Global Pathology, Pfizer Inc, Groton, CO, USA

[18]Ohio University Heritage College of Osteopathic Medicine, Athens, OH, USA

[19]Covance Laboratories Inc, Madison, WI, USA

[20]Gilead Sciences, Inc, Foster City, CA, USA

[21]Pathology Department, BoZo Research Center Inc, Shizuoka, Gotemba, Japan

[22]Boehringer Ingelheim Pharmaceuticals Inc, Ridgefield, CT, USA

[23]Idorsia Pharmaceuticals, Allschwil, Switzerland

[24]Charles River Laboratories, Mattawan, MI, USA

[25]Novartis Pharmaceutical Corporation, East Hanover, NJ, USA

通信作者：Jochen Woicke, 10902 E Santa Fe Trail, Scottsdale, AZ 85262, USA. Email: woicke@me.com

摘要 >>

国际通用毒性病理术语及诊断标准（INHAND）项目（www.toxpath.org/inhand.asp）是由欧洲毒性病理学会（ESTP）、英国毒性病理学会（BSTP）、日本毒性病理学会（JSTP）和美国毒性病理学会（STP）等毒性病理学会联合发起的，以为实验动物的增生性和非增生性病变制定国际公认的术语。本出版物的撰写目的是提供标准化的术语，对用于非临床安全性研究犬的大多数组织和器官出现的病变进行分类。部分病变用彩色显微照片加以说明。本文中提供的标准术语也可在互联网上获得电子版（http://www.goreni.org/）。资料来源于包括世界各地政府、学术界和工业实验室的组织病理学数据库。内容包括自发性病变、受试物暴露所引起的病变、相关感染性和寄生虫病变。一种被广泛接受和使用的实验动物病变诊断的国际通用术语将为不同国家的监管和科研机构提供一种通用语言，并增加和丰富毒理学家和病理学家之间的国际交流。

关键词 >>

- 犬
- 病理学
- 毒性病理学
- 术语
- 背景病变
- INHAND

一、引言

INHAND 项目是由 ESTP、BSTP、JSTP 和 STP 等毒性病理学会联合发起，为了更新现有的WHO“国际癌症研究机构”及美国毒性病理学会（STP）“术语与诊断标准的标准化系统”（Standardized System of Nomenclature and Diagnostic Criteria, SSNDC）的术语系统。INHAND 术语及相关诊断标准代表了经验丰富的毒性病理学家的共识，并由 INHAND 全球编辑和指导委员会（INHAND–Global Editorial and Steering Committee, INHAND GESC）对 INHAND 原则的遵循情况进行评价。毒性病理学会的会员有机会在 60 天内对草案发表意见。最初的系列术语出版物专注于大鼠和小鼠的病变。鉴于美国食品药品监督管理局对使用已公布术语标准的兴趣，以及临床数据交换标准联盟决定启用非临床数据交换标准（Standard for the Exchange of Nonclinical Data, SEND）以基于 INHAND 术语建立受控术语（Controlled terminology, CT）范本，INHAND 项目扩展到其他实验动物种属，包括猴、兔、小型猪、鱼类和犬。

尽管 INHAND 术语及诊断标准代表非临床研究中所发现病变的首选国际标准术语，但推荐的诊断标准和首选术语可能不适用于所有情况。术语及诊断标准可能需要根据特定的试验目的或特定的研究背景进行调整。适当的诊断最终是基于专题病理学家的科学判断。

本文为非临床毒理学研究中的实验动物比格犬提供了标准化术语及诊断标准。本文中适用于犬的毒理学研究的病变按脏器系统列成表格。这些术语和表格是基于现有的 INHAND 啮齿动物术语基础上。在大多数情况下，对啮齿动物病变的描述和定义也适用于犬，因此没有进一步描述。本文的重点是犬特有的而在啮齿动物中未见的病变，以及与啮齿动物病变有相同术语但表现出不同形态学特征的病变。大鼠或小鼠特有且不能用于犬的病变在表格中有相应标注。表中所列病变按以下特征进行分类：“常见”“不常见”“未见但可能相关”和“不适用”。

区分常见和不常见病变是基于作者对于未处理比格犬出现的病变的诊断经验，而不是已发表的参考文献。“不常见”是指在大多数犬试验中偶然出现的自发性改变或那些几乎完全由外源性物质诱导的改变。“未见但可能相关”是指在犬中未被描述或观察到的改变，但如果病变符合诊断标准，则允许使用这些术语。“不适用”是指啮齿动物的特有病变和术语，如肾的慢性进行性肾病，在犬中使用这些术语是不恰当的。值得注意的是，在毒理学研究中通常使用较年轻的犬，且试验时间相对较短（通常不超过 52 周），这只是犬正常寿命的小部分。每只犬的健康状况都会被仔细检查，被选择用于试验的每只犬健康状况都很好。由于这些原因，在这些动物中观察到的病变谱和发生率与在诊断实验室观察到的不同，并且常见的年龄相关性病变很少见。因为肿瘤在犬的毒性试验中很罕见，肿瘤通常被排除，只有在其被认为是给药相关时才被包括在内，即在毒性研究中被记录。关于犬类肿瘤的描述和诊断标准，读者可参阅美军病理研究所（Armed Forces Institute of Pathology）与美国病理学注册中心（American Registry of Pathology）和 WHO 联合出版的 *International Histological Classification of Tumors of Domestic Animals* 分册，教材 *Tumors of Domestic Animals*[1] 和（或）当前的文献。对于本文没有特别提到的肿瘤，都应尽可能与啮齿动物术语 / SEND 术语保持一致。

除了期刊出版物，犬的术语及诊断标准也在线提供[2]。在线版本是一种实用的诊断工具，它包含额外的图像及与鉴别诊断特征的有用链接。此外，所有 INHAND 出版物都可以在美国毒性病理学会（STP）的网站上找到[3]。关于实验动物比格犬的病变背景已出版了多部专著或教材，读者可以参考文末的参考文献作进一步的了解。

推荐的术语一般是描述性的，而不是仅仅基于标准的 H&E 染色石蜡包埋切片做出诊断。组织化学或免疫组织化学染色特征会在相应病变的备注部分进行说明。在某些情况下可能需要这些特殊的技术，但对这些方法的全面讨论不在本文范围之内。跨器官系统发生的，而不是某个器官特异的系统性非增生性病变，将在系统病理学部分进行回顾。与一些早期啮齿动物出版物中每条术语下使用“同义词”不同，非啮齿动物出版物中使用“其他术语”这个备注。虽然这些同义词或其他术语历史上曾被使用过，但首次列出的术语是首选术语，并将与 SEND 中的 CT（受控术语）相链接。

本术语体系中包含的病变可以用修饰语进一步说明。对具有特殊相关性的修饰语给出了标准。这些修饰语应该始终如一地使用。其他可描述部位、组织类型或持续时间等的修饰语，在本术语系统中没有提供。INHAND 术语的通用原则已单独出版[4]。*Pathology of Domestic Animals*[5] 作为一个学习犬类病理学的良好资源，也提供广泛的参考读物清单。随着新信息的出现，需要不时更新术语，对这种新术语的需求将通过“变更控制”来进行[2, 3]。

二、病理学总论（系统病理学）

可在多个组织中观察到的病变如表 2.1 所示，包括与这些病变相关的疾病和状况及通常出现这些病变的组织。在本章中，标记了上角符号的术语会有相关的备注或描述。关于其他术语的说明，请参阅相应脏器的章节。

表 2.1 犬系统病理学的组织病理学所见病变（常用的首选术语）

	常见	不常见	相关疾病 / 状况	常发生的组织
多系统先天性病变				
不发育		×	发育异常	肾（单侧）
异位组织[a]	×		发育异常	肾上腺皮质
				胰腺
				脾
				甲状腺
				胸腺
多系统非肿瘤性病变				
脂肪细胞聚集	×			胰腺
				骨骼肌
				胸腺
				甲状腺
淀粉样物质		×		肾上腺
				肾
				肝
细胞凋亡[b]	×			多种组织
淤血	×		炎症	肝
			高血压	肺
			心脏失代偿	脾
水肿[a]		×	血管通透性增加	多种组织
髓外造血（EMH）[c]		×	贫血	脾
				肝
纤维化		×	修复过程	多种组织
出血[a]	×		血管通透性增加	多种组织
			创伤	
浸润（添加相应的细胞类型）[a]	×			多种组织

（续表）

	常见	不常见	相关疾病 / 状况	常发生的组织
炎症[a]		×	损伤的反应	多种组织
骨或软骨化生		×	慢性炎症	硬膜
			缺血	肺
			血肿	甲状旁腺
			退行性改变	
矿化	×		局部损伤或全身矿物质失衡	肾
				卵巢 脑
				软脑膜
				血管
				肺
				唾液腺
				胃
坏死		×		多种组织
中膜或管壁坏死 / 炎症		×	特发性犬多动脉炎，比格犬疼痛综合征	血管
				冠状动脉
				纵隔动脉
				脑膜动脉
				颈髓动脉
寄生虫[a]		×		肠道
				皮肤
色素	×		内源性或外源性色素聚集，如含铁血黄素、橙色血质、	脾
			脂褐素、墨水（文身）	肝
				骨髓
				肾上腺
				肾
				淋巴结
				皮肤
				脑
脂肪浆液性萎缩[d]		×	长期消瘦和（或）营养不良	骨髓腔
				心脏
				肾周围组织
				软组织
血栓		×	静脉注射或滴注	静脉血管
			炎症	
			坏死	
			梗死	

（续表）

	常见	不常见	相关疾病 / 状况	常发生的组织
血栓			脓毒症	
			凝血功能障碍	
空泡化[a]	×		与各种情况和外源性药物的使用有关	多种组织
系统性肿瘤性病变				
淋巴瘤[e]		×		

[a] 术语的诊断标准和（或）备注在正文中描述；[b] 关于细胞凋亡和单个细胞坏死的使用，请参阅 INHAND 细胞凋亡 / 坏死工作组的出版物建议（见肝胆系统的描述 / 引用）；[c] 请参阅淋巴造血系统总论的描述；[d] 请参阅啮齿动物文章中软组织中萎缩的描述；[e] 肿瘤性病变的诊断标准请参阅 *International Histological Classification of Tumors of Domestic Animals*，新近出版的 *Tumors of Domestic Animals*[1] 及其他相关文献。

1. 多种组织异位组织（ectopic tissue-multiple tissues）

【其他术语】 Accessory (tissue)。

【发病机制 / 细胞来源】 发病机制各不相同，取决于发生的组织器官。例如，① 在发育过程中，肾上腺组织部分脱落。② 在发育过程中，正常迁移或退化障碍（甲状腺、胸腺）。③ 创伤或手术后的获得性自体移植（脾）。

【诊断特征】 主要是正常组织出现在异常部位。

【备注】 在大多数情况下，异位组织是无症状的，是在解剖或显微镜检查时偶然发现的。

2. 多种组织水肿（edema-multiple tissues）

【其他术语】 无。

【发病机制 / 细胞来源】 由于以下原因出现血管系统通透性增加，导致血管中的液体在组织中过度积聚：① 静脉端毛细血管流体静压增加，而胶体渗透压保持不变（停滞）。② 胶体渗透压降低，而血压正常（低白蛋白血症）。③ 毛细血管内皮损伤（炎症、中毒、过敏、激素失调）。④ 淋巴引流受阻。⑤ 以上情况的组合（同时存在一个以上潜在原因是常见的）。

【诊断特征】 受累组织肿胀；显微镜下，结构看起来不那么致密。

【鉴别诊断】 ① 炎症（inflammation）：存在炎症细胞浸润。② 纤维化（fibrosis）：胶原纤维或弹性纤维增加。③（肺泡）脂蛋白蓄积［lipoproteinous (alveolar)］：脂蛋白不同于水肿，呈嗜酸性，渗出液 PAS 染色呈阳性。

【备注】 水肿常见于皮下组织和肺，但也发生于任何脏器和组织。

3. 多种组织出血（hemorrhage-multiple tissues）

【其他术语】 Bleeding, extravasation。

【发病机制 / 细胞来源】 红细胞渗出。

【诊断特征】 红细胞出现于血管系统外的实质、间质的间隙或体腔内。

【鉴别诊断】 淤血（congestion）：血液在血管系统内蓄积。

【备注】 出血几乎在每个脏器和组织中均可见，显微镜下的特征是组织中的红细胞存在于血管外。

通常有以下病因：① 创伤；② 糜烂；③ 破裂；④ 血细胞渗出；⑤窒息。

对于各种类型出血的详细描述，读者可以参考普通病理学教科书。与毒性病理学最有关的是由诸如过敏反应、感染、毒物、血小板减少、凝血障碍等引起的渗出性出血。作为安乐死过程的一部分，放血区域的红细胞外渗通常在一般毒理学研究中不做记录，因为这被认为是一个濒死和操作引起的变化，与研究目的无关。

4. 多种组织浸润（添加相应的细胞类型）[infiltrate (insert appropriate cell type)-multiple tissues]

【其他术语】 Aggregates, inflammatory cell。

【修饰语】 嗜酸性粒细胞、（组织细胞）、淋巴细胞、巨噬细胞（比“组织细胞”更常用的术语）、混合细胞、单形核细胞、中性粒细胞、浆细胞、多形核细胞。

【诊断特征】 ① 细胞浸润灶。② 无组织损伤。

【鉴别诊断】 炎症（inflammation）：除了炎症细胞浸润外，其他特征有水肿、组织损伤、出血和（或）纤维化。

【备注】 该术语通常用于描述炎症细胞存在于各种脏器和组织，但不伴有明显的炎症、组织损伤或细胞损伤的形态学证据。可能在正常范围内。该术语应与细胞类型的描述性修饰语一起使用，如淋巴组织细胞浸润。

5. 多种组织炎症（inflammation-multiple tissues）

【其他术语】 “-itis”具体到受累及的器官，如脑炎（encephalitis）、胃炎（gastritis）、肺炎（pneumonia）等。

【备注】 对于特定脏器的详细描述，请参阅各脏器部分的描述。病理学家使用多种方法进一步确定炎症的特征，包括病程（超急性、急性、亚急性等）、部位（血管周围、胆囊周围等）及其他。为了实现描述性术语，术语“inflammation”的使用优于“-itis”，并且建议在诊断中指明主要细胞类型，而不是常规使用的病程。例如，① 中性粒细胞性炎症。② 淋巴细胞性炎症。③ 浆细胞性炎症。④ 组织细胞性炎症。

适当情况下，可以合并术语。例如，① 淋巴浆细胞性炎症。② 淋巴组织细胞性炎症。

建议按部位和分布进一步说明。

6. 多种组织寄生虫（parasite-multiple tissues）

【备注】 有关寄生虫诊断标准的详细信息，读者可参考兽医寄生虫学教科书。虽然在家养犬的多个脏器和组织中可以观察到寄生结构，但由于饲养设施和实验室卫生条件十分严格，它们在用于毒性研究的实验犬中出现的概率非常有限。偶尔可观察到的寄生虫包括线虫（犬弓形虫）和节肢动物（犬蠕形虫、疥螨）。当观察到寄生虫时，应将其记录为“寄生虫”，如果可能，在诊断的【备注】中进一步说明。根据毒理学研究中使用的数据采集系统的不同，寄生虫可能被记录为“存在”或进一步分级。

7. 多种组织空泡形成 / 空泡化（vacuolation-multiple tissues）

【其他术语】 Fatty change, lipidosis, lipid accumulation, phospholipidosis 等。

【备注】 描述性术语“空泡形成 / 空泡化”是首选术语，而不是上面列出的病因学术语。添加修饰语如脂质、脂肪变性或磷脂质沉积症被认为是一种好的做法，如果空泡的性质已用特殊方法如脂质染色或电子显微镜检查证实。在脂质空泡化的情况下，小泡性和大泡性空泡化也可以用修饰语或备注来注明。

三、心血管系统——心脏、心脏瓣膜和血管

（一）引言

犬自发性心血管系统病变发生率的综述已有发表[6, 7]，并可获得犬心脏采集和解剖的方案[8]。关于心血管系统的详细总论，请参阅已出版的啮齿动物心血管系统的 INHAND 文章[9]。

在非临床研究中，形态学和功能终点对于识别药物和心血管结构之间的任何潜在相互作用都是必不可少的。至少，标准的心血管系统形态学评价包括心脏重量测定，常规光学显微镜下心脏的心肌和瓣

膜、主动脉和组织内的血管的组织病理学检查。血清中的心脏特异性生物标志物水平的评价、电子显微镜和免疫组织化学，可能是能更好识别外源性物质引起的病理过程的重要研究工具。功能评估如血压和超声心动图，可以提供与尸检观察到的形态变化相关的有价值的生前信息。

在仔细取样之后，还可以评估传导系统的其他结构 [10]。对其他脏器血管结构的显微评价是每个特定组织评估的一部分。这可能表明存在器官特异性血管变化（可能是脏器特异性毒性的一部分）或在多脏器中均可见的广泛性血管变化，表明是系统性血管损伤。

（二）心脏

在解剖时，与其他实验动物类似，心脏的取样包含大血管根部，并固定在福尔马林缓冲溶液中。通常在放入固定液之前先将心脏打开，以保证充分地固定和清除占据心腔的大血块。常规心脏组织病理学是基于对心脏所有相关区域和结构，包括心室、心房、室间隔、瓣膜和冠状血管的 H&E 染色切片的全面和一致的显微镜评价。这可以准确地识别肌细胞、细胞外基质、心肌内传导系统及心肌和邻近心外膜组织内的血管结构的改变。还应注意心脏病变的区域分布。例如，左心室和左乳头肌的心内膜下区域，特别是腱索插入部位附近，特别容易发生缺血性心肌病变 [11, 12]。

犬心脏显微镜下病变的推荐术语见表 2.2。

表 2.2 犬心血管系统显微镜下所见病变：心脏

心脏	常见	不常见	相关疾病 / 状况	常发生的组织
非肿瘤性病变				
淀粉样物质		×		
心肌细胞凋亡 [a,b]		×		
心脏肥大		×		
啮齿动物进行性心肌病				×
心肌细胞变性		×		
心肌细胞变性 / 坏死		×		
心肌水肿		×		
心肌纤维化	×			
出血 [b,c]	×			
心肌细胞肥大		×		
梗死		×		
心肌浸润（添加相应的细胞类型）	×			
浸润 / 纤维化	×			
心肌细胞或心肌矿化	×			
心肌单形核细胞浸润 / 纤维化	×			
心肌细胞坏死		×		
心肌细胞坏死 / 浸润		×		
心肌细胞或心肌色素		×		
心房血栓		×		
心肌细胞空泡化		×		
传导系统空泡化 [b,c]	×			
增生性（非肿瘤性）病变				
心外膜或心包膜间皮增生	×			

（续表）

心脏	常见	不常见	相关疾病 / 状况	常发生的组织
心内膜下施万细胞增生				×
肿瘤性病变[d]				
心肌横纹肌瘤[c]		×		

[a] 诱发性改变更常见。[b] 病理学总论部分介绍的术语。[c] 术语的诊断标准和（或）备注在正文中描述。[d] 关于肿瘤和肿瘤样病变的全面列表，请参考 *International Histological Classification of Tumors of Domestic Animals*、最近出版的 *Tumors of Domestic Animals*[1] 和其他相关文献。

1. 心脏瓣膜出血（hemorrhage-heart, heart valve）

【备注】 出血的一般性质和描述包含在病理学总论部分。心脏的心内膜下、心外膜和瓣膜出血（心脏瓣膜血肿）经常被观察到并在解剖时易于发现。此外，在显微镜下可以看到心肌出血。建议将部位作为描述词或修饰语。

2. 心脏传导系统空泡化（vacuolation, conduction system-heart）

【其他术语】 无。

【发病机制 / 细胞来源】 浦肯野纤维。

【诊断特征】 圆形（球形）空腔（空泡）通常位于浦肯野纤维的中央。

【鉴别诊断】 不适用。

【备注】 在比格犬中偶见传导系统空泡化。在一篇关于犬和猴的心脏形态学评价的文献中，Keenan 和 Vidal[7] 报道 15% 雄性和 12% 雌性出现明显的浦肯野纤维空泡化，而 Bodi´e 和 Decker[6] 报道在对照组的 34% 雄性和 28% 雌性犬中出现这一变化。作者还注意到空泡化的程度有所不同，但在沿血管外膜进入心室的纤维中更明显。

3. 心脏横纹肌瘤（rhabdomyoma, cardiac-heart）

【其他术语】 Rhabdomyomatosis, congenital glycogenic tumor。

【发病机制 / 细胞来源】 尽管传导纤维、心肌纤维和多能胚胎干细胞被认为是起源，但确切的组织发生尚不确定。

【诊断特征】 ① 肿瘤的边界清楚，呈膨胀性，无包膜。② 在心肌单发或多发。③ 肿瘤由排列紧密、卵圆形至不规则形的肿胀的细胞组成。这些细胞边界清晰，细胞质强嗜酸性且出现不同程度的空泡化；单个卵圆形到瘦长形细胞核，偏位，有 1 或 2 个突出的核仁。④ 肿瘤细胞胞质含有丰富的糖原，偶尔会出现所谓的蜘蛛细胞。⑤ 没有有丝分裂活动。

【鉴别诊断】 ① 横纹肌肉瘤（rhabdomyosarcoma）：高度多形性和高有丝分裂活性，伴有异常的有丝分裂象。局部浸润常伴有远处转移。常表现出坏死和出血。② 脂肪瘤（lipoma）：界限清楚的、分叶的肿块。由成熟的脂肪细胞组成，其中含有单个脂肪空泡伴细胞核偏位。肿瘤常被纤维间隔分成小叶。③ 糖原贮积病（所谓的糖原病）[glycogen storage disease (so-called glycogenosis)]：边界不清楚的结节。本病的特征是糖原在心脏、骨骼肌、肝、肾或食道肌层中蓄积。

【特殊诊断技术】 有或无淀粉酶消化的 PAS 反应可用于肿瘤细胞中糖原的检测。免疫组织化学显示肿瘤细胞的结蛋白和肌红蛋白呈阳性，而平滑肌肌动蛋白和波形蛋白呈阴性。

【备注】 心脏横纹肌瘤在多种动物中已有报道，包括人和豚鼠。心脏横纹肌瘤究竟是真正的肿瘤还是错构瘤，一直存在争议。人类心脏横纹肌瘤由 *TSC1* 和 *TSC2* 基因突变引起。小鼠心肌横纹肌瘤模型与心室肌细胞中 *TSC-1* 基因的缺失有关[13]。这些肿瘤最有趣的地方之一是它们有自发消退的趋势[14]。横纹肌瘤可发生于人和动物的心肌、喉部骨骼肌和头部区域。

（三）心脏瓣膜

在药物上市后的监测中，观察到药物（如抑制食欲的药物）能引起人的心脏瓣膜病，这导致了一些已上市药物的退市。这增加了临床前试验中对心脏瓣膜评价的兴趣。

对包括犬在内的所有实验动物的心脏瓣膜进行组织病理学检查，可能会出现与技术方法和瓣膜固有的小尺寸相关的不一致和人工假象。心脏的修切 / 切片可能会极大地影响组织切片中瓣膜的类型、数量和正确的定位，最终影响显微镜检查的准确性。因此，在那些怀疑心脏瓣膜发生有药物相关性效应的研究中，病理学家可能需要调整心脏的制片和瓣膜的取材，以确保大多数或全部的 4 个心脏瓣膜能最好地显示出来。虽然先天性瓣膜异常（肺动脉瓣狭窄，主动脉瓣狭窄）可以在犬身上观察到，但这在用于生物医学研究和毒性研究的比格犬身上不常见[15]。

犬心脏瓣膜显微镜下病变的推荐术语见表 2.3。

表 2.3 犬心血管系统显微镜下所见病变：心脏瓣膜

心脏瓣膜	常见	不常见	未见但可能相关	不适用
非肿瘤性病变				
瓣膜血管扩张	×			
瓣膜黏液瘤样变性	×			
出血[a,b]	×			
瓣膜炎症[b]		×		
瓣膜基质增殖		×		
肿瘤性病变				
瓣膜黏液瘤[a]		×		
瓣膜黏液肉瘤[a]		×		

[a] 术语的诊断标准和（或）备注在正文中描述；[b] 病理学总论 / 系统病理学部分介绍的术语。

1. 心脏瓣膜黏液瘤样变性（degeneration, myxomatous, valve-heart-heart valve）

【备注】 心脏瓣膜黏液瘤样变性是老年犬常见的心脏瓣膜病变，主要影响左侧房室瓣膜[15]。大体观察可见瓣膜表现出不规则、缩短、增厚、不透明，有不连续乃至明显的结节，结节可延伸至腱索。显微镜观察显著特征是松质层增厚，这是由于富含糖胺聚糖的成纤维组织变得松散和纤维变性及常伴发的胶原纤维断裂和玻璃样变所致。在心脏底部，靠近主动脉瓣和主动脉存在黏液瘤样组织，这是犬心脏常见的正常组成部分，不应与黏液瘤变性混淆[7]。

2. 心脏瓣膜出血（hemorrhage-heart-heart valve）

【备注】 病理学总论部分包含出血的一般特性和描述。在心脏，心内膜下、心外膜和瓣膜出血（心脏瓣膜血肿）经常被观察到并在解剖时容易被发现。此外，在显微镜下可以看到心肌出血。建议标明部位作为术语的描述词或修饰语。

3. 心脏瓣膜黏液瘤（myxoma, valve-heart valve）

【种属】 犬（啮齿动物 goRENI 中无此术语）。

【其他术语】 无。

【发病机制 / 细胞来源】 起源于心内膜下的多能血管形成细胞。

【诊断特征】 ① 大体观察，多小叶的、软的、胶状肿块；可能有出血区；会阻碍血流。② 黏液瘤被覆内皮细胞，由丰富的、细胞成分少的黏液样基质组成，并含有星形或球状细胞、血管和平滑肌细胞。③ 可能含有由内皮细胞衬覆的毛细血管样管道。

【鉴别诊断】 黏液肉瘤（myxosarcoma）：细胞高度多形性，存在大量有丝分裂象，会发生转移。

【特殊诊断技术】 组织化学染色如 PAS 和阿尔辛蓝染色可用于确定黏液样基质中的酸性黏聚糖的性质，免疫组织化学染色可用于确定内皮细胞的存在和黏液瘤细胞的间叶性质（波形蛋白阳性）。

【备注】 ① 犬罕见（但在人类是常见的心脏原发肿瘤）。② 通常会通过癌栓播散。③ 伴发的血流动力学后果随肿瘤大小和解剖部位不同而不同。

4. 心脏瓣膜黏液肉瘤（myxosarcoma, valve–heart valve）

【种属】 犬（啮齿动物 goRENI 中无此术语）。

【其他术语】 无。

【发病机制 / 细胞来源】 起源于心内膜下的多能血管形成细胞。

【诊断特征】 ① 大体观察，多小叶的、软的、胶状肿块；可能有出血区；会阻碍血流。② 作为良性形式（应为低度恶性肿瘤，译者注），黏液肉瘤被覆内皮细胞，由丰富的、细胞成分少的黏液样基质组成，并含有星形或球状细胞、血管和平滑肌细胞，伴有高度细胞多形性，多有丝分裂象和坏死区域。也可出现软骨或类骨样分化。③ 存在淋巴结及内脏转移。

【鉴别诊断】 黏液瘤（myxoma）：无细胞多形性、有丝分裂象或转移。

【特殊诊断技术】 组织化学染色如 PAS 和阿尔辛蓝染色可用于确定黏液样基质中的酸性黏聚糖性质，免疫组织化学染色可用于确定内皮细胞的存在和黏液肉瘤细胞间充质的性质（波形蛋白阳性）。

【备注】 这种肿瘤在狗身上非常罕见。根据肿块的大小和解剖部位，良性心脏黏液肉瘤可能与血流动力学相关。

（四）血管

脏器中脉管系统的显微评价通常是作为每个特定脏器评价的一部分进行的。这可能揭示存在脏器特异性的血管变化（可能是脏器特异性毒性的一部分）或多个脏器中均可见的广泛性血管变化，表明是系统性血管损伤。尤其当进行血管内给药（如通过大剂量注射或慢速输液）并可能导致局部和（或）全身血管损伤时，可能需要采集较大的血管。犬和其他实验动物的血管损伤可以是自发的或由药物引起的病理变化。在临床前药物开发中，血管损伤可能由种类繁多的小分子和大分子（如单克隆抗体）化合物和反义寡核苷酸引起。在临床前试验中，已经发表了几篇论文来很好地描述临床前试验中药物引起的血管损伤和相关的生物标志物[16–19]。然而，区分自发性和药物诱导的血管损伤仍然具有挑战性，并且正确识别血管变化的组织学特征至关重要。

观察到血管损伤可能反映了脏器特异性的毒性，或代表了在几个脏器中可见的广泛变化，因此提示发生了系统性血管疾病。

根据器官取材标准指南，对心脏和其他脏器进行组织病理学评价，足以确保对血管树的全面评价。

犬血管显微镜下病变的推荐术语见表 2.4。

表 2.4 犬心血管系统显微镜下所见病变：血管

血管	常见	不常见	未见但可能相关	不适用
非肿瘤性病变				
动脉中膜或管壁淀粉样物质		×		
动脉或主动脉动脉瘤		×		
血管扩张		×		
中膜或管壁变性 / 坏死	×			
栓子		×		
血管周围纤维化	×			

（续表）

血管	常见	不常见	未见但可能相关	不适用
中膜或管壁出血[a]	×			
内皮肥大	×			
动脉中膜或管壁肥大	×			
血管周围浸润（添加相应的细胞类型）[a]	×			
动脉中膜或管壁炎症[a]	×			
动脉无细胞型内膜增厚		×		
动脉壁内斑块		×		
壁内脂肪斑块[b]		×		
动脉中膜或管壁矿化[a]		×		
动脉中膜或管壁坏死 / 炎症[a,b]	×			
血栓		×		
动脉中膜或外膜空泡化[a]		×		
增生性（非肿瘤性）病变				
血管瘤样增生		×		
血管内皮增生		×		
血管内乳头状内皮增生[b]		×		
动脉或静脉内膜增殖	×			
肿瘤性病变				
血管瘤		×		
血管肉瘤		×		

[a] 病理学总论 / 系统病理学部分介绍的术语。[b] 术语的诊断标准和（或）备注在正文中描述。

1. 血管壁内脂肪斑块（intramural plaque, fatty-blood vessel）

【其他术语】 Atheroma, fibrofatty plaque。

【发病机制 / 细胞来源】 内膜 / 中膜脂质堆积伴有炎症细胞和细胞外基质。病变通常与动脉粥样硬化有关。

【诊断特征】 ① 大体观察，受累血管扩张、增厚，管壁呈条索状；斑块可突向管腔。② 显微镜下观察，由游离脂质（可能含胆固醇结晶）或细胞内脂质（常在泡沫样巨噬细胞内）组成，使中膜扩张并延伸至内膜，伴有内弹力层的破裂。③ 伴有不同数量的炎症细胞、平滑肌细胞和细胞外基质。④ 斑块可能矿化并有一个坏死的内核。⑤ 偶见斑块形成溃烂并伴有血栓和出血。

【鉴别诊断】 动脉硬化（arteriosclerosis）：由于透明物质（黏聚糖、纤维蛋白）或平滑肌细胞和细胞外基质的层状增生导致内膜 / 中膜增厚，无脂质沉积。

【特殊诊断技术】 壁内脂肪斑块中的弹性纤维、脂肪和矿化物质可用组织化学染色显示，巨噬细胞和平滑肌细胞可用免疫组织化学染色显示。

【备注】 动脉 / 小动脉壁内脂肪斑块特征性地与动脉粥样硬化有关，犬对动脉粥样硬化的发生有抵抗性，因此犬类罕有该自发病变。然而，犬因患内分泌疾病而出现高胆固醇血症后偶见该病变。

犬的壁内脂肪斑块通常累及心脏、脑和肾的血管，而较少累及其他血管。脂质沉积常始于中膜的中层和外层，最终扩展至内膜，并更广泛地累及至小肌性动脉。相反，人类的壁内脂肪斑块主要出现在内膜，并且主要累及大的弹性动脉（主动脉、颈动脉）及大到中等直径的肌性动脉（冠脉、腘动脉）。

2. 血管动脉中膜或管壁坏死/炎症（necrosis/inflammation, media or wall, artery–blood vessel）（图 2.1，图 2.2）

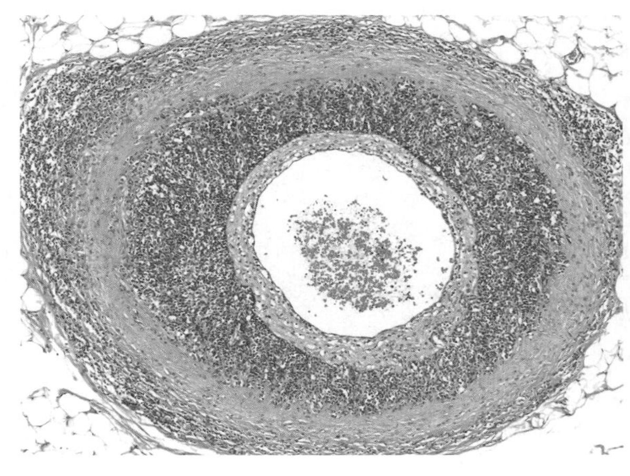

图 2.1

犬，动脉，动脉中膜或管壁坏死/炎症，H&E 染色
图片由 Eric van Esch 提供

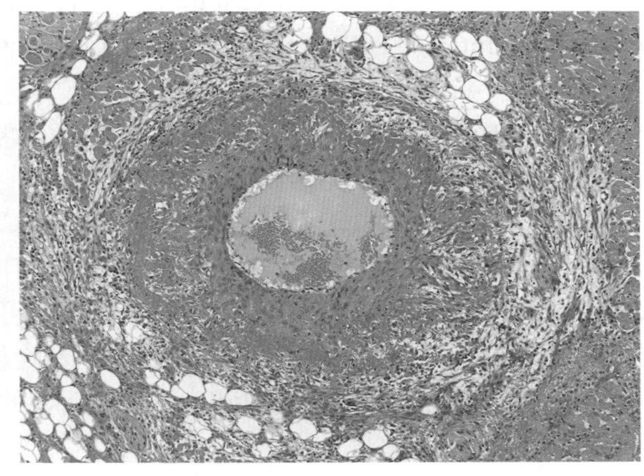

图 2.2

犬，动脉，纤维蛋白样坏死，H&E 染色
图片由 Eric van Esch 提供

【其他术语】 Beagle pain syndrome, idiopathic canine polyarteritis, canine juvenile polyarteritis syndrome, steroid–responsive meningitis arteritis。

【发病机制/细胞来源】 坏死性多动脉炎；确切的发病机制未知，怀疑是一种 Th2 介导的免疫反应，并有 CD11a 整合素的上调和金属蛋白酶的激活。

【诊断特征】 ① 急性至慢性纤维素样坏死性动脉炎累及幼龄比格犬及中至大型家养犬的小到中等大小肌性动脉的中膜乃至整个血管壁，典型累及的动脉有冠状动脉、纵隔动脉、脑膜动脉和颈髓动脉，但也可见于其他脏器的动脉。② 形态学表现多样，因发热的次数和疾病所处阶段的不同而不同。其特征为内膜增生，中膜内出现均质嗜酸性物质与核碎裂形成的碎屑，跨壁至动脉周围性以中性粒细胞为主的炎症细胞浸润，伴有散在的淋巴细胞、浆细胞和巨噬细胞，不同程度地出血，内弹力层断裂、中膜肥大和纤维化。③ 受累组织中可能继发血栓和梗死。

【鉴别诊断】 ① 血管出血（hemorrhage, vascular）：血管壁存在外溢的红细胞而无血管壁损伤。② 血管炎症（inflammation, vascular）：炎症细胞在血管壁浸润而无细胞损伤证据。

【备注】 建议使用“动脉中膜或血管壁坏死/炎症”来描述动脉的坏死性炎症。将药物引起血管损伤同特发性犬多动脉炎进行区分可能很困难，尤其是给予血管活性药物后出现与该病一致的慢性病变发病率增加的情况下。血管扩张剂引起的病变通常表现为中膜/外膜出血和坏死，伴轻微炎症（急性）乃至内膜和外膜的增生性改变（慢性）；通常仅限于冠状动脉（壁外和壁内），常伴有血流动力学和心肌的变化；也可能伴有心房出血。血管收缩剂引起的损伤通常累及各种组织的小动脉，包括中膜增厚和坏死伴玻璃样变。过敏性血管炎（Ⅳ型）累及皮肤或其他组织的小血管（不限于动脉），其特征是跨壁性非坏死性血管炎，伴单形核细胞和数量不等的嗜酸性粒细胞浸润，通常没有纤维素样坏死或血栓形成。

根据好发部位、剂量–反应关系、临床和实验室常用指标的变化来进行鉴别。在药物引起的血管损伤中，血管病变通常局限于冠状动脉，临床体征多样，可能与血管影响无关。特发性犬多动脉炎通常表现明显的跨壁性乃至动脉周围性炎症，很少或没有出血，通常累及心脏和其他多种组织的动脉，心肌变化罕见，犬特发性多动脉炎不伴有血流动力学的改变或心房出血。临床上，急性特发性犬多动脉炎通常伴有发热、厌食、不愿运动、颈部强直和疼痛，血清和脑脊液中多形核细胞计数、IgA 和急性期蛋白浓度升高。在该病的慢性阶段可能出现颞部和颈肌肉的进行性萎缩与神经功能缺陷。

3. 血管内乳头状内皮增生（hyperplasia, intravascular papillary endothelial–blood vessel）（图 2.3，图 2.4）

【其他术语】 Reactive vascular proliferation; proliferation, intravascular endothelial; angiomatosis, intravascular。

【发病机制 / 细胞来源】 创伤后内皮增生继而出现血管床内血栓形成、炎症和血流停滞。

【诊断特征】 ① 乳头状结构完全局限于囊性扩张的血管腔内。② 病变覆以单层内皮。③ 可能存在包含原有血管壁残余平滑肌的假性纤维包膜。④ 可见无数细小的乳头突向腔内。⑤ 可存在炎性浸润和血栓。⑥ 增生的内皮细胞显得突出或饱满，但缺乏明显的多形性和有丝分裂象。

【鉴别诊断】 ① 血管肉瘤（hemangiosarcoma）：内皮细胞不典型增生形成血管通道（毛细血管至海绵状）和实性细胞团块。有丝分裂象可能常见异常。常出现局部侵袭和转移。② 血管瘤（hemangioma）：增生的内皮细胞显示轻度的细胞学异常，形成大小不等的血管腔隙（毛细血管至海绵状）并压迫周围组织。③ 内皮增生（endothelial hyperplasia）：正常存在的内皮细胞发生乳头状增生。

【特殊诊断技术】 可采用波形蛋白、血管性假血友病因子（von Willebrand factor）［又称第Ⅷ因子相关抗原（factor Ⅷ related antigen, FⅧ RAg），译者注］和 CD31 的免疫染色以识别内皮细胞。

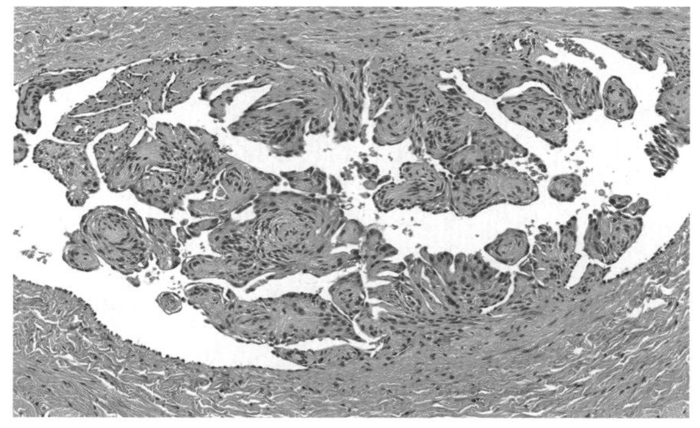

图 2.3

犬，动脉，血管内乳头状内皮增生，H&E 染色
图片由 Eric van Esch 提供

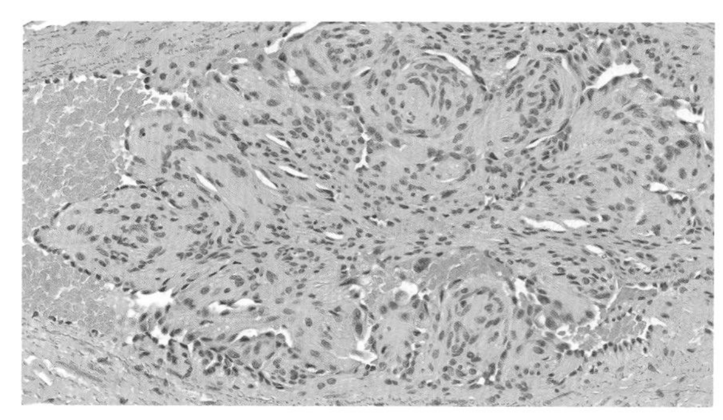

图 2.4

犬，动脉，血管内乳头状内皮增生，H&E 染色
图片由 Eric van Esch 提供

【备注】 Gamlem 和 Nordstoga[20, 21] 对犬血管内乳头状内皮增生进行过调查。这种病变被认为是一种异常形态的机化血栓。因此，不应将其与癌前病变或肿瘤病变混淆[22]。犬阴囊血管错构瘤可能与该病变属于同一类型。

四、消化系统——口腔、唾液腺、食管、胃、肠和胰腺外分泌部

（一）引言

有关消化系统的详细总论，请参阅 INHAND 啮齿动物出版物[23]。

本章为毒性病理学研究中比格犬的上、下消化道及唾液腺和胰腺外分泌部的诊断提供了一套标准化术语、诊断标准和示例。

消化道是经口所给予供试品进入体内的入口，具有刺激性的供试品可在这个与身体接触的首个部位引起局部的急性损伤，并且消化道可能受到药物不良反应的影响。另外，经口给予的供试品通常形成全身暴露，足以对其他器官产生毒性，而对消化道无明显影响。

消化道较为独有的特征是其上皮的高增殖率，使其对干扰细胞分裂的因子特别敏感，但同时也令其具备了很强的再生能力。由于这些组织的表面积很大，准确评估给药产生的潜在效应几乎完全取决于彻底的大体检查和局部病变的取样。

关于肿瘤病变的分类，请参考由美国军方病理学研究所与美国病理学注册中心和 WHO 联合出版的

International Histological Classification of Tumors of Domestic Animals: Tumors of the Alimentary System of Domestic Animals[24]，以及最近出版的 *Tumors of Domestic Animals*[25] 及其他相关文献。

（二）上消化道（口腔、舌、咽和食管）

上消化道最常见的镜下病变见于那些基于监管指南和实验室偏好要求进行镜检的组织，如食管、咽、舌等。多数情况下，其他位于口腔和咽部的病变仅在记录有肉眼病变时才进行检查。表 2.5 以啮齿动物文章为基础，列出了上消化道的非增生性和非肿瘤性增生性改变。

表 2.5 犬消化系统显微镜下所见病变：口腔和食管

口腔和食管	常见	不常见	未见但可能相关	不适用
先天性病变				
腭裂[a]		×		
食管扩张		×		
食管憩室		×		
异位皮脂腺组织[b]		×		
畸形		×		
非肿瘤性病变		×		
淀粉样物质				
鳞状上皮凋亡[b,c]		×		
凋亡 / 单个细胞坏死[b,c]		×		
鳞状上皮萎缩		×		
囊肿		×		
肌肉变性 / 坏死		×		
水肿[b]		×		
糜烂 / 溃疡[c]		×		
出血[b]		×		
角化过度		×		
浸润（添加相应的细胞类型）[b]	×			
异物性炎症		×		
混合细胞性炎症	×			
单形核细胞性炎症	×			
血管炎症		×		
矿化[b,d]		×		
鳞状上皮坏死[b]		×		
色素[b]		×		
增生性（非肿瘤性）病变				
嗜酸性肉芽肿[d]		×		
基底细胞增生		×		
鳞状细胞增生[c]		×		
鳞状细胞乳头状瘤[d]		×		

[a] 这种畸形和其他畸形很少在毒性试验中看到，通常是一种大体病理学观察所见；但可能需要与显微镜下病变进行关联；[b] 病理学总论 / 系统病理学部分介绍的术语；[c] 诱发性改变更常见；[d] 术语的诊断标准和（或）备注在正文中描述。

1. 口腔矿化（mineralization-oral cavity）

【其他术语】 Calcinosis circumscripta, tumoral calcinosis, ectopic mineralization。

【发病机制 / 细胞来源】 局限性钙质沉着症的发病机制不清，可能存在多种原因。

【诊断特征】 ① 界限清晰的、无定形钙化物（冯科萨染色呈阳性）形成的不规则区。② 被上皮样和多核性巨噬细胞包围。③ 周围纤维化。

【鉴别诊断】 不适用。

【备注】 犬的钙质沉着症在教科书中被描述为一种原发性皮下改变的一类病变；也可出现在关节周围，在犬舌部报道过。其病变特征是界限清晰的、由无定形钙化物（冯科萨染色呈阳性）形成的不规则区，被上皮样和多核性巨噬细胞所包围和周围纤维化。幼犬和大型家犬易感，尤其是德国牧羊犬[24, 26, 27]。不推荐使用该术语，而应使用“矿化”，如果认为合适，可添加备注，表明该病变与钙质沉着症一致。

2. 口腔嗜酸性肉芽肿（eosinophilic granuloma-oral cavity）

【发病机制 / 细胞来源】 怀疑嗜酸性肉芽肿是由于对嗜酸性粒细胞的调节存在遗传缺陷所致。

【诊断特征】 ① 弥漫性皮肤嗜酸性粒细胞性炎症。② 脱颗粒嗜酸性粒细胞灶。③ 可能出现肥大细胞和上皮样巨噬细胞。④ 胶原纤维周围出现嗜酸性粒细胞碎片（火焰图像）。⑤ 被覆的上皮出现棘层肥厚或溃疡。

【鉴别诊断】 口腔肥大细胞瘤（oral mast cell tumor）：间变性肥大细胞和嗜酸性粒细胞弥漫性存在。而嗜酸性肉芽肿时，嗜酸性粒细胞占绝大多数，仅有少量正常肥大细胞。

【备注】 犬罕有发生嗜酸性肉芽肿，其特征与在猫中观察到的相似。嗜酸性肉芽肿可在所有年龄段的犬观察到，在 3 岁以下的犬及雄性犬中更常见，且在各品种犬中均可见到；好发于西伯利亚哈士奇犬和骑士查尔斯国王猎犬[24, 25]。

3. 口腔鳞状细胞乳头状瘤（papilloma, squamous cell-oral cavity）（图 2.5，图 2.6）

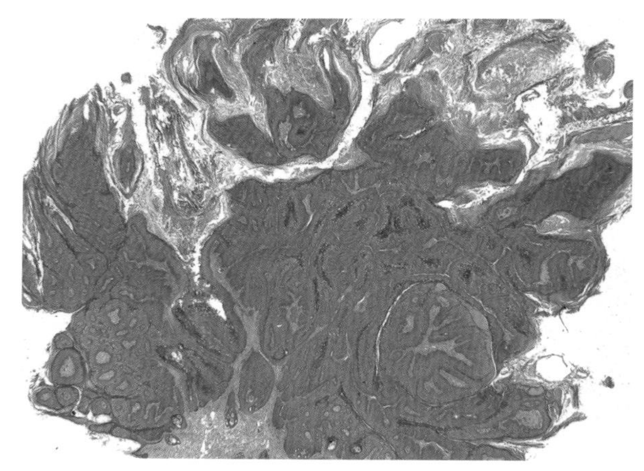

图 2.5

犬，口腔，乳头状瘤，H&E 染色
图片由 Eric van Esch 提供

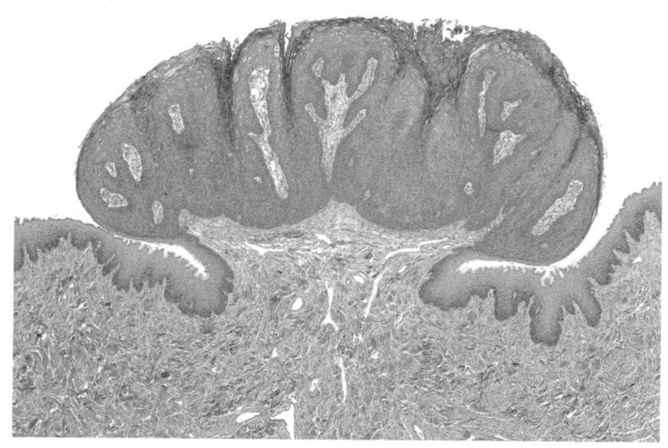

图 2.6

犬，口腔，乳头状瘤，H&E 染色
图片由 Eric van Esch 提供

【其他术语】 Oral papillomatosis。

【发病机制 / 细胞来源】 病毒感染的增生性反应；犬乳头状瘤病毒 -1 感染。

【诊断特征】 ① 具有厚的鳞状上皮和纤维柄的疣状病变。② 重度棘层肥厚。③ 颗粒层和棘层的上皮细胞变性，细胞质透亮、核浓缩。④ 外棘层可见嗜碱性核内包涵体。⑤ 消退中的病变显示显著的淋巴细胞浸润（T 细胞）。

【鉴别诊断】 不适用。

【备注】 一种通常见于幼龄犬的病变。试验犬群体中可发生乳头状瘤的爆发。乳头状瘤在 1 ～ 2 个月后自然消退，通过抗体介导的免疫可保护狗免受再感染 [28, 29]。

（三）胃

不同于啮齿动物，犬的胃仅由腺体性黏膜组成而缺乏非腺体性黏膜；因此，用于啮齿动物非腺胃的术语对犬不适用而被略去。像其他种属一样，犬的腺胃黏膜由存在于胃特定区域的多种腺体组成。为确保对胃进行全面检查，所有区域的代表性切片都必须检查。对于犬，这些区域包括贲门区、胃底区和幽门区，它们都含有相应名称的腺体。毒性试验中比格犬胃的非增生性和非肿瘤性增生性病变的推荐术语见表 2.6。

表 2.6 犬消化系统显微镜下所见病变：胃

胃	常见	不常见	未见但可能相关	不适用
先天性病变				
异位组织 [a]		×		
非肿瘤性病变				
淀粉样物质		×		
萎缩		×		
凋亡 [a, b]		×		
凋亡 / 单个细胞坏死 [a, b]		×		
淋巴细胞数量增多 [b, c]		×		
腺体囊肿		×		
腺体扩张		×		
水肿 [a, c]		×		
嗜酸性小球体			×	
糜烂 / 溃疡 [b]		×		
螺杆菌		×		
出血 [b]		×		
黏液细胞肥大		×		
浸润（添加相应的细胞类型）[a]	×			
炎症 [a, c]		×		
矿化 [a]	×			
黏膜坏死 [a, b]		×		
分泌减少		×		
上皮空泡化 [a]		×		
酵母菌		×		
增生性（非肿瘤性）病变				
憩室		×		
黏膜局灶性增生 [c]		×		
黏膜弥漫性增生		×		
神经内分泌细胞增生		×		

（续表）

胃	常见	不常见	未见但可能相关	不适用
慢性幽门肥大[c]		×		
增生性（再生性）息肉[c]		×		
炎性（良性淋巴样）息肉[c]		×		

[a] 病理学总论 / 系统病理学部分介绍的术语；[b] 诱发性改变更常见；[c] 术语的诊断标准和（或）备注在正文中描述。

1. 胃淋巴细胞数量增多（cellularity increased, lymphocyte-stomach）（图 2.7）

【其他术语】 Hyperplasia, lymphoid follicles; hyperplasia, lymphocyte。

【发病机制 / 细胞来源】 淋巴细胞和浆细胞数量增多。

【诊断特征】 ① 由于 B 细胞和（或）T 细胞、浆细胞和巨噬细胞数量增多导致的淋巴滤泡增大。② 淋巴滤泡数量增多。③ 淋巴细胞数量增多

【鉴别诊断】 不适用。

【备注】 淋巴细胞数量增多、淋巴小结增大或淋巴小结数量增多在未受试的健康犬中是罕见的，但在患病动物中发生率较高，也常常作为诱发性改变被观察到。被认为是对免疫刺激的一种良性、非肿瘤性反应。若涉及淋巴滤泡的改变，可加上亚区以进一步明确其部位。

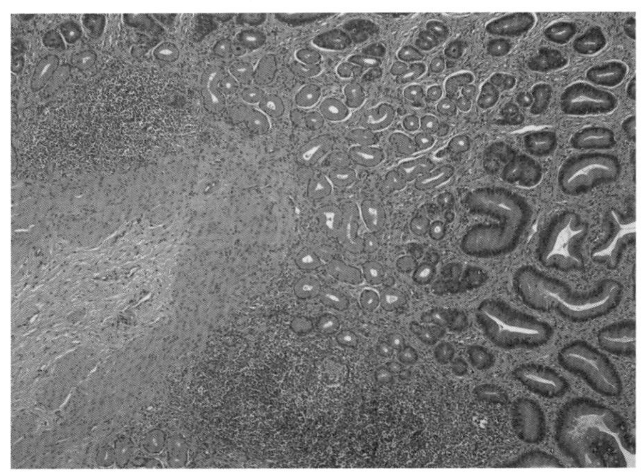

图 2.7

犬，胃，幽门淋巴细胞数量增多，H&E 染色
图片由 AnaPath GmbH 公司 Klaus Weber 博士提供

2. 胃水肿（edema-stomach）（图 2.8）

【其他术语】 不适用。

【发病机制 / 细胞来源】 血管通透性增加导致血管液体在组织中过度聚集（参见病理学总论部分）。

【诊断特征】 胃壁肿胀，无炎症细胞浸润增多或纤维化。

【鉴别诊断】 ① 炎症（inflammation）：存在炎性浸润。② 纤维化（fibrosis）：胶原纤维或弹性纤维增多。

【备注】 胃壁水肿作为仅有的病变在犬中罕见，若出现则可能是由于意外中毒所知 [30]，但不大可能在实验室环境下发生。

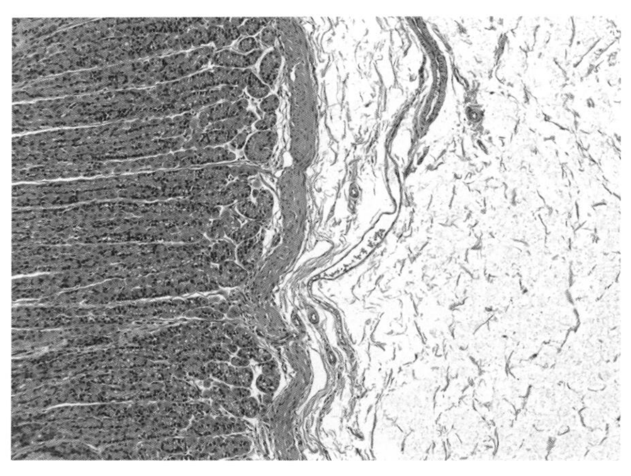

图 2.8

犬，胃，水肿，H&E 染色
图片由 Eric van Esch 提供

3. 胃炎症（inflammation-stomach）

【其他术语】 Lymphoplasmacytic gastritis, scirrhous eosinophilic gastritis。

【备注】 ① 区别于一般炎症的有淋巴浆细胞性胃炎和硬化型嗜酸性粒细胞性胃炎。② 淋巴浆细胞性胃炎的特征是胃壁增厚，淋巴细胞和浆细胞浸润的纤维化区域。Lidbury 等 [31] 在研究患有肠道异常犬的伴随性胃病变时，发现淋巴浆细胞性胃炎是最常见的疾病。硬化型嗜酸性粒细胞性胃炎是犬罕见的一种疾病，呈局灶性或多灶性的分布。据报道伴发动脉炎；怀疑是一种过敏反应或超敏反应 [32]。

4. 胃黏膜局灶性增生（hyperplasia, focal, mucosa–stomach）（图 2.9）

【其他术语】 Stenosis, pyloric。

【备注】 老龄犬中一种获得性增生性病变被报道为幽门狭窄，其特征是幽门区环形增厚，这是由于腺体和黏膜下层的肉芽组织增生及肌层肥厚所致[24]。

在犬的毒性研究中，幽门区增生可能被发现是一种与给药相关的病变[33]。

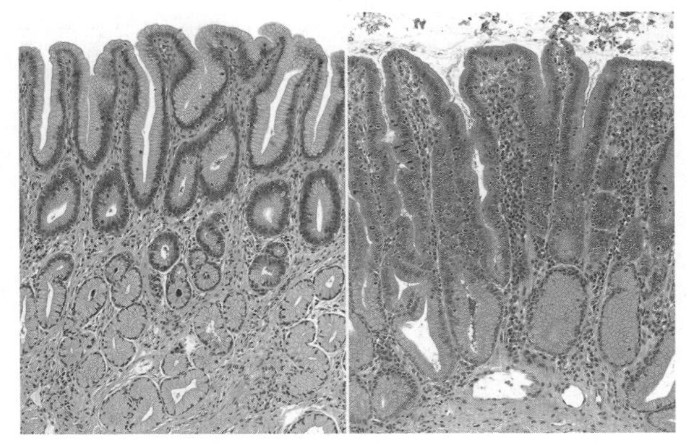

图 2.9

犬，胃，幽门增生（右图：正常，左图：增生），H&E 染色

图片由 Eric van Esch 提供

5. 胃幽门慢性肥大（hypertrophy, chronic, pylorus–stomach）

【其他术语】 Giant rugal hypertrophy, giant hypertrophic gastritis, chronic hypertrophic gastritis。

【发病机制 / 细胞来源】 胃腺。

【诊断特征】 ① 由于肥大 / 增生的腺体使胃黏膜大面积增厚；大体观察像脑回。② 病变可呈局灶性或弥漫性。③ 可能存在黏膜肌层和黏膜下层的二次折叠。④ 胃小凹和腺体增生。⑤ 壁细胞进行性缺失，被黏液细胞所取代。⑥ 黏液腺囊性扩张。

【鉴别诊断】 壁细胞增生（parietal cell hyperplasia）：伴有佐林格 – 埃利森综合征。

【备注】 一般而言这种变化罕见，据报道某些品种易患此疾病，如巴辛吉犬和德勒姆采帕里匈犬[24, 34]。坊间还有其他品种和种属的个案报道。弥漫性幽门慢性肥大被认为类似于人类的梅内特里耶病。

6. 胃增生性（再生性）息肉［polyp, hyperplastic (regenerative)–stomach］

【发病机制 / 细胞来源】 胃上皮。

【诊断特征】 ① 突出黏膜表面的上皮性病变。② 带纤维蒂的增厚囊性上皮。③ 不同程度的组织细胞性或淋巴浆细胞性炎症。④ 上皮细胞与邻近正常组织相似，无异型增生。⑤ 细胞核大小及染色正常。⑥ 有丝分裂率可能略有增加；有丝分裂见于隐窝底部。

【鉴别诊断】 ① 炎性息肉（inflammatory polyp）：正常上皮覆盖肉芽组织，伴有多种炎症细胞浸润或淋巴细胞灶。② 腺瘤性息肉（adenomatous polyp）：管状或乳头状生长，嗜碱性，核极性丧失，整个腺体有丝分裂率增加。

【备注】 犬胃息肉最常见于幽门区。

7. 胃炎性息肉（polyp, inflammatory–stomach）

【其他术语】 Benign lymphoid polyp。

【诊断特征】 ① 正常胃上皮。② 上皮覆盖肉芽组织。③ 各种炎症细胞浸润或出现具有分化良好生发中心的淋巴组织灶。

【鉴别诊断】 增生性息肉（hyperplastic polyp）：带纤维蒂的增厚的囊性上皮。

【备注】 Head 等[24]报道了犬炎性息肉的病例；在回顾性分析中，Taulescu 等[35]报道了 3 例炎性息肉。

（四）小肠和大肠（十二指肠、空肠、回肠、盲肠、结肠和直肠）

犬肠道的形态学与啮齿动物和人类基本相似，但犬盲肠的相对大小和长度较啮齿动物更小和更短。回肠仅与结肠相通，当大体检查打开该区域时可见明显的回盲瓣结构。

表 2.7 总结了犬小肠和大肠中非增生性和非肿瘤性增生性病变的推荐术语。

表 2.7 犬消化系统显微镜下所见病变：小肠和大肠

小肠和大肠	常见	不常见	未见但可能相关	不适用
先天性病变				
鳞状上皮囊肿			×	
异位组织[a,b]		×		
畸形		×		
非肿瘤性病变				
淀粉样物质		×		
凋亡[b,c]		×		
凋亡 / 单个细胞坏死[b,c]		×		
萎缩		×		
十二指肠腺萎缩		×		
淤血[b]	×			
变性 / 坏死		×		
十二指肠腺变性 / 坏死		×		
肌间神经丛神经元变性			×	
隐窝扩张[a]	×			
扩张		×		
糜烂 / 溃疡[c]		×		
出血[b]	×			
肥大		×		
潘氏细胞肥大		×		
浸润（添加相应的细胞类型）[b]	×			
炎症[b]	×			
肠套叠		×		
淋巴管扩张		×		
骨化生			×	
潘氏细胞化生		×		
矿化[b]		×		
黏膜坏死[b]		×		
潘氏细胞减少		×		
寄生虫			×	
上皮合胞体		×		
黏膜空泡化[b]		×		
增生性（非肿瘤性）病变				
黏膜增生		×		
十二指肠腺增生		×		
鳞状细胞化生			×	

[a] 术语的诊断标准和（或）备注在正文中描述；[b] 病理学总论 / 系统病理学部分介绍的术语；[c] 诱发性改变更常见。

1. 小肠异位组织（ectopic tissue–small intestine）

【修饰语】 胃底腺，胰腺。

【发病机制 / 细胞来源】 黏膜或黏膜下层存在胰腺细胞或胃底腺。

【诊断特征】 在肠黏膜或黏膜下层邻近肠系膜附着处存在胰腺腺泡，可有或没有胰岛结构。

【备注】 除了啮齿动物文章中描述的异位胰腺外，还有报道在比格犬小肠中存在具有胃底腺特征的异位胃黏膜[36]。

2. 小肠和大肠隐窝扩张（dilatation, crypt–small and large intestine）

【其他术语】 Cyst, mucosa; dilation, gland。

【发病机制 / 细胞来源】 不详。

【诊断特征】 ① 隐窝呈椭圆形、圆形、梨形或细长形明显扩张。② 内衬包括杯状细胞在内的肠上皮细胞。③ 管腔可能含有黏液、细胞及其核的碎片，但炎症细胞很少。

【鉴别诊断】 憩室（diverticulum）：腺体穿过黏膜肌层延伸至黏膜下层。

【备注】 黏膜囊肿似乎发生在十二指肠和空肠比在大肠更常见，推测是退行性过程的一部分[37]。

（五）唾液腺

表 2.8 总结了唾液腺非增生性和非肿瘤性增生性改变的推荐术语。

表 2.8 犬消化系统显微镜下所见病变：唾液腺

唾液腺	常见	不常见	未见但可能相关	不适用
先天性病变				
异位组织[a]		×		
非肿瘤性病变				
脂肪细胞聚集		×		
淀粉样物质		×		
凋亡[a,b]		×		
凋亡 / 单个细胞坏死[a,b]		×		
萎缩		×		
导管结石	×			
腺泡细胞分泌减少			×	
导管扩张		×		
水肿[a]		×		
纤维化[a]		×		
嗜碱性肥大灶			×	
颗粒曲管颗粒增多			×	
出血[a]		×		
腺泡细胞肥大		×		
浸润（添加相应的细胞类型）[a]		×		
炎症[a]		×		
腺泡上皮化生		×		
坏死性化生[c]		×		
矿化[a]		×		

（续表）

唾液腺	常见	不常见	未见但可能相关	不适用
坏死[a]		×		
色素[a]		×		
腺泡细胞分泌减少			×	
颗粒曲管分泌减少			×	
空泡化[a]		×		
增生性（非肿瘤性）病变				
增生		×		
鳞状细胞化生[c]		×		

[a] 病理学总论 / 系统病理学部分介绍的术语；[b] 诱发性改变更常见；[c] 术语的诊断标准和（或）备注在正文中描述。

1. 唾液腺坏死性化生（metaplasia, necrotizing-salivary gland）

【其他术语】 Necrotizing sialometaplasia, salivary gland infarction[38, 39]。

【发病机制 / 细胞来源 】 创伤引起的血管损伤和免疫介导的血管损伤已有讨论。

【诊断特征】 ① 缺血性坏死。② 炎症。③ 鳞状上皮化生。

【鉴别诊断】 不适用。

【备注】 这种情况发生在小型犬（梗类犬，terriers），好发于颌下腺。

2. 唾液腺鳞状细胞化生（metaplasia, squamous cell-salivary gland）

【其他术语】 Squamous metaplasia; ductal squamous metaplasia。

【发病机制 / 细胞来源 】 维生素 A 缺乏导致导管或腺泡上皮转变为鳞状上皮。

【诊断特征】 鳞状上皮取代唾液腺腺泡和导管的立方形 / 柱状上皮。

【鉴别诊断】 不适用。

【备注】 这种情况发生于小型犬。

（六）胰腺外分泌部

表 2.9 总结了犬胰腺外分泌部非增生性和非肿瘤性增生性病变的推荐术语。

表 2.9 消化系统显微镜下所见病变：胰腺外分泌部

胰腺外分泌部	常见	不常见	未见但可能相关	不适用
先天性病变				
异位组织[a]		×		
非增生性病变				
脂肪细胞聚集		×		
淀粉样物质[a]		×		
凋亡[a,b]		×		
凋亡 / 单个细胞坏死[b]		×		
腺泡细胞萎缩	×			
腺泡细胞自噬空泡		×		
导管扩张		×		
水肿[a]		×		
嗜酸性小球体		×		

（续表）

胰腺外分泌部	常见	不常见	未见但可能相关	不适用
纤维化[a]		×		
嗜碱性灶		×		
胰岛周围晕减少			×	
胰岛周围晕增多			×	
出血[a]		×		
腺泡细胞肥大		×		
浸润（添加相应的细胞类型）[a]		×		
炎症[a]		×		
血管炎症		×		
小导管化生		×		
肝细胞化生			×	
矿化[a]		×		
坏死[a]		×		
色素[a]		×		
腺泡细胞分泌减少		×		
腺泡细胞空泡化		×		
增生性（非肿瘤性）病变				
腺泡细胞增生		×		
导管细胞增生		×		
胰岛外内分泌细胞增生（胰岛母细胞增生症）[c]		×		

[a] 病理学总论 / 系统病理学部分介绍的术语；[b] 诱发性改变更常见；[c] 术语的诊断标准和（或）备注在正文中描述。

胰腺胰岛外内分泌细胞增生（胰岛母细胞增生症）[proliferation, extra-islet endocrine cell (nesidioblastosis)-pancreas]（图 2.10 ～图 2.13）

【备注】 胰岛和导管组织的非肿瘤性增生 [40]。更详细的有关说明，请参阅内分泌系统中的胰腺内分泌部部分。

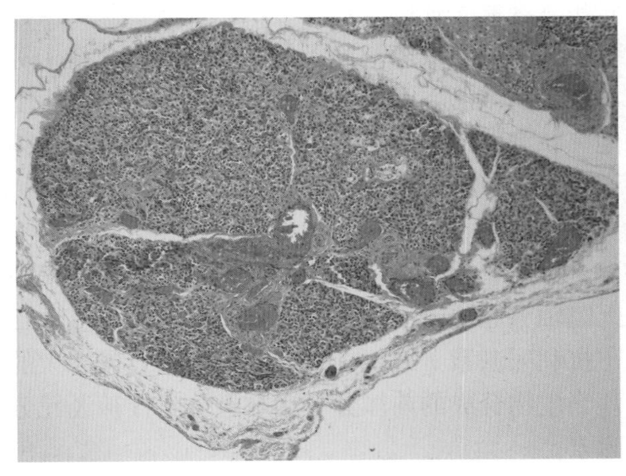

图 2.10

犬，胰腺，胰岛外内分泌细胞增生，H&E 染色

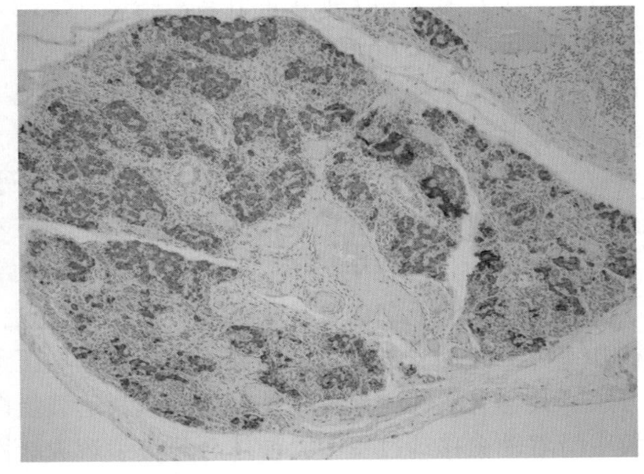

图 2.11

犬，胰腺，胰岛外内分泌细胞增生，胰岛素染色

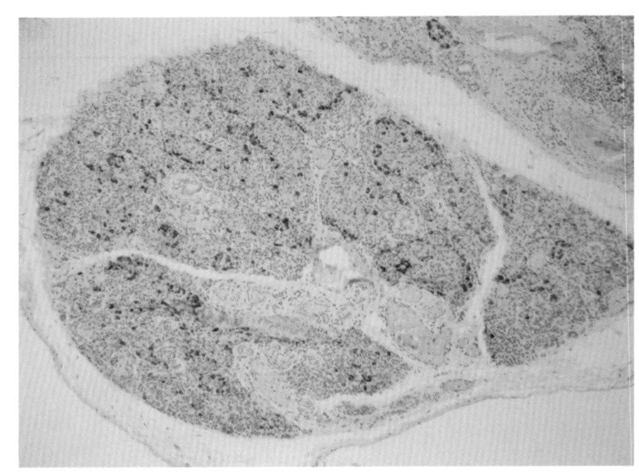

图 2.12

犬，胰腺，胰岛外内分泌细胞增生，胰高血糖素染色

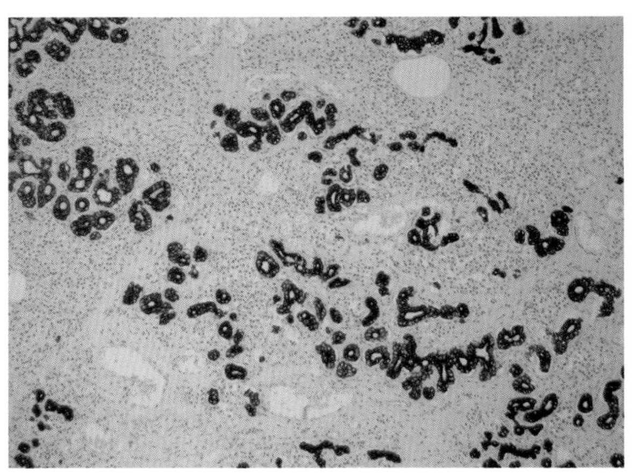

图 2.13

犬，胰腺，胰岛外内分泌细胞增生，细胞角蛋白免疫组织化学染色

五、内分泌系统—垂体、松果体、甲状腺、甲状旁腺、肾上腺皮质和髓质及胰腺内分泌部

（一）引言

本章为毒性试验中实验比格犬内分泌系统显微镜下所见病变的分类提供了一套推荐术语。内分泌系统分为垂体、松果体、甲状腺、甲状旁腺、肾上腺皮质和髓质及胰腺内分泌部（胰岛）。有关内分泌系统的详细总论，请参阅啮齿动物 INHAND 文章。

（二）垂体

垂体（脑垂体）位于基底蝶骨中的骨隐窝（蝶鞍），通过漏斗柄与下丘脑相连。垂体有两个主要的分区，包括：① 由远侧部、结节部和中间部组成的腺垂体（前叶）；② 由漏斗部和神经叶组成的神经垂体（后叶）。大体观察，腺垂体血管丰富而柔软，而神经垂体颜色苍白，具有脑组织样的纹理。

腺垂体由 3 种内分泌细胞组成：嗜酸性细胞、嗜碱性细胞和嫌色细胞。每种细胞类型的占比因年龄、性别、生理和病理状态而异。嗜酸性细胞的分布模式基本一致，在靠近中心区域的地方数量增多，并产生生长激素和（或）催乳素。嗜碱性细胞大量出现在腺垂体的外周部，产生促肾上腺皮质激素（adrenocorticotropic hormone, ACTH）、促甲状腺素、黄体生成素或卵泡刺激素。嫌色细胞数量中等，靠近中心区域，产生 ACTH。垂体还含有支持细胞（滤泡星状细胞）和未分化的干细胞。结节部由上皮样细胞、窦状隙及偶见的小滤泡组成，小滤泡被覆滤泡星状细胞或内分泌细胞。中间部毗邻神经垂体，两者被一层纤细、富含血管的结缔软组织分隔。中间部的大多数细胞是嫌色细胞，产生 ACTH 和促黑素。要准确识别特定的细胞群需要借助免疫组织化学技术。

神经垂体通过漏斗柄与下丘脑相连，由无髓轴突和毛细血管组成，受特化的胶质细胞（垂体细胞）所支持。神经部的毛细血管是无髓轴突的终止位点，无髓轴突起源于下丘脑神经分泌性神经元。来自视上核和室旁核的轴突终止于神经部。催产素和加压素（抗利尿激素）在视上核和室旁核中合成为大的前体分子，其含有活性激素及相关的后叶激素运载蛋白。当生物合成的前体分子在神经分泌性神经元分泌颗粒中沿着轴突移动过程中，前体分子被裂解成活性激素。

表 2.10 列出了在犬松果体中观察到的显微镜下病变的推荐术语。

表 2.10 犬内分泌系统显微镜下所见病变：垂体

垂体	常见	不常见	未见但可能相关	不适用
先天性病变				
异常颅咽结构				×
不发育 / 发育不全		×		
拉特克囊存留	×			
非肿瘤性病变				
血管扩张		×		
萎缩		×		
囊肿	×			
髓外造血[a,b]	×			
纤维化[b]		×		
神经部胶质细胞增生		×		
出血[b]		×		
远侧部肥大		×		
中间部肥大		×		
浸润（添加相应的细胞类型）[a,b]		×		
炎症[b]		×		
骨化生		×		
色素[b]		×		
假性囊肿	×			
血栓[b]		×		
空泡化[b]		×		
增生性（非肿瘤性）病变				
远侧部增生		×		
中间部增生		×		

[a] 术语的诊断标准和（或）备注在正文中描述。[b] 病理学总论部分介绍的术语。

垂体髓外造血（extramedullary hematopoiesis: pituitary gland）（图 2.14）

【其他术语】 Hematopoietic cell proliferation; erythropoiesis; extramedullary erythropoiesis。

【发病机制 / 细胞来源】 髓外造血细胞。

【诊断特征】 ① 小簇状造血细胞随机分布在远侧部的间质中。② 通常由红系细胞组成，但偶尔出现粒系细胞前体和（或）巨核细胞。③ 不伴有实质坏死或变性。

【鉴别诊断】 ① 单形核细胞浸润（mononuclear cell infiltrates）：淋巴细胞和组织细胞单独存在或与成熟髓系细胞一并存在。② 局灶性炎症（focal inflammation）：白细胞或淋巴细胞浸润，伴有细胞坏死或变性。

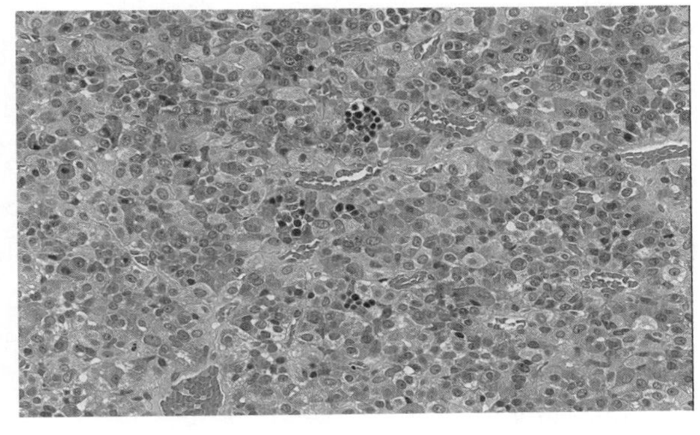

图 2.14

犬，垂体，髓外造血，H&E 染色

（三）松果体

松果体位于间脑的背侧部中线位置，是上丘脑的一部分。 腺体形成第三脑室顶部的尾侧边界。松果体主要由上皮样松果体细胞、神经元和支持性胶质细胞组成。松果体细胞产生和分泌褪黑激素，还含有5–羟色胺。神经元连接到中枢神经系统，腺体受交感神经系统的支配。胶质细胞的特点是有许多细丝，它们的突起形成与结缔组织间隙相邻的神经胶质层。也存在有髓和无髓神经纤维。

犬松果体显微镜下所见病变的推荐术语见表2.11。

表2.11 犬内分泌系统显微镜下所见病变：松果体

松果体	常见	不常见	未见但可能相关	不适用
先天性病变				
横纹肌纤维			×	
非肿瘤性病变				
纤维化[a]		×		
浸润（添加相应的细胞类型）[a]		×		
矿化[a]		×		
空泡化[a]		×		

[a] 病理学总论部分介绍的术语。

（四）甲状腺

甲状腺起源于腹侧口咽部的增厚上皮板，形成甲状舌管，沿中线延伸至胚胎的喉部区域。成对的甲状腺叶从喉和近端气管两侧的甲状舌管发育而来。鳃后体与甲状腺融合并将C细胞（神经嵴起源）输送到每个甲状腺小叶。缺乏C细胞的副甲状腺组织在犬中很常见，可能位于从喉部到膈肌的任何部位。甲状舌管囊肿可能存在于颈前腹侧区域，是甲状舌管在出生后持续存在的部分。

甲状腺的主要成分是滤泡细胞和C细胞（滤泡旁细胞）。滤泡细胞形成滤泡，其中含有液体胶质，是甲状腺球蛋白的储存形式。依据腺体的生物合成活性的不同，这些滤泡细胞可呈扁平状、立方状或柱状。C细胞存在于滤泡壁或滤泡之间，并在甲状腺小叶的中央区域形成大的团簇。C细胞主要合成降钙素及少量的降钙素基因相关肽、生长抑素和铃蟾肽及其他次要激素。

犬甲状腺显微镜下所见病变的推荐术语见表2.12。

表2.12 犬内分泌系统显微镜下所见病变：甲状腺

甲状腺	常见	不常见	未见但可能相关	不适用
先天性病变				
C细胞复合体[a]	×			
后鳃体囊肿	×			
异位胸腺组织	×			
异位甲状腺组织	×			
甲状舌管存留		×		
甲状腺发育不良				×
非肿瘤性病变				
脂肪细胞聚集[a,b]	×			
淀粉样物质		×		

（续表）

甲状腺	常见	不常见	未见但可能相关	不适用
萎缩			×	
胶质变质		×		
囊性滤泡		×		
弥漫性滤泡扩张		×		
滤泡细胞肥大		×		
浸润（添加相应的细胞类型）[b]	×			
炎症[b]	×			
矿化[b]	×			
色素[b]		×		
增生性（非肿瘤性）病变				
C 细胞增生 a		×		
滤泡细胞增生		×		

[a] 术语的诊断标准和（或）备注字在正文中描述。[b] 病理学总论部分介绍的术语。

1. 甲状腺 C 细胞复合体（C-cell complex-thyroid gland）（图 2.15，图 2.16）

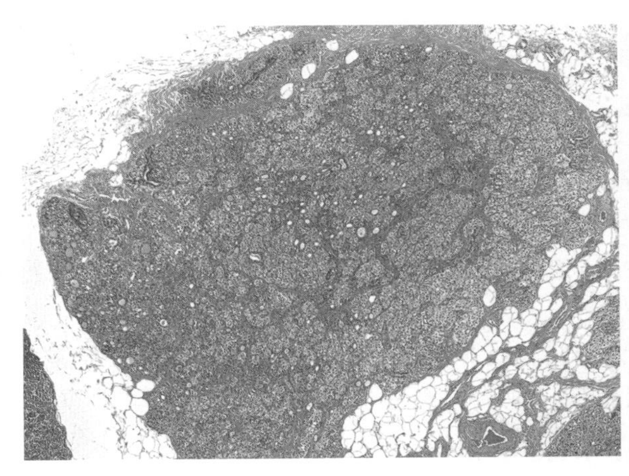

图 2.15

犬，甲状腺，C 细胞复合体，H&E 染色，低倍镜

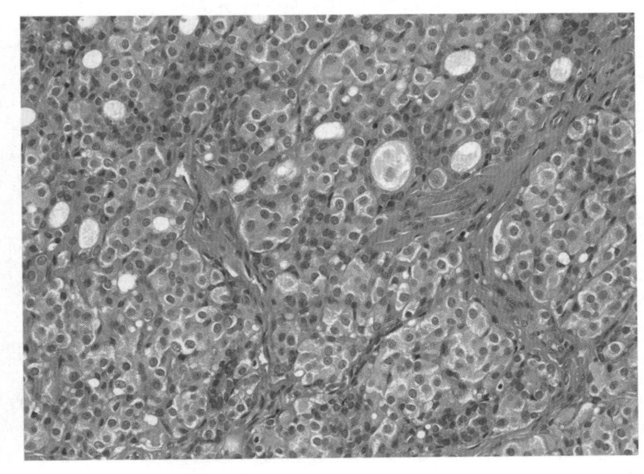

图 2.16

犬，甲状腺，C 细胞复合体，H&E 染色，高倍镜

【其他术语】 Special parafollicular cell complex。

【发病机制 / 起源细胞】 后鳃体起源的细胞残余。

【诊断特征】 ① 处于不同发育阶段的 C 细胞群。② 存在少量未分化的上皮细胞、导管和囊肿。③ 由不同分化阶段的滤泡细胞形成有或没有胶体的小滤泡。④ C 细胞复合体可见于甲状腺内和甲状腺外组织中，没有纤维性包膜。⑤ 包含不同分化阶段的滤泡，有未分化细胞和小滤泡，也有小陷窝和一些较大的滤泡。

【鉴别诊断】 局灶性 C 细胞增生（C-cell hyperplasia, focal）：C 细胞局灶性增生，不含有包括滤泡细胞和后鳃体残余在内的其他细胞。

【特殊诊断技术】 免疫组织化学：波形蛋白、抗 19S- 甲状腺球蛋白和降钙素表达阳性。未成熟的滤泡细胞、C 细胞波形蛋白和 19S- 甲状腺球蛋白表达呈阳性[41–43]。

【备注】 源于后鳃体的未成熟滤泡细胞表达波形蛋白。波形蛋白丝可能参与甲状腺球蛋白合成和滤泡发生。当滤泡细胞产生的胶体在滤泡腔内积聚时，其波形蛋白免疫反应性消失。典型的甲状腺滤泡对波形蛋白没有免疫反应性。

在犬中，产生降钙素的 C 细胞非常常见并特别醒目；这些细胞被认为是正常的，毒性研究中不需要记录。C 细胞在靠近甲状腺门部的甲状腺外周组织及沿甲状腺动脉的主要分支处常见。C 细胞复合体需要与 C 细胞增生进行鉴别，应该只有在与年龄相当的对照组动物比较时，其每叶甲状腺的 C 细胞数量均显著增加，才诊断为 C 细胞增生。为此，应以一致的方式对两侧甲状腺叶进行纵向切片 [44, 45]。

2. 甲状腺脂肪细胞聚集（accumulation, adipocyte-thyroid gland）（图 2.17，图 2.18）

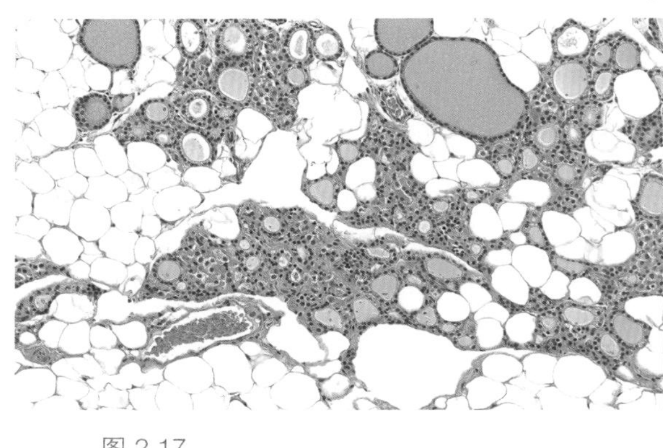

图 2.17

犬，甲状腺，脂肪细胞聚集，H&E 染色

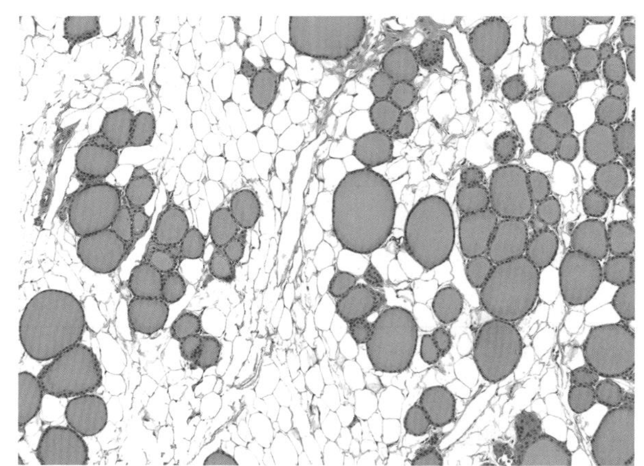

图 2.18

犬，甲状腺，脂肪细胞聚集，H&E 染色
图片由 Eric van Esch 提供

【其他术语】 Fat infiltration, fat replacement, infiltration, adipocyte, lipomatosis。

【发病机制 / 起源细胞】 成熟的脂肪细胞。

【诊断特征】 ① 间质中出现局灶性或弥漫性的成熟脂肪细胞。② 未见退行性改变。③ 滤泡数量可能减少。

【备注】 脂肪细胞的轻微聚积被认为是健康犬的偶发或背景性病变，在临床前试验中经常观察到，但通常不做记录。当实质组织被脂肪细胞重度或几乎完全取代时，应记录观察结果，包括其严重程度。

3. 甲状腺 C 细胞增生（C-cell hyperplasia-thyroid gland）

【备注】 在犬中，产生降钙素的 C 细胞非常普遍，尤其醒目。它们被认为是正常的，因此不必在毒性试验中记录。它们在甲状腺门部附近的甲状腺外周组织及沿甲状腺动脉的主要分支处常见。C 细胞复合体需要与 C 细胞增生进行鉴别，应该只有在年龄相当的对照组动物比较时，其每叶甲状腺的 C 细胞数量均显著增加，才诊断为 C 细胞增生。为此，应以一致的方式对两侧甲状腺叶进行纵向切片 [44, 45]。局灶性 C 细胞增生和 C 细胞腺瘤之间的区别具有主观性和随意性。一般来说，腺瘤的大小应超过几个甲状腺滤泡；这些较小的腺瘤不会压迫甲状腺滤泡，周围也不会出现包膜 [45]。

（五）甲状旁腺

4 个甲状旁腺为内胚层起源，源自与胸腺原基密切相关的咽囊。其表浅的腺体位于甲状腺叶的近心端表面，深部的腺体则嵌入甲状腺叶的内侧面内。

甲状旁腺包含单一类型的内分泌细胞，即主细胞。甲状旁腺的实质由分枝条索状密集排列的折叠状多边形主细胞组成，由偶含纤维细胞的网状和胶原纤维组成的纤细间质分隔。细胞索宽度通常为 1 ～ 2 个细胞，排列成小梁状或偶尔呈腺泡状。

主细胞合成和分泌调节全身钙稳态的甲状旁腺激素（PTH）。细胞质的多少反映了主细胞的活性水平。PTH 合成和分泌增加的主细胞肥大，细胞质增多，嗜酸性减弱或细胞质空泡化减少。

犬甲状旁腺显微镜下所见病变的推荐术语见表 2.13。

表 2.13 犬内分泌系统显微镜下所见病变：甲状旁腺

甲状旁腺	常见	不常见	未见但可能相关	不适用
先天性病变				
异位软骨组织[a]		×		×
异位甲状旁腺组织[b]		×		
异位胸腺组织[b]		×		
非肿瘤性病变				
淀粉样物质			×	
血管扩张		×		
萎缩		×		
囊肿	×			
纤维化[b]		×		
肥大		×		
浸润（添加相应的细胞类型）[b]		×		
炎症[b]		×		
多核巨细胞			×	
增生性（非肿瘤性）病变				
增生		×		

[a] 术语的诊断标准和（或）备注字在正文中描述。[b] 病理学总论部分介绍的术语。

甲状旁腺异位软骨组织（ectopic tissue, cartilage-parathyroid gland）（图 2.19，图 2.20）

【其他术语】 不适用。

【发病机制 / 细胞来源】 发育异常。

【诊断特征】 ① 间质中出现成熟的软骨组织。没有组织损伤或炎症的表现。

【鉴别诊断】 化生（metaplasia）：当组织生长受到异常刺激时可发生化生，通常是由于持续的毒性损伤或受损区域的持续机械破坏导致伤口愈合异常所致。

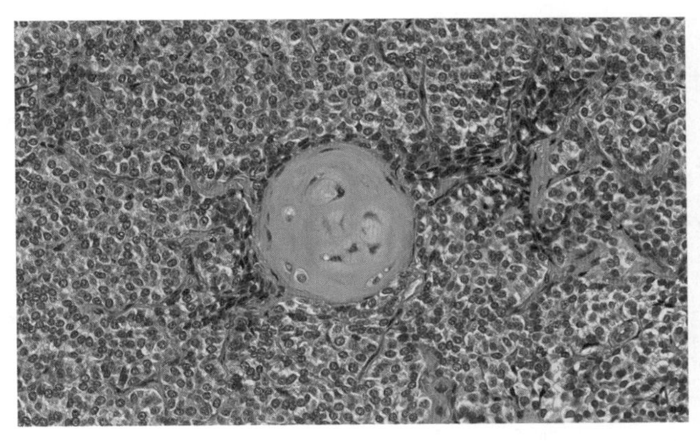

图 2.19

犬，甲状旁腺，异位软骨，H&E 染色

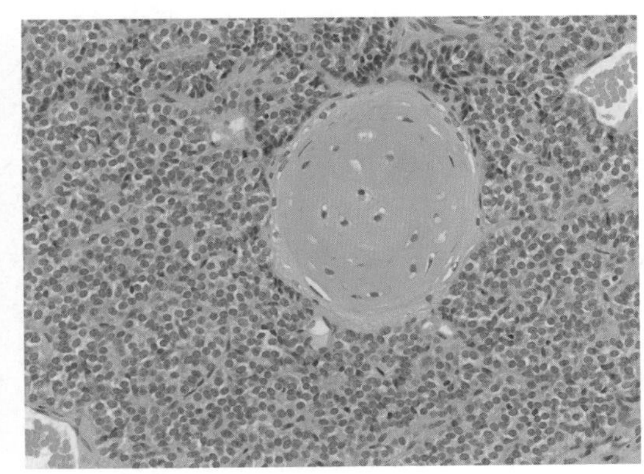

图 2.20

犬，甲状旁腺，异位软骨，H&E 染色
图片由 Eric van Esch 提供

（六）肾上腺（皮质和髓质）

肾上腺位于双侧肾的颅侧。左侧腺体其轮廓为背、腹侧扁平，颅侧部分呈椭圆形，尾侧突起部分呈圆柱形，而右侧腺体呈锐角弯曲，皮质向颅侧突出。肾上腺由两种不同的组织组成，形成肾上腺皮质和髓质。皮质起源于体腔中胚层的间充质细胞。这些细胞最初在生殖嵴附近增生并形成胎儿的皮质，并随着胎儿皮质的退化而分化形成成人皮质。髓质起源于神经嵴外胚层细胞，这些细胞从它们的起源部位迁移到发育中的中胚层团块中。髓质由纤细的网状与疏松结缔组织网与皮质分隔。

皮质区由球状带、束状带和网状带组成。最外面的皮质区是球状带，细胞排列成拱形和簇状，约占肾上腺皮质的 25%。该区域产生醛固酮，其通过作用于肾远曲小管和集合管，促进钠潴留和钾排泄，从而调节血压和细胞外液容量。束状带约占皮层的 50%，其细胞排列成互相交织的长索状或柱状，由小毛细血管分隔。它们负责分泌糖皮质激素（如皮质醇），这些激素对许多器官系统具有多种稳态作用，包括增加葡萄糖生成、减少脂肪生成，以及高浓度时产生免疫抑制。最里面的皮质区是网状带，是一个相对随机和松散的细胞网络，占皮质的 25%，并产生性激素（雄激素和雌激素）。肾上腺皮质依赖于垂体分泌的营养激素。

肾上腺髓质由嗜铬细胞组成，嗜铬细胞产生儿茶酚胺激素、去甲肾上腺素和肾上腺素。肾上腺素参与应激并诱导"战斗或逃跑"反应，而去甲肾上腺素作为主要的交感神经递质起作用。

犬肾上腺显微镜下所见病变的推荐术语见表 2.14。

表 2.14 犬内分泌系统显微镜下所见病变：肾上腺

肾上腺	常见	不常见	未见但可能相关	不适用
先天性病变				
皮质囊肿		×		
异位肾上腺皮质组织	×			
非肿瘤性病变				
淀粉样物质		×		
血管扩张		×		
皮质萎缩		×		
囊性变性			×	
髓外造血		×		
纤维化[a]		×		
出血[a]		×		
弥漫性皮质肥大		×		
局灶性皮质肥大		×		
浸润（添加相应的细胞类型）[a]	×			
炎症[a]		×		
骨化生[a]		×		
矿化[a]		×		
坏死		×		
X 带存留				×
色素[a]		×		
球状带增生 / 肥大[b]		×		
血栓[a]		×		

（续表）

肾上腺	常见	不常见	未见但可能相关	不适用
局灶性皮质空泡化减少[a]		×		
弥漫性皮质空泡化增多[a]		×		
局灶性皮质空泡化增多[a]		×		
增生性病变（非肿瘤）				
弥漫性皮质增生		×		
局灶性皮质增生		×		
弥漫性髓质增生		×		
局灶性髓质增生		×		
被膜下细胞增生			×	

[a] 病理学总论部分介绍的术语。[b] 术语的诊断标准和（或）评论在正文中描述。

肾上腺皮质球状带增生 / 肥大（hyperplasia/hypertrophy, zona glomerulosa-adrenal cortex）（图 2.21，图 2.22）

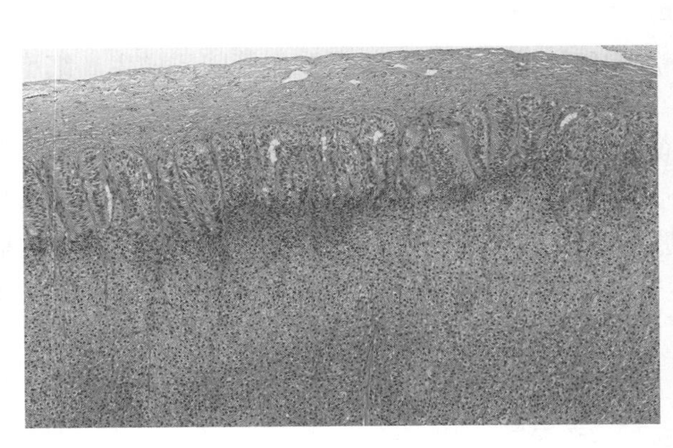

图 2.21

犬，肾上腺，正常球状带，H&E 染色

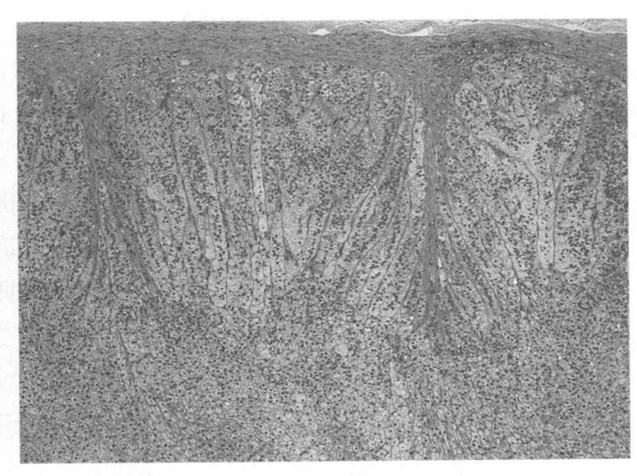

图 2.22

犬，肾上腺，球状带增生 / 肥大，H&E 染色

【其他术语】 Hyperplasia, zona glomerulosa; hypertrophy, zona glomerulosa; thickening, zona glomerulosa。

【发病机制 / 细胞来源】 对球状带内分泌刺激的反应。

【诊断特征】 ① 由于球状带细胞数量增加或细胞肥大，球状带弥漫性增宽。② 球状带细胞可能含有嗜酸性细胞质或可能空泡化（空泡数量和大小正常或增加）。③ 当细胞质脂滴减少时，球状带细胞的细胞质将呈嗜酸性。

【鉴别诊断】 不适用。

【特殊诊断技术】 ① 形态测量分析以确定球状带的宽度。② 超微结构检查可能有用。

【备注】 药物诱导的球状带增宽可伴随出现醛固酮分泌增加和球状带细胞数量增加。据报道，钙通道阻滞剂可诱导球状带肥大 / 增生。由于犬心丝虫（犬恶丝虫）感染导致肺动脉高压的犬可能会出现球状带宽度增加[46]。

（七）胰腺内分泌部：胰岛

胰腺内分泌部胰岛起源于前肠内胚层，内分泌细胞排列在导管周围形成小细胞灶或聚集成称为朗格汉斯岛的聚集体。胰岛分布于包括右叶、体部和左叶在内的整个胰腺，体部和左叶有不同大小的胰岛，右叶则只有小胰岛。

主要存在分别产生胰高血糖素（α 细胞）、胰岛素（β 细胞）和生长抑素（δ 细胞）的 3 种内分泌细胞类型。尚有少量内分泌细胞产生胰多肽（F 细胞的派氏结）、生长素释放肽、胃泌素或 P 物质（肠嗜铬细胞）。这些内分泌细胞位于胰岛的特定区域。在体部和左叶，β 细胞分布在胰岛的各个部位，α 细胞则分散在胰岛的中心或周边，与胰岛的大小无关。胰岛的中心或外围存在较少的 δ 细胞。在右叶，β 细胞占据胰岛的大部分，还有极少量分散的 δ 细胞 [47]。

显微镜下观察到的犬胰腺内分泌部胰岛病变的推荐术语见表 5.6。

胰腺内分泌部胰岛胰岛外内分泌细胞增生（proliferation, extra-islet endocrine cell-endocrine pancreas: islets of langerhans）（图 2.10 ～图 2.13）

【其他术语】 Nesidioblastosis。

【发病机制 / 细胞来源】 源于导管上皮的先天性异常或新生胰岛细胞。

【诊断特征】 ① 胰岛的非肿瘤性弥漫性或散在性增生。② 不规则形状的胰岛、导管 – 岛状复合形态和内分泌细胞的出芽。③ 可能会出现相关的腺瘤病。④ 大小不一且轮廓不规则的多灶性或弥漫性胰岛细胞聚集体。⑤ 小簇内分泌细胞通常分布在增生的胰管或导管周围。⑥ 病变附近腺泡细胞萎缩，细胞质变性呈空泡状，形状不规则，并发生凋亡。⑦ 重症病例胰腺器官体积小。

【鉴别诊断】 ① 胰岛细胞增生（islet cell hyperplasia）：胰岛细胞增生，但外分泌细胞和导管细胞不增生。② 胰岛细胞腺瘤（islet cell adenoma）：胰岛细胞局灶性增生，伴有外周组织受压迫和（或）包裹。③ 胰岛细胞癌（islet cell carcinoma）：包膜和腺泡组织的局部浸润及纤维血管间质增生。细胞间变及细胞和核多形性很常见。

【特殊诊断技术】 内分泌细胞和导管细胞的免疫组织化学染色可用于鉴别增生细胞。

【备注】 犬的胰岛细胞增多症是胰岛和导管弥漫性或散在性的非肿瘤性增生。病灶内 α 细胞相对数量减少，β、δ 细胞数量无明显变化。犬胰岛细胞增多症通常不表现为胰腺内分泌部功能障碍。而在人类中，其病变特征是由于 β 细胞的非肿瘤性增生导致的持续性高胰岛素血症性低血糖，通常发生于新生儿，成人很少发生 [48–50]。

六、淋巴造血系统——常规术语、骨髓、胸腺、脾、淋巴结和其他淋巴组织

（一）引言

有关淋巴造血系统的总论请参阅啮齿动物 INHAND。此外，有关淋巴造血系统组织病理学指南是 STP 立场性论文的主题，也包含在 *Toxicologic Pathology* 的特刊中：*A Monograph on Histomorphologic Evaluation of Lymphoid Organs*, Volume 34 (5); 2006。

本章包括淋巴造血系统的显微镜下观察所见，即骨髓、胸腺、淋巴结、脾、黏膜相关淋巴组织（MALT）、其他淋巴组织，即三级淋巴结构（TLS）和浆膜相关淋巴细胞簇（SALC）和一般淋巴造血变化。表格所列基于 INHAND 中描述的啮齿动物的非肿瘤性变化。详细描述将集中在犬与啮齿动物相比具有独特特征的表现上，而读者可以参考啮齿动物 INHAND 了解其他改变。列在表格中的结果，表明它们对非临床毒理学试验中使用的对照组比格犬的普遍性或适用性。虽然啮齿动物 INHAND 详尽规定了描述性、传统的和增强的命名法，但非啮齿动物工作组认为，在一般毒理学研究中，更具描述性的显微镜下观察通常更适合于犬。

（二）常规术语

可用于淋巴造血系统器官和组织的常规术语如表 2.15 所示。

表 2.15 犬淋巴造血系统显微镜下所见病变：常规术语

淋巴造血系统：常规术语	常见	不常见	未见但可能相关	不适用
先天性病变				
发育不全 / 发育不良			×	
非肿瘤性病变				
脓肿		×		
淀粉样物质			×	
淋巴细胞凋亡增多[a]		×		
红细胞吞噬现象[b]	×			
髓外造血（EMH）[a]		×		
肉芽肿		×		
浸润（添加相应的细胞类型）[c]		×		
炎症（注明修饰语）[c]		×		
肉芽肿性炎症		×		
单形核细胞、淋巴细胞、单核细胞、嗜酸性粒细胞、混合细胞、淋巴浆细胞或脓性肉芽肿性炎症		×		
中性粒细胞性炎症		×		
骨化生			×	
矿化[a]		×		
坏死		×		
含色素巨噬细胞		×		
易染体巨噬细胞增多		×		
巨噬细胞空泡化[a,b,c]		×		
增生性（非肿瘤性）病变				
肥大细胞数量增多		×		

[a] 诱发性改变更常见。[b] 病理学总论部分介绍的术语。[c] 术语的诊断标准和（或）备注在正文中描述。

1. 骨髓、脾、淋巴结红细胞吞噬现象（erythrophagocytosis-bone marrow, spleen, lymph nodes）（图 2.23 ～图 2.25）

【其他术语】 Erythrophagia。

【发病机制 / 起源细胞】 红细胞吞噬现象是受损红细胞生理性和病理生理性清除的主要途径。在这个过程中，骨髓巨噬细胞和红髓巨噬细胞是必不可少的[52]。

【诊断特征】 红细胞的吞噬，尤其是被巨噬细胞吞噬。

【鉴别诊断】 ① 人工假象（artifact）。② 共生现象（emperipolesis）：一个细胞被另一个细胞主动穿透或包裹，而细胞仍保持完整性[53]，而吞噬作用包括被吞入细胞或物质的降解。

【备注】 红细胞吞噬现象是从衰老或受损红细胞中提取血红素，回收再利用铁的重要生理过程[54]。在患病动物中，该过程的严重程度可能会增加。

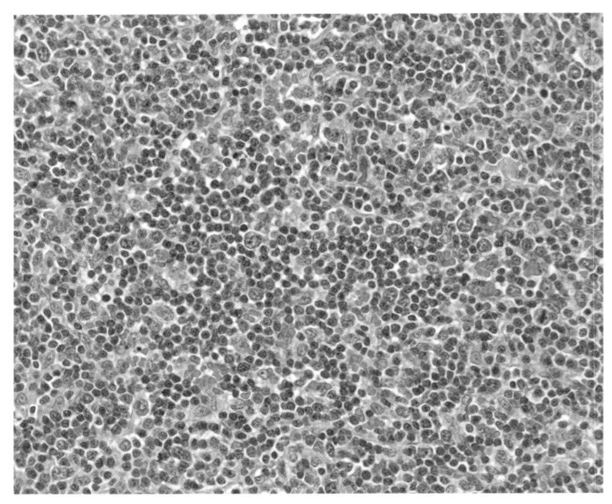

图 2.23

犬，淋巴结，红细胞增多和红细胞吞噬现象，H&E 染色，低倍镜

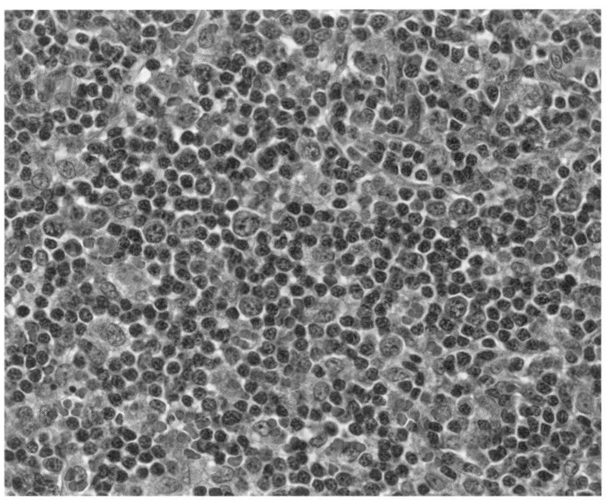

图 2.24

犬，淋巴结，红细胞增多和红细胞吞噬现象，H&E 染色，高倍镜

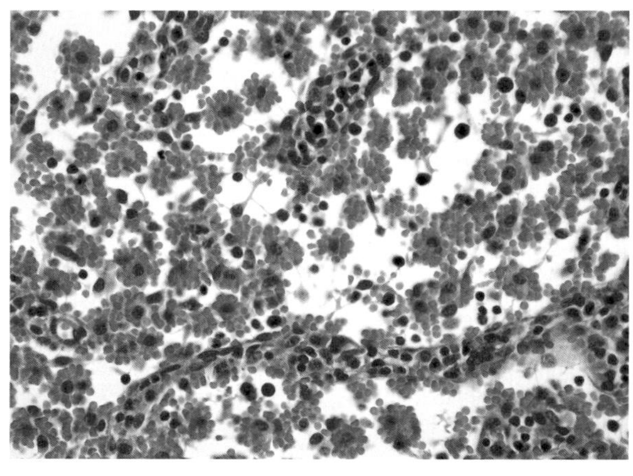

图 2.25

犬，淋巴结，红细胞增多和红细胞吞噬现象，H&E 染色
图片由 Eric van Esch 提供

2. 骨髓、脾、淋巴结、胸腺、其他淋巴组织巨噬细胞空泡化（vacuolation, macrophage-bone marrow, spleen, lymph nodes, thymus, other lymphoid tissues）（图 2.26，图 2.27）

【其他术语】 Phospholipidosis。

【备注】 描述性（一般）术语“巨噬细胞空泡化”是比磷脂质沉积症更受欢迎的术语。磷脂质沉积症一词可用作【备注】或修饰语，但仅应在通过其他方法（如电子显微镜）验证后使用[55]。

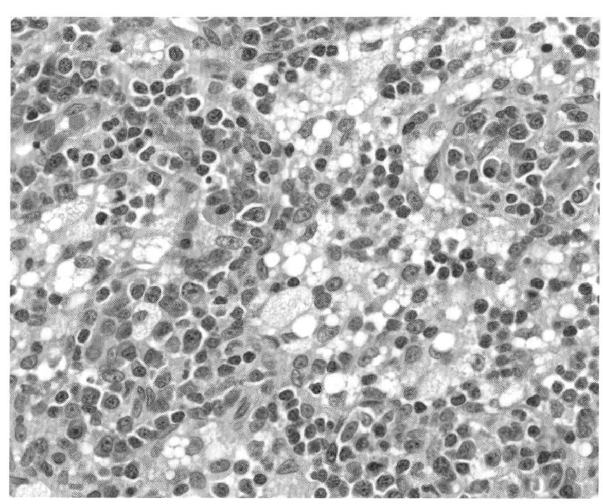

图 2.26

犬，淋巴结，空泡化巨噬细胞，H&E 染色

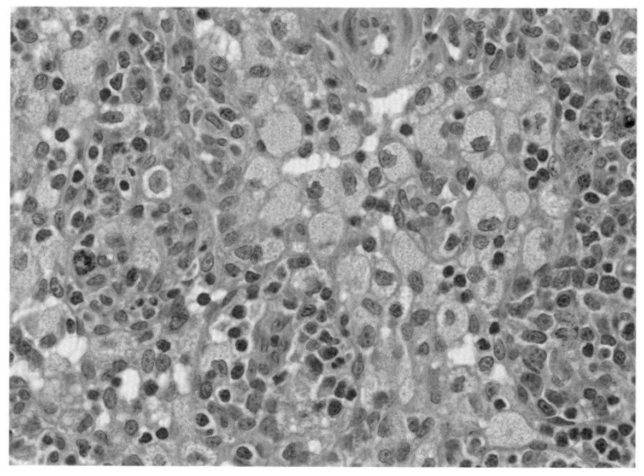

图 2.27

犬，淋巴结，空泡化巨噬细胞，H&E 染色
图片由 Eric van Esch 提供

（三）骨髓

在非临床毒性试验中，血液学数据与骨髓显微镜检查结果相结合，提供了对整体造血细胞构成的评估。如果综合数据不充分，则可考虑对骨髓涂片（来自肋骨或胸骨）进行细胞学评估，以评估供试品对造血系统的影响[51, 56]。其他技术，如流式细胞术评估、克隆生成分析和电子显微镜，在某些情况下也可能有帮助[56]。

在犬中，采集含有红骨髓的部位，最好是肋骨、胸骨或椎骨，用于骨髓的显微镜下评估。应避免使用长骨，如肱骨近端或股骨，因为这些骨骼的骨干骨髓腔可能几乎完全被脂肪取代[56]。

在显微镜下观察到犬的骨髓病变的推荐术语见表 2.16。

表 2.16 犬淋巴造血系统显微镜下所见病变：骨髓

骨髓	常见	不常见	未见但可能相关	不适用
非肿瘤性病变				
血管扩张		×		
脂肪细胞数量减少		×		
骨髓细胞减少	×			
造血异常		×		
共生现象[a]		×		
纤维化[b]		×		
粒细胞分叶过多		×		
脂肪浆液性萎缩		×		
增生性（非肿瘤性）病变				
脂肪细胞数量增多	×			
骨髓细胞数量增多	×			
巨噬细胞数量增多[c]		×		
肥大细胞数量增多		×		

[a] 术语的诊断标准和（或）备注在正文中描述。[b] 病理学总论部分介绍的术语。[c] 诱发性改变更常见。

骨髓共生现象（emperipolesis-bone marrow）（图 2.28）

【其他术语】 Engulfment of another cell。

【发病机制 / 起源细胞】 巨核细胞。

【诊断特征】 一个细胞被另一个完整的细胞主动穿透或包裹[53]。

【鉴别诊断】 吞噬作用（phagocytosis）：吞噬作用的过程包括被吞入的细胞或物质的降解。

【备注】 共生现象通常在含有完整中性粒细胞或其他造血细胞的巨核细胞中观察到。这一发现的意义尚不清楚，因为它既可以在健康动物中观察到，但也与疾病有关。

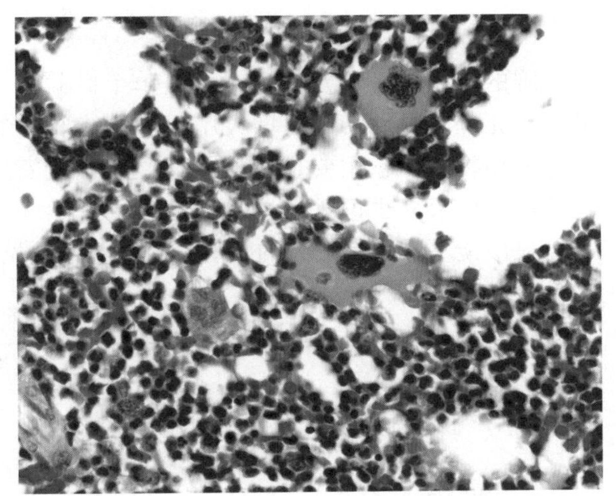

图 2.28

犬，骨髓，共生现象，H&E 染色

（四）胸腺

胸腺固定后应横贯脏器中部取材，以使观察面包括两叶。考虑到多个小叶的皮质：髓质比率平均值，皮质和髓质应分别评估。犬的胸腺随着年龄的增长而逐渐退化（萎缩）。比格犬的胸腺在 6 ～ 23 个月龄的期间逐渐退化[57]。因此，胸腺的重量即使有显著变化但意义不大。胸腺小体的角化在幼犬、小型猪和非人类灵长类动物中比较突出。

推荐用于描述在显微镜下观察到的犬胸腺病变术语见表 2.17。

表 2.17 犬淋巴造血系统显微镜下所见病变：胸腺

胸腺	常见	不常见	未见但可能相关	不适用
非肿瘤性病变				
淋巴细胞凋亡增多		×		
淋巴细胞数量减少	×			
皮髓质比降低		×		
皮髓质比增加		×		
上皮囊肿	×			
异位组织（明确组织）[a]		×		
异位甲状旁腺组织 [a]		×		
异位胸腺组织 [a]		×		
发育不全	×			
年龄相关性退化	×			
皮髓质分界不清		×		
淋巴细胞坏死 [b]		×		
增生性（非肿瘤性）病变				
上皮细胞数量增多			×	
淋巴细胞数量增多		×		
无上皮区域增多		×		
胸腺小体增多		×		

[a] 病理学总论部分介绍的术语。[b] 诱发性改变更常见。

（五）脾

脾的组织病理学观察通常检查单个横截面，这足以评估红髓及包括的被膜表面，但观察到的白髓可能不充分。纵向切面将增大用于评估的淋巴组织（白髓）范围[58]。犬的脾主要是一个储存器官，而在啮齿动物中，它主要是免疫器官[59]。由于安乐死的犬有时会出现大量与巴比妥酸盐相关的充血，脾重量在非临床毒性病理学试验中价值不大。

显微镜下观察到的犬的脾病变的推荐术语见表 2.18。

表 2.18 犬淋巴造血系统显微镜下所见病变：脾

脾	常见	不常见	未见但可能相关	不适用
非肿瘤性病变				
白髓				
淋巴细胞凋亡增多 [a]		×		
白髓细胞数量减少		×		
透明物质 [b]	×			

（续表）

脾	常见	不常见	未见但可能相关	不适用
红髓				
血管扩张			×	
红髓细胞数量减少		×		
淤血	×			
收缩	×			
异位脾组织		×		
红细胞吞噬现象	×			
纤维化			×	
含铁血黄素斑块[b]	×			
增生性（非肿瘤性）病变				
白髓				
白髓浆细胞数量增多		×		
白髓细胞数量增多		×		
红髓				
巨噬细胞聚集增多	×			
脂肪细胞数量增多		×		
巨噬细胞数量增多	×			
肥大细胞数量增多		×		
间皮细胞数量增多		×		
红髓浆细胞数量增多		×		
基质细胞数量增多		×		
髓外造血增多[a]		×		
结节性增生[a]		×		

[a] 诱发性改变更常见；[b] 术语的诊断标准和（或）备注在正文中描述。

1. 脾、淋巴结透明物质（hyaline material–spleen, lymph nodes）（图 2.29）

【其他术语】 Hyaline deposits。

【诊断特征】 在淋巴结和脾的滤泡中偶尔会看到透明物质[60]。

【鉴别诊断】 ① 淀粉样物质沉积（amyloid deposition）。② 免疫球蛋白蓄积（immunoglobulin accumulation）：可能由免疫复合物介导。

2. 脾含铁血黄素斑块（hemosiderotic plaque–spleen）（图 2.30，图 2.31）

【其他术语】 Siderotic plaque, siderofibrotic plaque, sidero–calcific plaque, gamna–Gandy bodies。

【发病机制】 ① 前期出血的继发改变。② 继发于创伤的营养不良性改变。

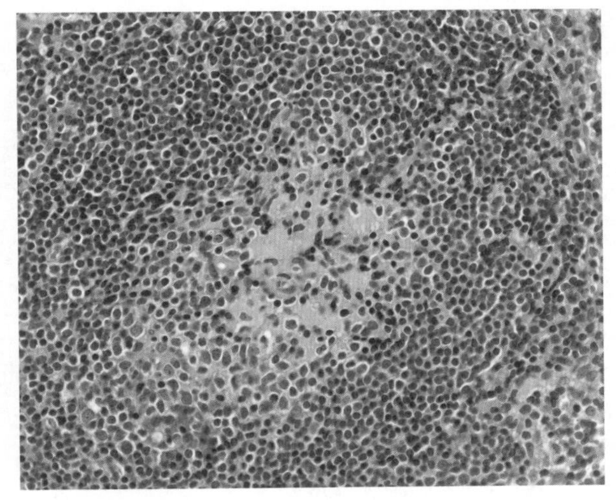

图 2.29

犬，脾，含铁血黄素斑块，H&E 染色，高倍镜

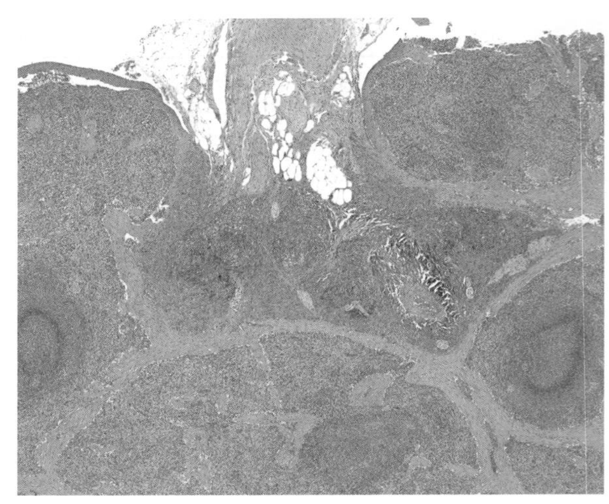

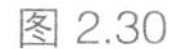
图 2.30

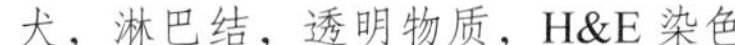

犬，淋巴结，透明物质，H&E 染色

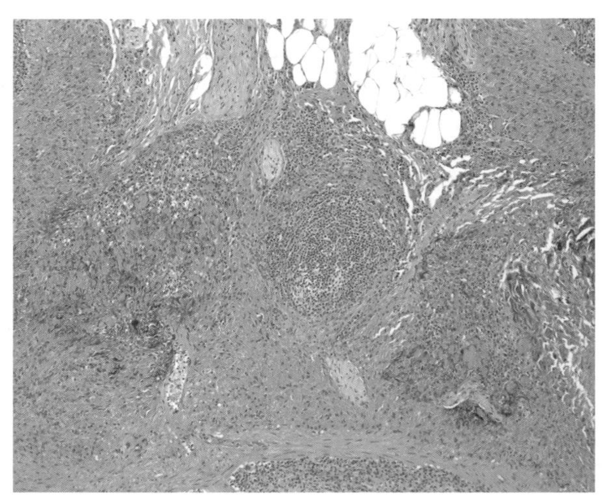

图 2.31

犬，脾，含铁血黄素斑块，H&E 染色，高倍镜

【诊断特征】　存在于被膜、脾小梁和（或）门部血管周围的纤维结缔组织中，主要由胆红素、含铁血黄素和（或）钙沉积物组成。在青年犬大体观察时可能看不到，但老年犬大体观察时可以看到黄色或灰色的沉积物或结节。

【备注】　年龄相关性改变，无毒理学意义。

（六）淋巴结

通常在毒性病理学试验中检查的淋巴结包括下颌淋巴结和肠系膜淋巴结的一个切面，但其他淋巴结可能会根据试验设计或生物学靶点来进行取样。理想情况下，一个淋巴结的标准正中矢状切面应该包含所有的区域，即滤泡、滤泡间皮质、副皮质（或深皮质）和髓质，包括髓索和髓窦[61]（表 2.19）。

表 2.19 犬淋巴造血系统显微镜下所见病变：淋巴结

淋巴结	常见	不常见	未见但可能相关	不适用
非肿瘤性病变				
皮质、副皮质和髓索				
淋巴细胞凋亡增多	×			
淋巴细胞数量减少	×			
透明物质[a]	×			
窦和淋巴管				
窦扩张		×		
窦内红细胞	×			
纤维化			×	
淋巴管扩张		×		
增生性（非肿瘤性）病变				
皮质、副皮质和髓索				
巨噬细胞聚集灶增多	×			
指状突树突状细胞数量增多		×		
淋巴细胞数量增多	×			
浆细胞数量增多	×			

（续表）

淋巴结	常见	不常见	未见但可能相关	不适用
基质细胞数量增多		×		
血管瘤样增生		×		
高内皮细胞小静脉肥大 / 增生		×		
窦和淋巴管				
窦内巨噬细胞数量增多	×			
肥大细胞数量增多			×	

[a] 术语的诊断标准和（或）备注在正文中描述。

脾、淋巴结透明物质（hyaline material–spleen, lymph nodes）（图 2.29）

【其他术语】 Hyaline deposits。

【诊断特征】 在淋巴结和脾的滤泡中偶尔会看到透明物质[60]。

【鉴别诊断】 ① 淀粉样物质沉积（amyloid deposition）。② 免疫球蛋白蓄积（immunoglobulin accumulation），可能由免疫复合物介导。

（七）黏膜相关淋巴组织

黏膜相关淋巴组织（MALT）通常沿大部分黏膜表面散在分布，表现为无被膜包裹的淋巴细胞聚集或弥漫分布的淋巴细胞集合。作为一种正常的解剖结构，MALT 被认为是一种次级免疫组织，它对黏膜屏障处或通过黏膜屏障的特定抗原启动免疫反应。受到抗原刺激后，形成 MALT 的淋巴细胞可增殖，在炎症时常见，但供试品或外源性药物也可能直接刺激 MALT。将正常或受刺激的 MALT 记录为单核或淋巴细胞浸润或炎症是不恰当的。MALT 最常见的例子是胃、肠和胆囊中的胃肠道相关淋巴组织；肺中的支气管相关淋巴组织；鼻腔中的鼻相关淋巴组织；眼睑中的结膜相关淋巴组织。其次，气管、喉、膀胱、生殖道和多种外分泌腺的导管中也可见 MALT。

扁桃体是另一种具有代表性的次级淋巴组织，在犬的毒性试验中可能受检。犬有 3 个扁桃体，舌扁桃体、成对的腭扁桃体和咽扁桃[62]。更多的解剖和组织学细节，请参阅解剖学教科书或 Casteleyn 等[62]的综述。

表 2.20 列出了犬 MALT 的显微镜下观察推荐术语。

表 2.20 犬淋巴造血系统的显微镜下所见病变：黏膜相关淋巴组织（MALT）

黏膜相关淋巴组织	常见	不常见	未见但可能相关	不适用
非肿瘤性病变				
淋巴细胞数量减少[a]	×			
滤泡相关上皮变性		×		
透明物质	×			
淋巴管扩张		×		
增生性（非肿瘤性）病变				
巨噬细胞聚集灶			×	
淋巴细胞数量增多[a]	×			
巨噬细胞数量增多[a]		×		
滤泡相关上皮增生			×	
滤泡相关上皮杯状细胞增生			×	

（续表）

黏膜相关淋巴组织	常见	不常见	未见但可能相关	不适用
高内皮细胞小静脉（HEV）肥大 / 增生		×		
滤泡相关上皮鳞状化生			×	

[a] 诱发性改变更常见。

（八）其他淋巴组织（三级淋巴结构和浆膜相关淋巴细胞簇）

关于 TLS 和 SALC 的定义和功能，请参考啮齿动物的文章。通常在毒性病理学试验中，当上述结构包含在相关组织的切片中（如 MALT）时会对其进行显微镜检查。

表 2.21 列出了犬其他淋巴组织的显微镜下观察推荐术语。

表 2.21 犬淋巴造血系统显微镜下所见病变：其他淋巴组织（TLS 和 SALC）

其他淋巴结构	常见	不常见	未见但可能相关	不适用
非肿瘤性病变				
TLS		×		
增生性（非肿瘤性）病变				
SALC 增多		×		

七、肝胆系统——肝和胆囊

（一）引言

在所有物种中（包括犬），肝都是化学物诱导毒性的常见靶器官，因为大多数药物是通过口服途径暴露，消化道吸收的化学物通过门静脉直达肝，肝将许多外源性物质进行代谢（生物转化）转化为水溶性化合物进行排泄。在生物转化的过程中，中间化合物可能对肝细胞和胆管上皮细胞造成损伤。

（二）肝

肝病理学在啮齿动物 INHAND 文件 [63] 和其他出版物 [64, 65] 中都有详细的介绍。本节提供了临床前毒理学试验中实验动物比格犬肝胆系统的推荐术语、诊断标准和组织学图像，包括犬和啮齿动物之间有明显区别特征的术语命名。

包括肝胆系统在内的所有器官和组织，在比格犬的毒性病理学试验中很少观察到肿瘤，因此在本文中没有提及。肿瘤性改变的术语及诊断标准参见 *Tumors of Domestic Animals* 教材中肝胆肿瘤章节 [66, 67]。

【解剖学】 犬的肝由 4 个叶组成：左叶，分为左外叶和左中叶；右叶，分为右外叶和右中叶；方叶；尾状叶，分为乳头突和尾状突。肝由门静脉和肝动脉供血。

肝外胆管系统包括肝管、胆囊管、胆总管和胆囊，胆囊位于肝左中叶和肝方叶之间。

【组织学】 犬的肝胆系统的组织学如文章所述 [63]，总体而言与啮齿动物相似。犬肝的一个显著组织学特征是围绕肝静脉的螺旋状平滑肌，从较大的中央静脉开始一直延伸到小叶下静脉和更大的静脉，直到汇入肝静脉。该平滑肌可以对各种内源性和外源性介质做出收缩反应从而改变肝血流 [68, 69]。

【生理学】 犬的肝胆系统的生理学总体而言与啮齿动物相似。肝小叶内部功能性的差异是以小叶中央区域通过细胞色素 P450 酶进行的药物代谢更强为特征。门静脉周围区域含氧血供丰富，通常在合成活动中更活跃。基于肝腺泡间的氧气梯度或激素和营养梯度划分为不同区带。

表 2.22 列出了犬肝显微镜下推荐观察的术语。

表 2.22 犬肝胆系统的显微镜下所见病变：肝

肝	常见	不常见	未见但可能相关	不适用
先天性病变				
先天性血管异常[a]		×		
胆管板异常[a]		×		
肝横膈膜结节			×	
非肿瘤性病变				
淀粉样物质		×		
血管扩张		×		
细胞凋亡[a,b]	×			
肝细胞萎缩		×		
胆栓[a]		×		
淤血[b]		×		
结晶[c]		×		
胆管囊肿		×		
胞质改变		×		
囊性变性		×		
水样变性		×		
库普弗细胞噬红细胞现象[d]		×		
髓外造血[b]	×			
脂肪变性（见空泡化）	×			
纤维化[b]		×		
螺杆菌属肝炎				×
肝细胞肥大[c]		×		
库普弗细胞肥大 / 增生[c]		×		
内皮细胞肥大 / 核巨大		×		
核内和胞质包涵物		×		
核内砖块样包涵物[a]		×		
梗死		×		
浸润（添加相应的细胞类型）[b,c,e]	×			
混合炎症细胞浸润[b,c,e]		×		
单形核细胞浸润[b,e]	×			
中性粒细胞浸润[b,c,e]		×		
（肝内）胆管周围浸润[b,c,e]		×		
炎症[a,b]		×		
肝细胞内红细胞		×		
血管内肝细胞			×	
细胞及核巨大和（或）多核肝细胞[c]		×		
肝细胞腺性化生		×		
胰腺腺泡细胞化生			×	

（续表）

肝	常见	不常见	未见但可能相关	不适用
矿化		×		
小鼠肝炎病毒性肝炎				×
小鼠诺如病毒性肝炎				×
局灶性 / 多灶性坏死 [c]		×		
带状坏死		×		
磷脂质沉积症 [c]		×		
色素		×		
细胞质稀疏 [a]	×			
单个细胞坏死 [b]	×			
血栓 [b]		×		
泰泽病（梭状杆菌感染）			×	
肝细胞空泡化 [a]		×		
增生性（非肿瘤性）病变				
胆管纤维症			×	
细胞变异灶			×	
胆管增生 [c]		×		
血管内皮增生		×		
非再生性肝细胞增生		×		
再生性肝细胞增生 [c]		×		
伊藤细胞增生			×	
卵圆细胞增生 [c]		×		
肿瘤性病变				
肝细胞腺瘤		×		

[a] 术语的诊断标准和（或）备注在正文中描述；[b] 病理学总论部分介绍的术语；[c] 诱发性改变更常见；[d] 噬红细胞现象的诊断标准和描述，请参阅淋巴造血系统 / 常规术语；[e] 对于使用浸润的推荐，请参阅病理学总论 / 系统病理学部分的浸润（添加适当的细胞类型）。

1. 肝先天性血管异常（congenital vascular anomaly–liver）（图 2.32）

【其他术语】 Microvascular dysplasia。

【发病机制 / 细胞来源】 门静脉血管发育异常。

【诊断特征】 ① 先天性门体静脉分流：门静脉与全身静脉系统之间的血管连接异常，汇管区异常，伴门静脉狭窄或缺失，小动脉增生，肝细胞萎缩。② 门静脉发育不全：汇管区有类似改变，但无分流血管。可能发生门静脉高压伴腹水。

【鉴别诊断】 门静脉血栓形成（portal vein thrombosis）。

【备注】 先天性血管异常偶见，除原发性门静

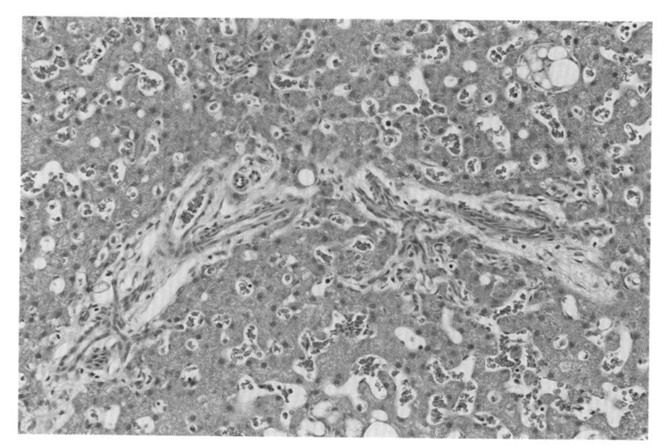

图 2.32

犬，肝，先天性血管异常，H&E 染色

脉发育不全外，在尸检时肉眼即可做出诊断。门静脉发育不全由于无分流血管，需要组织学证据进行诊断[70]。受累动物肝体积小，组织学特征包括门静脉灌注不足，门静脉狭窄或缺失，肝小动脉增生和肝细胞萎缩。原发性门静脉发育不全在组织学上类似于门体静脉分流，但受累动物往往有门脉高压和由此产生的腹水。在无明确的分流，特别是存在门脉高压的情况下，最有可能的诊断是门静脉发育不全。

2. 肝胆管板异常（ductal plate anomaly–liver）（图 2.33，图 2.34）

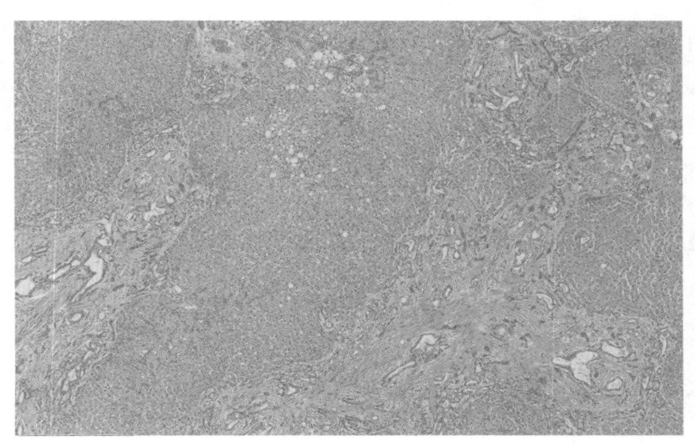

图 2.33

犬，肝，胆管板异常，H&E 染色，低倍镜

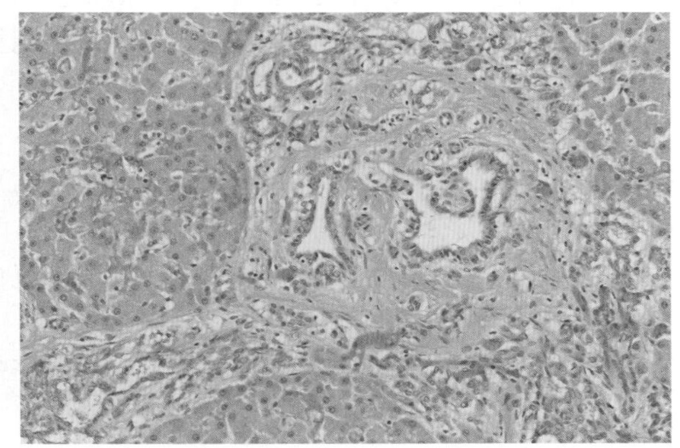

图 2.34

犬，肝，胆管板异常，H&E 染色，高倍镜

【其他术语】 Ductal plate malformation, juvenile polycystic disease/congenital hepatic fibrosis, congenital dilatation of the large and segmental bile ducts (macroscopic observation)。

【发病机制 / 细胞来源】 持久性或异常重塑的胚胎胆管板。

【诊断特征】 ① 广泛的带状门管区桥接性纤维化，包含大量扩张的不规则扭曲的胆管。② 门静脉发育不全或缺失，代偿性小动脉增生。③ 无结节性再生，仅有轻微炎症。

【鉴别诊断】 ① 先天性血管疾病（congenital vascular disorders）。② 慢性胆管梗阻（chronic biliary obstruction）或炎症（inflammation）。

【特殊诊断技术】 细胞角蛋白 7 或 19 可标记胆管上皮。

【备注】 这是一种犬罕见的发育异常[70, 71]。

3. 肝细胞凋亡（apoptosis–liver）

【其他术语】 Programmed cell death。

【发病机制 / 细胞来源】 ① 线粒体或内源性通路。② 死亡受体或外源性通路。③ 穿孔素 / 颗粒酶通路。

【诊断特征】 ① 细胞质和核固缩。② 核碎裂。③ 病程后期质膜仍完整。④ 无炎症反应。⑤ 可见易染体巨噬细胞。

【鉴别诊断】 单个细胞坏死（single–cell necrosis）：由急性细胞损伤引起的单个细胞坏死，其特征是细胞和核肿胀、核溶解、核碎裂、核固缩，细胞质嗜酸性着色浅淡、空泡化，细胞形态细节不清、细胞碎片和炎症反应。

【备注】 INHAND 细胞凋亡 / 坏死工作组的文章对凋亡所涉及的过程及术语的使用指南进行了全面的描述[72]。简而言之：① 坏死（necrosis）和凋亡（apoptosis）分别作为单独的诊断术语。② 使用修饰语来表示坏死的分布（如单个细胞坏死、局灶性坏死、弥漫性坏死等）。③ 当不必要区分细胞凋亡 / 单个细胞坏死的过程，或细胞死亡的性质不能确定，或两者同时存在时，使用合并术语凋亡 / 单个细胞坏死。④ 诊断主要根据 H&E 染色切片的形态学特征。必要时，还可使用额外的特殊技术来识别和表征细胞凋亡。

4. 肝胆栓（bile plug–liver）（图 2.35）

【其他术语】 Cholestasis, icterus, pigment, pigment deposition。

【发病机制 / 细胞来源】 胆汁流动受阻，肝细胞损伤。

【诊断特征】 ① 肝胆小管中的棕绿色胆色素，主要是胆红素。② 色素可出现在库普弗细胞里（胆小管破裂后）。

【鉴别诊断】 其他色素（other pigments），包括含铁血黄素（hemosiderin）、脂褐素（lipofuscin）、卟啉（porphyrin）、苏木精（hematoxylin）和甲醛（formaldehyde）。在啮齿动物 INHAND 文章中就色素沉着的鉴别诊断做了全面的讨论[63]。

可通过特殊染色来证实胆色素（如碘试验或霍尔试验）。

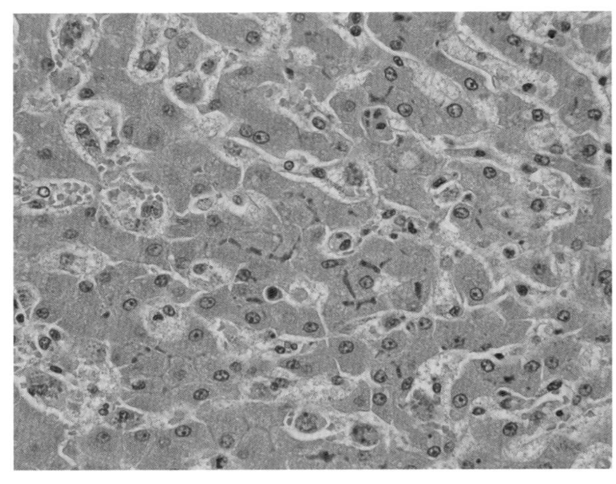

图 2.35

犬，肝，胆栓，H&E 染色

5. 肝核内砖块样包涵物（intranuclear brick inclusions–liver）（图 2.36）

【其他术语】 Acidophilic crystalline intranuclear inclusions, paracrystalline intranuclear inclusions。

【发病机制 / 细胞来源】 病因不明。

【诊断特征】 ① 结晶，矩形至菱形明亮的嗜酸性均匀小体。② 尺寸可达 15 μm 长。③ 由于包涵体存在，核膜偶见变形。④ 无细胞质变性的形态学证据。⑤ 在超微结构上，在晶体中观察到一种由螺旋状细丝组成的基本周期性结构。含晶体的细胞其细胞质、胞核及核膜结构未见异常。

【鉴别诊断】 ① 病毒包涵体（viral inclusion bodies）。② 重金属包涵物（heavy metal inclusions）。

【特殊诊断技术】 砖块样包涵体抗酸染色呈阳性[73, 74]；可通过电子显微镜来证实。

【备注】 在毒理学试验中，砖块样包涵体偶见于幼年比格犬，但在老龄犬中较为常见。无生物学或病理学意义。在犬肾近端小管上皮细胞中也可见类似的包涵体。无证据表明其与重金属中毒或病毒感染有关。

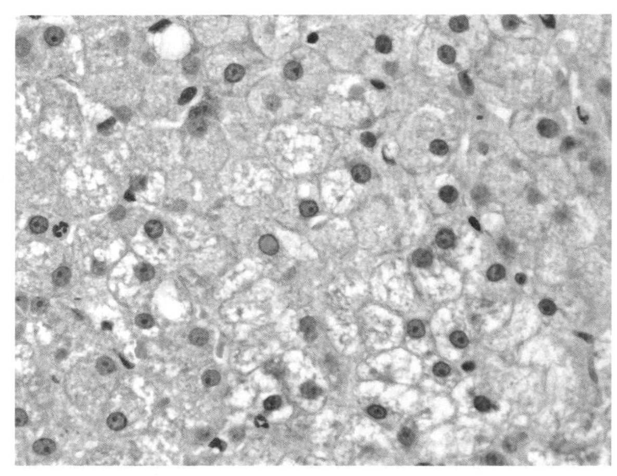

图 2.36

犬，肝，核内砖块样包涵物，H&E 染色

6. 肝炎症（inflammation–liver）

【其他术语】 Hepatitis。

【备注】 使用诊断术语“炎症”时应慎用。“炎症”是推荐的首选术语，而不是肝炎或其他病因学术语；当病因确定时，可将其作为备注或描述添加在病变上。炎症类型常作为修饰语加入，最好包括主要细胞类型（如中性粒细胞性、淋巴浆细胞性、组织细胞性等）。可将进程（chronicity）作为修饰语（超急性、急性、亚急性、慢性）。传统上，肝的炎症反应分为急性、亚急性、慢性、肉芽肿性等。这些术语在某种程度上具有解释性，但缺乏精确的定义，随试验周期而异，常包含非单一的细胞类型，也无专属的特征性诊断特征。建议使用更具描述性的术语，可通过病变的分布或使用亚分类和修饰语酌情进行限定。

7. 肝细胞质稀疏（rarefaction–liver）（图 2.37，图 2.38）

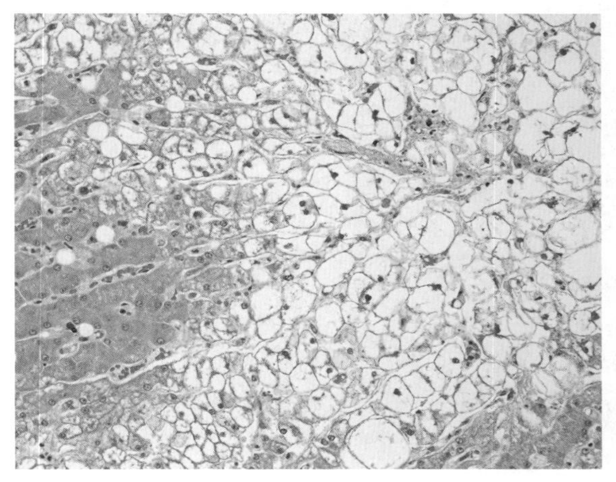

图 2.37

犬，肝，细胞质稀疏，H&E 染色

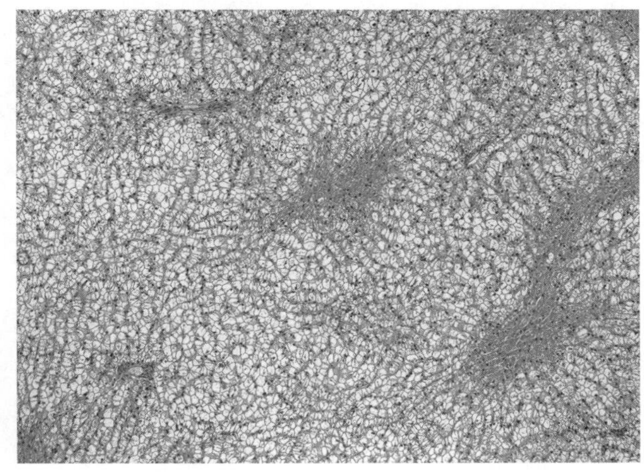

图 2.38

犬，肝，细胞质稀疏，H&E 染色
图片由 Eric van Esch 提供

【其他术语】 Cytoplasmic rarefaction, excess glycogen accumulation, ballooning degeneration, corticosteroid hepatopathy。

【发病机制 / 细胞来源】 过量的内源性或外源性皮质类固醇暴露会导致细胞质内糖原的显著蓄积，很可能是由于糖原合成和分解之间的平衡受到破坏 [75–77]。

【诊断特征】 ① 肝细胞增大（呈气球状），细胞质透明，边界清晰的嗜酸性胞膜，染色较浅，细胞质呈细丝样（糖原蓄积）。② 窦内中性粒细胞聚集。③ 变化呈全小叶性，小叶中部和小叶中心区尤重。

【鉴别诊断】 ① 贮积症（storage disease）。② 空泡化（vacuolation）：界限清楚的单个或多个圆形空泡。

【特殊诊断技术】 通常使用酒精固定的组织或冰冻切片进行淀粉酶消化、PAS 来检测糖原。

【备注】 类固醇性肝病主要限于犬类，尽管有报道在兔和猫也可见类似病变，但对皮质类固醇的反应相对不太明显。也有报道在啮齿动物和猕猴可见餐后及毒性相关的糖原蓄积 [75]。内源性类固醇过量是由于垂体远侧部肿瘤或肾上腺皮质功能性肿瘤引起的库欣病 / 综合征的结果。在临床前研究所使用的实验犬中并非为常见的背景病变。给予具有直接或间接皮质类固醇活性的化合物也可引起此种损伤。如有必要，可添加诸如“增加”或“减少”之类的修饰语，或记录疏松化的级别。由于糖原在肝细胞中很常见，因此仅在考虑与药物相关性时才进行记录。

8. 肝细胞空泡化（vacuolation, hepatocytes–liver）（图 2.39 ～图 2.41）

【其他术语】 Fatty change, steatosis, lipidosis, lipid accumulation; phospholipidosis。

【发病机制 / 细胞来源】 细胞质中空泡（通常是脂质）的过度蓄积。

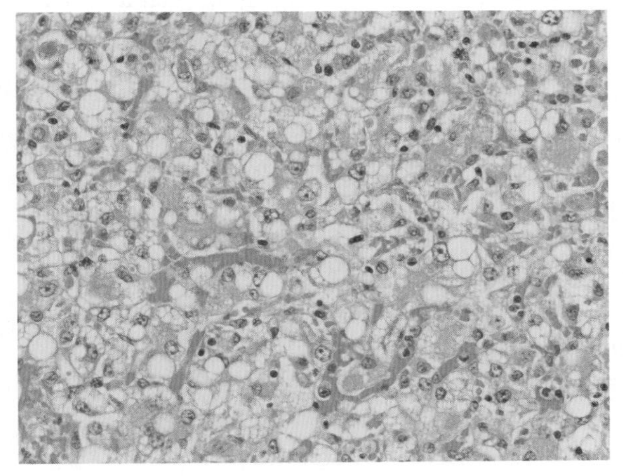

图 2.39

犬，肝，空泡化（脂肪变性），H&E 染色

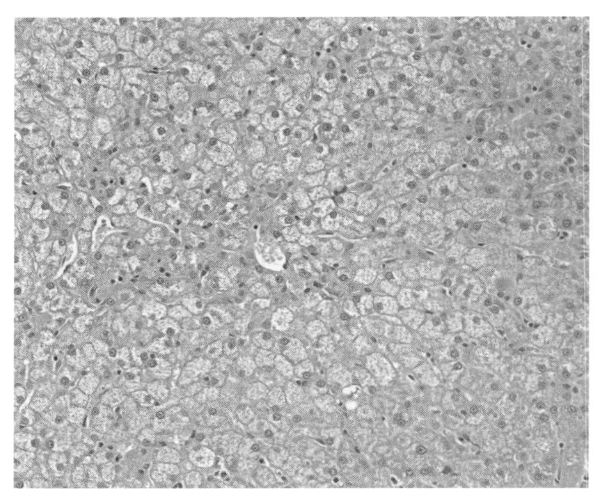

图 2.40

犬，肝，空泡化（磷脂质沉积症），H&E 染色

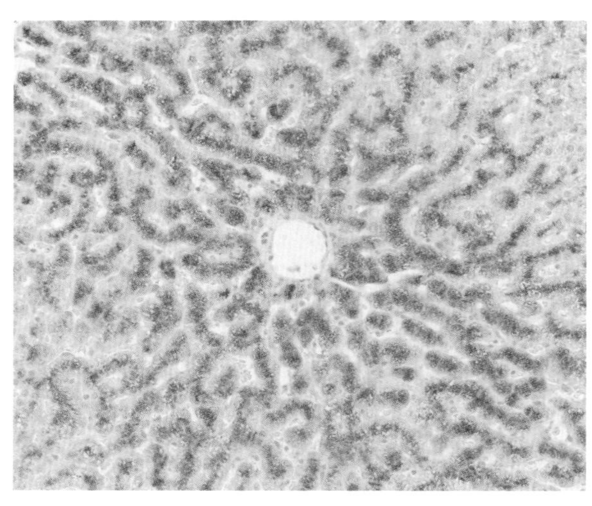

图 2.41

犬，肝，空泡化（磷脂质沉积症），LAMP–2 免疫组织化学染色

【诊断特征】 ① 大泡性：每个受累肝细胞内包含一个大的、边界清楚的圆形空泡。细胞核和细胞质移位于细胞边缘。部分肝细胞可含有一个或多个较小的空泡。② 小泡性：肝细胞部分或完全充满大量小的脂性空泡。受累肝细胞可呈“泡沫状”外观。小空泡通常不会导致细胞核移位至边缘。

【鉴别诊断】 细胞质稀疏（cytoplasmic rarefaction）。

【特殊诊断技术】 可将未经固定或固定后的组织制作冷冻切片，再进行脂肪染色（油红 O、苏丹Ⅳ染色）。这有助于识别小泡性脂质沉积，并将脂肪与可能蓄积在空泡中的其他物质进行区分。

【备注】 ① 空泡化（vacuolation）是一种描述性的术语，比以上列出的病因学术语（其他术语）更受推荐使用。② 如果空泡的性质已通过特殊方法（如脂质染色）得到证实，则可添加“脂质”或“脂肪变性”等修饰语。如果是脂质性空泡化，小泡性和大泡性空泡化也可作为修饰语或备注；也可添加其他修饰语和备注（如部位）。③ 磷脂质沉积症（phospholipidosis）是以多个不规则至圆形膜边界清晰的细胞质空泡化为特征，诊断时推荐使用空泡化为术语并将磷脂质沉积症作为修饰语、描述语或备注。需要通过电子显微镜或免疫组织化学染色加以证实（溶酶体相关膜蛋白 –2，lysosomal associated membrane protein–2, LAMP–2）[78]（图 2.41）。

9. 肝细胞腺瘤（adenoma, hepatocellular –liver）（图 2.42）

【备注】 一种发生在比格犬肝的罕见良性肿瘤，在毒性病理学试验中已有发现。该肿瘤在啮齿动物肝胆系统的 INHAND 文章中已有描述 [63]。对于犬该肿瘤及其他肿瘤的诊断标准，请参考 *Tumors of Domestic Animals* [66] 和现有文献中有关肝胆肿瘤的章节。

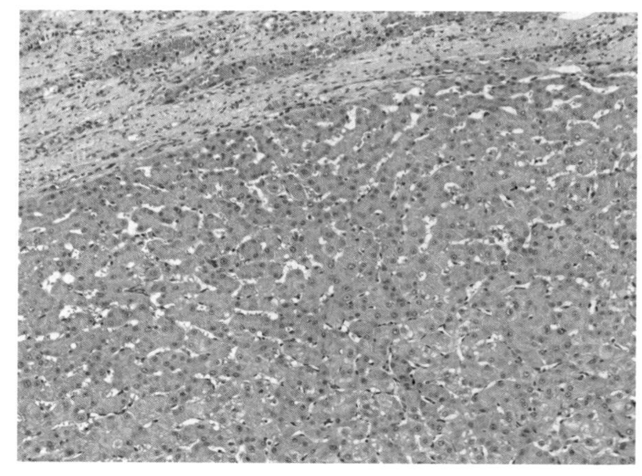

图 2.42

犬，肝，肝细胞腺瘤，H&E 染色

（三）胆囊和胆道系统

表 2.23 总结了用于临床前毒理学试验的犬的胆囊变化的推荐术语。

表 2.23 犬肝胆系统的显微镜下所见病变：胆囊和各级胆管

胆囊和各级胆管	常见	不常见	未见但可能相关	不适用
先天性病变				
异位肝组织		×		
异位胰腺组织 [a]		×		
非肿瘤性病变				
结石		×		
出血 [a]		×		
透明变性			×	
梗死 [a]		×		
炎症		×		
黏液囊肿 [a]		×		
增生性（非肿瘤性）病变				
增生		×		
囊性黏液性增生 [a]		×		
腺性化生			×	

[a] 术语的诊断标准和（或）备注在正文中描述。

1. 胆囊异位胰腺组织（ectopic tissue, pancreas–gallbladder）

【备注】 有关胆囊的胰腺异位组织的详细描述，请参阅啮齿动物文章（异位胰腺组织）。据作者所知，只有一篇参考文献描述了在一只西伯利亚哈士奇犬发生的这种病变[79]。一例比格犬的胰腺异位组织引起了作者的关注，参见图 2.43。

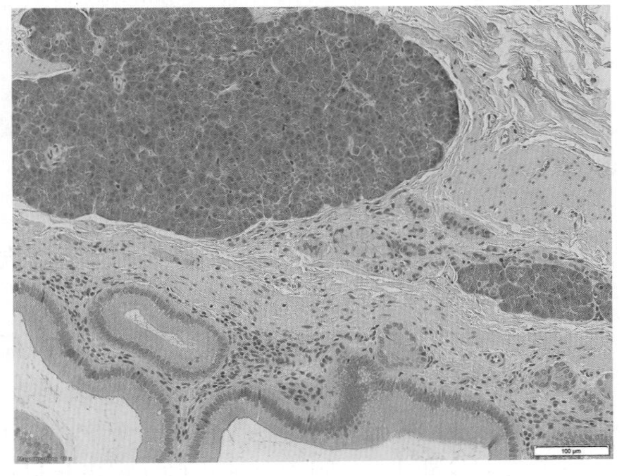

图 2.43

犬，胆囊，异位胰腺组织，H&E 染色
图片由 Charlotte Maria Dalsgaard 提供

2. 胆囊出血（hemorrhage–gallbladder）

【其他术语】 Bleeding; extravasation。

【发病机制 / 细胞来源】 红细胞外渗。

【诊断特征】 红细胞位于实质和间质空隙的血管系统外，或位于中空器官的腔内。

【鉴别诊断】 淤血（congestion）：血液在血管系统内的蓄积。

【备注】 出血（hemorrhage）、流血（bleeding）、外渗（extravasation）或血液从血管逸出几乎可在各个器官和组织中观察到，显微镜下以组织内出现血管外的红细胞为特征。关于观察到的出血类型，请参阅一般病理学出血部分的备注。出血的确切部位（如“黏膜下层”）可根据所使用的数据采集系统及病理学家的偏好添加为修饰语、定位语或备注。

3. 胆囊梗死（infarct–gallbladder）（图 2.44）

【其他术语】 不适用。

【发病机制 / 细胞来源】 胆囊动脉闭塞。

【诊断特征】 ① 透壁的凝固性坏死。② 纤维蛋白血栓。

【鉴别诊断】　可与胆囊黏液囊肿同时发生，也可能单独发生梗死。

【特殊诊断技术】　磷钨酸苏木精染色可识别动脉性血栓。

【备注】　动脉血栓形成的发病机制尚不清楚[80]。

4. 胆囊黏液囊肿（mucocele-gallbladder）（图 2.45）

【其他术语】　不适用。

【发病机制 / 细胞来源】　病因尚不清楚，可能与胆囊运动能力下降、胆汁淤滞、胆汁成分和黏度改变有关。

【诊断特征】　① 胆囊扩张伴黏液性分泌物蓄积。② 黏膜增生伴有上皮叶状突出。③ 囊内充满黏液。④ 可引起胆囊壁坏死和破裂。

【鉴别诊断】　① 胆囊黏膜的囊性黏液性增生（cystic mucinous hyperplasia of the gall bladder mucosa）；② 肝外胆道梗阻（extrahepatic biliary obstruction）。

【特殊诊断技术】　PAS 染色可有助于显示胆囊腔内的黏液。

【备注】　这种情况可引起肝外胆道梗阻[81, 82]。

5. 胆囊囊性黏液性增生（hyperplasia, cystic mucinous-gall bladder）（图 2.46）

【其他术语】　Cystic hyperplasia, cystic mucinous hypertrophy, papillary adenomatous hypertrophy。

【发病机制 / 细胞来源】　未知。

【诊断特征】　① 大体观察可见胆囊增大，胆囊壁增厚伴大量多房性含胶质的半透明囊肿。② 黏膜增厚，有多个叶状突起和囊肿。③ 黏膜由高柱状上皮细胞组成，含有并分泌大量黏液物质。④ 很少或无炎性浸润。

【鉴别诊断】　胆囊黏液囊肿（gallbladder mucocele）。

【特殊诊断技术】　不适用。

【备注】　囊性黏液性增生的诊断与胆囊黏液囊肿有时有重叠，因为某些胆囊黏液囊肿病例可能有囊性黏液性增生的成分及异常黏液产生过多。这被认为是一种与年龄相关性病变，因此，在临床前毒理学试验常使用的实验室比格犬中非常罕见。该改变可能与促孕剂暴露相关[83, 84]。

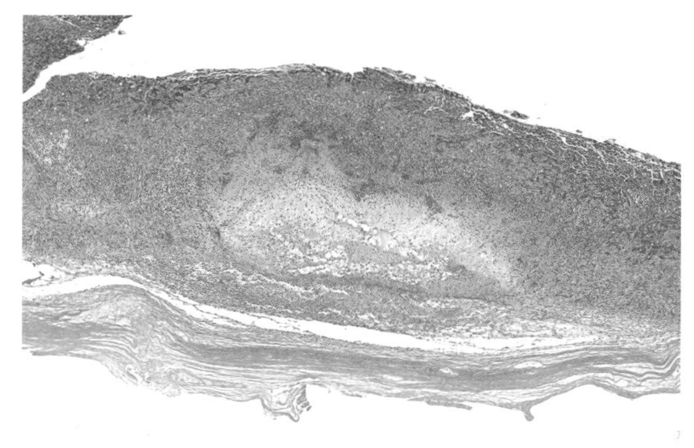

图 2.44

犬，胆囊，梗死，H&E 染色

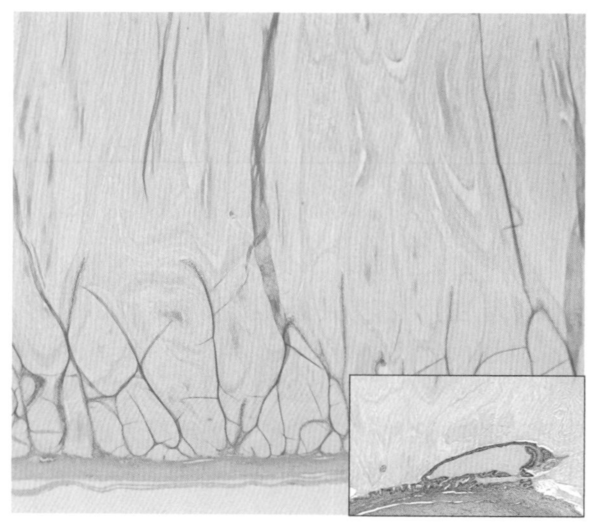

图 2.45

犬，胆囊，黏液囊肿，H&E 染色

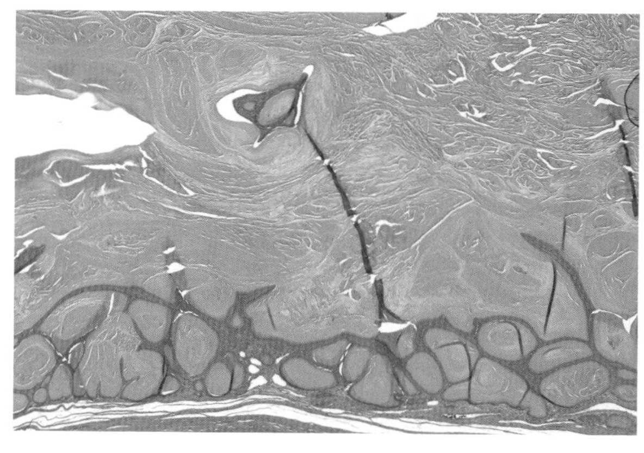

图 2.46

犬，胆囊，囊性黏液性增生，H&E 染色

八、体被系统（皮肤）

（一）引言

本部分对犬皮肤和附属器通过标准 H&E 染色的石蜡切片观察到的病变分类的标准术语使用提供了建议，包括表皮、真皮、毛囊、皮脂腺、汗腺（上皮）、无毛汗腺和甲床。乳腺的病变单独列出。在啮齿动物 INHAND 软组织、神经系统、心血管系统中涉及的皮肤病变在犬的各系统章节中也有描述。犬皮肤病变的命名法与啮齿动物的命名法最显著的不同在于肿瘤的分类。如果在化学或药理学毒性试验中发现皮肤肿瘤，作者建议使用 WHO 针对家畜的术语或最近出版的 *Tumors of Domestic Animals*[1] 作为参考。

由于犬与其他哺乳动物的皮肤结构相似，因此在本部分仅讨论犬和啮齿动物之间存在明显差异之处。关于体被系统的详细总则，请参阅 INHAND 关于啮齿动物皮肤的文章[85]，关于犬皮肤解剖和生理学的详细描述，请参阅 Muller 和 Kirk 的 *Small Animal Dermatology*[86]。Sato 等[49]和 Scudamore[60]的文章描述了比格犬的皮肤病变。犬的寄生虫病包括跳蚤感染（犬栉首虫和其他）、疥螨病（犬疥螨）和犬蠕形螨病（犬蠕形螨）。有关寄生虫的详细诊断标准，读者可参考兽医寄生虫学教科书。在毒性病理学研究的实验室条件下，皮肤寄生虫病很罕见。当观察到寄生虫，应将其记录为“寄生虫（parasite）”，如果可能应对发现备注更详细的说明。同样可参考总论 / 多系统病理学部分。

犬的皮肤厚度一般在 0.5 ～ 5.0 mm 之间，最厚的部位位于头部、颈部背侧、背部和骶部[86]。在最近的一项研究中，比格犬不同测量部位的皮肤厚度为 1.3 ～ 1.4 mm[87]。正常毛发被覆的皮肤，表皮厚度在 0.1 ～ 0.5 mm 之间，有 2 ～ 3 个有核角质细胞层[88]。在正常有毛犬的皮肤中没有发现表皮突，但在鼻平面、脚垫和阴囊中可见。表皮表面因部位而异背部毛发浓密的皮肤处出现起伏，腹部皮肤处形成大量折叠[88]。脚垫表面呈乳头状。除了角质细胞，表皮还包括其他几种细胞类型，如黑色素细胞、朗格汉斯细胞和默克尔细胞[89]。黑色素细胞位于表皮的基底层、毛囊的外根鞘、毛发基质以及皮脂腺和汗腺导管中。真皮浅表也可见单个黑色素细胞。黑色素细胞的长树突状突起在角质形成细胞之间延伸，并将含色素的黑色素小体转移到角质形成细胞[86]。

犬的真皮通常没有真皮乳头。真皮细胞稀少，但表浅真皮血管周围可有数个肥大细胞[86]。

临床前安全性试验中最常用的比格犬具有由初级（外毛）和次级（底毛）毛组成的短被毛。犬的毛囊是由几根初级毛簇生而成，周围是一组较小的次级毛。每根初级毛都伴生有皮脂腺、顶泌汗腺和竖毛肌，而次级毛可能有皮脂腺[90]。皮脂腺和顶泌汗腺分布于整个有毛皮肤，而外泌汗腺仅分布于脚垫。除了这些附属腺体外，犬还有特殊的腺体，包括肛周腺、外耳道腺、肛门囊腺和尾腺。肛周腺和尾腺（尾上腺）由肝样细胞组成，在包皮中也可见肝样细胞。肛门囊腺由大量的大皮脂腺和顶泌汗腺组成，而外耳道的腺体（耵聍腺）是顶泌腺。睑板腺是特化的皮脂腺[86]。

表 2.24 总结了在毒理学安全性试验中可能在比格犬皮肤上观察到的显微镜下所见病变。

表 2.24 犬皮肤的显微镜下所见病变：皮肤

皮肤	常见	不常见	未见但可能相关	不适用
非肿瘤性病变				
皮肤：表皮				
凋亡[a, b, c]		×		
表皮萎缩		×		
表皮细胞间水肿		×		
表皮细胞内水肿		×		
糜烂 / 溃疡	×			

（续表）

皮肤	常见	不常见	未见但可能相关	不适用
表皮角化过度	×			
表皮［添加适当的细胞类型］浸润[b]	×			
表皮坏死		×		
寄生虫[b,d]		×		
色素减少[a]		×		
色素增多[a]	×			
脓疱		×		
水疱		×		
皮肤：皮肤附属器				
附属器发育不良		×		
附属器萎缩		×		
附属器角化过度	×			
附属器炎症[b]	×			
附属器坏死[c]		×		
寄生虫[b,d]		×		
皮肤：真皮和皮下				
真皮萎缩		×		
真皮水肿		×		
弹性组织变性			×	
寄生虫[b,d]		×		
增生性（非肿瘤性）				
皮肤：表皮				
鳞状上皮囊肿		×		
表皮增生[a]		×		
鳞状上皮乳头状瘤[a]		×		
皮肤：皮肤附属器				
囊肿[a]		×		
附属器增生[a]		×		
皮肤：真皮和皮下				
黑色素细胞增生		×		
纤维上皮性息肉[a]		×		
肿瘤性病变				
皮肤组织细胞瘤[a,e]		×		

[a] 术语的诊断标准和（或）备注在正文中描述；[b] 病理学总论 / 系统病理学部分介绍的术语；[c] 诱发性改变更常见；[d] 寄生虫的记录，请参阅病理学总论 / 系统病理学部分；[e] 皮肤组织细胞瘤也包括在软组织部分。

（二）术语

1. 皮肤凋亡（apoptosis-skin）

【其他术语】 Programmed cell death。

【发病机制 / 细胞来源】 ① 线粒体或内源性通路。② 死亡受体或外源性通路。③ 穿孔素 / 颗粒酶通路。

【诊断特征】 ① 细胞质和核固缩。② 核碎裂。③ 凋亡过程中保持完整的质膜直到后期。④ 无炎症反应。⑤ 可见易染体巨噬细胞。

【鉴别诊断】 单个细胞坏死（single-cell necrosis）：由急性细胞损伤引起的单个细胞坏死，其特征是细胞和核肿胀、核溶解、核碎裂、核固缩，细胞质嗜酸性着色浅淡、空泡化，细胞形态细节不清、细胞碎片和炎症反应。

【备注】 INHAND 细胞凋亡 / 坏死工作组的文章对凋亡所涉及的过程及术语的使用指南进行了全面的描述[72]。简而言之：

1）使用坏死（necrosis）和凋亡（apoptosis）分别作为单独的诊断术语。

2）使用修饰语来表示坏死的分布（如单个细胞坏死、灶性坏死、弥漫性坏死等）。

3）使用合并术语凋亡 / 单个细胞坏死（apoptosis/single-cell necrosis）：① 无须区分细胞凋亡 / 单个细胞坏死的过程；② 细胞死亡的性质不能确定；③ 两者同时存在。

4）诊断主要根据 H&E 染色切片的形态学特征。必要时，还可使用额外的特殊技术来识别和表征细胞凋亡。

2. 皮肤色素减少（pigment decreased-skin）

【其他术语】 Hypopigmentation, hypomelanosis。

【发病机制 / 细胞来源】 色素减少反映了显微镜下或大体观察到的表皮中黑色素的减少（皮肤或毛发色素的缺失）。虽然某些犬种的色素减少可能与黑化作用的先天或获得性特发性缺陷有关，但在毒理病理中通常由于某些化学物质影响到（如二氢醌单苄基醚）黑色素细胞、炎性疾病影响黑化作用或破坏黑色素细胞、荷尔蒙失调或以基底角质细胞水样变性为特征的皮肤病所导致。在与基底细胞水样变性及随之发生的色素减少相关的皮肤病中，其深部的浅层真皮常发生色素失禁，其特征是黑素小体的大小和（或）数量增加。色素失禁的机制尚不清楚，但可有表皮损伤，黑色素通过受损的基底膜释放到浅层真皮。

【诊断特征】 ① 正常发生色素沉着的表皮色素减少或缺失。② 下方真皮内见黑色素团块和（或）噬黑素细胞的大小和（或）数量增加（色素失禁）。

【备注】 色素减少可能与色素失禁有关。一般来说，色素失禁在毒理学试验中不作单独记录，但如某病变伴随黑色素释放到浅层真皮，色素失禁可作为病变的一部分进行描述。

3. 皮肤色素增多（pigment increased-skin）

【其他术语】 Hyperpigmentation, melanosis。

【发病机制 / 细胞来源】 表皮内黑色素沉积增多。皮肤的局部炎症会影响色素沉着，黑色素细胞通过增加或减少黑色素的生成及改变黑色素向角质形成细胞的转移来对炎症介质做出反应。

【诊断特征】 ① 表皮内过多的黑色素沉积。② 可局限于基底层或存在于整个表皮层。③ 增多的黑色素可能存在于角质细胞和（或）真皮（在噬黑色素细胞内）。

【备注】 色素增多（色素沉着过多）是一种常见的非特异性表现，可在许多与慢性炎症相关的皮肤病、激素性皮肤病及一些发育和肿瘤性疾病中观察到。一般来说，这一发现在毒性试验中不作单独描述或记录，但可作为复杂炎症的组成部分来描述，或在描述慢性或显著变化时记录。在给予多巴胺能和催乳素抑制剂溴隐亭的犬的皮肤激素反应中可观察到色素的增加[91, 92]。

4. 皮肤表皮增生（hyperplasia, epidermis-skin）

【备注】 上皮错构瘤（色素性表皮痣，线状表皮错构瘤，疣状表皮痣）、皮角（乳头状瘤样增生）及脂溢性角化病被认为可归入表皮增生的病变范畴。在表皮增生的诊断下可添加备注以进一步明确病变。

上皮错构瘤是先天或后天的畸形，通常仅在晚年才会被识别出来。在犬中，有病例报道与乳头状瘤病毒相关。炎性线状表皮痣在犬中非常罕见。该病变的特征是灶性不规则表皮乳头状增生、层状角化过度，以及透明角质颗粒可见于颗粒层并可有色素沉着过多。炎性线状表皮痣的特征是明显的角化不全、中性粒细胞性脓疱和各种皮肤炎症。

自发性皮角在比格犬非常罕见。它可发生于任何年龄，并被观察到与其他增生性或肿瘤性皮肤病变相关。显微镜下这种病变以致密的角蛋白形成外生型圆柱体为特征，局部有广泛、致密、层状、角化过度或角化不全的增生表皮。皮肤表面角质层形成柱状体。

脂溢性角化病是一种表现为棘层肥厚并常有色素沉着的良性表皮增生；其他特征包括外生或轻微内生的生长模式，单一的基底细胞样外观的增生性角质形成细胞，多灶性角蛋白聚集形成小的角囊肿，大量黑色素颗粒分布在增生性角质形成细胞全层引起色素沉着。该病变在犬中很少被诊断。迄今，未发现好发的品系、性别和发生部位。该病变似乎在老龄犬更易见。

5. 皮肤鳞状上皮乳头状瘤（squamous papilloma-skin）

【其他术语】 Idiopathic squamous papilloma, warts。

【发病机制 / 细胞来源】 起源于表皮的鳞状上皮。

【诊断特征】 ① 乳头状肿块。② 增生性复层鳞状上皮。③ 支持性皮肤间质。

【鉴别诊断】 ① 皮角（cutaneous horn）。② 皮肤外生性乳头状瘤（cutaneous exophytic papilloma）：犬乳头状瘤病毒（cpv）诱发的肿瘤性病变和带蒂或菜花样局限性无毛过度角化的肿块，主要见于头部、眼睑或爪。常自发消退。组织病理学可见增生的角质形成细胞呈不同程度的病毒性细胞病变效应和核内包涵体。③ 皮肤内生性乳头状瘤（cutaneous inverted papilloma）：犬乳头状瘤病毒（CPV）可诱发单个或多个、凸起且坚硬的肿瘤，其中央由角蛋白填充；外观呈杯状。最常见于腹部或腹股沟，也见于四肢和足趾。不会自发消退。组织病理学上可以是以角蛋白为中心的杯状。角质形成细胞可能表现出病毒性细胞病变效应。

6. 皮肤附属器囊肿（cyst, adnexa-skin）

【备注】 许多犬皮肤的增生性囊性病变已有描述。通常，它们的术语反映了它们的起源和（或）特征。例如：① 漏斗囊肿（表皮样囊肿、表皮囊肿、表皮包涵囊肿）；② 峡部囊肿；③ 全滤泡性囊肿（毛上皮瘤样囊肿）；④ 皮样囊肿；⑤ 皮脂腺管囊肿；⑥ 趾甲下上皮包涵囊肿；⑦ 顶浆分泌囊肿（顶浆分泌囊瘤病）；⑧ 耵聍囊肿；⑨ 纤毛囊肿；⑩ 粉刺、受压点。

这些情况通常在毒性病理学试验中罕见。若发生，建议诊断为囊肿，并使用描述性修饰语。诊断标准请参阅 Goldschmidt 和 Goldschmidt 所著 *Tumors of Domestic Animals* 一书中 [93] 的皮肤上皮和黑色素细胞肿瘤章节、Mauldin 和 Kennedy [27] 在 *Jubb, Kennedy and Palmer's Veterinary Pathology* 第一卷中的体被系统（Integumentary System）及 WHO *Histological Classification of Epithelial and Melanocytic Tumors of the Skin of Domestic Animals* 分册 [94] 和（或）相关文献。

7. 皮肤附属器增生（hyperplasia, adnexa-skin）

【备注】 顶泌（汗腺）错构瘤、纤维附属器错构瘤、滤泡性错构瘤和皮脂腺错构瘤被认为可归纳于附属器增生。上述病变起源于顶浆分泌、滤泡和（或）皮脂腺上皮细胞。显微镜下特征是排列紊乱但分化成熟的细胞或组织在原位聚集。病变表现为毛囊、皮脂腺和导管顶泌腺的增生性病变，或概括为毛囊皮脂腺单位的增生性病变。可在诊断添加【备注】进一步明确特定病变。

顶泌（汗腺）错构瘤虽然罕见但在犬中有相关描述；在表浅真皮和（或）脂膜上增生的汗腺；顶泌腺比正常腺体大，扩张，被覆变薄的上皮；表面覆盖的上皮可能增生。

纤维附属器错构瘤（附属器痣、灶性附属器发育不良、滤泡性皮脂腺错构瘤）常发生于肢体远端、压力感受点和指间区。病变可以是先天的，也可发生在后天受过伤的部位。镜下特征包括毛囊的增生、变形和扩张；被致密的胶原蛋白包围；还有不同程度的炎症；与皮肤表面不相连，且没有毛球。

滤泡性错构瘤（滤泡性痣）是一种罕见的病变，在年轻犬相对更常见。常发生在四肢和颈部。镜下瘤体由很大生长期的毛囊束构成，这些毛囊比相邻部位的正常毛囊向下延伸得更深。在大多数病例中，同一束内的毛囊一致，具有初级毛囊的外观；相关的腺体可能增大。病变被玻璃样变的胶原蛋白包裹，并可继发毛囊炎。

皮脂腺错构瘤被认为是纤维附属器错构瘤的一种罕见变体，其特征是皮内大的皮脂腺和导管的增生。它们位于真皮的中层和深层，不累及真皮浅层；毛囊小且畸形；病变周围包围成熟的胶原。

8. 皮肤纤维上皮性息肉（polyp, fibroepithelial-skin）

【其他术语】 Cutaneous tag, skin tag, acrochordon, fibrovascular papilloma。

【发病机制 / 细胞来源】 增生性纤维血管病变。

【诊断特征】 ① 成熟的真皮胶原组织，可高度血管化。② 病变内无附属器结构，但息肉底部可增生。③ 被覆不规则、增生、角化过度和色素沉着的表皮。④ 少量的炎症细胞。⑤ 创伤可导致继发性溃疡和中性粒细胞性炎症。

【备注】 纤维上皮性息肉是一种纤维血管病变，是创伤或炎症引起的增生性反应，而不是真正的肿瘤。主要发生在躯干、胸骨和四肢的受压点，可单发也可多发。

9. 皮肤组织细胞瘤（cutaneous histiocytoma-skin）（图 2.47 ～图 2.49）

【其他术语】 不适用。

【发病机制 / 细胞来源】 朗格汉斯细胞（表皮黑色素细胞）。

【诊断特征】 ① 大体观察，皮肤的半球型突起，无毛发，常有擦伤和溃烂。② 真皮（和表皮）有密集排列成索状和巢状的轻度多形性的圆形细胞浸润。③ 组织细胞样肿瘤细胞核呈卵圆形、豆状或卷曲，胞质轻度嗜酸。④ 有丝分裂象多见。⑤ 典型的呈楔形，即基底部狭窄，表皮处较宽 [95]，“厚重上皮”的表皮病灶 [27, 96]。⑥ 很少或无间质。⑦ 肿瘤底部在消退过程中可出现淋巴细胞浸润。⑧ 免疫组织化学证实 [97] 犬皮肤组织细胞瘤表达 CD1a、MHC Ⅱ、CD11c、CD18，通常还表达 E- 钙黏蛋白 [96, 98]，可以确定其来源于朗格汉斯细胞瘤。

【鉴别诊断】 ① 嗜上皮性 T 细胞淋巴瘤（epitheliotropic T-cell lymphoma）：同样有上皮受累，最好通过免疫组织化学来鉴别。② 浆细胞瘤（plasmacytoma）：成片的圆形细胞呈巢状或不典型条索

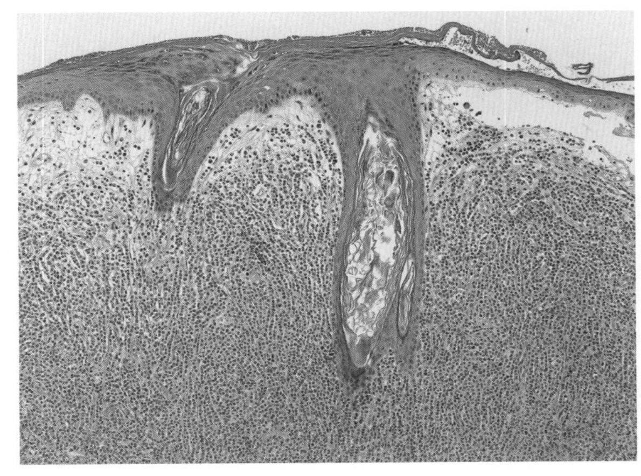

图 2.47

犬，皮肤，组织细胞瘤，H&E 染色
图片由 Eric van Esch 提供

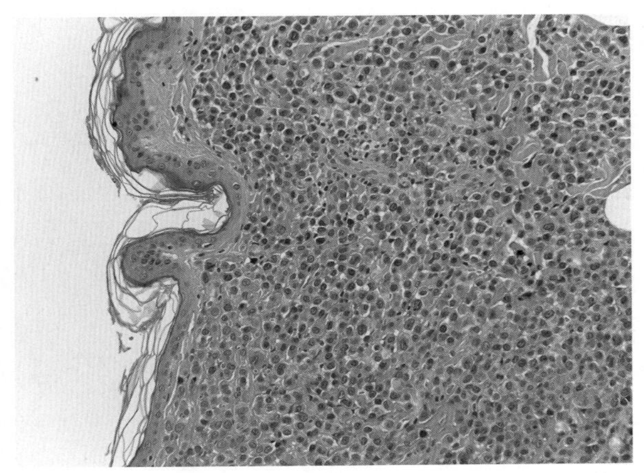

图 2.48

犬，皮肤，皮下组织组织细胞瘤，H&E 染色，低倍镜
图片由 Eric van Esch 提供

状分布，多形性核，可呈单核、双核或多核，没有或罕见有丝分裂，少或中等量胞质呈嗜酸性或嗜碱性，可出现淀粉样物质。可用免疫组织化学进行鉴别诊断；mum1 是最可靠的标志物[99]。③ 皮肤组织细胞增生症（cutaneous histiocytosis）：皮下和真皮深层均有血管周围浸润，不累及表皮。

【备注】 常为 3 岁以下年轻犬的一种散发性病变，但在各年龄段的犬中都可观察到。所有品系均可发生，短头品种易感，包括拳师犬，也包括腊肠、杜宾犬和可卡犬。其特征是自发性消退[96, 100]。

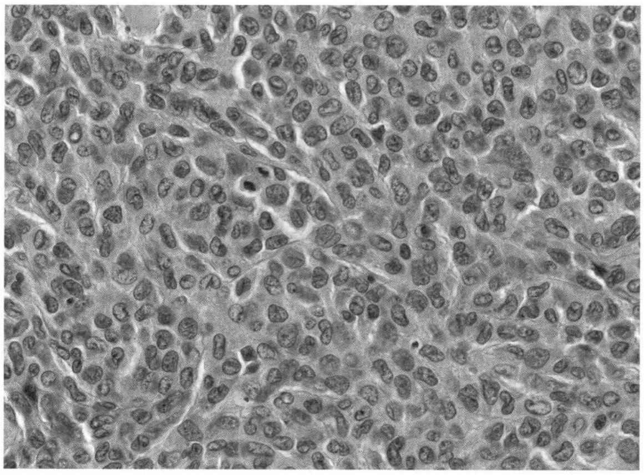

图 2.49

犬，皮肤，皮下组织组织细胞瘤，H&E 染色，高倍镜
图片由 Eric van Esch 提供

九、乳腺

（一）引言

有关乳腺的详细概述，请参阅出版的啮齿动物 INHAND[101]。在 Rehm 等的综述中详细描述了犬雌性生殖道（包括乳腺）动情周期相关的变化[102]；与乳腺相关的周期性变化列在雌性生殖系统章节的表 2.27 中。以下发现可能是犬正常动情周期的一部分：动情早期的纤维化、凋亡（单个细胞坏死）和动情前期的色素沉积[103]。

在常规毒性病理学试验中，雌性和雄性动物的乳腺常检查腹股沟部位腺体的一张切片。该切片应包括乳头、导管和一定数量的腺体组织。雄性犬的乳腺可能获取困难；此时，有导管结构已足够。

犬和啮齿动物在乳腺肿瘤的形态学和术语上存在显著差异；关于肿瘤和肿瘤样病变的详细描述，参见由美军病理学研究所与美国病理学登记处和 WHO 联合出版的 *International Histological Classification of Tumors of Domestic Animals: Mammary Tumors of the Dog and Cat*[104]，以及最近出版的 *Tumors of Domestic Animals*[105]，和其他相关文献。

表 2.25 列出了犬乳腺显微镜下所见病变的推荐术语。

表 2.25 犬乳腺的显微镜下所见病变

乳腺	常见	不常见	未见但可能相关	不适用
非肿瘤性病变				
淀粉样物质		×		
血管扩张		×		
凋亡 / 单个细胞坏死[a, b]	×			
萎缩		×		
嗜碱性		×		
淤血[b]		×		
淀粉样小体		×		
变性		×		
扩张		×		
水肿[b]		×		
纤维化[b]	×			
出血		×		

（续表）

乳腺	常见	不常见	未见但可能相关	不适用
腺泡和（或）导管细胞肥大 / 增生		×		
浸润（添加相应的细胞类型）[b]		×		
炎症 [b]		×		
矿化 [b]		×		
坏死 [b]		×		
寄生虫 [b]		×		
色素 [b]	×			
单个细胞坏死	×			
血栓形成 [b]		×		
增生性（非肿瘤性）病变				
小叶腺泡增生		×		

[a] 术语的诊断标准术语和（或）备注在正文中描述。[b] 病理学总论部分介绍的术语。

（二）术语

乳腺凋亡（apoptosis-mammary gland）

【其他术语】　Programmed cell death。

【发病机制 / 细胞来源】　① 线粒体或内源性途径。② 死亡受体或外源性途径。③ 穿孔素 / 颗粒酶途径。

【诊断特征】　① 胞质浓染和胞核固缩。② 核碎裂。③ 后期出现胞膜破坏。④ 无炎症反应。⑤ 可见易染体巨噬细胞。

【鉴别诊断】　单个细胞坏死（single-cell necrosis）：单细胞坏死是急性细胞损伤的结果，其特征是细胞和核肿胀，核溶解或核碎裂，核固缩，细胞嗜酸性着色浅淡，细胞形态细节不清，细胞成分的缺失，细胞碎片和炎症反应。

【备注】　INHAND 凋亡 / 坏死工作组的出版物提供了对所涉及过程的全面描述和使用术语的指导[72]。概括为：① 坏死和凋亡可用于独立的诊断术语。② 使用修饰语描述坏死的范围（如灶性坏死、弥漫性坏死等）。③ 当无须区分细胞凋亡 / 单细胞坏死的过程、细胞死亡的性质不能确定或两者同时存在时，合并术语凋亡 / 单细胞坏死。④ 诊断主要根据 H&E 染色切片的形态学特征。必要时，还可使用其他的特殊方法来识别和标记细胞凋亡。

十、神经系统——脑、脊髓和周围神经

（一）引言

用于神经毒理学研究的种属基于大脑皮质亚区（大脑皮质、古皮质、新皮质）的明显程度表现出 3 种不同大脑结构的一般模式。啮齿动物和兔大脑特点是大脑表面无脑回，皮层较大。肉食动物（犬、猫）大脑的脑回和脑沟明显；与灵长类动物模型相比，大脑紧邻小脑，但不覆盖小脑。肉食动物的大脑皮层亚区没有灵长类动物复杂。肉食和啮齿动物大脑之间最显著的区别是肉食动物有发育良好的新皮质。而啮齿动物两者脊髓的一个显著区别是肉食动物的背索要大得多。脊髓运动束的位置和大小具有明显的种属差异：大鼠皮质脊髓束位于背索，而肉食动物和灵长类动物皮质脊髓束位于侧索；啮齿动物背索的感觉束比肉食动物更细。在脑干中，与啮齿动物相比，肉食和灵长类动物脑干的橄榄核比啮齿类更大，这

也反映了小脑半球的横向扩张更大。肉食和灵长类动物的内外侧丘系比啮齿类更大。啮齿类和灵长类动物小脑尾端表面的蚓部是直的，但肉食动物中由于其更长而扭曲成蛇形。纹状体在啮齿类中是一体的，但在肉食和灵长类动物中分为尾状核和豆状核。上述信息引自一篇综述[106]，要了解更多的详细信息可参阅该文。其他相关参考资料包括：*Fundamental Neuropathology for Pathologists and Toxicologists* 中大鼠、犬与猴的比较大脑图谱的第 3 章[107]。

The Beagle brain in stereotactic coordinates[108] 有助于了解犬的神经解剖学。

与啮齿动物相比，肉食动物的大脑体积较大，因此需要采用与其不同的取材和包埋方法；Bolon 等[109] 在 STP 中推荐的取材方案是取 7 个 / 块。

犬神经系统病变的命名与啮齿类最主要的不同之处在于肿瘤的分类，由于在一般毒性试验中使用的动物较年轻且繁殖和饲养条件良好，神经系统肿瘤的发病率非常低，故本文不涉及肿瘤。有关肿瘤和肿瘤样病变的详细描述，请参阅 *Tumors of Domestic Animals*[110] 和其他相关文献。

表 2.26 总结了毒性试验中观察到的犬显微镜下所见病变的推荐术语。

（二）术语

1. 脉络丛髓外造血（extramedullary hematopoiesis-choroid plexus）（图 2.50，图 2.51）

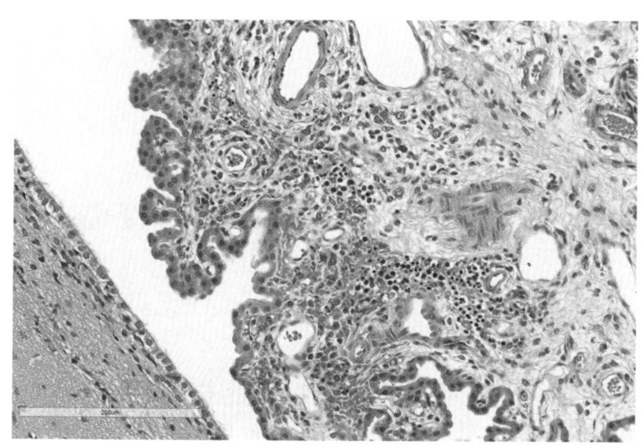

图 2.50

犬，脑，脉络丛髓外造血，H&E 染色，低倍镜

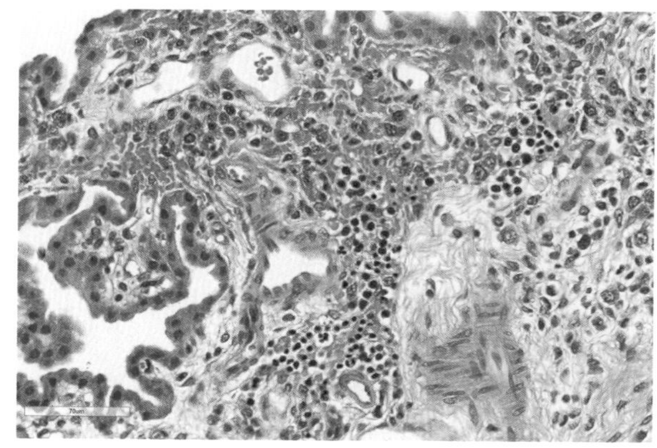

图 2.51

犬，脑，脉络丛髓外造血，H&E 染色，高倍镜

【其他术语】　Hematopoietic hyperplasia, myeloid hyperplasia, erythroid hyperplasia, megakaryocytic hyperplasia, hematopoietic cell proliferation, myeloid metaplasia。

【发病机制 / 细胞来源】　造血干细胞。

【诊断特征】　可来自 3 系（髓系、红系和巨核细胞系）的造血细胞。① 各系细胞所占比例不定。② 任何一系都可占主导地位。③ 各系通常由处于不同分化阶段的细胞组成。

【鉴别诊断】

1）造血系统肿瘤：髓系白血病（leukemia, myeloid）；红细胞白血病（leukemia, erythroid）；或巨核细胞白血病（leukemia, megakaryocytic）：① 肿瘤细胞都处于同一分化阶段，特别是在低分化的肿瘤中。② 其他器官常有同样的肿瘤细胞侵袭。③ 一些白血病表现为轻度组织侵袭，但白细胞计数高，血液中大量未成熟 / 原始细胞。④ 可见有丝分裂、细胞凋亡和坏死。

2）淋巴瘤（lymphoma）：细胞形态与髓系细胞、红系细胞或巨核细胞系不同。

3）单形核细胞浸润（infiltrate, mononuclear cell）：不伴任何组织反应的单形核细胞。

4）炎症（inflammation）：单形核细胞伴周围组织反应。

【备注】　在比格犬中，脉络丛的髓外造血（extramedullary hematopoiesis, EMH）是一个非常轻微的病变；19 ～ 56 周的雄性和 24 ～ 85 周的雌性发生比例分别为 35% 和 20%[111]。某些饲养的犬中可见发病率升高，不一定与病理状态有关。另有报道，在一只因癫痫发作而安乐死的犬中见髓外造血；未见其他显著的造血系统的改变或其他部位的髓外造血[112]。尽管如此，无证据表明髓外造血和癫痫存在联系。

表 2.26 犬神经系统的显微镜下所见病变：脑、脊髓和周围神经

脑、脊髓和周围神经	常见	不常见	未见但可能相关	不适用
非肿瘤性病变				
神经元胞体				
神经元数量减少		×		
尼氏体溶解		×		
神经元异位		×		
神经元坏死		×		
噬神经细胞现象		×		
脂褐素色素		×		
神经元空泡化		×		
轴突				
轴突萎缩		×		
轴突变性		×		
神经纤维变性	×			
轴突营养不良	×			
神经根神经病			×	
胶质细胞胞体				
Ⅱ型星形胶质细胞		×		
星形胶质细胞肿胀 / 空泡化		×		
星形胶质细胞肿胀		×		
星形胶质细胞增生		×		
未特定分类的胶质细胞增生		×		
小胶质细胞增生		×		
脂褐素色素		×		
卫星现象		×		
髓鞘				
施万细胞层状聚集		×		
脱髓鞘		×		
髓鞘内水肿		×		
脉络丛				
髓外造血[a]		×		
空泡化[b]		×		
血管				
动脉中膜或管壁坏死 / 炎症		×		
梗死		×		
血栓[b]		×		

（续表）

脑、脊髓和周围神经	常见	不常见	未见但可能相关	不适用
通用				
胆固醇结晶		×		
鳞状上皮囊肿		×		
脑室扩张[a]		×		
出血[b]		×		
脑积水		×		
脊髓积水		×		
炎症[b]		×		
浸润（添加相应的细胞类型）[b]		×		
矿化[b]	×			
脊髓空洞症		×		
脊髓空洞症 / 脊髓积水		×		
异位组织	×			
脑膜				
炎症[b]		×		
矿化[b]		×		
周围神经系统				
施万细胞层状聚集	×			
基质聚集		×		
神经节内神经元自噬		×		
动脉中膜或管壁坏死 / 炎症		×		
轴突萎缩		×		
神经元数量减少		×		
尼氏体溶解		×		
轴突变性		×		
神经纤维变性	×			
脱髓鞘		×		
轴突营养不良		×		
髓鞘内水肿[b]		×		
神经元异位		×		
炎症[b]		×		
浸润（添加相应的细胞类型）[b]		×		
神经元坏死		×		
噬神经细胞现象		×		
神经元空泡化[b]		×		
增生性（非肿瘤性）病变				
脑膜				

（续表）

脑、脊髓和周围神经	常见	不常见	未见但可能相关	不适用
颗粒细胞聚集			×	
脑膜血管瘤病[a]		×		
周围神经				
雷诺小体[a]	×			
其他细胞系				
脂肪瘤性错构瘤		×		

[a] 术语的诊断标准和（或）备注在正文中描述；[b] 病理学总论部分介绍的术语；[c] 参见“心血管系统”部分的说明。

2. 脑室扩张（dilatation, ventricle-brain）（图 2.52）

【其他术语】 Ventriculomegaly。

【发病机制 / 细胞来源】 未知。

【诊断特征】 ① 脑室增宽（双侧或单侧）。② 室管膜细胞、白质、胶质细胞和小胶质细胞无明显变化。③ 脑脊液循环正常。

【鉴别诊断】 脑积水（hydrocephalus）：脑积水的特点也有脑室的扩大；它是由于脑积液循环受阻所引起，并伴有脑退行性改变，包括白质萎缩和空洞形成。

【备注】 脑室扩张通常是在取材时做出的诊断。但需要对组织形态逻辑相关性进行确认。Vullo 等[113]报道了 17 例无症状脑室扩张的比格犬，并进行核磁共振成像和超微结构评估（正常室管膜细胞、白质和胶质细胞、小胶质细胞及正常脑脊液循环）。

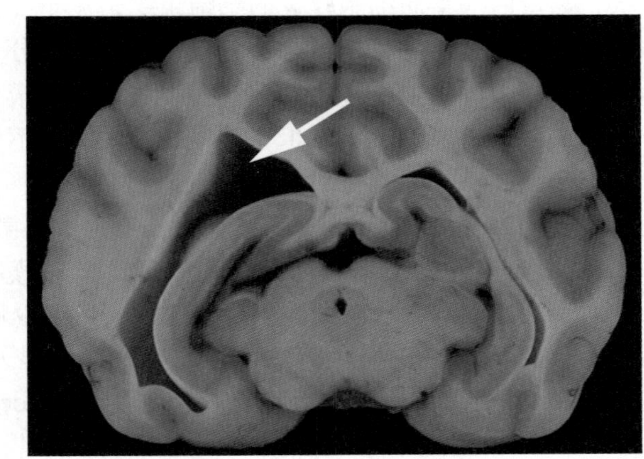

图 2.52

犬，脑，脑室扩张

3. 脑膜血管瘤病（meningioangiomatosis-meninges）（图 2.53）

【生物学行为】 脑膜血管瘤病是一种中枢神经系统的良性增生性病变，被认为是一种血管畸形或错构瘤（即由该部位固有细胞排列异常的良性肿块）而非肿瘤。

【其他术语】 不适用。

【发病机制】 可来自间叶，成纤维细胞分化或脑膜细胞分化的多能干细胞。

【诊断特征】 ① 肉眼可见幼犬脑干脑膜或颈段脊髓的脊膜斑块样增厚。② 其特征是血管和梭形脑脊膜上皮细胞局灶性增生，沿菲 - 罗（Virchow-Robin space）从脑膜延伸至邻近的脑实质。③ 细胞无异型性、多形性或有丝分裂。④ 脑脊膜上皮细胞（尤其是靠近血管的）波形蛋白（vimentin）阳性表达。⑤ 伴随特征为致密的胶质增生，稀疏的神经毡，分散的 Rosenthal 纤维（星形胶质细胞反应中出现的厚的、细长、明亮嗜酸性不规则结构），轻度的白质空泡化。

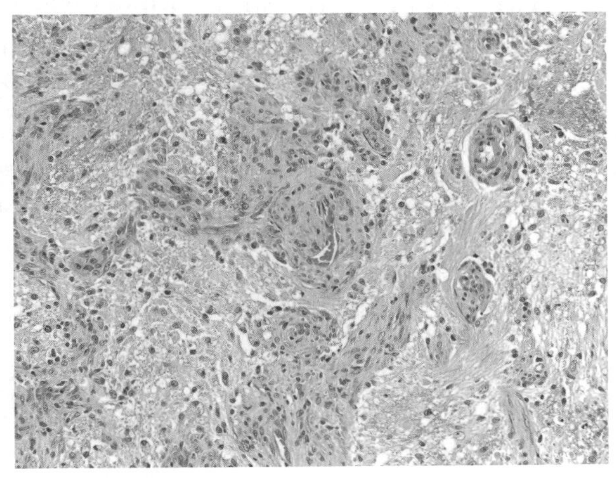

图 2.53

犬，脑，脑膜血管瘤病，H&E 染色

【备注】 脑膜血管瘤病在人类和动物包括幼犬的中枢神经系统中是一种罕见的良性增生性疾病。它常被认为是错构瘤：然而，脑膜血管瘤病是肿瘤、错构瘤还是发育缺陷仍存有争议[114]。患犬表现为共济失调，盘旋或旋转性眼球震颤、轻度四肢软弱、本体感觉障碍或肌肉萎缩[115, 116]。

4. 周围神经雷诺小体（Renaut bodies-peripheral nerve）（图 2.54）

【生物学行为】 神经内胶原的良性增生，形成边界清晰的椭圆形层状结构，内含强嗜酸性纤维核。

【其他术语】 不适用。

【组织发生】 间叶来源的神经胶原蛋白（Ⅰ、Ⅱ和Ⅵ型）和黏聚糖。

【发病机制】 神经（常为前后肢神经的远端）对于强加其上的机械应激所起的生理性适应反应。

【诊断特征】 ① 神经周围堆积细长疏松漩涡状、黏蛋白丰富而细胞较少的结缔组织，见于各种外周神经，尤其是坐骨神经远端分支，胫腓神经分支，在邻近内脏的植物神经中相对少见[117]。② 雷诺小体（Renaut bodies, RBs）发生在神经纤维内，但不引起轴突变性或反应性胶质增生 / 炎症或囊性包裹。③ 横切面直径 20 ～ 500 μm 不等，纵切面长度为数百微米。④ 横切面呈椭圆形，纵切面呈圆柱形，呈洋葱皮样排列。含松散的丝状束的同心片层结构，可见少量深染梭形核。

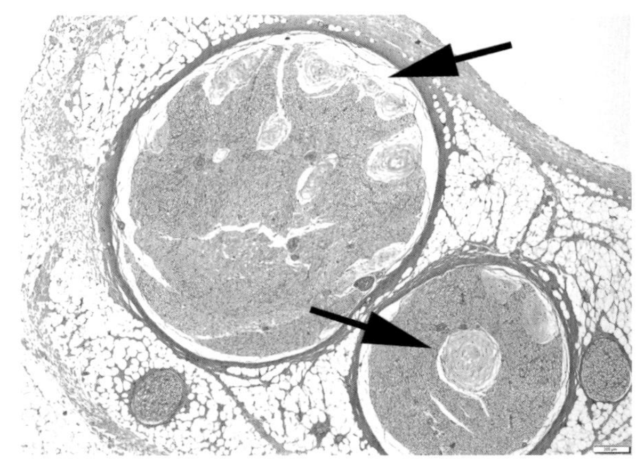

图 2.54

犬，周围神经，雷诺小体，H&E 染色

【特殊诊断技术】 ① 组织化学结果显示酸性阿尔辛蓝（acidic Alcian blue）、高莫瑞三色（Gomori’s trichrome）、伟郝夫 – 范吉逊（Verhoeff–van Gieson’s）染色呈阳性、过碘酸 – 希夫（periodic acid–Schiff）、刚果红（congo red）、牢克坚牢蓝（Luxol fast blue）/ 甲酚紫（cresyl violet）染色呈阴性。② 免疫组织化学结果显示波形蛋白和胶原蛋白（Ⅰ、Ⅱ和Ⅵ型）呈阳性，神经元特异性烯醇化酶、S–100、胶质纤维酸性蛋白、淀粉样蛋白 A、结蛋白、α 肌节蛋白、肌动蛋白、全细胞角蛋白、上皮膜抗原和血管性血友病因子呈阴性。③ 透射电子显微镜显示松散排列的圆环形排列的胶原纤维与不定量的无定形物质和细纤维物混合。成纤维细胞是雷诺小体的主要细胞。

【鉴别诊断】 神经鞘瘤（Schwannoma）、间叶肿瘤（mesenchymal neoplasia）。

【备注】 雷诺小体在人的慢性神经压迫部位中有报道[118]，在正常比格犬[117, 119, 120]和马[119, 121]中也有。在亚慢性和慢性研究中，雷诺小体的发病率可能会增加，在肥大性神经病中也有报道[120, 122]。雷诺小体可能起到缓冲邻近神经纤维免受机械损伤的作用[119]。已有实验证明，雷诺小体可由神经压迫所引起，机械性创伤是引起该变化的主要发病机制，但也可能涉及其他机制，因为内脏附近的自主神经不会受到很大的机械应力也可出现该病变[120, 123, 124]。雷诺小体的数量随着犬年龄的增长而增加，也可因供应商不同而异[117, 125, 126]。

十一、雌性生殖道——卵巢、输卵管、子宫、子宫颈和阴道

（一）引言

关于雌性生殖系统的介绍，请参阅啮齿动物出版物。本部分提供了犬雌性生殖道的推荐术语。通常使用的系统性非增生性病变术语，如出血、炎症或血栓，包含在独立的 INHAND 文章中，本部分包括与雌性生殖系统显著相关的部分。在毒性病理学研究所使用的犬包括雌性生殖系统在内的器官和组织中肿瘤很少见，因此本部分未涉及肿瘤。肿瘤性病变的命名及诊断标准请参见 WHO 的 *Histologic*

Classification Tumors of the Genital System of Domestic Animals[127]，以及 Meuten[1] 最近出版的 *Tumors of Domestic Animals* 及其他相关文献。

【解剖学和生理学】 犬雌性生殖道的解剖和组织学已有众多报道，故本部分不对其形态学及其生殖周期变化做详细描述。相关内容可参阅 Rehm[102]、Chandra 和 Adler[128] 等的综述。

简而言之，生殖周期由动情前期（持续 1 ～ 2 周）、动情期（持续 1 ～ 2 周）和动情间期（2 ～ 3 个月）组成。犬的动情后期非常短，通常与动情期无法区分 [102]。休情期是犬独有的。它是动情间期以后持续 3 ～ 5 个月的静止阶段 [102]。犬特有的生殖生理特性包括存在多卵卵泡、未成熟卵母细胞排卵及循环孕酮浓度特别高的围排卵期 [129–131]。

雌性犬的卵巢、子宫、子宫颈和阴道呈明显的周期性变化，详见表 2.27。为了便于参考，乳腺的周期变化也包括在内。

表 2.27 雌性生殖系统的正常周期性改变

周期的期	持续时间	卵巢	子宫	阴道	乳腺
未成熟	6 月龄左右的青春期	无黄体 卵泡生长期	萎缩	2 ～ 3 层细胞	无腺体结构
动情前期	7 ～ 9 d	中至大型卵泡	轻度水肿和淤血	增厚	不活跃的腺体 / 导管扩张
动情期 / 动情后期	9 ～ 10 d	大型卵泡 / 开始黄素化	水肿和腺体发育	上皮角化和黏膜下水肿	间质增生伴水肿
动情间期	60 ～ 90 d	大的成熟黄体 早期：明亮的嗜酸性； 后期：空泡化	两个区域：① 内部致密（空泡化细胞，表面折叠）；② 外部疏松（腺体扩张）	上皮厚度不等，+/– 白细胞（中性粒细胞）	分泌物（+++）
不动情期	4.5 ～ 5 个月	黄体退化，凋亡，色素沉积	萎缩	上皮 2 ～ 3 层细胞厚	不活跃残留

（二）术语

表 2.28 ～表 2.32 列出了一般毒理学试验使用的比格犬的非增生性和非肿瘤性增生性改变的推荐术语。术语改编自 goRENI.org 网站上列出的啮齿动物文稿。非肿瘤性改变的诊断标准仅在与小鼠和大鼠的诊断标准不同时给予描述。

表 2.28 犬雌性生殖系统的显微镜下所见病变：卵巢

卵巢	常见	不常见	未见但可能相关	不适用
先天性病变				
异位组织 [a]		×		
卵睾体		×		
非肿瘤性病变				
淀粉样物质		×		
血管扩张		×		
萎缩		×		
年龄相关性萎缩		×		
黄体萎缩		×		
卵巢囊囊肿		×		
上皮囊肿		×		
卵泡囊肿		×		

（续表）

卵巢	常见	不常见	未见但可能相关	不适用
黄体囊肿		×		
未特定分类囊肿		×		
卵巢冠囊肿		×		
卵巢网囊肿		×		
黄体数量减少 / 缺失		×		
卵泡数量减少 / 缺失		×		
黄体变性		×		
卵母细胞变性		×		
水肿[a]		×		
黄素化卵泡[b]	×			
多卵卵泡	×			
黄体肥大		×		
间质细胞肥大		×		
未成熟	×			
闭锁卵泡数量增加		×		
黄体增加数量		×		
浸润（添加相应的细胞类型）		×		
卵巢炎症		×		
矿化[a]	×			
色素[a]	×			
黄体空泡化[a]		×		
颗粒细胞空泡化[a]		×		
间质细胞空泡化[a]		×		
卵泡膜细胞空泡化[a]		×		
增生性（非肿瘤性）病变				
囊性 / 乳头状增生		×		
颗粒细胞增生		×		
间质细胞增生		×		
卵巢网增生		×		
支持细胞增生		×		
混合性性索间质增生		×		
卵巢系膜平滑肌增生		×		
卵泡膜细胞增生		×		
管状间质增生		×		
肿瘤性				
腺瘤[c]		×		

[a] 病理学总论部分中介绍的术语。[b] 犬排卵前卵泡可黄素化，如犬处于动情期后期，则不应诊断。[c] 术语的诊断标准和（或）备注在正文中描述。

表 2.29 犬雌性生殖系统的显微镜下所见病变：输卵管

输卵管	常见	不常见	未见但可能相关	不适用
非肿瘤性病变				
萎缩		×		
浸润（添加相应的细胞类型）[a]		×		
炎症[a]		×		
结节性峡部输卵管炎				×
增生性（非肿瘤性）病变				
上皮增生		×		

[a] 病理学总论部分中介绍的术语。

表 2.30 犬雌性生殖系统的显微镜下所见病变：子宫

子宫	常见	不常见	未见但可能相关	不适用
先天性病变				
中肾管残留		×		
非肿瘤性病变				
脓肿		×		
淀粉样物质		×		×
血管扩张		×		
节段性不发育		×		
凋亡[a]		×		
萎缩		×		
未特定分类囊肿		×		
蜕膜反应			×	
局灶性蜕膜化			×	
腺体囊性扩张	×			
宫腔扩张	×			
纤维化		×		
肉芽肿		×		
上皮肥大		×		
肌层肥厚		×		
发育不全		×		
浸润（添加相应的细胞类型）[a]	×			
炎症[a]		×		
子宫内膜炎症		×		
肌层炎症		×		
鳞状细胞化生		×		
坏死[a]		×		
色素[a]		×		

（续表）

子宫	常见	不常见	未见但可能相关	不适用
脱垂		×		
子宫积脓		×		
上皮空泡化[a]		×		
增生性（非肿瘤性）病变				
腺肌病		×		
血管瘤样增生		×		
子宫内膜间质增生		×		
子宫内膜弥漫性增生		×		
囊状腺样增生		×		
局灶性腺样增生		×		
颗粒细胞增生		×		
肌层增生		×		
节段性囊性增生[b]		×		
子宫内膜间质息肉[b]		×		

[a] 病理学总论部分介绍的术语。[b] 术语的诊断标准和（或）备注在正文中描述。

表 2.31 犬雌性生殖系统的显微镜下所见病变：子宫颈

子宫颈	常见	不常见	未见但可能相关	不适用
先天性病变				
中肾管残留		×		
非肿瘤性病变				
颗粒细胞聚集				×
上皮萎缩		×		
未特定分类的囊肿		×		
上皮变性		×		
糜烂 / 溃疡		×		
浸润（添加相应的细胞类型）[a]	×			
炎症[a]		×		
角化增加		×		
黏液化增加		×		
上皮坏死[a]		×		
脱垂		×		
上皮空泡化[a]		×		
增生性（非肿瘤性）病变				
子宫腺肌病[b]		×		
腺病		×		
上皮增生		×		

（续表）

子宫颈	常见	不常见	未见但可能相关	不适用
颗粒细胞增生				×
基质增生		×		
基质肥大		×		

[a] 病理学总论 / 系统病理学部分介绍的术语。[b] 描述和诊断标准参阅子宫（啮齿动物）的诊断。

表 2.32 犬雌性生殖系统的显微镜下所见病变：阴道

阴道	常见	不常见	未见但可能相关	不适用
先天性病变				
阴道闭锁			×	
前列腺原基			×	
中肾管残留 [a]		×		
非肿瘤性病变				
颗粒细胞聚集				×
上皮萎缩		×		
未特定分类的囊肿		×		
上皮变性		×		
糜烂 / 溃疡		×		
浸润（添加相应的细胞类型）[a]	×			
炎症 [a]		×		
角化增加		×		
黏液化增加				×
上皮坏死		×		
脱垂		×		
上皮空泡化 [a]		×[a]		
增生性（非肿瘤性）病变				
腺病		×		
上皮增生		×		
颗粒细胞增生				×
基质增生		×		
基质肥大		×		

[a] 病理学总论部分介绍的术语。

1. 卵巢

（1）卵巢腺瘤（adenoma-ovary）

【备注】 是犬卵巢罕见的良性肿瘤，在毒性病理学试验的比格犬中可见。啮齿动物 INHAND 雌性生殖系统中包括卵巢的管状腺瘤和囊腺瘤 [132]。对于犬的此病变及其他肿瘤性发现的诊断标准参见由美军病理学研究所与美国病理学登记处和 WHO 联合出版的 *International Histological Classification of*

Tumors of Domestic Animals 中的生殖系统 [127]，著作 *Tumors of Domestic Animals* [133] 和文献中关于生殖系统肿瘤的部分。

2. 输卵管、子宫、子宫颈和阴道

（1）子宫节段性囊性增生（hyperplasia, segmental cystic–uterus）（图 2.55 ～图 2.58）

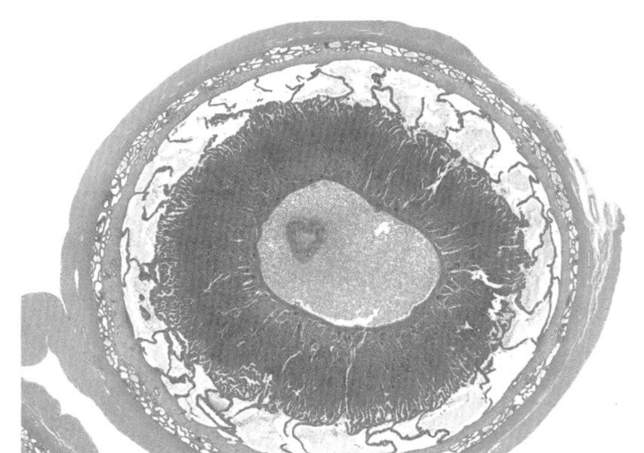

图 2.55

犬，子宫，节段性囊性增生，H&E 染色，低倍镜

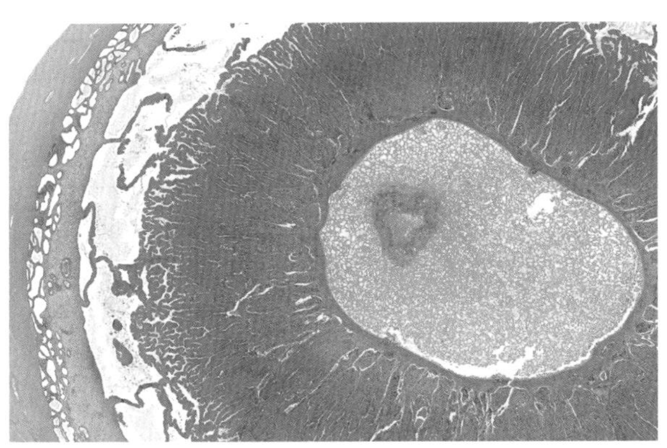

图 2.56

犬，子宫，节段性囊性增生，H&E 染色，低倍镜

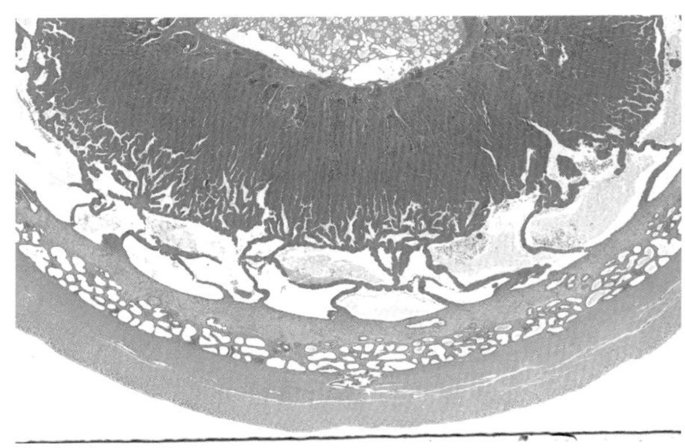

图 2.57

犬，子宫，节段性囊性增生，H&E 染色，高倍镜

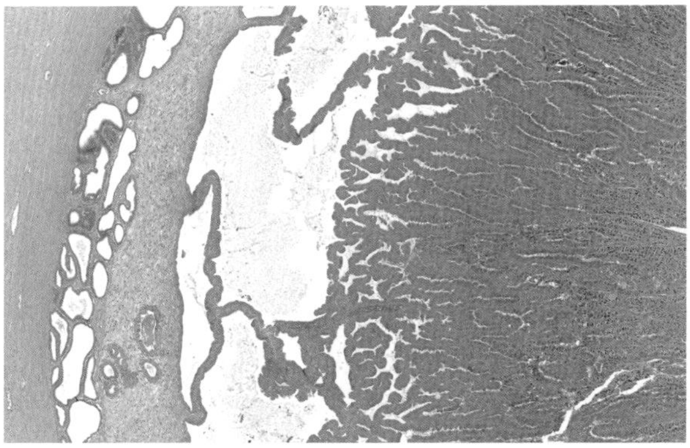

图 2.58

犬，子宫，节段性囊性增生，H&E 染色，高倍镜

【其他术语】 Pseudoplacentational endometrial hyperplasia, PEH。

【发病机制 / 细胞来源】 受孕激素刺激影响的子宫内膜腺体和间质。

【诊断特征】 ① 子宫内膜的局灶性增生。② 基部宽大的息肉样肿块，延伸至管腔或突出组织呈连续带状。③ 子宫内膜的囊性上皮增生分为 2 层。④ 表层子宫内膜被增生的柱状上皮取代，柱状上皮有淡粉色的分泌性胞质。⑤ 深层子宫内膜有扩张的基底腺。⑥ 腔面坏死，腔内常见坏死碎片。

【鉴别诊断】 子宫内膜间质息肉（endometrial stroma polyp）：有蒂，由扩张的腺体和大量结缔组织间质组成。

【备注】 节段性囊性子宫内膜增生或假胎盘性子宫内膜增生（pseudoplacentational endometrial hyperplasia, PEH）偶见；与子宫积脓有关。可由黄体期子宫腔内的各种无菌物质 [134, 135] 和宫内大肠杆菌悬液引起 [136]。卵巢包含明显且持久的黄体。文献中有时使用的蜕膜瘤一词 [137] 由于它不是描述性的也不能反映发病机制因此不推荐使用 [138]。同样也不建议使用假孕这个词，仅限于临床使用。

（2）子宫内膜间质息肉（polyp, endometrial stroma–uterus）

【其他术语】 Endometrial polyp。

【发病机制 / 细胞来源】 腺体和间质成分的增生。

【诊断特征】 ① 单个或多个无柄或带蒂肿块伸入子宫腔。② 增生间质内的子宫腺体扩张。③ 带蒂息肉可突入子宫颈和阴道。

【鉴别诊断】 节段性囊性增生（segmental cystic hyperplasia）：息肉除扩张的腺体外，还包含大量结缔组织基质，并带蒂。

【备注】 子宫内膜间质息肉，在啮齿动物被认为是良性肿瘤（见啮齿动物出版物或 goRENI 网站）。在犬中被视作一种自发性改变，即自然性增生而非肿瘤，其他家畜亦如此。

十二、雄性生殖系统——睾丸、输出小管、附睾和前列腺

（一）引言

推荐用于记录犬雄性生殖道显微镜下病变的标准化术语是基于先前出版的大鼠和小鼠雄性生殖系统 INHAND 项目术语[139]。

雄性犬的生殖道解剖和组织结构与啮齿动物在几个方面存在差异。啮齿动物可自动将睾丸收回腹股沟内，犬则不能。如果在大约 6 周龄时睾丸还未从腹股沟或腹腔降入阴囊，可诊断为隐睾[140]。啮齿动物由多条输出小管汇集成一条共同导管，注入附睾头部，与啮齿动物的漏斗状形式不同，犬有多条平行的短输出小管，分别注入头部[141]。犬的输出小管有先天性的盲端，因此在附睾头部附近易发精子肉芽肿（通过精子淤滞）[142]。前列腺是雄犬唯一的副性腺。犬阴茎的解剖构成包括阴茎（位于尿道背侧）和阴茎球（勃起组织），在交配时前者有助于交配，后者有助于锁定（连接）。

【雄性犬的性成熟】 使用未性成熟或青春期的动物做实验，对于检测成年生殖组织的潜在药物相关影响不敏感。常规毒性研究开始时，可能使用年龄 5 ～ 6 月龄的犬，但其性成熟发生于 7 ～ 12 个月龄且随动物来源而异[140, 143]。故该年龄低段的雄性犬其生殖道可能正处于性成熟过程中，特别是短期的非临床研究（短于 13 周）。因此，在一些非临床研究中，犬的生殖道可能尚未成熟。与出生后不久就开始生成精子的大鼠不同，犬出生后有约 5 个月的休眠期才开始生成精子[140]。至 6 月龄时，犬的支持细胞开始产生液体，使管腔张开并可在生精上皮内形成空泡[140]。6 ～ 7 月龄时精母细胞明显，6 ～ 8 月龄时精子细胞明显，7 ～ 10 月龄时精子脱落[140]。早期精子发生效率不高，因此在附睾内常出现脱落和变性的生殖细胞、含有细胞碎片的多核巨细胞[144]。由于每个生精小管精子发生的速度不同，上述现象在睾丸中也不一致[144]。而在啮齿动物的睾丸中则精子生成的速度完全一致[140]。

与啮齿动物相比，进行非临床研究的犬的成熟率并不相同[140]。尽管处于相似的年龄范围，试验中会出现有的犬睾丸已经成熟，附睾管充满精子，有的犬生殖道尚未成熟或生精小管还处于围青春期，缺乏生精细胞和（或）变性，附睾缺乏精子的情况[140]。因此，试验中的犬在显微镜下表现不同，这归因于其个体性成熟速率的差异而不是由药物所引起。区分是由未成熟或围青春期引起的，还是由实验处理引起的显微差异很重要。如果很难或无法区分生殖细胞变性是与性成熟还是与药物处理相关，病理报告应进行说明。

对性成熟进行记录有助于解释试验发现。STP 科学和监管政策委员会的工作组的一项调查表明，病理学家更喜欢“未成熟”和“成熟”这两个术语，也使用“围青春期”这一术语。然而，一些机构可能只记录未成熟，因为默认为成熟。犬 INHAND 项目工作组建议，对于非临床试验，性成熟时应将性成熟状态记录为“成熟”，当尚未达到性成熟时应将其记录为“未成熟”或“围青春期”。这些术语更准确地反映了与未发育雄性生殖道相关改变的性质，并将有助于更好地区分实验处理与性成熟相关的发现。即使不是完全不可评价，评估从处理相关的改变到精子发生，对于围青春期的睾丸都充满了挑战。在记录成熟状态时，病理学家应明确指出是性成熟，以避免与骨骼成熟混淆。在试验数据的哪里记录性成熟的状态应由机构自行决定。INHAND 项目组建议按照 STP 工作组所推荐的那样将性成熟记录为“未

成熟”“围青春期”“成熟”，或当性成熟无法确定时，在“汇总组织表”下记录为“不确定”。如果没有汇总组织表，则记录在睾丸。

在评估成熟状态时意识到犬雄性生殖道并非同步成熟很重要，睾丸、附睾和前列腺的成熟速度不同。前列腺的成熟可能比睾丸的成熟滞后，反之亦然。睾丸和前列腺间成熟状态的差异归因于雄激素受体表达的差异[140]。病理学家常通过精子发生（即存在长形精子细胞）和附睾尾部含有精子来确定睾丸的成熟[144, 145]。未成熟的前列腺腺泡具有狭窄的、未发育的腔，内衬立方形或扁平状嗜碱性上皮，核质比高[49, 143]。未成熟前列腺中结缔组织的比例相对高于成熟前列腺[143]。成熟的前列腺可有宽大间质中片状分布不成熟的小腺泡和较少间质中分布成熟的腺体。成熟的前列腺腺体扩张，内衬丰富嗜酸性胞质的柱状细胞形成上皮褶皱，并有很少的间质[143]。常无腔内嗜酸性分泌物。

【雄性犬性成熟的 3 个不同阶段的简要定义】

1）未成熟期：未成熟动物的睾丸、附睾和前列腺尚未发育。未成熟睾丸生精小管内缺乏精子。从出生至大约 5 月龄，未成熟的生精小管呈收缩状态并仅由支持细胞和位于管中央的生殖细胞组成[144, 146]；随后，未发育的生精小管仅由支持细胞和位于基底排列的精原细胞构成[144]；可有少量的精母细胞，无精子细胞和精子；没有或极少脱落的生殖细胞碎片和多核细胞。未成熟附睾的附睾管尚未发育呈收缩状，由单层低柱状上皮组成[49, 144, 146]，腔内无成熟精子但可有少量的生殖细胞碎片。未成熟的前列腺很小，腺体尚未发育。

2）围青春期：围青春期动物的生精小管处于不同的发育阶段，或可能睾丸已发育但前列腺尚未发育。生精小管管腔部分扩张，由于支持细胞开始产生液体生精上皮内可能存在空泡[140, 144]。生精小管上皮可从仅具有少量的生殖细胞到完全由生殖细胞填充。一些生精小管的生殖细胞已发育成成熟的精子细胞。在精子发生的早期常见变性的生殖细胞或多核巨细胞[144]。在睾丸网或其附近可有精子淤滞。收缩或部分扩张的附睾管可含有增加的脱落变性的生殖细胞，表现为管腔内细胞碎片[144]。附睾头部或附睾体中可能存在少量精子，但附睾尾部往往缺乏精子。前列腺的成熟可能与睾丸的成熟状态不同，因为前列腺的成熟与睾丸发育不同步。如果睾丸已成熟但前列腺仍未发育，则该犬应被视为处于围青春期。

3）成熟：成熟动物的睾丸和前列腺已发育。成熟的睾丸具有发育成熟的生精小管，在整张切片中都存在所有 4 代生殖细胞（精原细胞、精母细胞、圆形精子细胞和长形精子细胞）和成熟的精子细胞。存在残余体表明近期有成熟精子细胞释放[140]。睾丸中变性的生殖细胞和多核巨细胞比围青春期少[144]。丰富的精子使附睾体部和尾部的管腔扩张[144]。可有少量脱落的生殖细胞。前列腺的成熟程度可不同，但在性成熟的动物中前列腺应已完全发育。相比之下，睾丸发育但前列腺尚未发育的动物被认为处于围青春期。

【犬雄性生殖系统的形态学评价】 在常规的非临床毒性试验中，外生殖器（阴茎、包皮和阴囊）、精索（输精管、精索静脉丛、提睾肌）和输出小管通常不进行显微检查。在非临床毒性试验中常规评估的雄性生殖器官是睾丸、附睾和前列腺。睾丸的组织切片应包括白膜、实质（生精小管和间质）和睾丸网。附睾的组织切片应包括头、体和尾部。附睾的显微检查结果的记录应包括描述位置，如头部或尾部。因为犬的输出小管位于附睾头部，所以附睾首选纵向取材可增加输出小管的检出率[140]。病理学家应注意到输出小管埋在犬的附睾起始段 / 头部内，不要将这些正常结构误诊断为附睾变性或上皮增生。对于特定研究可对其他的生殖组织进行检查，但在常规毒性试验中已足够评估雄性生殖道，无须增加。

（二）睾丸

犬的生精小管由结缔组织分隔成小叶，末端注入纤维纵隔内的中央睾丸网[140]。这种组织学结构影响了犬睾丸受损时的形态学表现。例如，一个生精小管受累损伤仅见于一个单独的小叶内。相比之下大鼠没有小叶排列结构，因此一个生精小管的形态改变可能蔓延至整个睾丸[140]。生精小管和（或）阶段特异性的显微发现应包括修饰语，如细胞类型（如支持细胞、生殖细胞、精原细胞、精母细胞、圆形精子细胞或长形精子细胞）。犬睾丸的显微镜下评价应注意到生精阶段[147, 148]。然而，由于下列原因，对于犬精准的生精阶段评估很有挑战[140]：① 生殖细胞各层间的关联性不如大鼠同步。② 精子形成（成熟精子细胞的释放）可能发生在 2 个阶段。③ 长形精子细胞头部的轮廓可能会因截面的不同而不同。④ 直至精子形成顶体才呈 PAS 染色阳性[149]。⑤ 与大鼠相比，犬有更高的自发性表现（如精子发生低下、精母细胞肿胀、多核巨细胞或与围青春期发育相关的变化）。犬睾丸中观察到的显微镜下所见的推荐术语见表 2.33。

表 2.33 犬雄性生殖系统的显微镜下所见病变：睾丸

睾丸	常见	不常见	未见但可能相关	不适用
先天性病变				
不发育[a]		×		
隐睾		×		
发育不全[a]		×		
生精小管发育不全[b]	×			
非肿瘤性病变				
淀粉样物质[a]			×	
血管扩张		×		
间质细胞萎缩		×		
生精小管萎缩		×		
生殖细胞变性	×			
生精小管变性[c]		×		
生精小管变性 / 萎缩		×		
生精细胞耗减[c]		×		
睾丸网扩张		×		
生精小管扩张		×		
水肿[a]		×		
生精细胞脱落		×		
纤维化[a]		×		
精子生成低下[b]	×			
浸润（添加相应的细胞类型）[a]	×			
炎症[a]		×		
矿化[a]		×		
多核巨细胞	×			
间质细胞坏死		×		
睾丸坏死		×		
生精小管坏死		×		
血管 / 血管周围坏死 / 炎症[d]		×		
色素[a]		×		
非典型残余体		×		
精子肉芽肿		×		
精子淤滞		×		

（续表）

睾丸	常见	不常见	未见但可能相关	不适用
精子细胞滞留		×		
精液囊肿		×		
精母细胞肿胀[b]	×			
间质细胞空泡化		×		
巨噬细胞空泡化		×		
生精小管空泡化		×		
增生性（非肿瘤性）病变				
间质细胞增生		×		
间皮增生		×		
睾丸网增生		×		

[a]病理学总论部分介绍的术语。[b]术语的诊断标准或【备注】在正文中描述。[c]诱发性改变更常见。[d]心血管部分介绍术语。

1. 睾丸生精小管发育不全（hypoplasia, tubule-testis）（图 2.59，图 2.60）

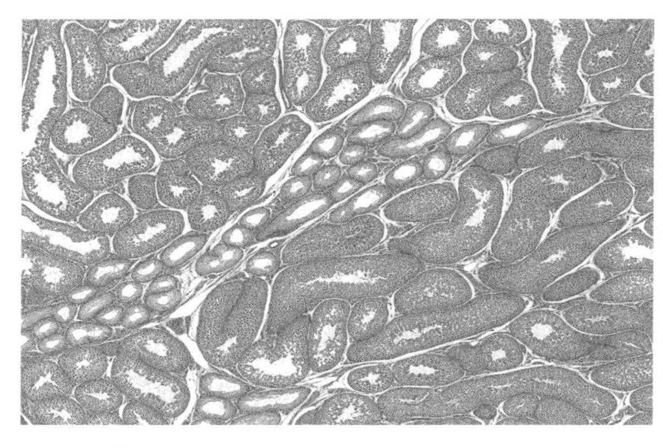

图 2.59

犬，睾丸，生精小管发育不全，H&E 染色，低倍镜

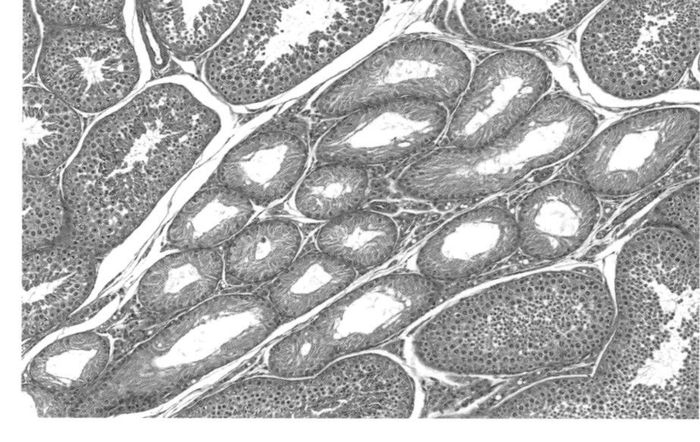

图 2.60

犬，睾丸，生精小管发育不全，H&E 染色，高倍镜

【其他术语】 Atrophy/hypoplasia, focal hypoplasia, focal subcapsular tubular atrophy or hypoplasia, segmental hypoplasia, Sertoli cell only tubules。

【修饰语】 节段性。

【发病机制】 小叶性分布表明该组管状结构属于一个单个卷曲的生精小管，无生精细胞，因此发育不全。

【诊断特征】 ① 叶状分布，常呈楔形位于被膜下。② 受累的生精小管数量不等，一般呈三角形簇（段）状形态。③ 受累的小管完全缺乏生精细胞，仅内衬支持细胞。④ 小管直径比正常小管小。⑤ 管腔是空的。⑥ 受累小管邻近可以是正常小管。⑦ 单侧，也可为双侧。

【鉴别诊断】 ① 生精小管萎缩（atrophy, tubule）：生精小管持续永久性丧失生精细胞（萎缩）可能导致小管中仅有支持细胞。基底膜增厚可能为一特征。②（直精小管）移行区［transitional areas (tubuli recti)］：在生精小管和睾丸网之间的移行区生精细胞减少或缺失。这些区域是正常的解剖结构，无须诊断。③ 精子发生低下（hypospermatogenesis）：一个或多个生精细胞层的完全或部分丧失，往往在整个睾丸呈斑片状分布。

【备注】 犬中仅由支持细胞被覆的小管是因整个小管或部分小管节段性发育不全而致，可能在睾丸发育期间从未被生精细胞填充。小叶状分布被认为是受累小管属于单个卷曲的生精小管的证据[144]。一些作者使用或建议使用描述性的术语，如“仅含支持细胞的小管”，该发现可能与灶性小管萎缩相混淆[49, 151]。然而，该改变在小于 1 岁龄的犬中高发，表明用术语“小管发育不全”合适。小管发育不全可见于任何年龄的犬。病因可能是由于生精细胞向受累节段的迁移减少。

2. 睾丸精子生成低下（hypospermatogenesis-testis）（图 2.61，图 2.62）

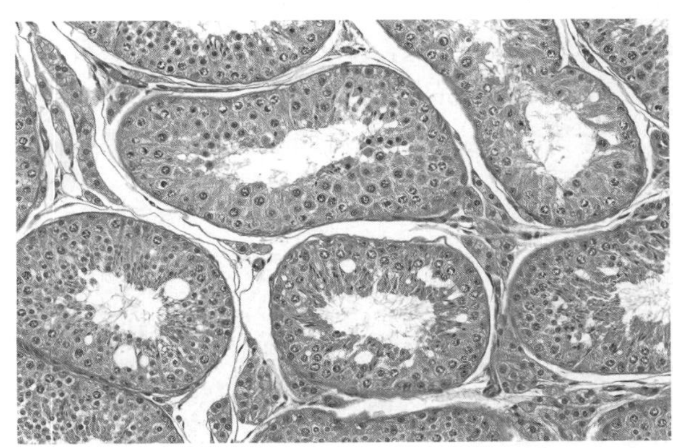

图 2.61

犬，睾丸，精子发生低下，H&E 染色，低倍镜

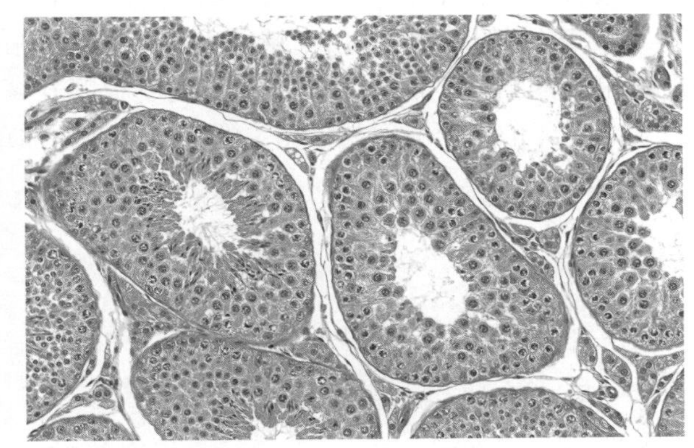

图 2.62

犬，睾丸，精子发生低下，H&E 染色，高倍镜

【其他术语】 Segmental hypospermatogenesis。

【修饰语】 节段性。

【发病机制】 精子生成低下是由于某一节段的生精小管精子生成的暂时性失败 / 低效率，导致多代生精细胞缺失。

【诊断特征】 ① 受累的小管（节段）随机分布于整个睾丸（可能影响几个、许多或大部分的小管）。② 受累小管完全或部分缺乏精母细胞、圆形精子细胞和（或）细长精子细胞。③ 当仅影响部分特定的生精细胞时，受累的小管节段可能缺少长形精子细胞下层的圆形精子细胞和（或）粗线期精母细胞。④ 管径可能变小。⑤ 受累的小管支持细胞明显或管腔含有少量碎片、多核巨细胞和（或）肿胀的精母细胞。⑥ 单侧或双侧。

【鉴别诊断】 ① 未成熟（immature）：精子生成低下时可见长形精子细胞，可与未成熟的精子细胞进行区分。② 围青春期（peripubertal）：生精小管从只有少量的生殖细胞到完全充满含已发育成熟精子细胞的生殖细胞。变性的生殖细胞或多核巨细胞常见。③（直精小管）移行区［transitional areas (tubuli recti)］：生精小管和睾丸网之间的移行区生殖细胞减少或缺失[150]。该区域是正常的解剖结构，非临床毒理学试验中不应记录为病变。④ 生精小管发育不全（hypoplasia, tubule）：不等量的生精小管形成的三角形簇状（节段）结构，完全无生殖细胞仅内衬支持细胞。⑤ 生精小管萎缩（atrophy, tubule）：生殖细胞的永久性丧失（萎缩）可能导致小管中仅有支持细胞。基底膜增厚可能是一个特征。⑥ 生精小管变性 / 萎缩（degeneration/atrophy）：一些生精小管的生殖细胞变性，其他小管的生殖细胞部分或完全丧失，可能导致小管仅内衬支持细胞。⑦ 生精小管变性（degeneration, tubule）：生精小管生殖细胞变性，不限于特定的生殖细胞类型或阶段。⑧ 生殖细胞变性（degeneration, germ cell）：细胞类型特异性或阶段特异性生殖细胞死亡，表现为胞质嗜酸性增强、染色质浓缩 / 边集和（或）核碎裂[139]。⑨ 生殖细胞耗减（depletion, germ cell）：一层或多层生殖细胞以特定和（或）弥漫的形式部分或完全丧失[139]。典型的与处理相关的耗减是某代生殖细胞均匀弥漫性的变化。

【备注】 对于大多数睾丸而言，少量生精小管的节段性精子发生低下很常见。该改变的严重程度变异大，在某些动物中可见重度或严重病变[144, 150, 151]。据报道，单个睾丸受累生精小管的范围可从 $<$ 10% 到 $>$ 75%[144]。当病变严重时，睾丸的大小和（或）重量可能会降低，附睾中的精子数量也可能会减少[150]。区分精子发生低下是由于围青春期的睾丸还是生精小管的变性 / 萎缩或是生殖细胞的耗减很有挑战。生殖细胞耗减与精子发生低下常有重叠。由外源性药物或辐射引起的生殖细胞耗减范围更广，呈弥漫性分布，受累的细胞类型也较一致。此外，病变范围往往与处理周期的长短相关。相反，精子发生低下在整个睾丸的分布更为随机，常累及不同阶段的生殖细胞，严重程度和（或）受累细胞类型可能与处理周期不相关。据报道精子发生低下在较年轻的正常比格犬中发生率较高[151]；然而，不同类型的生殖细胞的缺乏是青春期的一个特征，当诊断精子发生低下时应有明确的成熟证据（如成熟精子，残余小体，附睾尾部的扩张）。由于精子生成低下是生精活动的暂时效率降低，变性 / 多核巨细胞不常见[140]。处理后出现的精子生成低下发生率和病变程度升高可能是由于供试品相关的生殖细胞耗减引起的。因此，睾丸的评价必须考虑剂量相关的上述改变的加重，了解受试部位的历史对照数据也很重要。

3. 睾丸精母细胞肿胀（swollen spermatocytes-testis）（图 2.63，图 2.64）

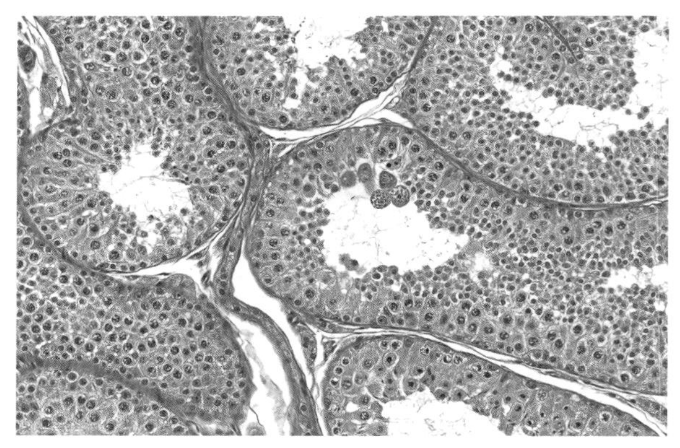

图 2.63

犬，睾丸，精母细胞肿胀，H&E 染色，低倍镜

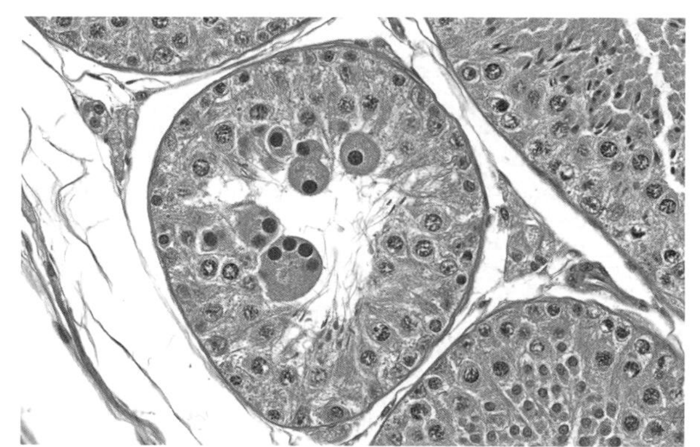

图 2.64

犬，睾丸，精母细胞肿胀，H&E 染色，高倍镜

【其他术语】 Enlarged spermatocytes。

【发病机制】 肿胀的精母细胞被认为是单个生精细胞停滞在减数分裂期。它们可能是未能进行第二次减数分裂的次级精母细胞。这些肿胀的精母细胞常被隔离在正常发育的生殖上皮内。

【诊断特征】 ① 细胞质丰富淡染，核偏位。② 由于染色质浓缩而导致核深染（固缩）。③ 常是单个核，也可见双核。④ 受累的精母细胞可为单个细胞或在部分生精小管中形成散在聚集，周围被正常的圆形精子细胞包绕。⑤ 每个睾丸中可累及数个生精小管。⑥ 常为双侧。

【鉴别诊断】 ① 多核巨细胞（multinucleated giant cell）：多核巨细胞由位于生精小管上皮或其管腔内的生精细胞（通常为圆形精子细胞）形成[139]。② 生殖细胞变性（degeneration, germ cell）：特异性细胞类型或阶段局限性的生精细胞死亡，表现为胞质嗜酸性增强、染色质浓缩 / 边集或核碎裂[139]。

【备注】 精母细胞肿胀是一种常见的偶发改变，据报道，6 ～ 36 月龄的正常比格犬中其发病率可高达 93%[151]。病变严重程度常较低，每个睾丸可累及数个生精小管。肿胀的精母细胞可能是次级精母细胞未进行第二次减数分裂而存在于其后期的阶段中[140]。不严重的精母细胞肿胀通常不诊断。尽管如此，当该改变为一个明显特征时，有必要诊断精母细胞肿胀。

（三）输出管（输出小管和附睾）

在犬的附睾头和附睾体近端通常见不到精子，只有当其在附睾体和尾部更加浓缩时，精子才会明显可见[144]。这是犬的正常特征，不应记录。附睾的任何区域都可能存在一个或多个核内嗜酸性包涵体，但头部最常见[152, 153]。在超微结构上，这些包涵体与次级溶酶体相似，其意义尚不清楚[152, 153]。

表2.34总结了在非临床毒理学试验中使用的比格犬中观察到的输出小管和附睾的组织病理学病变。

表 2.34 犬雄性生殖系统的显微镜下所见病变：输出小管和附睾

输出小管和附睾	常见	不常见	未见但可能相关	不适用
先天性病变				
不发育		×		
发育不全[a]		×		
非肿瘤性病变				
腺病		×		
淀粉样物质[a]			×	
输出小管萎缩		×		
腔内细胞碎片		×		
筛状改变	×			
上皮变性		×		
输出小管扩张		×		
水肿[a]		×		
浸润（添加相应的细胞类型）[a]	×			
炎症[a]		×		
核巨大		×		
鳞状细胞化生		×		
血管 / 血管周围坏死 / 炎症[d]		×		
单个细胞坏死[a]				
精子肉芽肿		×		
精子淤滞		×		
腔内精子减少[b]		×		
精液囊肿		×		
上皮空泡化	×			
增生性（非肿瘤性）病变				
腺肌病[c]		×		
上皮增生[c]		×		

[a] 系统病理学部分介绍的术语。[b] 诱发性改变更常见。[c] 术语的诊断标准和（或）备注在正文中描述。[d] 心血管系统部分所述术语。

1. 输出小管和附睾腺肌病（adenomyosis-efferent ducts and epididymis）

【其他术语】 Diverticulum, epithelial。

【发病机制】 来源不明。

【诊断特征】 ① 导管上皮憩室穿透平滑肌层进入周围结缔组织。② 上皮憩室腔内可有受阻的精子。③ 管腔内受阻的精子可继发精子肉芽肿。

【鉴别诊断】 不适用。

【备注】 输出小管、附睾或输精管中的腺肌病是由于憩室延伸穿过支撑导管的平滑肌壁所致[154, 155]。腺肌病不应与上皮内腔混淆，也与啮齿动物的腺病不同，导管间有微腔的上皮细胞群。犬的上皮憩室可能含有受阻的精子，这些精子在与附睾头部附近的输出小管盲端无关的位置可以形成精子肉芽肿[154]。

腺肌病的发生与雌激素与有关[155]。

2. 输出小管和附睾上皮增生（hyperplasia, epithelium-efferent ducts and epididymis）

【其他术语】 不适用。

【发病机制】 来源不明。

【诊断特征】 附睾被覆上皮细胞的增殖。

【鉴别诊断】 筛状改变（cribriform change）：附睾的筛状改变比上皮增生更常见。筛状改变归因于附睾管塌陷[140]伴皱褶，可形成 50 ～ 200 μm 的上皮内空腔（假腺样囊肿），被覆部分受压的上皮[151]。假腺性空腔可含有嗜酸性物质。筛状改变被描述为犬在附睾体和附睾尾交界处的背景性发现[144]。筛状皱褶也可发生于附睾头部，与输出小管阻塞有关[140]。有时筛状改变被认为是增生性病变[140]。

【备注】 据报道 2 岁龄以上的比格犬可见附睾上皮增生，7 岁龄以上则最为常见[156]。因此，毒理学试验中普遍使用的犬不太可能见到自发的附睾上皮增生。筛状改变是一种比真正的附睾上皮增生更容易观察到的改变。

（四）附属性腺（前列腺）

表 2.35 总结了在非临床毒理学试验中使用的比格犬前列腺中观察到的组织病理学损伤。

表 2.35 犬雄性生殖系统的显微镜下所见病变：前列腺

前列腺	常见	不常见	未见但可能相关	不适用
先天性病变				
不发育		×		
发育不全[a]		×		
非肿瘤性病变				
淀粉样物质			×	
血管扩张		×		
萎缩		×	×	
淀粉样小体		×		
囊性扩张[b]	×			
腺泡 / 囊泡扩张			×	
间质纤维化[a]		×		
浸润（添加相应的细胞类型）[a]	×			
炎症[a]		×		
鳞状细胞化生[b]		×		
坏死[a]		×		
血管 / 血管周围坏死 / 炎症[c]		×		
单个细胞坏死[a]		×		
上皮空泡化[a]		×		
增生性（非肿瘤性）病变				
不典型增生		×		
上皮增生[b]		×		
功能性增生[d]			×	

（续表）

前列腺	常见	不常见	未见但可能相关	不适用
反应性增生		×		
间叶增生性病变				×

[a] 系统病理学部分讨论术语。[b] 术语的诊断标准和（或）备注在正文中描述。[c] 心血管系统部分所述术语。[d] 非首选术语，请参阅上皮增生的备注。

1. 前列腺囊性扩张（dilatation, cystic-prostate）（图 2.65）

【其他术语】 Dilatation, cystic acinar; dilatation, acinar/vesicle (not recommended, see comment)。

【发病机制】 来源不明。

【诊断特征】 ① 局灶性或小叶性“囊状”腺泡。② 腺泡被覆矮立方形“萎缩的”上皮或柱状分泌性上皮。

【鉴别诊断】 无。

【备注】 首选的术语是“囊性扩张”而不是“腺泡 / 囊泡扩张”，后者是啮齿动物的推荐术语。犬与啮齿动物不同，犬只有前列腺，没有精囊腺。腺泡扩张很常见，通常认为是正常的，无须诊断。犬前列腺腺泡灶性囊性扩张常见[144]，当观察到时应考虑使用修饰语“囊性”。

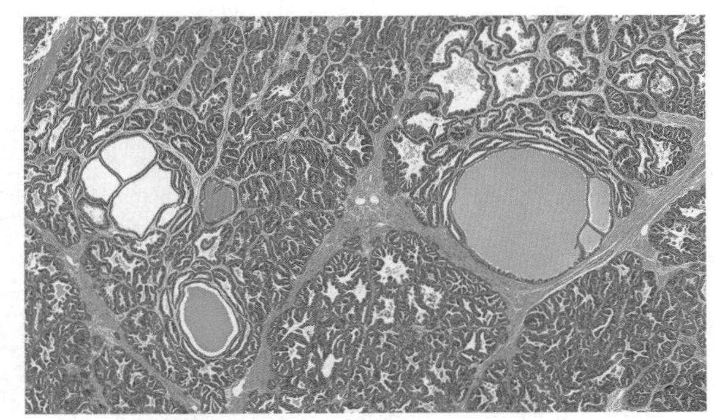

图 2.65

犬，前列腺，囊性扩张，H&E 染色

2. 前列腺鳞状化生（metaplasia, squamous-prostate）（图 2.66 ～图 2.71）

【其他术语】 不适用。

【发病机制】 正常柱状上皮被复层鳞状上皮取代。

【诊断特征】 ① 正常前列腺腺体的柱状上皮被多层扁平上皮细胞取代。② 鳞状化生首先累及前列腺的尿道周围腺体，而非被膜下腺体[157]。

【鉴别诊断】 不适用。

【备注】 有报道给予雌激素处理的犬前列腺的腺上皮被复层鳞状上皮取代[157–159]。前列腺上皮的鳞状化生也可能与炎症有关。

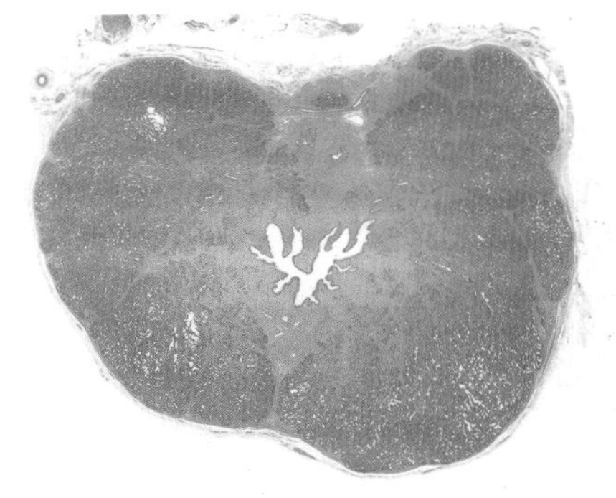

图 2.66

犬，前列腺，正常，H&E 染色，大体观察

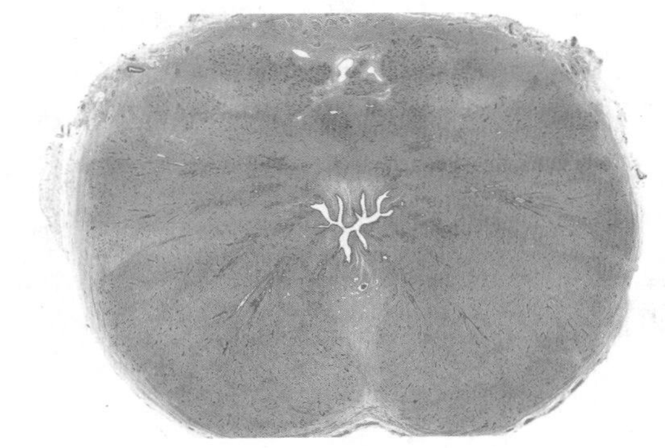

图 2.67

犬，前列腺，鳞状化生和水肿，H&E 染色

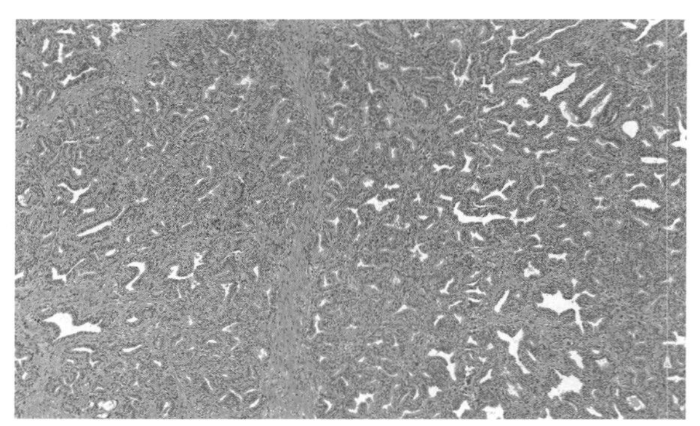

图 2.68

犬，前列腺，正常，H&E 染色

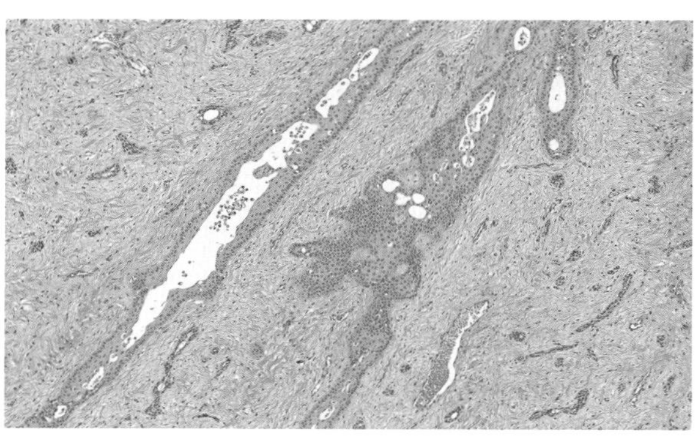

图 2.69

犬，前列腺，鳞状化生和水肿，H&E 染色

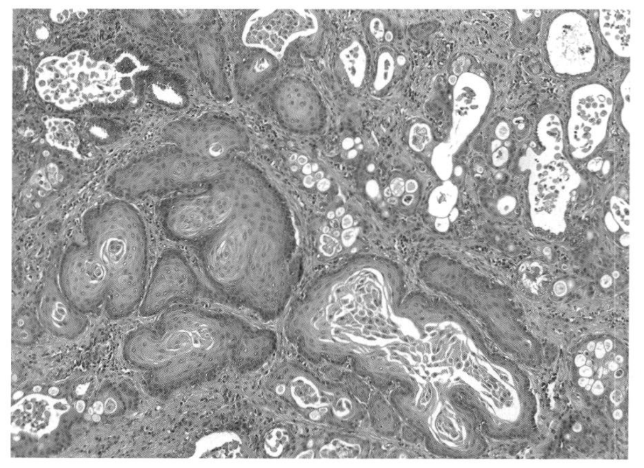

图 2.70

犬，前列腺，鳞状化生，H&E 染色，低倍镜
图片由 Eric van Esch 提供

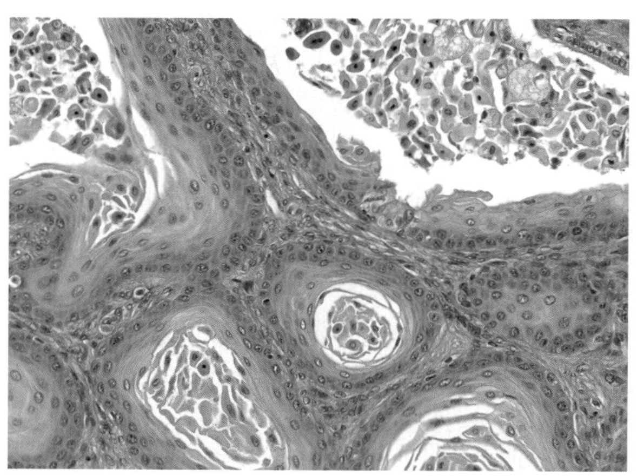

图 2.71

犬，前列腺，鳞状化生，H&E 染色，高倍镜
图片由 Eric van Esch 提供

3. 前列腺上皮增生（hyperplasia, epithelium–prostate）

【其他术语】 Diffuse hyperplasia。

【修饰语】 弥漫性。

【发病机制】 前列腺腺泡被覆上皮细胞的增殖。

【诊断特征】 ① 腺泡上皮的单层增生，可呈弥漫性改变。② 内衬上皮向腺泡腔内形成乳头状折叠。③ 囊性腺泡可被覆扁平上皮。

【鉴别诊断】 ① 囊性扩张（dilatation, cystic）：在前列腺无上皮增生的部位，可见腺泡局灶性囊性扩张。② 不典型增生（hyperplasia, atypical）：一种伴有多层上皮和细胞异型性的灶性增生性病变。③ 反应性增生（hyperplasia, reactive）：上皮细胞增生伴炎症。

【备注】 首选术语是“上皮增生”而不是“功能性增生”，后者是啮齿动物的术语 [139]，但也已经不再推荐使用。成熟比格犬前列腺增生比年轻犬常见，后者常用于常规毒性研究中 [160]。

十三、呼吸系统

（一）引言

大鼠和小鼠的增生性和非增生性呼吸道病变的标准化 INHAND 术语已出版 [161]。本文遵循类似的解剖学方法，但将重点关注犬所特有的病变，尤其是专为研究性实验室繁殖的比格犬。因此在本术语体系中将鼻腔、喉、气管、支气管、细支气管、肺实质和胸膜进行单独描述，尽管在不同层面可能存在有相当多的冗余。有关呼吸系统的一般性考虑请参阅已出版的啮齿动物出版物[161]。犬的标准化术语，包括本文所述的呼吸道病变也可在 STP 网站[3]获取电子版，更详细的内容可在 goRENI 网站上获取。呼吸系统易受血液传播或吸入外源性物质的伤害，因此应在所有毒性研究中进行常规检查。尽管本文主要撰写目的是为显微镜下所见病变分类提供标准化术语，但组织取材和检查的标准化也很重要，尤其是在吸入研究中。呼吸道由多个器官和附属组织组成，包括鼻腔、鼻咽、喉、气管、气管杈、肺（7 个肺叶）和引流淋巴结。鼻腔、喉部和肺是具有多种上皮和特定解剖结构的复杂器官，随部位的不同而不同。对呼吸道的精确评价应对这些器官、细胞类型和结构单独进行检查。对于吸入研究，建议评估组织包括 4 个鼻腔横切面、2 个喉横切面、1 或 2 个气管横切面、1 个隆突纵切面（水平切面）、所有肺叶的样本（包括近端和周围切面）及气管支气管淋巴结。非吸入研究的组织取材可无须如此广泛，但应包括至少 2 个肺切面（一个靠近主支气管的近端区域和一个周围区域）和 1 个气管切面。如果特殊的试验需要可以（可选）取材会厌的一个横切面和毗邻扁桃体的口咽的一个横切面。GlaxoSmithKline、Charles River Laboratories 和 EPL（2006 年）已出版的 *Respiratory Collection Protocol of the Laboratory Dog* 对此进行了说明。

表 2.36 犬呼吸系统显微镜下所见病变：鼻腔、鼻咽和副鼻窦

鼻腔、鼻咽、副鼻窦	常见	不常见	未见但可能相关	不适用
先天性病变				
腭裂[a]			×	
鼻中隔偏曲		×		
非肿瘤性病变				
淀粉样物质		×		
血管扩张		×		
萎缩	×			
淤血[b]	×			
淀粉样小体		×		
变性	×			
水肿[c,d]		×		
嗜酸性小滴			×	
糜烂 / 溃疡		×		
出血[c]		×		
浸润（添加相应的细胞类型）[c]	×			
炎症[c]	×			
坏死[c]		×		
鼻中隔穿孔			×	
再生[e]		×		
血栓		×		
增生性（非肿瘤性）病变				
不典型增生			×	

（续表）

鼻腔、鼻咽、副鼻窦	常见	不常见	未见但可能相关	不适用
基底细胞增生		×		
神经内分泌细胞增生		×		
嗅上皮增生		×		
呼吸上皮增生		×		
鳞状细胞增生		×		
移行上皮增生		×		
黏液细胞增生 / 化生[f]	×			
呼吸上皮、嗅上皮 / 腺上皮化生		×		
鳞状细胞化生		×		

[a] 患有此种病变的动物通常会被淘汰，不会用于毒性试验。[b] 炎症的常见组成部分，仅当其为显著特征时才被描述。也可能与放血不全相关，并且不做描述。[c] 病理学总论部分介绍的术语。[d] 作为原发性改变则需要描述。如果是炎症的组成部分，则不用描述。[e] 常伴随变性出现。组合诊断（变性 / 再生）可能更为合适。[f] 黏液细胞增生和化生可在犬鼻腔中同时或单独发生（如啮齿动物）。病理学家可以单独使用该术语，也可以组合使用。

表 2.37 犬呼吸系统显微镜下所见病变：喉

喉	常见	不常见	未见但可能相关	不适用
非肿瘤性病变				
变性		×		
黏膜下腺体扩张[a]	×			
水肿[b,c]		×		
上皮改变				×
糜烂 / 溃疡		×		
出血[b]		×		
浸润（添加相应的细胞类型）[b]	×			
炎症[b]		×		
坏死[b]		×		
再生[d]		×		
增生性（非肿瘤性）病变				
不典型增生			×	
黏液细胞增生			×	
神经内分泌细胞增生			×	
呼吸上皮增生		×		
鳞状细胞增生[e]		×		
鳞状细胞化生		×		

[a] 常见的背景病变。仅当严重程度 / 范围大于通常认为的偶发性背景病变时才进行描述。[b] 病理学总论部分介绍的术语。[c] 作为原发性改变则需要描述。如果是炎症的组成部分则不用描述。[d] 常伴随变性出现。组合诊断（变性 / 再生）可能更为合适。[e] 常伴有角化过度。角化过度如果是主要特征应在报告中加以描述。

表 2.38 犬呼吸系统显微镜下所见病变：气管

气管	常见	不常见	未见但可能相关	不适用
非肿瘤性病变				
变性		×		
黏膜下腺体扩张[a]	×			
水肿[b,c]		×		
糜烂 / 溃疡		×		
出血[b]		×		
浸润（添加相应的细胞类型）[b]	×			
炎症[a]		×		
坏死[b]		×		
再生[d]		×		
血栓[b]		×		
增生性（非肿瘤性）病变				
不典型增生			×	
黏液细胞增生		×		
神经内分泌细胞增生		×		
呼吸上皮增生		×		
鳞状细胞增生		×		
鳞状细胞化生		×		

[a] 常见的背景病变。仅当严重程度 / 范围大于通常认为的偶发性背景病变时才进行描述。[b] 病理学总论部分介绍的术语。[c] 作为原发性改变则需要描述。如果是炎症的组成部分则不用描述。[d] 常伴随变性出现。组合诊断（变性 / 再生）可能更为合适。

表 2.39 犬呼吸系统显微镜下所见病变：支气管

支气管	常见	不常见	未见但可能相关	不适用
先天性病变				
支气管软骨不发育 / 发育不全[a]		×		
非肿瘤性病变				
支气管扩张		×		
变性[b]		×		
黏膜下腺体扩张[c]	×			
水肿[d,e]		×		
糜烂 / 溃疡		×		
出血[d]		×		
浸润（添加相应的细胞类型）[d]		×		
炎症[d]		×		
坏死[d]		×		
再生[b,f]		×		

（续表）

支气管	常见	不常见	未见但可能相关	不适用
增生性（非肿瘤性）病变				
黏液细胞增生[b]		×		
神经内分泌细胞增生		×		
呼吸上皮增生		×		
鳞状细胞增生		×		
不典型增生		×		
鳞状细胞化生[b]		×		

[a]术语的诊断标准和（或）备注在正文中描述。[b]在吸入试验中为常见的诱发性病变。[c]常见的背景病变。仅当严重程度/范围大于通常认为的偶发性背景病变时才进行描述。[d]病理学总论部分介绍的术语。[e]作为原发性改变则需要描述。如果是炎症的组成部分，则不用描述。[f]常伴随变性出现。组合诊断（变性/再生）可能更为合适。

表 2.40 犬呼吸系统显微镜下所见病变：细支气管

细支气管	常见	不常见	未见但可能相关	不适用
非肿瘤性病变				
支气管扩张		×		
变性[a]		×		
水肿[b,c]		×		
糜烂/溃疡		×		
出血[b]		×		
浸润（添加相应的细胞类型）[b]	×			
炎症[b]	×			
细胞外物质（添加形状/颜色）		×		
坏死[b]		×		
色素/异物[d]		×		
再生[e]		×		
增生性（非肿瘤性）病变				
黏液细胞增生[a]		×		
神经内分泌细胞增生		×		
呼吸上皮增生		×		
鳞状细胞增生				×
不典型增生			×	
平滑肌肥大/增生[f]		×		
黏液细胞化生		×		
鳞状细胞化生		×		

[a]在吸入试验中为常见的诱发性病变。[b]病理学总论部分介绍的术语。[c]作为原发性改变则需要描述。如果是炎症的组成部分，则不用描述。[d]请参阅啮齿动物文章中终末细支气管或肺泡下色素/异物的有关说明。[e]常伴随变性出现。组合诊断（变性/再生）可能更为合适。[f]术语的诊断标准和（或）备注在正文中描述。

表 2.41 犬呼吸系统显微镜下所见病变：呼吸性细支气管、肺泡管和肺泡

呼吸性细支气管、肺泡管和肺泡	常见	不常见	未见但可能相关	不适用
先天性病变				
先天性囊肿				×
发育不全		×		
非肿瘤性病变				
肺泡型肺气肿		×		
肺泡脂蛋白沉积症[a]		×		
肺不张		×		
淤血[b,c]	×			
变性		×		
腺泡扩张				×
水肿[b,d]		×		
栓子		×		
纤维化 / 上皮增生[e]	×			
纤维化[b,f,g]	×			
出血[b,g,h]		×		
动脉 / 小动脉中膜肥大		×		
浸润（添加相应的细胞类型）[b]	×			
炎症[b]	×			
巨噬细胞增多[e,i]	×			
细胞外物质（添加形状 / 颜色）		×		
矿化[b]		×		
坏死[b]		×		
色素 / 异物[b,j]		×		
再生		×		
血栓[b,k]		×		
增生性（非肿瘤性）病变				
角化囊肿				×
细支气管肺泡增生	×			
黏液细胞增生		×		
骨化生[e]		×		
鳞状细胞化生		×		

[a] 基于电子显微镜或免疫组织化学的诊断。[b] 病理学总论部分介绍的术语。[c] 炎症的常见组成部分，仅当其为主要特征时才被描述。也可能与放血不全有关，并且不做描述。[d] 作为原发性改变则需要描述。如果是炎症的组成部分，则不用描述。[e] 术语的诊断标准和（或）备注在正文中描述。[f] 局灶性或多灶性的轻微改变为常见的背景病变。仅当严重程度 / 范围大于通常认为的偶发性背景病变时才进行描述。[g] 建议的首选术语：纤维化后接部位修饰语，或出血后接部位术语。[h] 肺泡出血常伴有血红蛋白晶体和少量巨噬细胞和（或）白细胞（尤其是中性粒细胞）。这些是出血的组成部分，不应作为单独的病变进行记录。[i] 不推荐使用术语“巨噬细胞聚集”，已被“巨噬细胞增多”取代。[j] 碳末沉着病和含铁血黄素等色素是常见的背景病变，应仅在广泛分布时才描述。[k] 可见于大或小血管，包括毛细血管。血栓栓子可能常见于慢性滴注试验。

表 2.42 犬呼吸系统显微镜下所见病变：胸膜

胸膜	常见	不常见	未见但可能相关	不适用
先天性病变				
先天性囊肿			×	
非肿瘤性病变				
非炎性积液		×		
纤维化[a]	×			
出血[a]		×		
浸润（添加相应的细胞类型）[a]		×		
炎症[a]		×		
矿化[a]		×		
色素 / 异物[a]		×		
脓胸		×		
增生性（非肿瘤性）病变				
间皮增生	×			

[a] 病理学总论部分介绍的术语。

（二）术语

表 2.36 ～表 2.42 总结了临床前毒理学试验中所能观察到的犬呼吸道的显微镜下病变。基本术语以已出版的啮齿动物 INHAND 为基础，对犬进行了适当的修改和添加。

1. 鼻腔、鼻咽和副鼻窦

犬的鼻腔在解剖学上比人类更复杂，具有更大的相对表面积（表面积 / 体积），并且上皮细胞类型的数量和分布与人类不同[162–164]。最大的区别在于鼻腔中被覆嗅神经上皮的百分比。总之，犬与人类鼻腔的相似度较非人灵长类与人类鼻腔的相似度低[165]。鼻咽气道的弯曲程度影响某些吸入制剂的局部剂量。啮齿动物鼻咽部背腹侧的弯曲度较小（15°），犬稍大（45°），灵长类动物的弯曲度明显（猕猴和人类的背腹侧弯曲度分别为 80° 和 90°）[164]。与专用鼻呼吸的小鼠和大鼠相比，犬、非人灵长类动物和人类鼻腔和口腔的解剖结构使其能用鼻和口呼吸。

2. 喉和气管隆嵴

与大鼠相比，犬的喉和气管隆嵴在解剖学和组织学上与人类相似度更高，并且对外源性物质的反应与人类更为相似[166, 167]。

3. 支气管和细支气管

与大鼠和小鼠相比，犬肺的传导气道在解剖学上与人类相似度更高，因为犬肺内支气管存在软骨和黏膜下腺体（大鼠和小鼠无）、传导气道上主要存在的分泌细胞是黏液细胞，并且存在多级呼吸性细支气管[165]。然而，实验动物气管支气管的分支模式与人类不同。人类的气管支气管气道是二分法分支，即它们相对对称，子分支直径相对相等。相比之下，猴、啮齿类和犬的气管支气管气道则为单轴分支，即子分支直径不等，小气道分支与大气道的角度不同。人类和啮齿动物比犬和猴具有更多级的非呼吸性细支气管。在人类、猴和犬，棒状细胞（club cell）主要存在于终末细支气管和呼吸性细支气管中，但犬的棒状细胞因其细胞质中含有大量糖原而与众不同。总体来说，与大鼠或小鼠相比，犬与人类气道在内衬的上皮细胞类型和分泌细胞的分布（黏液细胞、浆液细胞和棒状细胞）上更为相似[168]。

（1）肺支气管软骨不发育 / 发育不全（aplasia/hypoplasia bronchial cartilage–lung–bronchi）

【发病机制 / 细胞来源】 先天性改变。支气管软骨不发育、发育不全或发育异常。

【诊断特征】 ① 支气管树软骨发育不足或不完全。② 支气管周围软骨环缺失、不完整、未发育完全。③ 软骨可能排列紊乱。④ 存在支气管腺和肌纤维。⑤ 支气管可能内衬未发育成熟的立方形至柱状上皮。⑥ 可能伴有肺泡性肺气肿、细支气管和终末气道扩张。

【备注】 这是一种罕见的病变，在非实验犬中已有报道 [169–171]。这种病变通常伴有呼吸困难。有这种病变的实验犬可能在用于毒理学试验之前被淘汰。

（2）肺支气管 / 细支气管平滑肌肥大 / 增生（hypertrophy/hyperplasia, smooth muscle–lung: bronchi/bronchioles）

【发病机制 / 细胞来源】 支气管和细支气管黏膜下层的平滑肌细胞。

【诊断特征】 ① 平滑肌团块显著增加，特征是平滑肌细胞增大，伴或不伴核密度增加。② 平滑肌细胞分化良好，排列整齐。③ 增厚的肌层通常均匀地分布在气道周围（取决于切面）。④ 可能伴有邻近的炎症细胞浸润。⑤ 邻近组织无破坏、挤压或受累。

【鉴别诊断】 血管的斜切切片（tangential section through vessel）：斜切切片中的其他结构缺失或者形状异常。

【备注】 作为自发性病变，平滑肌细胞肥大 / 增生并不常见。但在肺部炎症、过敏性疾病和（或）免疫刺激的情况下，尤其是吸入某些外源性物质后可以见到 [172]。通常观察到的是局灶性 / 多灶性改变，而非弥漫性地存在于肺实质的所有区域。

（3）肺泡纤维化 / 上皮增生（fibrosis/epithelial hyperplasia–lung: alveoli）（图 2.72，图 2.73）

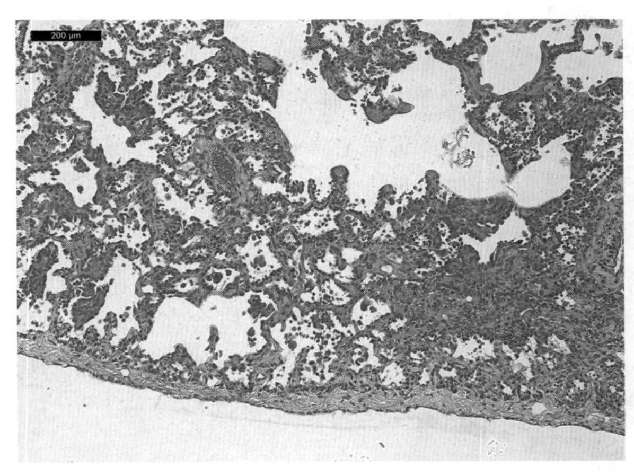

图 2.72

犬，肺，细支气管纤维化—上皮增生，H&E 染色，低倍镜

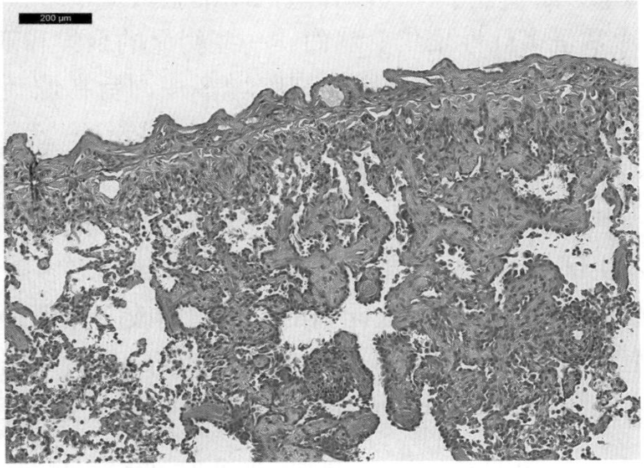

图 2.73

犬，肺，细支气管纤维化—上皮增生，H&E 染色，高倍镜

【其他术语】 Fibrosing alveolitis, segmental fibrosis, segmental subpleural septal fibrosis。这些术语不再是首选术语。

【发病机制 / 细胞来源】 成纤维细胞，骨髓源性炎症细胞。通常伴有上皮增生。

【诊断特征】 ① 肺泡间隔增厚的区域是由纤维化和间质炎症引起。增厚的肺泡间隔典型地被覆有增生的上皮。② 位于胸膜下，从胸膜延伸至肺实质。可能呈楔形伴胸膜纤维化。③ 可能存在肺泡巨噬细胞增多和鳞状细胞化生。④ 炎症和上皮增生，哪种病变占主导地位可能随病程而变化，因此纤维化和炎症是某些病变的主要特征，而在其他病变中纤维化和上皮增生占优势。

【备注】 比格犬常见的背景病变。犬特有。与肺纤维化的不同之处在于其一致的胸膜下部位和特征性的肺泡间隔纤维化伴上皮增生。该病变与供试品无关，但当给药组动物出现较高的发生率时，可能会被不熟悉实验比格犬背景病变的病理学家误判[173]。可能与类丝虫（filaroides）和弓首线虫（译者注：经查阅参考文献 60 原文，此处应为 Toxocara，弓首线虫）的陈旧性感染相关[60]。

（4）肺泡巨噬细胞增多（macrophages, increased-lung: alveoli）（图 2.74，图 2.75）

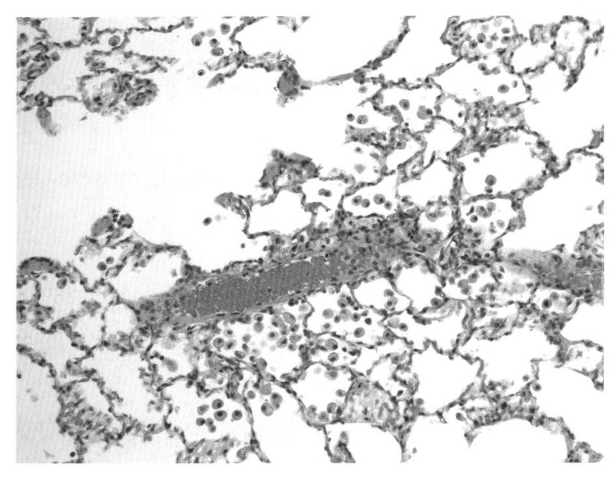

图 2.74

犬，肺，肺泡巨噬细胞增多，H&E 染色，低倍镜

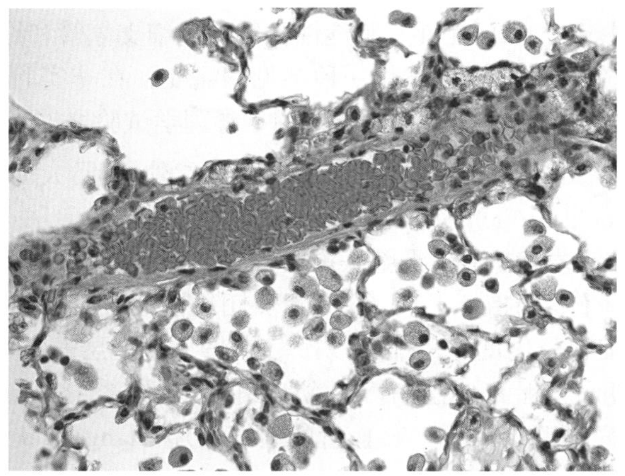

图 2.75

犬，肺，肺泡巨噬细胞增多，H&E 染色，高倍镜

【其他术语】 Alveolar macrophage aggregation, alveolar macrophage accumulation, alveolar histiocytosis。

【发病机制 / 细胞来源】 骨髓源性单核细胞前体；成年动物肺间质和肺泡中的巨噬细胞局部增殖。

【诊断特征】 ① 肺泡巨噬细胞数量增多，超过肺泡腔内随机散在的单个巨噬细胞的预期数量。② 通常呈多灶性聚集。然而，一些明显的聚集和部位可能是气管内灌注固定液造成的人工假象。

【备注】 肺泡巨噬细胞增多一词旨在取代大鼠 INHAND 文献中的肺泡巨噬细胞聚集（alveolar macrophage aggregation），尤其是吸入性试验[174]。最好使用肺泡巨噬细胞增多作为具有完全独立意义的诊断，而不是将其作为包含其他炎症、变性或增生性反应等含义的宽泛性术语。该术语也适用于可能伴肺泡巨噬细胞增多的间质巨噬细胞数量减少的情况。应在报告中描述受影响的部位。只有在肺间质是主要发生部位时，才应单独诊断间质巨噬细胞增多。如果给药组动物的巨噬细胞细胞质出现了与对照组动物细胞质特征（历史或同期的）不同的改变（色素、空泡、异物等），这些改变应包含在诊断术语中。肺泡磷脂质沉积症（alveolar phospholipidosis）一词不是肺泡巨噬细胞增多的同义词，因其可用于阳离子两亲性药物（cationic amphiphilic drug, CAD）给药后观察到的含磷脂的巨噬细胞积聚而应保留[175, 176]。

（5）肺泡骨化生（metaplasia, osseous-lung: alveoli）

【其他术语】 Ectopic bone, ectopic ossification, pulmonary ossification, pulmonary osteophytes。

【发病机制 / 细胞来源】 已分化的间充质细胞转化为骨细胞。

【诊断特征】 ① 实质的间质内有骨组织结节。② 可能存在骨髓。

【鉴别诊断】 矿化（mineralization）：无分化好的骨组织，即没有细胞成分。

【备注】 肺骨化生是犬的一种不常见的偶发性病变[49, 60]。这种病变与在大鼠中看到的相似，但与大鼠相比，犬的发生率很低。

十四、骨骼系统与牙齿

（一）引言

详尽的骨骼系统总则性要点，请参阅啮齿动物出版物。虽然骨和关节病变的类型和分类在不同动物种属间具有一致性或相似性，但在不同动物种属中，未给药的个体动物发生此类病变的频率可能存在很大差异。

在犬毒理学试验中，受检的标准骨骼样本因机构而异；通常包括胸骨或肋骨的一个切面及带关节面的四肢长骨的一个切面。所选长骨应纵向修切，其切面包含关节软骨、骨骺、生长板、干骺端和骨干中的皮质骨。带或不带近端胫骨的远端股骨、股胫关节或近端胫骨是评价犬长骨的良好选择。在标准毒理学试验中，骨组织在组织学实验室进行常规处理之前需要脱钙。如需考查皮质重构、骨形成率和（或）矿化状态，则需制备未脱钙切片。

表 2.43 犬骨骼系统显微镜下所见病变：骨骼

骨骼	常见	不常见	未见但可能相关	不适用
非肿瘤性病变				
小梁骨和（或）皮质骨减少		×		
小梁骨和（或）皮质骨增多		×		
骨囊肿		×		
侵蚀面增加		×		
纤维 – 骨性病变（FOL）				×
纤维性发育不良[a]		×		
纤维骨营养不良（FOD）		×		
骨折		×		
生长板闭合	×			
生长板闭合 / 部分闭合 / 未闭合[a]				
坏死		×		
成骨细胞覆盖表面增多		×		
破骨细胞增多		×		
类骨质增多		×		
骺板发育不良		×		
骺板厚度减少		×		
骺板厚度增加		×		
增生性（非肿瘤性）病变				
软骨细胞增生		×		
局灶性成骨细胞增生		×		

[a] 术语的诊断标准和（或）备注在正文中描述。

此处讨论的重点是临床前研究中观察到的所用 2 岁以下幼犬的自发性病变。“常见”和“不常见”类别的划分在一定程度上是主观的，参考的是毒性试验中未给药比格犬的病变发生率。一般来说，非增生性的骨骼异常在幼犬中是不常见的自发改变，而增生性肿瘤病变在常规毒性试验中很少被视为背景病变，原因是动物年龄较小，且与犬的自然寿命相比，试验持续时间较短。

骨折很少被观察到，而关节病变更常见于某些品种的老龄犬并且在未给药的幼龄比格犬中也不是常见的自发性病变。

（二）骨

犬非肿瘤性和肿瘤性骨骼病变的推荐术语基于啮齿动物的 INHAND 文章和 goRENI 网站的在线出版物。在小梁骨和（或）皮质骨增多及骨肉瘤的术语中添加了针对犬的备注。添加到犬类术语中的与啮齿动物无关的术语包括小梁骨和（或）皮质骨增多、纤维发育不良和生长板闭合 / 部分闭合 / 未闭合。表 2.43 列出了推荐的术语。对于与啮齿动物无关但可能与犬有关的肿瘤性改变的描述，请参阅美军病理学研究所与美国病理学注册中心和 WHO 联合出版的 *Histological Classification of Bone and Joint Tumors of Domestic Animals*[177] 教科书 *Tumors of Domestic Animals*[178] 和（或）当前的文献。遗传性和先天性疾病不被考虑在本表的范围之内。

1. 小梁骨和（或）皮质骨增多（bone, increased, trabeculae, and/or cortex–bone）

【备注】 在犬中，有许多以过度骨形成为特征的情况，“骨质增生”，包括前颚骨病、肥大性骨病（hypertrophic osteopathy, HO）、全骨炎和犬肝簇虫病。除比格犬外，前颚骨病和全骨炎（也称为内生骨疣、嗜酸性全骨炎、幼犬骨髓炎或纤维性骨营养不良）在其他犬种中也有描述，但犬肝簇虫病感染在室内饲养的动物群体中不会发生，理论上肥大性骨病可能会发生于比格犬。但在通常情况下，肥大性骨病见于大型犬和拳师犬中；据作者所知，在比格犬毒性试验中还未观察到肥大性骨病。Salyusarenko 等[179]将肥大性骨病描述为病理性骨膜成骨，多见于掌骨或跖骨（76%）、远端和近端长骨（分别为 66% 和 38%）、腕骨和跗骨（31%）及指骨（21%）。肥大性骨病被认为主要继发于肺或胸内肿瘤[179, 180]。患有原发性肺肿瘤或骨肉瘤转移至肺的犬似乎最常受影响。肥大性骨病的发病机制尚不清楚，存在多种理论，肢体血流量的增加是一种持续性的早期变化，似乎通过环氧合酶 -2 使前列腺素 E_2 增加诱导血管内皮生长因子参与其中[181–183]。伴随有骨增多的改变，如炎症，应分开单独记录或在报告中描述其发生和性质。

2. 骨纤维性发育不良（fibrous dysplasia–bone）

【其他术语】 无。

【发病机制 / 细胞来源】 骨发育障碍，与 *GNAS1* 基因突变相关[184]；正常骨的所有成分都存在，但它们没有分化成熟的结构（即，小梁骨边缘未被成骨细胞覆盖，也没有编织骨板层替代的证据）。

【诊断特征】 ① 边界清晰的髓内病变，可使骨骼膨胀和扭曲。② 纤维发育不良可累及单块骨（单骨型）或多块骨（多骨型）。③ 其特征是编织小梁骨紊乱，缺乏明显的成骨边缘，周围有中等程度的成纤维细胞增生。④ 可能存在透明软骨结节。⑤ 可能出现囊性变、出血和泡沫样巨噬细胞。

【鉴别诊断】 ① 纤维性骨营养不良（fibrous osteodystrophy）：全身性；存在成骨细胞边缘。② 骨化性纤维瘤（ossifying fibroma）：位于颌骨；小梁骨周围存在成骨细胞边缘。

【备注】 纤维发育不良在包括犬在内的许多种属中都有报道，通常作为一种孤立性病变被观察到，但在动物和人类中也有多骨型的报道。这是一种罕见的、非侵袭性的、放射可透性的、非肿瘤性病变，被认为是起源于发育的改变[185–187]。

3. 骨生长板闭合，部分闭合，未闭合（growth plate closed, partially closed, open–bone）

【其他术语】 Physis closed, partially closed, open。

【发病机制 / 细胞来源】 生长板骨化。

【诊断特征】 ① 骺板的厚度取决于生长速度。② 当生长放缓时，骺板各层变窄。③ 在这个过程的最后，生长板的软骨被一个骨性瘢痕取代，这个瘢痕被重构成小梁骨。

【鉴别诊断】 无。

【备注】 与啮齿动物不同的是，当犬发育成熟时骺板闭合并停止生长。通常，在标准毒性试验中没有必要记录骺板闭合状态。然而，如果给药导致或被认为可能导致骺板闭合延迟、骺板闭合过早，或其他器官（如雄性和雌性生殖器官）的成熟度必须与骨骼成熟度进行比较时，则可能需要记录骺板闭合状态。

在未给药的健康犬中，胫骨和股骨的生长板闭合发生在 6 ～ 11 月龄 [26]；比格犬远端股骨骺板的闭合发生在 250 ～ 325 日龄（8 ～ 11 月龄）之间，雌性比格犬的闭合时间略早于雄性比格犬 [188]。Zoetis 等 [189] 给出了远端股骨骨骺闭合的类似数据；它们的出版物提供了包括人类和犬在内的不同种属股骨和肱骨的骨骼成熟及出生后骨骼生长的详细数据。

（三）关节

表 2.44 总结了犬关节病变推荐的描述性术语，该术语基于 INHAND 啮齿动物的术语。但值得注意的是，毒性试验所使用的比格犬，关节的自发性病变罕见，肿瘤性的关节病变更是极其罕见。关于与啮齿动物无关但可能与犬有关的肿瘤组织形态学描述，请参阅 WHO *Histological Classification of Bone and Joint Tumors of Domestic Animals* 分册 [177]，以及 *Tumors of Domestic Animals* 教科书中关于关节肿瘤的章节 [190] 和（或）当前的文献。

表 2.44 犬骨骼系统显微镜下所见病变：关节

关节	常见	不常见	未见但可能相关	不适用
非肿瘤性病变				
关节软骨变性 [a, b]		×		
软骨黏液变性			×	
退行性关节病（DJD）		×		
炎症 [c]		×		
骨赘		×		
增生性（非肿瘤性）病变				
滑膜细胞增生		×		

[a] 术语的诊断标准和（或）备注在正文中描述。[b] 诱发性改变更常见。[c] 系统病理学章节介绍的术语。

关节软骨变性（degeneration, articular cartilage–joint）

【其他术语】 Arthropathy。

【发病机制 / 细胞来源】 关节软骨；给予外源性化合物引起的退行性改变。

【诊断特征】 ① 关节软骨中的囊泡和（或）裂隙形成。② 囊泡内液体蓄积，裂隙内碎片聚积（如胶原纤维、嗜酸性物质、颗粒状细胞外基质）。③ 裂隙附近有梭形细胞。④ 软骨细胞退行性改变，例如，细胞质皱缩；细胞核皱缩、固缩；软骨细胞着色不良等染色异常；深紫色基质或浅紫色基质（甲苯胺蓝染色）。⑤ 软骨瓣形成或表面软骨缺失。⑥ 软骨细胞簇，提示再生。

【鉴别诊断】 自发性变性（spontaneous degeneration）；发生于较老龄犬。

【备注】 喹诺酮类关节病是药物诱导关节变性的典型例子，主要影响滑膜关节；包括犬在内的多个种属中被观察到 [191–193]。

（四）牙齿

牙齿不是犬毒性试验中常规组织病理学检查的一部分，但如果认为有必要，例如，如果它们是研究对象，则可以将其添加到受检脏器的范围中。与啮齿动物相比，犬是具有乳牙和恒牙的有两期牙齿的动物。Shabestari 等 [194] 专门描述了比格犬的牙齿萌出时间；乳牙齿式为 I 3/3、C 1/1、M 3/3；恒牙齿式为 I 3/3、C 1/1、PM 4/4、M 2/3。牙齿病变在比格犬中并不常见 [195]，部分原因是牙齿很少受检，而且在毒性试验中，犬的年龄较小。如果需要，切齿、犬齿或下颌齿可以脱钙和评估。

牙齿病变推荐的描述性术语见表 2.45，该表列出了基于 INHAND 啮齿动物的术语。为犬添加的术语仅限于牙周炎症（牙周病），这是犬最常见的牙齿疾病，尽管在毒性试验中很少在年轻比格犬身上观察到。有关牙齿肿瘤的组织形态学标准，请参阅 WHO *Histological Classification of Tumors of the Alimentary System of Domestic Animal* 分册 [24]、*Tumors of Domestic Animals* 教科书中关于消化道肿瘤的章节 [25] 和（或）当前的文献。

表 2.45 犬骨骼系统显微镜下所见病变：牙齿

牙齿	常见	不常见	未见但可能相关	不适用
先天性病变				
小齿			×	
非肿瘤性病变				
囊肿		×		
变性		×		
牙齿发育不良		×		
牙本质基质改变		×		
牙本质龛		×		
牙本质减少		×		
断裂		×		
牙周炎症 [a]		×		
坏死		×		
牙周袋		×		
牙髓结石			×	
再吸收		×		
血栓			×	

[a] 术语的诊断标准和（或）备注在正文中描述。

牙齿牙周炎症（inflammation, periodontal-tooth）

【其他术语】 Gingivitis, periodontal disease。

【发病机制】 ① 这一过程通常由牙菌斑（牙结石）堆积引起，并以急性炎症（中性粒细胞数量增加和体液增多）开始；随后，浆细胞和巨噬细胞聚集。② 牙菌斑的细胞因子和酶引起牙龈胶原纤维的缺失。③ 齿 - 龈连接处牙根尖退缩和牙槽骨吸收。④ 牙周组织和牙周膜的破坏。⑤ 牙槽骨、牙骨质和根牙本质的吸收导致牙齿脱落。

【诊断特征】 在大多数情况下，肉眼就很容易做出诊断（牙菌斑形成、牙龈发红和肿胀）。显微镜下，其特征是炎症过程和相关的炎症细胞浸润。

十五、软组织和骨骼肌

软组织和肌肉病变的一般特征，请参阅啮齿动物文章 [196]。在犬中观察到的软组织和骨骼肌病变通常与在啮齿动物和其他家畜及人类中所观察到的病变相同 [196]。因此，啮齿动物 INHAND 文章中所描述的软组织和骨骼肌的非肿瘤性和肿瘤性病变的术语及其分类结构适用于犬。包括软组织和脂肪组织、平滑肌和骨骼肌及间皮的病变。滑膜病变在骨骼系统的章节中已做描述。详尽的软组织和骨骼肌总则性要点，请参阅啮齿动物出版物。

虽然软组织病变的类型和分类在不同动物种属间具有一致性或相似性，但在不同动物种属中，未给药的个体动物发生这些病变的频率可能存在很大差异。“常见”和“不常见”类别的划分在一定程度上是主观的，参考的是毒性试验中未给药比格犬的病变发生率。在某些给药方案下，发病率可能显著增加，如在犬皮下结缔组织中植入微芯片后可观察到肉芽肿形成[197]，抑或是抑制或阻断肌生长抑制素基因后骨骼肌肥大[198]。

（一）软组织和脂肪组织

下表（表 2.46，表 2.47）总结了在犬的软组织、脂肪组织和平滑肌中所观察到的非肿瘤性病变。表中术语是基于 INHAND 啮齿动物的术语，对于实验用比格犬而言，无须对术语进行修饰或添加。如啮齿动物文章所述，仔细记录软组织对植入物或注射物所产生炎症反应的性质、强度和持续时间，这对于评估其局部耐受性非常重要[196]。

表 2.46 犬软组织显微镜下所见病变：常规术语

软组织	常见	不常见	未见但可能相关	不适用
非肿瘤性病变				
淀粉样物质		×		
纤维增生		×		
纤维化[a]		×		
浸润（添加相应的细胞类型）[a]	×			
炎症[a]		×		
化生		×		
矿化[a]		×		
坏死[a]		×		
增生性（非肿瘤性）病变				
平滑肌增生		×		

[a] 病理学总论部分介绍的术语。

表 2.47 犬软组织显微镜下所见病变：脂肪组织

脂肪组织	常见	不常见	未见但可能相关	不适用
非肿瘤性病变				
萎缩		×		
浸润（添加相应的细胞类型）[a]	×			
炎症[a]		×		
脂肪肉芽肿性炎症		×		
坏死[a]		×		
增生性（非肿瘤性）病变				
脂肪组织增生		×		

[a] 病理学总论部分中介绍的术语。

（二）骨骼肌

因骨骼肌特殊的细胞结构、不同的纤维类型及其不同的对外源性物质反应的敏感性，需要单独考虑病理学改变和取样范围及仔细选择取样部位[196]。骨骼肌的纤维类型以对三磷酸腺苷的组织化学反应和该反应的 pH 不稳定性为特征[199, 200]。已经确定了犬的种属特异性Ⅱ型的亚型：ⅡA、Ⅱ犬（犬特有）

和ⅡC[201]。一项基于逆转录聚合酶链反应、验证性组织化学、免疫组织化学和十二烷基硫酸钠－聚丙烯酰胺凝胶电泳的调查研究表明，犬的四肢和躯干肌肉表达肌球蛋白重链（myosin heavy chain, MHC）1、2A、2X 型，所谓的 2 型犬纤维表达 MHC–2X。在眼外肌和喉肌中发现 MHC–2B 型纤维 [202]。

表 2.48 总结了骨骼肌中观察到的病变及表 2.49 所列的间皮的病变。该术语适用于啮齿动物，以及包括犬在内的其他实验动物种属。

表 2.48 犬软组织显微镜下所见病变：骨骼肌

骨骼肌	常见	不常见	未见但可能相关	不适用
非肿瘤性病变				
萎缩		×		
变性		×		
肥大		×		
浸润（添加相应的细胞类型）[a]	×			
炎症 [a]		×		
矿化 [a]		×		
坏死 [a]		×		
再生 [b]		×		
空泡化 [a]		×		

[a] 病理学总论部分介绍的术语。[b] 术语的诊断标准和（或）备注在正文中描述。

骨骼肌再生（regeneration–skeletal muscle）

【其他术语】 无。

【发病机制 / 细胞来源】 肌肉损伤后的修复过程。

【诊断特征】 ① 嗜碱性增强。② 核居中。③ 核呈链状排列。④ 组织受损时肌纤维排列紊乱。⑤ 组织破裂时的肌巨细胞，表明再生失败。

【鉴别诊断】 无。

【备注】 骨骼肌具有较高的再生潜力。骨骼肌再生过程可分为 3 个阶段：炎症、卫星细胞活化 / 分化和成熟 [203]。炎症期发生在肌肉损伤之后，其特征是起初出现中性粒细胞浸润，随后出现促炎巨噬细胞和抗炎巨噬细胞，它们对卫星细胞的激活至关重要。卫星细胞被认为是肌源性干细胞；激活后，它们不对称地分裂成新的干细胞和肌源性祖细胞（第二阶段）。最终，祖细胞融合成细胞核居中的多核肌纤维。在成熟过程中（第三阶段），细胞核向周围移动 [203, 204]。

（三）间皮

除了软组织病变的通用术语外，间皮特有的改变仅限于增生（表 2.49）。

表 2.49 犬软组织显微镜下所见病变：间皮

间皮	常见	不常见	未见但可能相关	不适用
增生性（非肿瘤性）病变				
增生		×		

（四）肿瘤性增生性病变

根据作者的经验，犬皮肤组织细胞瘤和浆膜脂肪瘤代表软组织相关肿瘤性病变，已见于毒性病理学试验中犬的软组织；它们列于表 2.50。有关肿瘤的组织形态学描述，请参阅 WHO *Mesenchymal Tumors of the Skin and Soft Tissues* 分册 [95]、*Tumors of Domestic Animals* 教科书中关于软组织肿瘤的章节 [99] 和（或）当前的文献。

表 2.50 犬软组织显微镜下所见病变：相关的肿瘤性增生性病变

软组织：相关的肿瘤性增生性病变	常见	不常见	未见但可能相关	不适用
犬皮肤组织细胞瘤 [a]		×		
脂肪瘤 [b]		×		

[a] 术语的诊断标准和（或）备注在正文中描述。[b] 关于脂肪瘤的组织形态学描述，请参阅啮齿动物文章、WHO *Mesenchymal Tumors of the Skin and Soft Tissues* 分册、*Tumors of Domestic Animals* 教科书 [1] 和（或）当前的文献。

犬皮肤组织细胞瘤（histiocytoma, canine cutaneous–skin）（图 2.47 ～图 2.49；体被章节）

【其他术语】 无。

【发病机制 / 细胞来源】 朗格汉斯细胞。

【诊断特征】 ① 肉眼可见皮肤上有圆顶状突起，无毛，常有擦伤和溃疡。② 真皮（和表皮）浸润密集的、轻度多形性的圆形细胞，排列成条索状和巢状。③ 组织细胞样的肿瘤细胞，细胞核呈卵圆形，豆状或卷曲状，细胞质轻度嗜酸性。④ 核分裂象常见。⑤ 典型的楔形，即基底狭窄和靠近表皮较宽 [95]，表皮病灶“头重脚轻”[27, 96]。⑥ 很少或没有基质。⑦ 免疫组织化学为诊断提供了明确的证据 [97]；犬皮肤组织细胞瘤被认为是朗格汉斯细胞瘤，表达 CD1a、MHC Ⅱ、CD11c、CD18，通常还表达 E- 钙黏蛋白 [96, 98]。

【鉴别诊断】 ① 嗜上皮性 T 细胞淋巴瘤（epitheliotropic T–cell lymphoma）：因有上皮受累，应考虑该病变，最好用免疫组织化学鉴别。② 浆细胞瘤（plasmacytoma）：片状的圆形细胞群，呈巢状或界限不清的索状，多形核，单核、双核或多核，无或少量核分裂，少量至中度嗜酸性或嗜碱性细胞质，可出现淀粉样物质。可能需要采用免疫组织化学进行明确的鉴别诊断；MUM1 被认为是最可靠的标志物 [99]。③ 皮肤组织细胞增生症（cutaneous histiocytosis）：皮下组织及真皮深层血管周围的合并性浸润，不累及表皮。

【备注】 通常是 3 岁龄以下犬的一种单发病变，但在所有年龄段的犬中都可以观察到。所有品种均可发生此病变，易感的是短头品种，包括拳师犬，但也包括腊肠、杜宾犬和可卡犬。自行消退是其一个特征 [96, 100]。

十六、特殊感觉器官——眼和附属腺

（一）引言

特殊感觉器官病变的一般特征，请参阅有关啮齿动物的文章。眼系统推荐的标准化术语可细分为眼及其附属腺。耳在毒性病理学试验中不进行常规检查，不包括在特殊感觉器官内。鼻部显微镜下所见病变的推荐术语在呼吸系统章节中介绍。

（二）眼

眼是一个复杂的器官，本部分不对其每种成分的毒性反应进行详尽综述。简而言之，眼由外胚层、神经外胚层和间充质来源的组织组成，其中任何一种成分发育异常都可能导致相邻的、连续发育的组织发育异常。因此，该器官对子宫内及出生后的毒性和致畸性损伤特别敏感。此外，晶状体和角膜的无血管性及其导致的依赖眼房水获取营养的特点，以及眼本身的免疫豁免性，都是分析外源物质相关的眼毒性所考虑的因素。眶外腺组织、眼睑、肌肉和其他附属器的发育独立于眼球，然而这些组织的毒性损伤可能影响眼的健康，因此对附属器的评估是毒理学试验的一个重要组成部分（例如，泪腺中的细胞毒性可能导致泪液分泌减少，进而损伤角膜）。全身或局部给予药物或化合物可能导致与毒理学相关的眼暴露，可能不仅损害该器官的结构，还损害其功能，因此，对眼的显微镜观察通常应辅以临床和眼科检查，以进行全面分析。此外，由于视网膜和中枢神经系统之间的密切联系，在暴露于某些神经毒性物质后，可能会导致全视网膜内出现病变。

解剖时，安乐死后应立即将眼睛摘除并放入适当的固定液中。戴维森（Davidson）固定剂最常被推荐用于眼的固定，因为这种固定剂对保护视网膜结构特别有效。过去也曾使用过福尔马林和布安氏固定剂，但福尔马林并不适合保存视网膜的细微结构，而布安氏固定剂含有苦味酸，如果处理不当，会对健康和安全造成危害。一些病理学家喜欢向眼球内注入少量固定液后再进行浸泡固定；然而，对于常规毒理学试验，这种方法通常是不必要的。对眼进行石蜡包埋、H&E 染色，在眼中线沿矢状方向取材以获得视神经 / 视杯，通常足以进行常规的组织学检查。附属泪腺存在于犬的眼眶和第三眼睑内，在后一部位的称为第三眼睑腺或瞬膜腺。请注意，在啮齿动物中所认识的哈氏腺在犬中不存在。还要注意的是，照膜是脉络膜的反射层，在犬眼中发育良好，通常在常规垂直方向的组织切片中能观察到。

表 2.51 列出了犬眼病变的推荐术语。

表 2.51 犬特殊感觉器官显微镜下所见病变：眼

眼	常见	不常见	未见但可能相关	不适用
先天性病变				
虹膜角 / 小梁网				
虹膜角畸形		×		
葡萄膜、虹膜和睫状体				
虹膜粘连[a]		×		
睫状体（虹膜和睫状体）发育不全		×		
虹膜畸形		×		
瞳孔膜存留		×		
玻璃体				
玻璃体不发育		×		
玻璃体血管存留		×		
初级玻璃体持续性增生症		×		
视网膜				
视网膜菊形团	×			
视网膜皱襞	×			
非肿瘤性病变				
常规术语				
凋亡[b]		×		
萎缩		×		
纤维增生		×		
纤维化[b]		×		
浸润（添加相应的细胞类型）[b]	×			
炎症[b]	×			
有丝分裂象增加		×		

（续表）

眼	常见	不常见	未见但可能相关	不适用
新生血管形成		×		
单个细胞坏死[b]		×		
眼睑				
睑板腺萎缩		×		
眼睑（添加相应的细胞类型）浸润[b]	×			
睑板腺（添加相应的细胞类型）浸润[b]		×		
眼睑炎症[b]	×			
睑板腺肉芽肿性炎症[b]		×		
睑板腺炎症[b]		×		
角膜和结膜				
上皮萎缩		×		
（角膜）内皮变薄		×		
包涵体囊肿		×		
水肿[b]		×		
糜烂 / 溃疡		×		
纤维增生		×		
间质纤维化[b]		×		
德赛梅膜肥大		×		
结膜（添加相应的细胞类型）浸润[a,b]	×			
炎症[b]	×			
（角膜）角化		×		
（角膜）矿化[b]		×		
（角膜）新生血管形成		×		
色素[b]		×		
（角膜）上皮或内皮空泡化[b]		×		
虹膜角 / 小梁网				
虹膜角变窄		×		
（前房、房水）炎症		×		
（前房、房水）蛋白液		×		
葡萄膜、虹膜、睫状体、脉络膜				
睫状体萎缩		×		
虹膜萎缩		×		
淤血		×		
囊肿[a]		×		
浸润（添加相应的细胞类型）[b]		×		
炎症[b]		×		
新生血管形成		×		

（续表）

眼	常见	不常见	未见但可能相关	不适用
虹膜色素增加 / 减少[b]		×		
上皮细胞质空泡化[b,c]		×		
晶状体				
晶状体纤维变性[d]		×		
晶状体前或后脱位[d]		×		
晶状体上皮纤维增生		×		
晶状体囊肥大		×		
晶状体上皮肥大		×		
晶状体纤维肥大		×		
晶状体炎症[b]		×		
晶状体纤维矿化[b]		×		
晶状体上皮坏死			×	
晶状体囊破裂[b,d]		×		
晶状体上皮或晶状体纤维空泡化			×	
玻璃体				
纤维增生；玻璃体纤维化		×		
出血[b]		×		
浸润（添加相应的细胞类型）[b]		×		
炎症[b]		×		
骨或软骨化生		×		
玻璃体矿化[b]		×		
吞噬含铁血黄素色素巨噬细胞		×		
视网膜				
（视网膜）视网膜前小动脉环		×		
（视网膜色素上皮）萎缩		×		
内层视网膜萎缩		×		
外层视网膜萎缩[c]		×		
全视网膜萎缩		×		
微囊样变性[a]		×		
（脉络膜）照膜变性[a,c]		×		
视网膜脱离[d]		×		
感光细胞核移位		×		
视网膜或视网膜前纤维增生		×		
胶质细胞数量增加		×		
（视网膜）出血[b]		×		
浸润（添加相应的细胞类型）[b]		×		
炎症[b]		×		

（续表）

眼	常见	不常见	未见但可能相关	不适用
矿化		×		
髓磷脂增多				
新生血管形成		×		
色素增多		×		
单个细胞坏死[b]		×		
细胞质空泡化[b,c]		×		
细胞外空泡化[b]		×		
视神经				
萎缩		×		
轴突变性		×		
脱髓鞘		×		
胶质细胞数量增多		×		
浸润（添加相应的细胞类型）[b]		×		
炎症[b]		×		
空泡化[b,d]		×		
视网膜色素上皮（RPE）				
萎缩		×		
视网膜下细胞外基质沉积		×		
视网膜下纤维增生		×		
视网膜色素上皮肥大		×		
视网膜色素上皮包涵体（细胞质内蓄积）[c]		×		
坏死[b]		×		
色素沉着减少[b]		×		
色素沉着增多[b]		×		
RPE 极性消失		×		
巩膜				
萎缩		×		
浸润（添加相应的细胞类型）[b]	×			
炎症[b]		×		
骨或软骨化生		×		
增生性（非肿瘤性）病变				
眼睑				
睑板腺增生[a]		×		
角膜/结膜				
眼皮样结构		×		
内皮增生/肥大		×		
鳞状细胞增生		×		

（续表）

眼	常见	不常见	未见但可能相关	不适用
虹膜角 / 小梁网				
小梁网增生		×		
葡萄膜				
黑色素细胞增生		×		
晶状体				
晶状体上皮增生		×		
RPE				
RPE 增生		×		

[a] 术语的诊断标准和（或）备注在正文中描述。[b] 病理学总论部分介绍的术语。[c] 在吸入试验中为常见的诱发性病变。[d] 常见的人工假象。

1. 眼葡萄膜、虹膜和睫状体虹膜粘连（adhesion, iris–eye: uvea, iris, and ciliary body）

【备注】 虽然作为先天性病变在年轻比格犬中不常见，但虹膜前缘与角膜内皮（前粘连）或虹膜后缘与晶状体前表面（后粘连）之间的粘连也可能是获得性改变，最常见于前葡萄膜炎、外伤，或其他炎症过程的后遗症。

2. 眼结膜混合性细胞浸润（infiltrate, mixed cell, conjunctiva–eye: conjunctiva）（图 2.76）

【备注】 在结膜内，单形核细胞或淋巴样细胞浸润可能并不提示是一种炎症过程，而是结膜相关淋巴组织（conjunctiva associated lymphoid tissue, CALT），结膜的一种正常结构，尤其普遍存在于第三眼睑的球面[205, 206]。在慢性抗原刺激下，CALT 结构中可能发生淋巴增生。

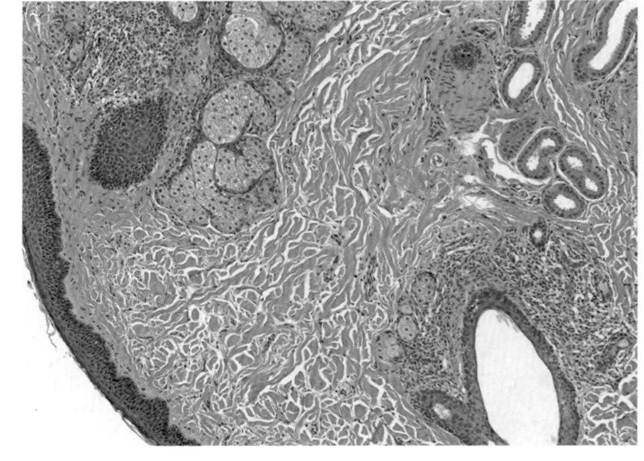

图 2.76

犬，结膜，混合性细胞浸润，H&E 染色

3. 眼葡萄膜、虹膜和睫状体囊肿（cyst–eye: uvea, iris, and ciliary body）

【其他术语】 无。

【诊断特征】 ① 充满液体的结构，内衬 1 ～ 2 层色素含量各异的立方状葡萄膜上皮细胞，外层由一层薄纤维囊包裹。② 组织处理过程中囊肿可能破裂。

【鉴别诊断】 葡萄膜黑色素瘤（uveal melanoma）：通常不是囊性的。通常由饱满的色素细胞组成伴较少的纺锤状细胞。

【备注】 在实验用比格犬中，葡萄膜囊肿作为一种先天性病变并不常见，但在任何品种的犬中，其都可能被认为是先天性或后天获得性改变[207]。囊肿起源于后虹膜或睫状体上皮，可仍附着于起始点，也可从原发部位分离并在前房内观察到，或黏附于角膜、虹膜或晶状体[208]。

4. 眼视网膜微囊样变性（degeneration, microcystoid–eye: retina）

【其他术语】 无。

【诊断特征】 ① 内核层和内网状层内一个到多个大小不等的空隙，破坏视网膜结构。② 破裂能导致视网膜萎缩。

【鉴别诊断】 无。

【备注】 作为一种偶发性改变，最常在中年或老年比格犬中被观察到[209]。如果在较年轻的犬中发现，应仔细考虑是与供试品相关还是自发性改变。

5. 眼视网膜（脉络膜）照膜变性［degeneration, tapetum lucidum-eye: retina (choroid)］

【其他术语】 Atrophy, tapetum lucidum。

【诊断特征】 ① 照膜细胞的改变可能包括肿胀、空泡化、坏死或细胞完全缺失。② 照膜细胞的改变可能伴随炎症性改变。

【鉴别诊断】 无。

【备注】 对有照膜变性的眼进行的检眼镜检查通常显示照膜层反射消失，并发展为局灶性、斑驳性或弥漫性色素沉着区域[210]。自发性局灶性照膜变性在未给药的犬中很少见[211]，更可能作为给药相关的改变出现。已报道在给予了多种不同种类的治疗剂后出现了这种情况[210, 212, 213]。由于人类没有照膜层，犬的照膜层出现病变而眼的其他结构无改变时，可能与人类无相关性。

6. 眼睑睑板腺增生（hyperplasia, Meibomian gland-eye: eyelid）

【其他术语】 Hypertrophy/hyperplasia, Meibomian gland; hypertrophy, Meibomian gland。

【诊断特征】 腺体增大伴腺泡内皮脂腺细胞数量增多，被基底（储备）细胞包围。

【鉴别诊断】 睑板腺腺瘤（adenoma, Meibomian gland）：规则的腺体结构被破坏；基底细胞可能显著增多，呈外生性生长模式。

（三）眼附属腺

表 2.52 列出了犬眼附属腺中显微镜下所见病变的推荐术语。

泪腺纤维化（fibrosis: lacrimal）

【备注】 据 Sato 等[49]报道，泪腺局灶性纤维化，伴单形核细胞或淋巴细胞浸润和（或）腺泡萎缩，在比格犬是一种偶发性改变（表 2.52）。

表 2.52 犬特殊感觉器官显微镜下所见病变：眼附属腺

眼附属腺	常见	不常见	未见但可能相关	不适用
非肿瘤性病变				
凋亡[a]		×		
萎缩		×		
囊肿		×		
腺泡细胞质改变		×		
变性		×		
扩张		×		
纤维化[a, b]	×			
出血[a]		×		
肥大		×		
浸润（添加相应的细胞类型）[a]	×			
炎症[a]	×			
肉芽肿性炎症[a]		×		
核巨大		×		
卟啉增多				×
再生		×		

（续表）

眼附属腺	常见	不常见	未见但可能相关	不适用
单个细胞坏死；坏死[a]		×		
增生性（非肿瘤性）病变				
泪腺，第三眼睑腺体腺泡细胞增生		×		
鼻泪管（NLD）上皮增生		×		

[a] 病理学总论部分介绍的术语。[b] 术语的诊断标准和（或）备注在正文中描述。

十七、泌尿系统

（一）引言

泌尿系统病理学已在啮齿动物 INHAND 及其他出版物中详细介绍。本章将简要概述犬的解剖差异、推荐术语和诊断标准，并挑选了临床前毒理学试验中实验用比格犬泌尿系统病变的代表性图片。读者可以直接到啮齿动物 INHAND 中，对泌尿道的组织学和生理学进行更深入的回顾。

要理解外源性物质所引起的泌尿系统变化的机制、发病机制和重要性需要对这些变化进行准确的形态学描述。因此，对肾解剖学和生理学的理解是很重要的。与啮齿动物一样，犬的泌尿系统由成对的肾、输尿管、膀胱和尿道组成。这些器官在腰腹部的腹膜后腔和盆腔中的一般解剖部位与啮齿动物和其他哺乳动物相似。然而，与啮齿动物相比，犬科动物主要有两个特有的解剖学特征。包括髓质锥体完全融合形成一个肾脊和输尿管近端扩张形成的肾盂。这些细微的解剖学差异导致的功能差异是有限的，与啮齿动物相比，犬的泌尿系统（肾、输尿管和膀胱）没有其他显著的解剖学差异[214, 215]。与小鼠相比，其肾的胚胎发育在出生时已完成，大鼠新生肾单位的产生和成熟持续到出生后（postnatal day, PND）第 10 日，犬持续到出生后第 21 日（PND 21）[216]。

（二）肾

肾单位是肾的功能单位，由包含肾小球和鲍曼囊的肾小体和肾小管组成，肾小管包括近曲小管、亨利袢、远曲小管和肾乳头中终止于肾盏的集合管。肾单位由间质支撑。用以在髓质间质中建立逐渐增强的渗透梯度的逆流交换结构对尿液浓度至关重要。作为肾单位的滤过单元，肾小球的结构复杂，是由在扩张球体（鲍曼囊）内的一簇与脏层细胞（足细胞）紧密结合的有孔毛细血管和相邻的系膜细胞组成；这两种细胞类型有助于形成带负电荷的基底膜，从而排斥带正电荷的蛋白质[215]。

超滤液由水、含氮废物和小分子量蛋白质（< 60 kDa）组成，从鲍曼囊滤过，进入近曲小管。常见到犬“胎儿型肾小球”（或未成熟肾小球），其特征是肾小球直径小、基质少和密集的外围核伴鲍曼间隙小[49, 215]。尽管犬肾小球被认为在 6 周龄时达到功能性成熟（小鼠在出生后第 28 ～ 32 日，大鼠在出生后 42 天），但其肾小球滤过率直到 8 ～ 10 周龄时才能达到最大值[217–219]。近曲小管上皮呈单层柱状，具有突出的微绒毛刷状缘，增加了吸收水、蛋白质和其他物质及分泌尿酸、尿素、肌酐和其他物质（某些外源性物质）的表面积。与人类、犬和猴相比，啮齿动物外髓质内带和外带的差异更大[216]。在出生前犬的肾就具有了尿液浓缩能力，但小鼠、大鼠和人类在出生后才具有[220]。亨利袢和远曲小管的上皮也具有代谢活性，并且可根据当前的水合状态和电解质浓度参与水排泄 / 吸收的精细平衡。

肾主要通过流经双侧肾动脉（分支于腹主动脉）的血液来接触药物和化学品。就本身而言，肾是外源性物质的生物转化场所，这可能导致有毒代谢产物的形成，这些代谢产物可能被吸收进入肾小管上皮细胞的细胞质和（或）经尿液排出。肾近端小管是常见的毒性靶点，部分原因是其表达介导外源性物质分泌和重吸收的转运蛋白[221]。化合物和（或）代谢产物的排泄可能使其在尿液中浓缩，这可能增加下尿路系统的暴露量。最后，生物分子（如治疗性抗体、免疫复合物或蛋白质）可能沉积在肾小球中。球旁器是入球小动脉和远曲小管所特化的一部分，由致密斑、球旁细胞和球外系膜细胞（extraglomerular mesangial cell）组成，在调控全身血压的肾素 – 血管紧张素 – 醛固酮轴（renin–angiotensin–aldosterone axis）中起着关键作用[215]。促红细胞生成素（erythropoietin）是由在肾中的皮质间质成纤维细胞产生，这些成纤维细胞与远曲小管（肾小球外系膜细胞）相关。

表 2.53（肾）和表 2.54（肾盂）列出了犬肾显微镜下所见病变的推荐术语。

表 2.53 犬泌尿系统显微镜下所见病变：肾

肾	常见	不常见	未见但可能相关	不适用
先天性病变				
不发育		×		
异位肾上腺组织		×		
发育不全		×		
未成熟肾小球[a]	×			
肾发育不良		×		
非肿瘤性病变（肾实质）				
间质脂肪细胞聚集		×		
糖原蓄积	×			
透明小滴蓄积	×			
$\alpha_2\mu$– 球蛋白肾病				×
肾小球淀粉样物质		×		
间质淀粉样物质		×		
肾小球萎缩		×		
肾小管萎缩	×			
嗜碱性肾小管		×		
嗜碱性颗粒			×	
管型	×			
慢性进行性肾病				×
结晶		×		
囊肿		×		
肾小管变性		×		
鲍曼腔扩张		×		
肾小管扩张		×		
间质水肿[b]		×		
髓外造血		×		
间质纤维化[b]	×			
肾小球肾炎		×		
透明性肾小球病		×		
系膜增生性肾小球病		×		
肾小球硬化		×		

（续表）

肾	常见	不常见	未见但可能相关	不适用
出血[b]		×		
球旁细胞肥大[a]		×		
肾小管肥大		×		
包涵体		×		
梗死		×		
浸润（添加相应的细胞类型）间质[b]	×			
间质炎症[b]		×		
间质性肾炎[b]		×		
核巨大		×		
肾小球脂肪沉积[a]	×			
系膜溶解		×		
骨化生		×		
鲍曼囊化生 / 增生			×	
微脓肿		×		
矿化[a,b]	×			
坏死[b]		×		
肾乳头坏死[b]		×		
梗阻性肾病		×		
逆行性肾病		×		
色素	×			
肾盂肾炎[b]		×		
肾小管再生	×			
单个细胞坏死[b,c]		×		
肾小管空泡化[a,b]	×			
增生性（非肿瘤性）病变（肾实质）				
系膜增生		×		
球旁细胞增生		×		
嗜酸性细胞增生		×		
肾小管增生		×		
肾母细胞瘤病			×	
肿瘤性病变（肾实质）				
中胚层肾瘤[a]		×		
肾母细胞瘤[a]		×		

[a] 术语的诊断标准和（或）备注在正文中描述。[b] 病理学总论部分介绍的术语。[c] 诱发性改变更常见。

表 2.54 犬泌尿系统显微镜下所见病变：肾盂

肾盂	常见	不常见	未见但可能相关	不适用
非肿瘤性病变				
结石		×		
结晶 [a]		×		
肾盂扩张		×		
糜烂		×		
浸润（添加相应的细胞类型）[b]		×		
鳞状细胞化生	×			
矿化		×		
肾盂肾炎		×		
溃疡		×		
增生性（非肿瘤性）病变				
尿路上皮增生		×		

[a] 诱发性改变更常见。[b] 病理学总论部分介绍的术语。

1. 肾未成熟肾小球（immature glomerulus–kidney）（图 2.77，图 2.78）

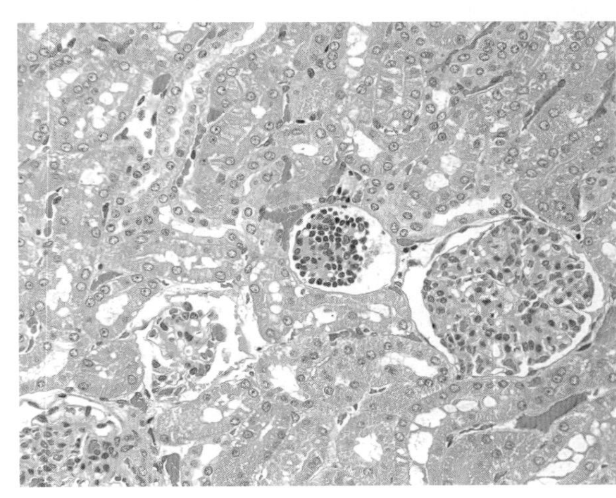

图 2.77

犬，肾，未成熟肾小球，H&E 染色

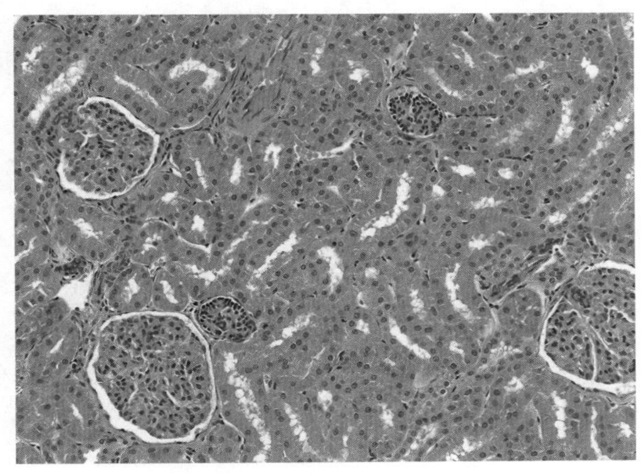

图 2.78

犬，肾，未成熟肾小球，H&E 染色
图片由 Eric van Esch 提供

【其他术语】 Fetal glomerulus。

【发病机制 / 细胞来源】 肾小球发育不完全（先天性）。

【诊断特征】 根据发育阶段的不同，诊断特征有所不同：① 未成熟肾小球比完全发育的肾小球体积小。② 在发育中的毛细血管丛和鲍曼囊之间可能有一个更大的空隙。③ 发育中的毛细血管丛可能呈小泡状、逗号状、S 形或毛细血管环状。④ 发育中的毛细血管丛呈现为致密的嗜碱性细胞聚集。⑤ 发育中的毛细血管丛衬有深染的上皮细胞（足细胞）。

【鉴别诊断】 无。

【备注】 由于出生时肾未完全发育完成，在出生后通常存在未成熟肾小球 [222]。在围青春期和成年犬的肾中，经常观察到一些未成熟肾小球，考虑是背景病变，只有当它们的数量显著增加时，才会在毒性病理学试验中报告。它们与其他先天性肾病变一起被描述，如肾发育不良和年轻犬肾病（juvenile nephropathy）[222–224]。

2. 肾球旁细胞肥大（hypertrophy, juxtaglomerular cell-kidney）

【生物学行为】 适应性改变。

【亚定位】 皮质。

【发病机制 / 细胞来源】 肾素 – 血管紧张素系统（renin–angiotensin system）激活；肾素需求增加。

【诊断特征】 ① 肾小球的入球小动脉增大，严重病例出球小动脉也增大。② 常与球旁细胞增生有关。③ 入球小动脉的颗粒增加，即细胞含有肾素颗粒增加。

【特殊处理程序】 ① 肾素颗粒的增加可通过 Bowie[225] 和 Wilson 染色 [226] 及在甲苯胺蓝染色（toluidine blue–stained）的树脂包埋切片上被观察到。② 肾素的免疫染色增强 [227]。③ 肾素 mRNA 表达增多 [228]。

【鉴别诊断】 无。

【备注】 在大多数情况下，球旁细胞肥大常伴随球旁细胞增生；在这种情况下，组合的诊断术语“球旁细胞增生 / 肥大”可能更为合适。在给予血管紧张素转换酶抑制剂（angiotensin–converting enzyme inhibitor）[229] 和血管紧张素 Ⅱ 拮抗剂（angiotensin Ⅱ antagonist）后可观察到该病变 [230]。这种改变还在实验性肾上腺切除、钠耗减、高血压和肾缺血病例中有报道。

3. 肾小球脂肪沉积（lipidosis, glomerular–kidney）（图 2.79，图 2.80）

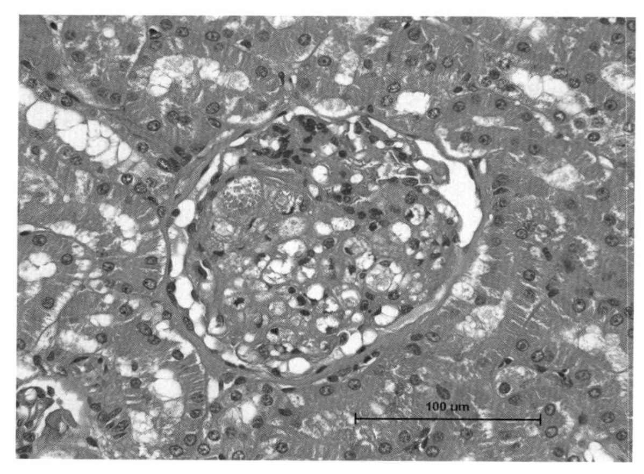

图 2.79

犬，肾，肾小球脂肪沉积，H&E 染色

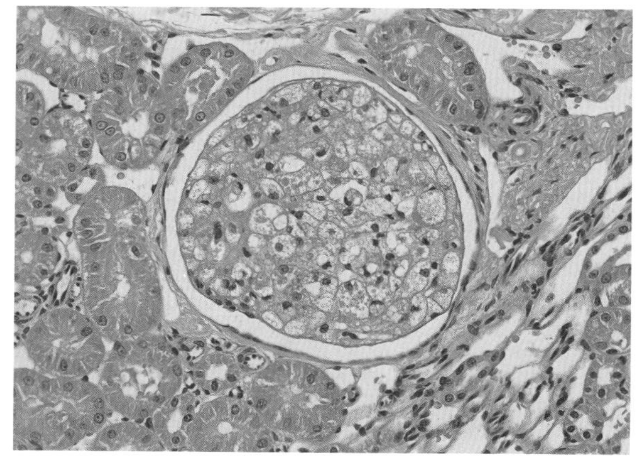

图 2.80

犬，肾，肾小球脂肪沉积，H&E 染色
图片由 Eric van Esch 提供

【其他术语】 Glomerular vacuolation, renal glomerular lipidosis。

【发病机制 / 细胞来源】 肾小球中含脂质的泡沫细胞沉积。

【诊断特征】 ① 脂质蓄积的特点是肾小球系膜细胞中微小空泡沉积，从而形成泡沫细胞。② 常见局灶性或节段性脂质蓄积，常伴透明小滴沉积。

【鉴别诊断】 无。

【备注】 肾小球脂肪沉积是肾小球毛细血管丛系膜细胞的节段性改变，其内聚集富含脂质的泡沫细胞，这种病变似乎不影响其上覆盖的足细胞 [231]。在受累的肾小球中，泡沫细胞在毛细血管腔内或系膜内被观察到，呈局灶性或节段性分布 [49, 60, 232]。肾小球泡沫细胞积聚的发病机制尚不清楚，可能是多种因素所致。国际兽医肾病理学服务机构（International Veterinary Renal Pathology Service）在所评估的 46 只犬肾活检标本中发现了肾小球脂肪沉积。46 例中仅 5 例（11%）单独诊断为肾小球脂肪沉积，均伴有蛋白尿。所有 5 只犬都至少含有 1 种与肾疾病相符合的额外临床病理异常，包括高血压（4），氮血症（3）和（或）低白蛋白血症（2）[233]。

4. 肾矿化（mineralization-kidney）

【备注】 犬肾皮质 - 髓质肾小管矿化的特征与啮齿动物的相同。INHAND 中大鼠和小鼠泌尿系统也进行了描述 [234]。髓质肾小管矿化与皮质 - 髓质相似，犬与大鼠的描述类似 [49]。Shiga 等 [235] 描述了犬肾乳头血管矿化。这种病变在雄性和雌性动物中均有报道，与年龄无关，严重程度不随年龄而加重。

5. 肾小管空泡化（vacuolation, tubule-kidney）（图 2.81）

【备注】 在生理性或毒理学改变的情况下，近端肾小管上皮中可以看到空泡。毒性试验的各种属中，比格犬最常见到一种正常变异性的空泡化，此时在近端小管和远端小管中都可能含有微小的脂质空泡 [232]，并且在雌性中更为常见 [49, 60]。肾小管自发性空泡化的严重程度可能因各种药物和化合物（包括载体）的作用而加重，并且其性质可能发展成退行性改变。因脂质增加导致的近端小管上皮空泡化是不常见的，提示为毒性改变 [236]。细胞质的脂滴能通过油红 O 染色来证实 [237]。近端小管上皮可逆性空泡化（渗透性肾病）在给予糖溶液、葡聚糖和聚乙烯结合蛋白的实验动物中被发现。氚标记的葡聚糖在溶酶体中聚集，由糖溶液和葡聚糖引起的较低程度的空泡可能呈可逆性。离子和非离子的 X 线不透明造影剂也能诱导近端小管上皮溶酶体空泡，但通常不伴有明显的功能或永久性的结构损伤 [232]。给予阳离子两性药物与磷脂质沉积症有关，磷脂质沉积症是一种外源性物质在溶酶体内聚集的改变 [232]。溶酶体被认为是可通过储存和降解外来物质来实现解毒和细胞生存的细胞器。虽然轻微到轻度的磷脂质沉积症一般被认为是非有害作用（nonadverse）[238]，但是从溶酶体的病理学改变可表明导致细胞死亡的细胞毒性的角度来看，因此可认为是有害作用（adverse）。

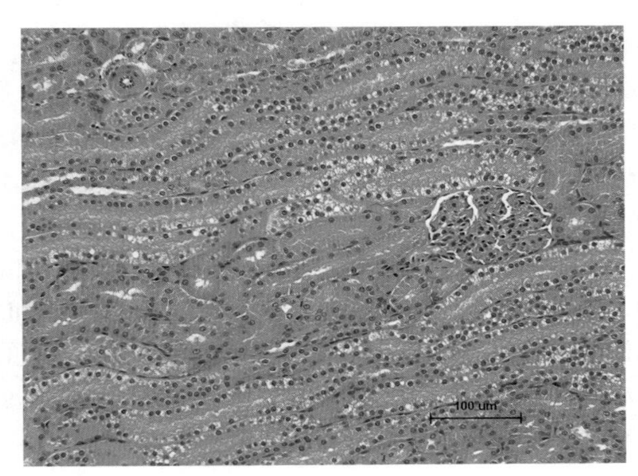

图 2.81

犬，肾，肾小管空泡化，H&E 染色

6. 肾中胚层肾瘤（mesoblastic nephroma-kidney）（图 2.82 ～图 2.84）

【其他术语】 Mesenchymal derivative of nephroblastoma。

【发病机制 / 细胞来源】 肌纤维母细胞系的肿瘤细胞。

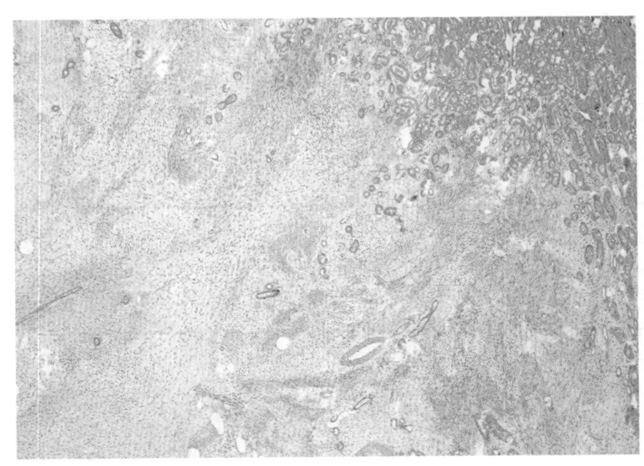

图 2.82

犬，肾，中胚层肾瘤，H&E 染色

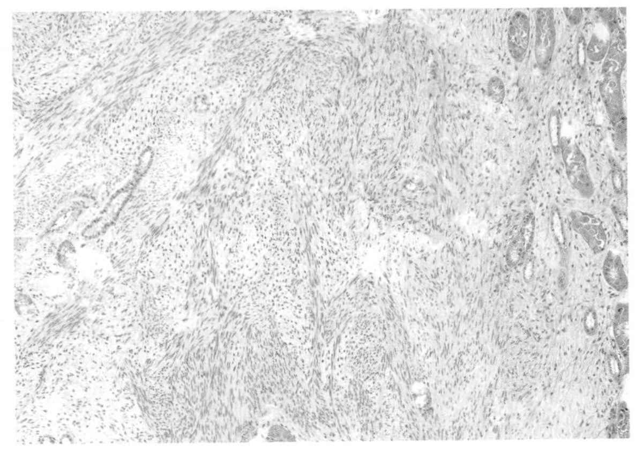

图 2.83

犬，肾，中胚层肾瘤，H&E 染色

【诊断特征】 ① 无包膜且主要为单型性肿瘤。② 均一的梭形细胞束交错排列，其具有小的嗜碱性核及少量嗜酸性细胞质。③ 广泛的黏液状型。④ 也可见束状和波浪状型。⑤ 基质中充满胶原纤维。

【鉴别诊断】 无。

【备注】 一种犬罕见的良性肿瘤。基质中的胶原纤维可通过马松三色染色阳性来显示。免疫组织化学显示，肿瘤细胞波形蛋白阳性，肌纤维母细胞系的平滑肌肌动蛋白或纤维连接蛋白呈阳性。

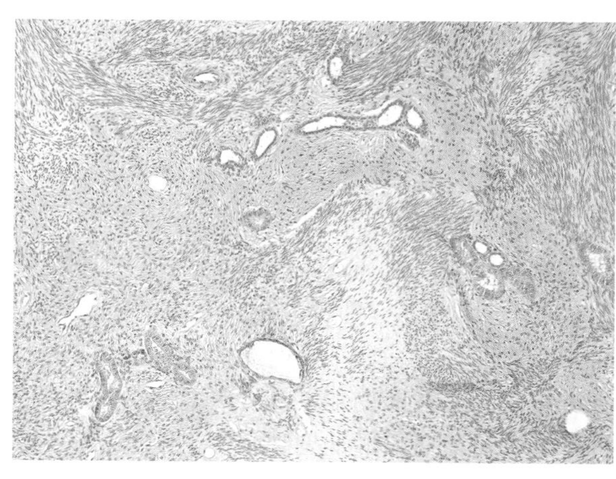

图 2.84

犬，肾，中胚层肾瘤，阿尔辛蓝染色

7. 肾母细胞瘤［胚胎性肾瘤、肾母细胞瘤病和维尔姆斯瘤（人用术语）］{nephroblastoma [embryonal nephroma, nephroblastomatosis, and Wilms' tumor (human nomenclature)–kidney]}

【备注】 一种犬罕见的恶性肿瘤，已在比格犬的毒性病理学试验中观察到。该肿瘤被收录在啮齿动物泌尿系统 INHAND 文章中 [234]。犬该肿瘤和其他肿瘤性病变的诊断标准请参阅由美国军事病理学研究所与美国病理学注册中心和 WHO 联合出版的 *International Histological Classification of Tumors of Domestic Animals* 泌尿系统分册 [239]，教科书 *Tumors of Domestic Animals* 中关于泌尿系统增生性病变的章节 [240] 和（或）当前的文献。

（三）输尿管、尿道和膀胱（表 2.55 ～表 2.57）

表 2.55 犬泌尿系统显微镜下所见病变：输尿管

输尿管	常见	不常见	未见到但可能相关	不适用
先天性病变				
输尿管不发育		×		
非肿瘤性病变				
结石		×		
结晶		×		
扩张		×		
浸润（添加相应的细胞类型）[a]		×		
腺性化生		×		
鳞状细胞化生		×		
增生性（非肿瘤性）病变				
尿路上皮增生		×		

[a] 病理学总论部分中介绍的术语。

表 2.56 犬泌尿系统显微镜下所见病变：尿道

尿道	常见	不常见	未见但可能相关	不适用
非肿瘤性病变				
浸润（添加相应的细胞类型）[a]		×		
腺性化生		×		
鳞状细胞化生		×		

（续表）

尿道	常见	不常见	未见但可能相关	不适用
梗阻		×		
蛋白栓			×	
增生性（非肿瘤性）病变				
尿路上皮增生		×		

[a] 病理学总论部分介绍的术语。

表 2.57 犬泌尿系统显微镜下所见病变：膀胱

膀胱	常见	不常见	未见但可能相关	不适用
先天性病变				
憩室		×		
脐动脉残留		×		
非增生性病变				
血管扩张		×		
结石		×		
结晶		×		
平滑肌变性 / 再生[a]		×		
扩张		×		
水肿[b]		×		
糜烂		×		
出血[b]		×		
尿路上皮肥大		×		
尿路上皮包涵物		×		
浸润（添加相应的细胞类型）[b]		×		
腺性化生		×		
鳞状细胞化生		×		
矿化[b]		×		
坏死[b]		×		
寄生虫，线虫			×	
蛋白栓			×	
溃疡		×		
梗阻性尿路病		×		
尿路上皮空泡化[b]	×			
增生性（非肿瘤性）病变				
尿路上皮增生		×		
肿瘤性病变				
葡萄状横纹肌肉瘤[a]		×		

[a] 术语的诊断标准和（或）备注在正文中描述。[b] 病理学总论部分介绍的术语。

1. 膀胱平滑肌变性 / 再生（degeneration/regeneration; smooth muscle-urinary bladder）（图 2.85，图 2.86）

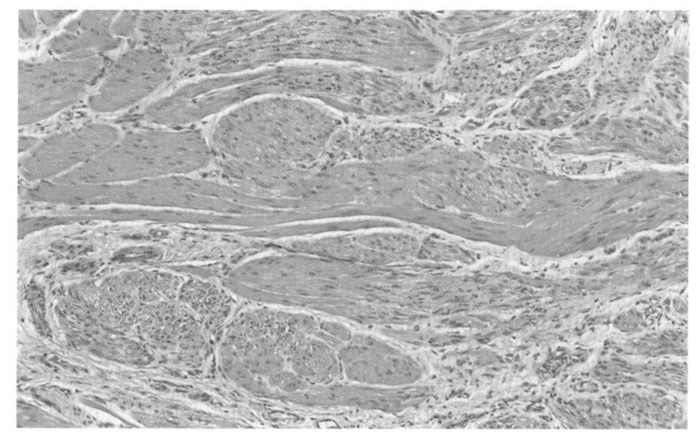

图 2.85

犬，膀胱，平滑肌变性 / 再生，H&E 染色

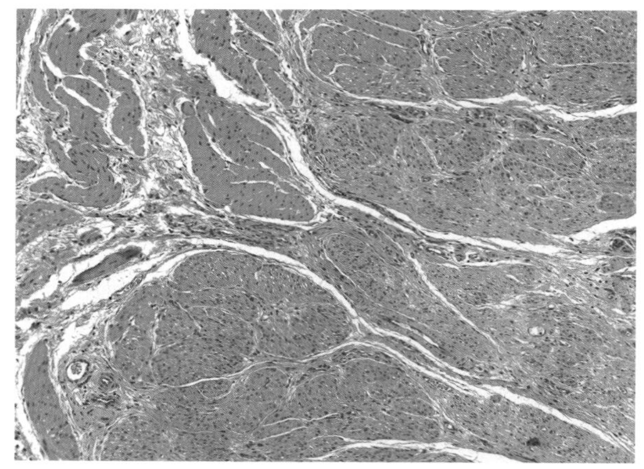

图 2.86

犬，膀胱，平滑肌变性 / 再生，H&E 染色
图片由 Eric van Esch 提供

【其他术语】 Regeneration, degeneration, detrusor myopathy。

【发病机制 / 细胞来源】 膀胱壁平滑肌纤维 / 束变性和再生。

【诊断特征】 ① 平滑肌的病变可能很复杂，包含灶性至多灶性的平滑肌纤维变性、萎缩和（或）再生。② 再生通常表现为细胞质嗜碱性增强和核改变（有丝分裂）。③ 其他特点包括单个细胞坏死，平滑肌细胞核和核仁增大和（或）偶见有丝分裂象。

【鉴别诊断】 无。

【备注】 在各种品种的犬中均可见膀胱肌层的退行性病变，包括核周空泡化；其他退行性改变的特征，如萎缩、局部坏死和纤维再生（细胞质嗜碱性和有丝分裂象）是逼尿肌肌病的标志，其在比格犬中更易发生 [241]。此外，在伴有膀胱黏膜炎性改变、动脉炎及导尿后的犬中，该病变似乎更为普遍 [241]。

2. 膀胱葡萄状横纹肌肉瘤（rhabdomyosarcoma, botryoid type-urinary bladder）（图 2.87 ～图 2.89）

【其他术语】 Rhabdomyosarcoma, botryoid embryonal。

【发病机制 / 细胞来源】 胚胎成肌细胞所形成的肿瘤细胞。

【诊断特征】 ① 起源于膀胱颈的无包膜且多分叶状肿瘤。② 细长的间充质细胞交错呈束，其具有小而嗜碱性的核及少量至中等的丝状细胞质。③ 偶见“带状”和（或）多核细胞。④ 细胞束通常被黏液瘤基质包围。⑤ 在经磷钨酸苏木素染色的一些细胞中或可见明显的横纹。

【鉴别诊断】 无。

【备注】 一种幼龄犬中罕见的恶性肿瘤，起源于由胚胎成肌细胞组成的膀胱颈部 [242-245]。对于包括发生于膀胱的葡萄状型的这类胚胎肿瘤类型，肿瘤细胞可表现出从成肌细胞到肌小管（如多核的细胞）的分化。肿瘤细胞通常表现为结蛋白、肌红蛋白和波形蛋白阳性 [243]。超微结构上，肌丝

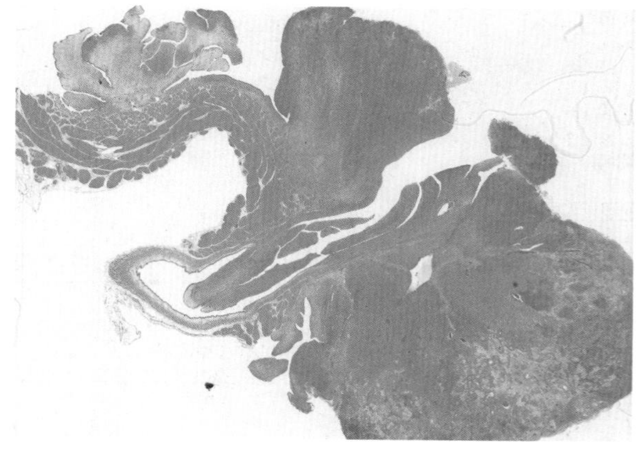

图 2.87

犬，膀胱，葡萄状横纹肌肉瘤，H&E 染色。大体观察

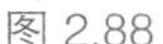

图 2.88

犬，膀胱，葡萄状横纹肌肉瘤，H&E 染色，低倍镜

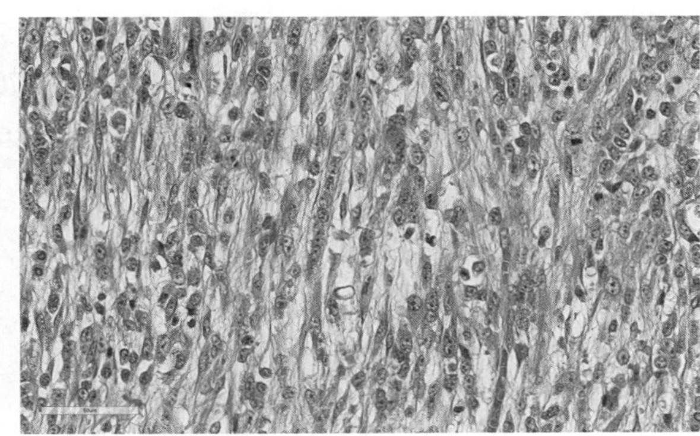

图 2.89

犬，膀胱，葡萄状横纹肌肉瘤，H&E 染色，高倍镜

呈平行排列或通常存在 Z 带结构 [243]。已有报道该肿瘤可远处转移 [246, 247]。

作者注

用于为本文准备大体病理学和组织病理学图片的动物样本的所有程序均按照人道化处理实验动物的相关规定和既定的指南进行，并事先得到了机构动物管理和使用委员会的审查和批准。

致谢

作者谨向 BSTP、ESTP、JSTP 和 STP 的成员的综合审阅、优秀评论及有益编辑表示感谢。我们也衷心感谢 Charlotte Maria Dalsgaard、Eric van Esch、Beth Mahler、Charlotte Keenan、Rupert Kellner，Catherine Schafer、Kenneth Schafer 及 Klaus Weber 为准备本文所提供的帮助和贡献。

利益冲突声明

作者声明与本文的研究、作者身份和（或）出版无相关潜在的利益冲突。

基金

作者未因本文的研究、作者身份和（或）出版获得任何基金资助。

ORCID iD

Jochen Woicke https://orcid.org/0000-0001-7868-6477

Jessica M. Caverly Rae https://orcid.org/0000-0003-2194-8717

Franck J. Chanut https://orcid.org/0000-0001-8189-7400

Karyn Colman https://orcid.org/0000-0002-7054-8544

Maike Huisinga https://orcid.org/0000-0001-8152-7151

Ramesh C. Kovi https://orcid.org/0000-0002-3562-2008

Nicholas P. Macri https://orcid.org/0000-0003-4301-3226

Heike-Antje Marxfeld https://orcid.org/0000-0001-5390-0633

Ingrid D. Pardo https://orcid.org/0000-0002-3517-3804
Alok K. Sharma https://orcid.org/0000-0001-7014-4753
Emily K. Meseck, (GESC Liaison) https://orcid.org/0000-0002-2202-6661

参考文献（二维码）

阳瑞雪 柳丹凤 蒙建菊 陈垚焱 董佳欣 张雨凝 何 杨 谢 敏
陈泓汐 崔 伟 王浩安 王 莉 陈 珂 邱 爽 杜艳春 译
刘克剑 宁钧宇 尹纪业 张连珊 胡春燕 王和枚 杨秀英 校

3 小型猪非增生性和增生性病变

Mikala Skydsgaard[1], Zuhal Dincer[2], Wanda M. Haschek[3], Kris Helke[4], Binod Jacob[5], Bjoern Jacobsen[6], Gitte Jeppesen[7], Atsuhiko Kato[8], Hiroaki Kawaguchi[9], Sean McKeag[2], Keith Nelson[10], Susanne Rittinghausen[11], Dirk Schaudien[11], Vimala Vemireddi[12], and Zbigniew W. Wojcinski[13]

[1]Novo Nordisk A/S, Måløv, Denmark

[2]Pathology Department, Covance Laboratories Limited, Harrogate, United Kingdom

[3]Department of Pathobiology, University of Illinois, Urbana, IL, USA

[4]Medical University of South Carolina, Charleston, SC, USA

[5]Merck & Co, Inc, West Point, PA, USA

[6]Roche Pharmaceutical Research and Early Development, Pharmaceutical Sciences, Roche Innovation Center, Basel, Switzerland

[7]Charles River Laboratories Copenhagen, Lille Skensved, Denmark

[8]Chugai Pharmaceutical Co, Ltd Research Division, Shizuoka, Japan

[9]Kagoshima University, Kagoshima, Japan

[10]Charles River Laboratories, Mattawan, MI, USA

[11]Fraunhofer Institute for Toxicology and Experimental Medicine ITEM, Hannover, Germany

[12]Covance Laboratories, Chantilly, VA, USA

[13]Toxicology & Pathology Consulting, LLC, Ann Arbor, MI, USA

通信作者：Mikala Skydsgaard, Novo Nordisk A/S, Måløv, Denmark. Email: mqsy@novonordisk.com

摘要 >>

国际通用毒性病理术语及诊断标准（INHAND）项目（www.toxpath.org/inhand.asp）是欧洲毒性病理学会（ESTP）、英国毒性病理学会（BSTP）、日本毒性病理学会（JSTP）和美国毒性病理学会（STP）联合倡议发起，旨在为实验动物增生性和非增生性病变制定国际公认的术语。本文的撰写目的是为用于非临床安全性研究的小型猪大多数组织和器官所观察到的显微镜下所见病变的分类提供一套标准化术语，部分病变附有彩色显微照片。本文所提供的标准化术语亦可在互联网上（http://www.goreni.org/）获取电子版。材料来源包括世界各地政府、学术机构和工业实验室的组织病理学数据库。内容涵盖了自发性病变和暴露于受试物的诱发性病变，还包括了相关的感染性及寄生虫性病变。普遍接受和使用的国际通用实验动物病变术语将为不同国家的监管和科研机构提供一种通用语言，并增加和丰富毒理学家和病理学家之间的国际信息交流。

关键词 >>

- 小型猪
- 病理学
- 毒性病理学
- 术语
- 背景病变
- INHAND

一、引言

国际通用毒性病理术语及诊断标准（INHAND）项目是欧洲毒性病理学会（ESTP）、英国毒性病理学会（BSTP）、日本毒性病理学会（JSTP）和美国毒性病理学会（STP）等毒性病理学会联合发起，目的是更新现有的世界卫生组织/国际癌症研究机构（World Health Organization/International Agency for Research on Cancer, WHO/IARC）和美国毒性病理学会/术语和诊断标准的标准化系统（Society of Toxicologic Pathology/Standardized System of Nomenclature and Diagnostic Criteria, STP/SSNDC）等术语系统。INHAND 术语和相关诊断标准代表了经验丰富的毒性病理学家的共识，并由 INHAND 全球编辑和指导委员会（INHAND–Global Editorial and Steering Committee, INHAND–GESC）审阅以确保符合 INHAND 的原则。在为期 60 天的审阅期内，上述毒性病理学会的会员可以对 INHAND 文件初稿发表意见。最初发表的一系列 INHAND 术语文章是针对大鼠和小鼠的病变。鉴于美国食品药品监督管理局（Food and Drug Administration, FDA）有意使用已出版的标准化术语，临床数据交换标准协会（Clinical Data Interchange Standards Consortium, CDISC）倡议对非临床数据交换标准（Standard for the Exchange of Nonclinical Data, SEND）以 INHAND 术语为基础建立受控术语（controlled terminology, CT），所以，INHAND 项目已扩展到其他种属实验动物，包括非人灵长类、兔、小型猪、犬和鱼。

尽管 INHAND 术语和诊断标准代表了非临床研究中病变的推荐国际标准化术语，但对诊断标准和推荐术语的建议可能并不适用于所有情况，基于某一研究特定试验目的或特定研究背景有可能与标准化术语和诊断标准有所不同，最终由专题病理学家基于科学判断做出合适的诊断。

目前，小型猪在非临床毒理学研究中越来越多地作为非啮齿动物种属使用，本出版物提供了用于非临床毒理学研究的小型猪（sus scrofa domestica）显微镜下观察结果的标准化术语和诊断标准。用于非临床安全性评价的小型猪品种包括哥廷根（Göttingen）、汉福德（Hanford）、尤卡坦（Yucatan）、五指山（Wuzhishan）和辛克莱（Sinclair）小型猪。北美、日本和欧洲最常用的小型猪品种是哥廷根。本文中的术语、观察结果和备注涵盖了所有这些品种，但大多数数据来自哥廷根小型猪。

本文重点描述使用小型猪所开展的非临床安全性研究中所见的组织病理学病变的标准化术语和诊断标准，不包括家猪的所有背景病变。家猪的参考文献在适当的情况下亦有引用。本文将适用于小型猪的一般毒理学研究病变按脏器系统列表，所涉及术语和表格均建立在现有啮齿动物 INHAND 术语的基础上。大多数情况下，啮齿动物病变的定义和描述适用于小型猪，不做进一步描述。本文重点关注小型猪特有的而非啮齿动物的病变、小型猪和啮齿动物术语相同但形态学特征不同的病变，或需要在小型猪进行额外描述的病变。相应地，仅见于大鼠或小鼠而小型猪未见的病变也在本文列表中展示。列表中的病变根据“常见”“不常见”“未见但可能相关”和“不适用”进行分类。基于作者对病变在未处理小型猪中发生率的经验来区分“常见”和“不常见”病变，如果有已发表的参考文献支持也会列出。“不常见”类别包括小型猪研究中偶发性、自发性病变或几乎仅由外源性物质诱发的病变。“未见但可能相关”类别是指在小型猪中未被描述或观察到的改变，然而如果符合诊断标准，也可使用这些术语。“不适用”类别是指啮齿动物特有的病变和术语，在小型猪中使用这些术语不合适，如肾的慢性进行性肾病（chronic progressive nephropathy, CPN）或骨的纤维–骨病变（fibro–osseous lesion）。需要注意的是，用于毒理学研究的小型猪通常年龄较小，研究时间相对较短，仅占其正常寿命的一小部分。在研究开始前，一般会仔细检查每只小型猪的健康状况，用于研究的小型猪通常健康状况良好。因此，病变范围和发生率与在家猪和诊断实验室不同，包括肿瘤在内常见的与年龄相关病变罕见。本文中描述的肿瘤仅限于作者观察到的或已有文献报道的肿瘤。对于本文中未特别提及的任何肿瘤，如果合适，应尽可能使用相同的啮齿动物术语或 SEND 术语。

除了本期刊文章之外，小型猪术语和诊断标准也可在互联网（www.goreni.org）上查阅。在线电子版本包含额外的照片和实用的鉴别诊断及修块指南链接，使其成为毒性病理学和实验工作的实用工具。

注：本章图片上的编号为原文中图的编号，为保证翻译稿与原文一致，图上编号仍然保留。

此外，所有 INHAND 出版物都可以在 www.toxpath.org 和 www.eurotoxpath.org/nomenclature 等网站下载。

INHAND 出版物所推荐的术语一般是描述性的而非诊断性的。使用的诊断标准仅基于标准 H&E 染色的石蜡包埋切片。在每个术语的备注中可能会涉及组织化学染色或免疫组织化学染色，以及偶尔会提供电子显微镜的观察要点。在某些情况下可能需要此类特殊技术，但对这些方法的全面讨论超出了本文的范围。系统病理学一节综述了发生于多个器官系统的、不局限于某一特定器官的全身性非增生性病变。非啮齿动物出版物用“其他术语”来代替每个术语的“同义词”。虽然这些同义词或其他术语过去曾被使用过，但优先列出的术语是首选术语，并将与 SEND 中的受控术语（CT）链接。

本术语集中的病变可以用修饰语进一步说明，并规定了具有特殊相关性修饰语的标准。这些修饰语应保持一致。也可以使用本术语集中未提供的其他修饰语来描述部位、组织类型或持续时间等。INHAND 术语的一般原则已有单独文章发表 [1]。随着新信息的不断涌现，将不时需要新增术语和对当前术语进行修正，可通过“变更控制（change control）”（见 goRENI 和 STP 网站）实现该需求。

小型猪是一种很好的人类疾病动物模型，包括皮肤、心血管系统、胃肠道和肾这几个器官系统均有非常好的相关性。考虑到小型猪和人类共有的特征在非临床安全性研究的试验设计或风险评估的重要性，在下文各脏器系统的介绍中，对该系统可能有助于风险评估的特有特征作了简要的描述或文献引用。

小型猪背景病变推荐参阅以下几篇参考文献：

Dincer Z, Skydsgaard M. Spontaneous/Background Pathology of Göttingen Minipig. The Minipig in Biomedical Research. CRC Press. 2012: 305–320.

Glerup P, Grand N, Skydsgaard M. The use of minipigs in non–clinical research. In: Haschek, Wanda M. C. G. Rousseaux and M. A. Wallig. Haschek and Rousseaux's Handbook of Toxicologic Pathology. 3rd ed. Vol 2. Academic Press. 2013: 461–475. Chapter 13.

Helke K L, Nelson K N, Sargeant A M, et al. Pigs in toxicology: Breed differences in metabolism and background findings. ToxicolPathol. 2016. 44: 575–590.

Jeppesen G, Skydsgaard M. Spontaneous background pathology in Göttingen minipigs. Toxicol Pathol. 2015. 43: 257–266.

Mclnnes E. Minipigs. Background Lesions in Laboratory Animals. A Color Atlas. Mclnnes E, eds. Saunders Elsevier. 2012. Chapter 6.

二、系统病理学

许多显微镜下所见病变可在多个脏器和（或）组织中见到，而非某一脏器系统特有。也有许多不同的显微镜下所见病变存在于多个器官和（或）组织，共同构成某一综合征。那些可发生于多个组织中的病变将在本节列出。如果其具有某些独特特征，也会在所发生的器官系统中进行描述。小型猪特有的综合征将在具体章节中描述，本节仅描述其一般特征。

表 3.1 列出了在小型猪中观察到这些变化是否常见、相关疾病、状况、病因或诱发因素，以及可能发生这些变化的组织。对有必要进一步解释的病变将在后文中进行更详细的讨论。

表 3.1 小型猪系统病理学的显微镜下所见病变（常用的首选术语）

系统病理学	常见	不常见	相关疾病 / 状况	常发生的组织
先天性病变				
不发育	×		发育异常	胆囊
异位组织		×		副肾上腺皮质组织、副脾、异位甲状腺
发育不全	×		发育异常	胆囊

（续表）

系统病理学	常见	不常见	相关疾病 / 状况	常发生的组织
非增生性病变				
脓肿		×		下颌淋巴结
脂肪细胞聚集	×			胰腺、骨骼肌
间质脂肪细胞聚集	×			肾
淀粉样物质		×		肾、甲状腺、肾上腺、下颌淋巴结、肝、脾、胃、十二指肠、空肠、回肠、盲肠
血管扩张		×		骨髓、淋巴结、脾
凋亡[a]		×		多个组织
嗜碱性颗粒[b]		×	反义寡核苷酸	肝细胞、巨噬细胞、肾皮质肾小管
淤血		×		多个脏器
异位组织		×		副肾上腺皮质组织、副脾、异位胸腺、异位甲状腺
水肿	×			骨骼肌和软组织
髓外造血（EMH）[a,b]		×	出血性疾病（出血性综合征）、非常年轻的动物（＜6 周龄）	肾上腺、肝、脾
纤维化		×		导管插入的组织、肺、骨髓、骨膜
出血（多个脏器）	×			骨髓、支气管、细支气管、心、关节、喉、骨骼肌、软组织、睾丸、胸腺、甲状腺、气管
嗜酸性粒细胞浸润[a]	×			脑、肺、肠系膜淋巴结、肾盂、尿路上皮下、皮肤、胃肠道[b]
浸润	×		【修饰语】嗜酸性粒细胞、淋巴细胞、浆细胞、巨噬细胞、单核细胞、单形核细胞、中性粒细胞、混合细胞	多个组织
血管 / 血管周围浸润		×		肺、鼻腔、胃、脑膜
血管 / 血管周围炎症[a]		×		单个小动脉至中动脉（尤其在肺、肠系膜、肾盂、胃）
炎症（多个脏器）		×	中性粒细胞、单形核细胞、淋巴细胞、单核细胞、混合细胞、淋巴浆细胞性、化脓性肉芽肿性、肉芽肿性、急性、亚急性、慢性、慢性活动性	多个组织
骨化生（多个脏器）		×		肺
鳞状细胞化生		×		输卵管、舌下腺、子宫
矿化（多个组织）	×			卵巢、肾、软脑膜（大脑和小脑）、松果体、垂体、血管、肺、唾液腺
坏死（多个组织）		×		多个组织
色素（多个组织）[a]		×	外源性：纹身墨水、吸入的颗粒物、受试物相关的惰性或不溶性色素； 内源性：含铁血黄素、脂褐素、蜡样质、黑色素	肾上腺、骨髓、真皮、肾、肝、肺、淋巴结、脑膜、松果体、脾

（续表）

系统病理学	常见	不常见	相关疾病 / 状况	常发生的组织
再生	×			骨骼肌
脂肪组织浆液性萎缩[a]	×		无症状性	骨髓（股骨和胸骨）、冠状沟和皮下组织
巨噬细胞空泡形成[a]		×	磷脂质沉积症	肾、肝、肺、淋巴结、脾
感染性病变				
细菌[b]		×		注射 / 滴注部位、皮肤
寄生虫		×	球虫病（等孢球虫属、艾美耳球虫属）	肠道
肿瘤性病变				
淋巴瘤		×	淋巴细胞性	肝、小肠、多个组织

[a] 术语的诊断标准或备注详见下文描述；[b] 病变可为诱发性。

1. 淀粉样物质（amyloid）

为嗜酸性、均质、纤维样物质，刚果红染色呈橘黄色或红色，偏振光下呈现苹果绿色的双折射，老龄（8 岁龄或以上）微型小型猪可见该变化。肾、甲状腺、肾上腺的间质，脾索及多个脏器小动脉壁均可见淀粉样物质沉积[2]。

2. 凋亡（apoptosis）

详尽的讨论可参阅 Elmore S. 发表的文章 Apoptosis: a review of programmed cell death. Toxicol Pathol. 2007. 35(4): 495–516。

3. 异位组织（ectopic tissue）

【备注】 副肾上腺皮质组织可与肾上腺毗邻或附着于肾上腺并被纤维被膜包裹[3]。某一克隆的尤卡坦小型猪的胰腺可见异位脾，并且在胃脾韧带中可见副脾[4]。甲状旁腺常位于颈部胸腺内，因此此部位的甲状旁腺不被认为是异位组织。

4. 髓外造血（extramedullary hematopoiesis）

【备注】 小型猪髓外造血通常在出生后 14 天左右最多，出生后 35 天减少或缺失，出生后 63 天[5]或 6 周[6, 7]缺失。在年龄较大的猪中，髓外造血可能是对严重贫血的反应。啮齿动物的 INHAND 术语是髓外造血增多（extramedullary hematopoiesis, increased）。然而，由于髓外造血不是 6 周龄以上的小型猪脾的正常特征，因而不用修饰语“增多”。

5. 嗜酸性粒细胞浸润（infiltrate, eosinophil）（图 3.1 ～图 3.3）

【诊断特征】 组织内浸润的细胞几乎都是嗜酸性粒细胞，不伴有炎症的其他组织学特征。

【备注】 对该变化进行强调是因为嗜酸性粒细胞在小型猪的某些组织，尤其是肠系膜淋巴结中非常明显[8]。该变化也常见于脑、肺、肾盂、尿路上皮下、皮肤和胃肠道。通常看到这种改变时，建议进行记录。

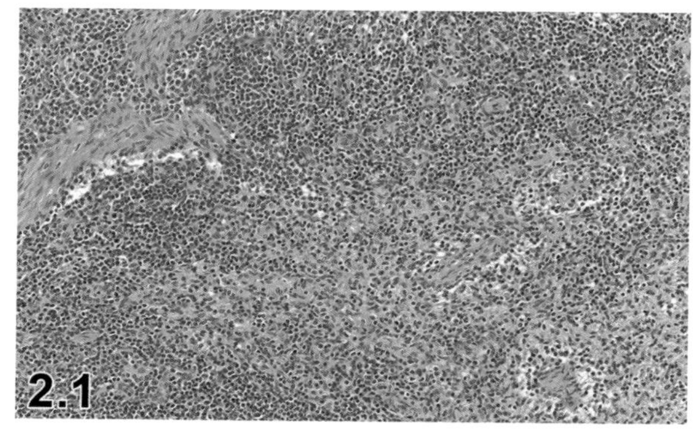

图 3.1

小型猪，肠系膜淋巴结，嗜酸性粒细胞浸润，H&E 染色，×20

6. 血管 / 血管周围炎症（inflammation, vascular/perivascular）

【其他术语】 Arteritis, vasculitis, periarteritis,

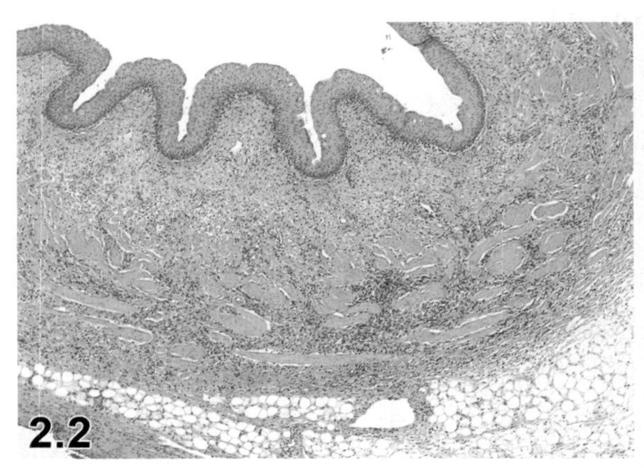

图 3.2

小型猪，系统病理学，肾。肾盂嗜酸性粒细胞浸润，H&E 染色，×5

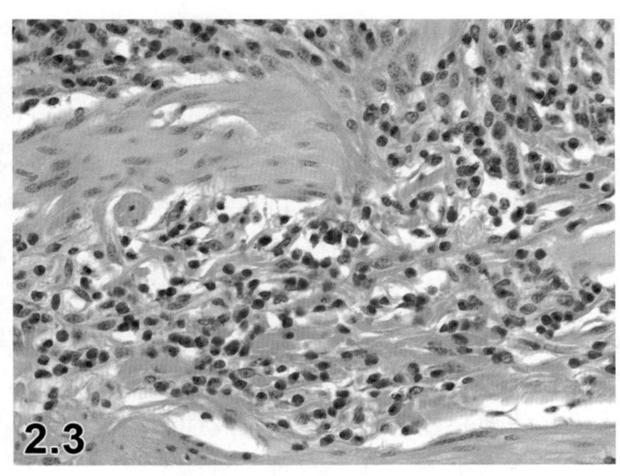

图 3.3

小型猪，系统病理学，肾。肾盂嗜酸性粒细胞浸润，H&E 染色，×40

perivasculitis, degeneration/necrosis, media or wall, artery, necrosis/inflammation, media or wall, artery, inflammation, media or wall, artery fibrosis, perivascular。

【诊断特征】　小型猪的血管炎症通常包括以下两种类型：① 纤维蛋白样坏死型：炎症细胞浸润，伴有血管壁坏死和纤维蛋白沉积，可发生于动脉壁全层。② 慢性型：血管壁纤维化导致厚度增加，纤维化可累及周围组织并伴有单形核细胞浸润。

【备注】　动脉炎 / 多动脉炎为哥廷根小型猪偶发性、自发性背景改变。该病变可发生于某一研究中一只 / 多只动物的单个 / 多个脏器的一个小动脉或中动脉。其病变的严重程度通常为轻微（minimal）或轻度（mild），但偶尔也可见到中度（moderate）病变，无年龄或性别差异。病变发生率为 0.06% ～ 0.29%，该病变最常见且发生率由高到低顺序为心血管和心外血管、阴道、输卵管、直肠、附睾、脊髓、胰腺、膀胱、肾和胃 [9]。

啮齿动物术语“动脉中膜或动脉壁变性 / 坏死”“动脉中膜或动脉壁坏死 / 炎症”“动脉中膜或动脉壁炎症”“血管周围炎症细胞浸润”和“血管周围纤维化”可参阅相关参考文献的详细描述 [3, 7, 10]。

7. 色素（pigment）

【备注】

1）内源性色素（endogenous pigment）：① 哥廷根小型猪的皮肤无色素，但非白化品种，所以其体内仍可观察到棕黑色色素（黑色素），如松果体可见黑色素。有色品种也可用于毒理学研究（如辛克莱、尤卡坦、微型尤卡坦），这些动物的许多组织内可含有黑色素。② 脂褐素是黄棕色、细颗粒样细胞质色素，主要见于巨噬细胞，可通过施莫尔染色确认。③ 蜡样质是金黄色细胞质色素，类似于脂褐素，但施莫尔染色阴性。④ 含铁血黄素见于巨噬细胞内，呈黄棕色颗粒。

2）外源性色素（exogenous pigment）：① 纹身墨水是黑色色素，局限于皮肤和引流的淋巴结内，通常巨噬细胞内可见。② 其他外源性色素的形态因其性质不同有所差异。

8. 脂肪组织浆液性萎缩（serous atrophy of adipose tissue）

【其他术语】　Gelatinous bone marrow transformation。

【发病机制 / 细胞来源】　这种自发性病变在毒理学研究中常见于对照组哥廷根小型猪的股骨和胫骨，也可发生于其他部位的骨髓腔。然而，在大多数研究中，股骨和胫骨是标准取材组织。在小型猪需要额外能量的情况下可出现这种病变，是脂肪组织正常降解的一种生理反应 [7, 11, 12]。

【诊断特征】　① 萎缩或变性的脂肪细胞呈局灶性或弥漫性减少，通常起始于骨骺。如果仅骨骺受累及，病变严重程度为轻微（minimal）或轻度（slight）。随着病变严重程度增加，干骺端和骨干也受累及，病变严重程度为中度（moderate）或重度（marked）。② 造血细胞数量减少。③ 均质、嗜酸性、明胶样组织（透明质酸、黏多糖）在间质蓄积，或完全取代脂肪组织。

【鉴别诊断】 ① 无嗜酸性明胶样组织的脂肪细胞萎缩（adipocyte atrophy in the absence of eosinophilic gelatinous tissue）。② 造血细胞减少（decreased hemopoietic cells）。

【备注】 浆液性萎缩的特征为骨髓脂肪组织轻微至重度浆液性萎缩，该变化也可发生于胸骨骨髓、心冠状沟脂肪组织和皮下脂肪组织。该变化已在雄性哥廷根小型猪中有详细描述，但也可见于雌性哥廷根小型猪[11, 13]。浆液性萎缩被视为背景改变，其病因被认为与营养有关，可能与限制性饲喂方案有关。骨髓脂肪组织的浆液性萎缩镜下表现为脂肪细胞萎缩伴有间质酸性黏多糖（阿尔辛蓝染色阳性）增多[3]。骨髓造血细胞密度降低时常伴有这种变化。值得注意的是，小型猪发生这种改变通常没有临床症状。北美洲小型猪脂肪组织浆液性萎缩比欧洲少见[13]。然而，欧洲小型猪这一病变的发生率似乎正在下降。在人类中，在患有神经性厌食症、酒精中毒、艾滋病和全身性严重疾病（恶病质）患者中可以观察到脂肪组织浆液性萎缩[14]。如上所述，小型猪脂肪组织浆液性萎缩仅限于骨髓，或极端情况下但仍无临床症状的案例可累及冠状沟脂肪和皮下脂肪。而在人类中，上述情况下浆液性萎缩通常为全身性的。这一病变也可能在非人灵长类动物中被观察到。家猪因疾病导致消瘦或营养不足时可发生脂肪组织浆液性萎缩。

9. 巨噬细胞空泡形成（vacuolation, macrophage）（图 3.4）

【其他术语】 Phospholipidosis。

【备注】 与其他种属实验动物相似，小型猪也易患磷脂质沉积症。受累及细胞的细胞质通常淡染、含有细小空泡，细胞核偏于一侧[15]。肺泡Ⅱ型细胞在磷脂代谢中的作用使其容易受到两亲性阳离子药物诱导产生磷脂质沉积症的影响[16, 17]。

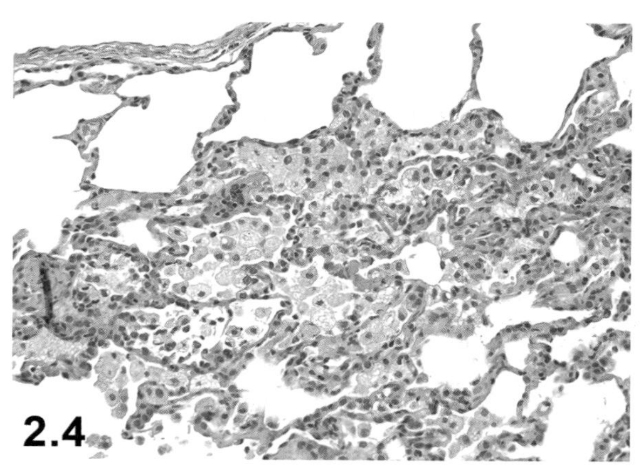

图 3.4

小型猪，系统病理学，肺。由于磷脂质沉积症引起的空泡化肺泡巨噬细胞，H&E 染色，×20

图片由 Louise Otzen, H. Lundbeck A/S 提供

10. 感染性疾病（infectious diseases）

【备注】 小型猪在屏障系统内繁育，是微生物受控的动物，并且用于研究时在严格控制 / 生物安全的设施中饲养，因此不太可能发生感染性疾病（如寄生虫、细菌和病毒性疾病）。等孢球虫属和艾美耳球虫属在过去曾有检出，但近几年未检出。家猪常用于医疗器械研究，但容易感染多种感染性疾病，因此必须警惕感染性疾病的可能性。为了方便采集组织学数据，建议对所观察结果仅记录“寄生虫”或者对出现的炎症等进行描述即可。病原学或疾病诊断（如球虫病）不适合作为形态学术语。

11. 综合征（syndrome）

发生于小型猪的综合征包括出血性综合征、猪应激综合征（porcine stress syndrome, PSS）和磷脂质沉积症，并于下文详述。综合征不应该记录为病变，而应该在数据采集系统的组织学注释内提及和（或）在病理学报告中说明。构成综合征的单个病变应该尽可能使用 INHAND 术语进行分别记录。

（1）出血性综合征（hemorrhagic syndrome）

【其他术语】 Thrombocytopenic purpura。

【发病机制 / 细胞来源】 出血性综合征的病因尚不清楚，但可能是由免疫复合物相关疾病（Ⅲ型超敏反应，但不排除Ⅱ型超敏反应）导致血小板减少所致。7 周龄到 1 岁龄的小型猪均可受影响，似乎与遗传性因素无关。

【诊断特征】 ① 血液学检查，同时出现再生性贫血和血小板减少（≤ 20000/μL）。② 大体病理学观察，皮肤、骨膜、肌肉、肠系膜，以及皮肤、心、膀胱、肠道、肾及肺的黏膜和（或）内脏表面可见广泛性瘀点至瘀斑性出血或血肿，其他组织也可出现。③ 显微镜下所见病变为多脏器多灶性间质出血、膀胱水肿性炎症、间质性肾炎、膜增生性肾小球肾炎及间质纤维化、肝出血性实质坏死、淋巴结反应性淋巴细胞增生、巨核细胞凋亡和不成熟、骨髓造血增加和肝、脾髓外造血增多。补体（C1q）和 IgG、IgM 可能存在于肾小球毛细血管和系膜。在小型至中型肌性动脉中可以看到广泛的退行性和增生性血管病变，特别是心外膜和壁内冠状动脉及肾的肾盂和髓质。但是，这些病变表现不一致，病变范围从内皮细胞肥大、中膜增厚和肌细胞空泡形成到血管周围和（或）血管炎症、中膜坏死和中膜同心层状增厚[18,19]。

【鉴别诊断】 ① 排除可引起血管炎的感染性疾病，如猪瘟（classical swine fever）、猪繁殖与呼吸综合征病毒（porcine reproductive and respiratory virus, PRRSV）和猪丹毒（erysipelas）。② 排除其他出血性体质，如新生幼仔同种免疫性血小板减少症（neonatal alloimmune thrombocytopenia）、血管性血友病（von Willebrand disease）和弥散性血管内凝血（disseminated intravascular coagulation, DIC）。③ 外源性物质（xenobiotic）诱发的。

【备注】 所有显微镜下观察结果均应单独记录，可在数据采集系统或报告正文内作为动物备注提及出血性综合征这一诊断。

（2）猪应激综合征（porcine stress syndrome）

【其他术语】 Malignant hyperthermia; back muscle necrosis; pale soft exudative pork; transport myopathy; fulminant hyperthermia stress syndrome。

【发病机制 / 细胞来源】 在易感猪中，因雷诺丁受体基因（*RYR1*）缺陷导致雷诺丁受体缺陷，可使 Ca^{2+} 渗漏至肌质网，当暴露于触发因素时导致肌质钙离子浓度激增，从而导致骨骼肌病变。最近在商品化品种中发现了肌营养不良蛋白基因［译者注：肌营养不良蛋白基因（dystrophin gene）缺陷可导致迪谢内肌营养不良（Duchenne muscular dystrophy, DMD）］的单核苷酸多态性，该单核苷酸多态性可导致心肌和骨骼肌中肌营养不良蛋白减少，还可使动物暴露于异氟烷或应激时出现 PSS 样症状。由肌营养不良蛋白基因突变导致的病理变化局限于心肌细胞[20–23]。

【诊断特征】 ① 可通过显微镜下和临床病史进行诊断。动物死后快速尸僵（5 min 内）是其特征。② 大体病理学观察可见苍白、湿润、肿胀的肌肉及心衰的体征，包括肝淤血、肺水肿和淤血、胸腔积液和心包积液。③ 显微镜下检查特征包括肌纤维肿胀、肌细胞节段性过度收缩、变性（絮状）、坏死和肌纤维间水肿，特别是在最长肌、腰肌和半腱肌（主要为 2 型肌纤维）。④ 心可见心外膜下出血，心肌细胞变性、坏死及壁内出血，尤其是左心室。⑤ 肾可见急性肾小管坏死和出血（急性肾衰竭、休克肾）。⑥ 可能出现重度肝淤血、肺淤血、出血和水肿。

【备注】 所有显微镜下检查结果均应单独记录，可在数据采集系统或报告正文内作为动物备注提及应激综合征这一诊断。

PSS 是一种常染色体隐性药物遗传性疾病，常见于商品化猪群，但是 PSS 在越南大腹猪（vietnamese potbellied pig）中也有报道。哥廷根小型猪含有德国长白猪（German Landrace）和越南大腹猪的基因，这可能是其对 PSS 易感的原因，但该综合征罕见。

触发因素包括暴露于氟烷或异氟烷、活动增加、紧张 / 应激、保定、运输、打斗、气候条件、环境温度高、饲料中能量水平低、维生素 D 缺乏和咖啡因。

由于 RYR1 的高敏感性，其中一个触发因素导致细胞内通道门控剂浓度增加，进而细胞质内 Ca^{2+} 突然持续增加。这导致肌肉持续收缩，通过钙稳态机制消耗 ATP，并转向无氧代谢。无氧代谢将导致二氧化碳和乳酸增加，进而引起代谢性和呼吸性酸中毒、产热和外周血管收缩。可能出现致热原性细胞因子释放。体温升高、酸中毒及因 ATP 耗减而导致横纹肌溶解。受损的细胞释放酶和电解质，血钾升高最终导致心脏停搏。

临床表现包括肌肉震颤、呼吸困难和张口呼吸、心动过速、体温升高、皮肤发白和红斑交替出现。死亡与心力衰竭相关。

临床血生化紊乱可能包括肌酸磷酸激酶升高、代谢性和呼吸性酸中毒、血红蛋白尿、肌红蛋白尿、肾衰竭或凝血功能受损。

易感猪可通过暴露于氟烷（仅纯合子）或通过商业实验室对缺陷基因（*HAL 1843*）进行 DNA 聚合酶链式反应检测来识别。

三、心血管系统

猪的心和大血管在解剖学上与人类相似，主要区别是猪有 1 个左侧奇静脉将肋间系统引流至冠状窦。冠状动脉对心的供血在解剖学和功能上几乎与人类相同。同人类一样，猪心肌中没有侧副血管，导致对心肌梗死易感性增加[3]。猪心另一个特征是具有分化完全的大的浦肯野纤维（图 3.5），在心内膜下和心壁内均可见[24, 25]。与人类相似，猪主动脉也有营养血管。

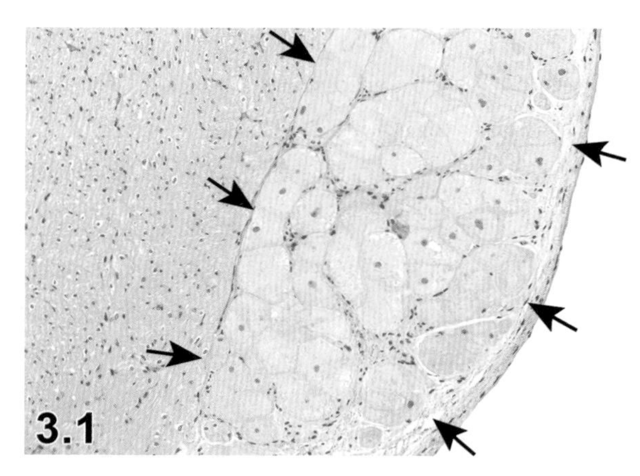

图 3.5

心，正常浦肯野纤维（箭号所示），H&E 染色，×10

剖心取材时保留大血管根部，并将其固定在缓冲福尔马林溶液中。在取材和浸泡在固定剂之前，应先打开心，以确保充分固定和去除心腔中的大血凝块。心取材的几张切片需包括左右心室、心房、三尖瓣或二尖瓣、左右心耳、左右乳头肌和室间隔。此外，还对肺动脉瓣、肺动脉干、胸主动脉和后腔静脉进行取材[26]，这有助于准确识别心肌细胞、细胞外基质、传导系统及心肌和邻近心外膜组织内的血管结构的变化。如要求系统地评估冠状动脉，可能需要特殊的解剖程序。

关于心血管系统病变的详细描述，可参考啮齿动物相关出版物[27]。虽然不同种属间血管、心和心瓣膜的病变类型和分类相同或非常相似，但未经处理动物个体的发生率在不同种属间可能存在很大差异。

表 3.2 小型猪心血管系统显微镜下所见病变：心

心	常见	不常见	未见但可能相关	不适用
非增生性病变				
淀粉样物质		×		
心肌细胞凋亡		×		
心脏肥大			×	
心外膜软骨化生	×			
心肌细胞变性	×			
心肌细胞变性 / 坏死[a, b]		×		
心肌水肿		×		
心肌纤维化		×		
出血[a, b]	×			

（续表）

心	常见	不常见	未见但可能相关	不适用
心肌细胞肥大		×		
梗死		×		
心内膜或心外膜浸润[c]		×		
心内膜炎症[a]		×		
浸润[a]	×			
心肌细胞或心肌矿化		×		
浸润 / 纤维化		×		
心肌细胞坏死[a, b]		×		
坏死 / 浸润		×		
心肌细胞或心肌色素		×		
啮齿动物进行性心肌病				×
心房血栓		×		
心肌细胞空泡形成[a, b]		×		
增生性（非肿瘤性）病变				
心外膜或心包间皮增生	×			
心内膜下施万细胞增生			×	

[a] 术语的诊断标准或备注详见下文描述。[b] 诱发性改变更常见。[c] 系统病理学一节已描述术语。

（一）心

1. 心，心肌细胞变性 / 坏死（degeneration/necrosis, cardiomyocyte, heart）（图 3.6，图 3.7）

【种属】　小型猪。

【备注】　给予血管舒张性抗高血压药物米诺地尔（minoxidil）可导致左心室乳头肌坏死[3, 9, 28]。此病变可见于 PSS，已在第二节系统病理学中进行详细描述[13, 29]。

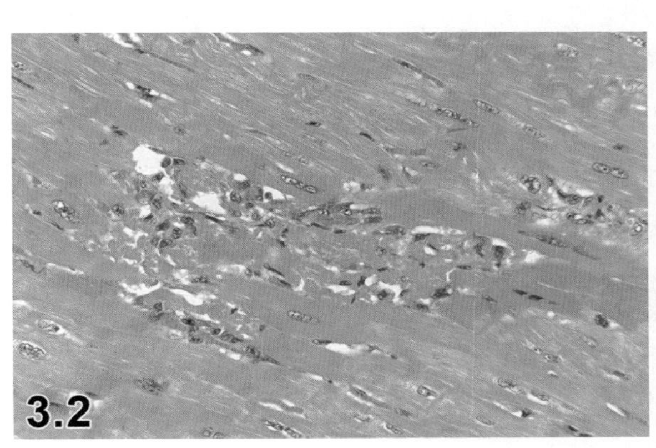

图 3.6

心，心肌细胞变性 / 坏死，H&E 染色，×40

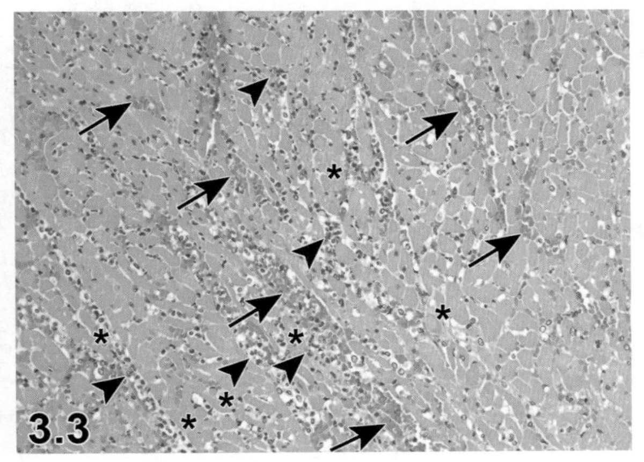

图 3.7

心，出血（箭号所示），浸润（箭头所示）和心肌细胞变性 / 坏死（* 所示），H&E 染色，×20

2. 心，出血（hemorrhage, heart）（图 3.7）

【种属】 小型猪。

【备注】 ① 给予血管舒张性抗高血压药物米诺地尔可导致小型猪心房弥漫性心外膜出血和心肌坏死 [9, 28]。而辐射可导致哥廷根小型猪包括心在内的多脏器出血 [30]。② 此病变可见于出血性综合征和 PSS，二者已在第二节系统病理学中进行详细描述 [3, 10, 18, 19, 29]。

3. 心，心内膜炎症（inflammation, endocardium, heart）（图 3.8）

【种属】 小型猪。

【备注】 在静脉滴注研究中，局灶性亚急性心内膜炎症和右心房内膜 / 心内膜增厚被认为与处理方法有关，代表了静脉内导管尖端的局部刺激 [7]。汉福德品系小型猪常发生亚急性到慢性心肌炎症 [13, 31]。

4. 心，浸润（infiltrate, heart）（图 3.7）

【种属】 小型猪。

【其他术语】 Infiltration; infiltrate, inflammatory cell; cell infiltration。

【修饰语】 浸润的主要炎症细胞类型包括：淋巴细胞、浆细胞、肥大细胞、单核 / 巨噬细胞、单形核细胞、中性粒细胞、嗜酸性粒细胞、嗜碱性粒细胞和混合细胞。

【备注】 ① 主要在间质组织中可见随机分布的局灶性单形核细胞浸润，以淋巴细胞为主。单形核细胞浸润可能与心肌细胞坏死有关。这些病变通常呈局灶性，严重程度轻微 [3]。② 已有文献报道心炎症细胞浸润为哥廷根和尤卡坦小型猪的背景病变 [7, 10, 13, 31]。

5. 心，心肌细胞坏死（necrosis, cardiomyocyte, heart）（图 3.6，图 3.7）

【种属】 小型猪。

【备注】 心肌坏死灶偶尔作为背景病变出现。有时也可见局灶性心肌炎 [3, 7]。此病变可见于 PSS，已在第二章系统病理学进行详细描述 [19]。

6. 心，心肌细胞空泡形成（vacuolation, cardiomyocyte, heart）（图 3.9）

【种属】 小型猪。

【备注】 长期给予小型猪多柔比星（又称阿霉素，译者注）可诱导心肌细胞空泡形成和肌原纤维缺失。空泡形成也可为自发性改变 [32]。

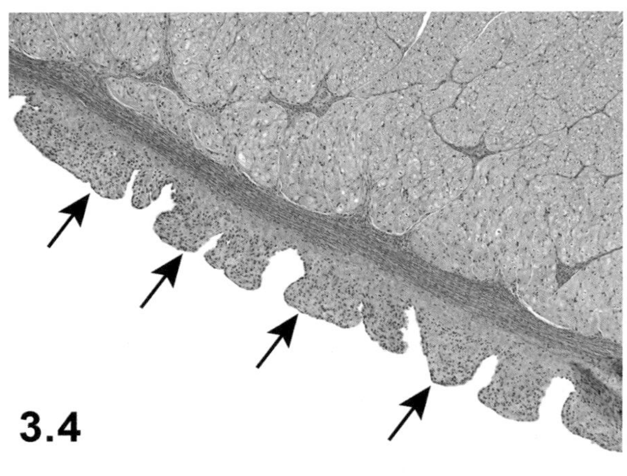

图 3.8

心，心内膜炎症（箭号所示），静脉滴注试验病变，H&E 染色

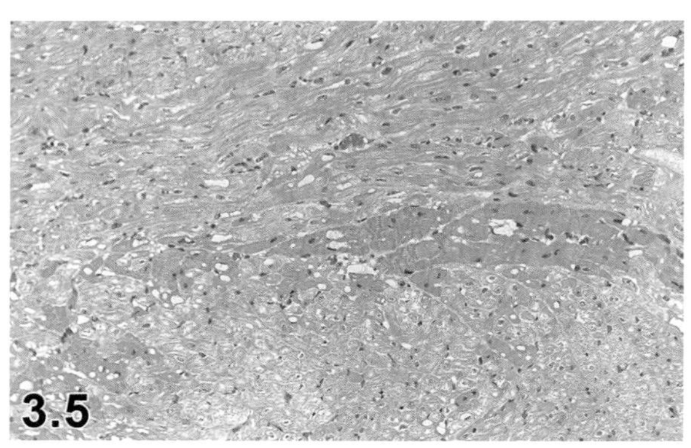

图 3.9

心，自发性心肌细胞空泡形成，H&E 染色，×20

（二）心瓣膜

表 3.3 小型猪心血管系统的显微镜下所见病变：心瓣膜

心瓣膜	常见	不常见	未见但可能相关	不适用
非增生性病变				
瓣膜血管扩张		×		
瓣膜黏液瘤样变性		×		
瓣膜炎症		×		
瓣膜基质增殖		×		

（三）血管

表 3.4 小型猪心血管系统的显微镜下所见病变：血管

血管	常见	不常见	未见但可能相关	不适用
非增生性病变				
动脉中膜或动脉壁淀粉样物质		×		
动脉或主动脉动脉瘤		×		
血管扩张		×		
动脉粥样硬化[a,b]		×		
动脉中膜或动脉壁变性 / 坏死	×			
栓子[a,b]		×		
血管周围纤维化		×		
动脉中膜或动脉壁出血	×			
内皮肥大		×		
动脉中膜或动脉壁肥大		×		
血管 / 血管周围炎症[c]	×			
动脉中膜或动脉壁炎症	×			
血管周围浸润[a]	×			
动脉无细胞性内膜增厚		×		
动脉壁内斑块		×		
动脉中膜或动脉壁矿化		×		
动脉中膜或动脉壁坏死 / 炎症[a,b]		×		
血栓		×		
动脉中膜或外膜空泡形成		×		
增生性（非肿瘤性）病变				
血管瘤样增生			×	
血管内皮增生		×		
动脉或静脉内膜增殖		×		

[a] 术语的诊断标准或备注详见下文描述。[b] 诱发性改变更常见。[c] 系统病理学一节已描述术语。

1. 血管，动脉粥样硬化（atherosclerosis, blood vessels）（图 3.10 ～图 3.14）

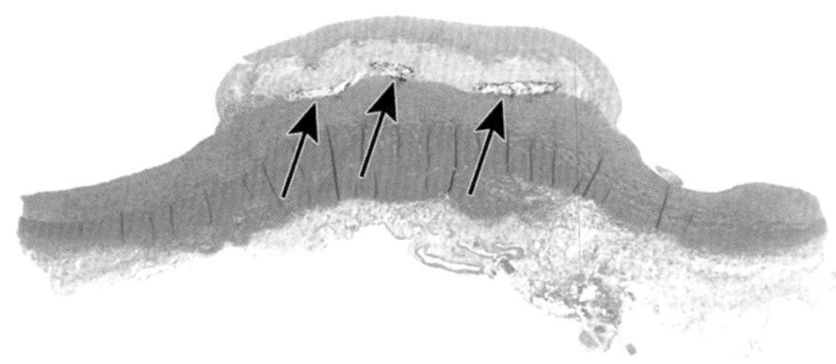

图 3.10

血管，动脉粥样硬化（高胆固醇饲料诱发），矿化（箭号所示），H&E 染色，×2

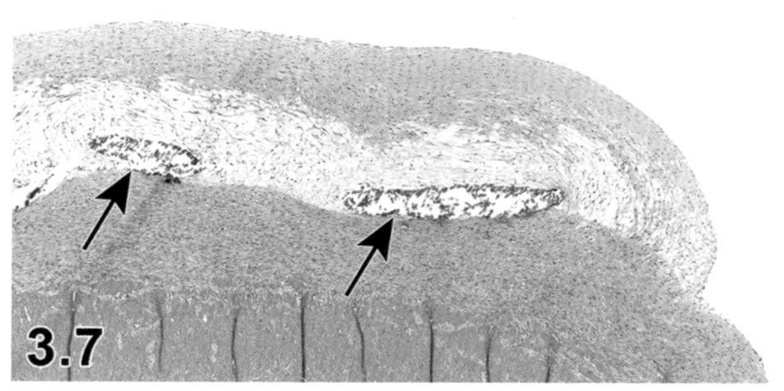

图 3.11

血管，动脉粥样硬化（高胆固醇饲料诱发），矿化（箭号所示），H&E 染色，×10

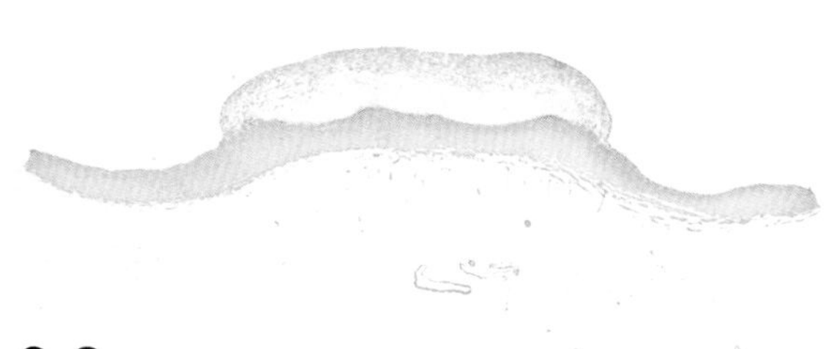

图 3.12

血管，动脉粥样硬化（高胆固醇饲料诱发），α- 平滑肌肌动蛋白，免疫组织化学，×2

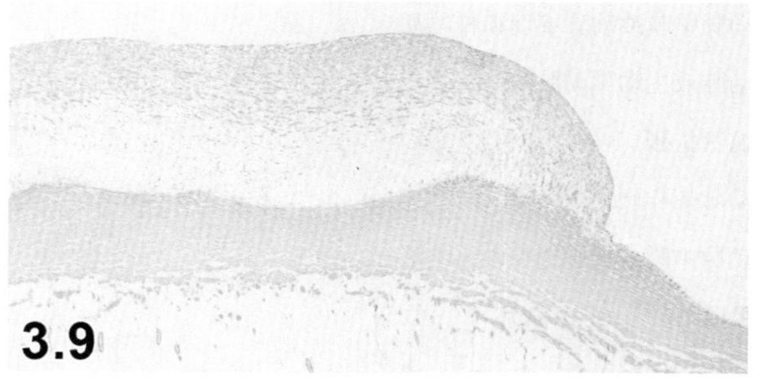

图 3.13

血管，动脉粥样硬化（高胆固醇饲料诱发），α- 平滑肌肌动蛋白，免疫组织化学，×10

【种属】 小型猪。

【发病机制 / 细胞来源】 动脉粥样硬化是一种沿大动脉和小动脉内膜发生的退行性变化，已报道了几种诱发性猪模型。表达人类肝特异性 D374Y–PCSK9 的尤卡坦小型猪表现出低密度脂蛋白（low density lipoprotein, LDL）受体水平降低，导致 LDL 清除受损和血浆 LDL 水平升高，饲喂高脂 / 高胆固醇饲料 46 周可引起胆固醇水平显著升高。在大约 1 岁龄时，可在主动脉、髂股动脉和左冠状动脉前降支中观察到类似人动脉粥样硬化的复杂进行性病变 [33]。

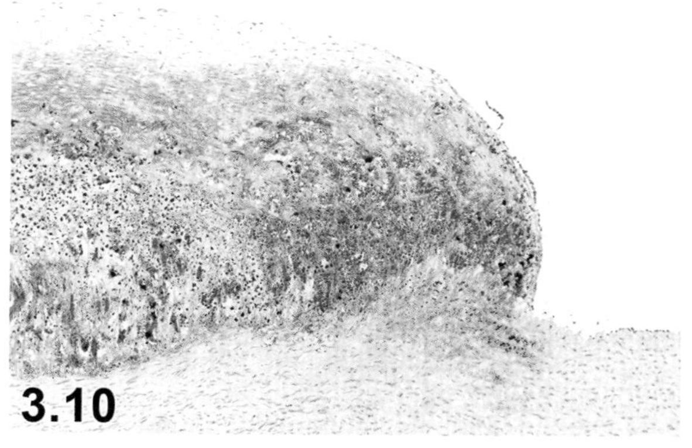

图 3.14

血管，动脉粥样硬化（高胆固醇饲料诱发），油红 O 染色 ×20

持续饲喂高胆固醇饲料 3 个月，在哥廷根小型猪的腹主动脉、主动脉弓、腹腔动脉、右冠状动脉和冠状旁室间支中可产生动脉粥样硬化病变 [34]，饲喂微型猪高脂 / 高胆固醇饲料也可诱发这种病变 [35, 36]。

已在约克夏猪或汉福德猪中构建了糖尿病模型和高脂 / 高胆固醇饲料的动脉粥样硬化动物模型，并在奥萨博猪中构建了一种代谢综合征诱导的动脉粥样硬化模型 [33, 37–39]。

【诊断特征】 ① 在动脉粥样硬化模型中，大体病理学观察在血管内表面可见黄白色变色区域，其中一些可呈隆起的斑块状（腹腔动脉中尤为明显）。② 显微镜下观察可见内膜增厚、富含脂质的泡沫状巨噬细胞浸润、弹性层破坏、细胞外基质和梭形平滑肌细胞增多、钙化、胆固醇结晶、纤维帽及中心坏死。

【特殊诊断技术】 H&E 染色切片中可见嗜碱性颗粒物质，明确诊断的特殊染色方法包括：冯科萨染色（矿物质）、油红 O 染色（脂质）、弹性纤维范吉森（elastic van Gieson's）染色（细胞外基质和弹性层改变）或 α- 平滑肌肌动蛋白。

【备注】 矿化、增殖（内膜）和血栓均可与动脉粥样硬化同时出现。这些术语在啮齿动物心血管系统 INHAND 文章中已详细描述[27]。

2. 血管，栓子（embolus, blood vessels）（图 3.15 ～图 3.17）

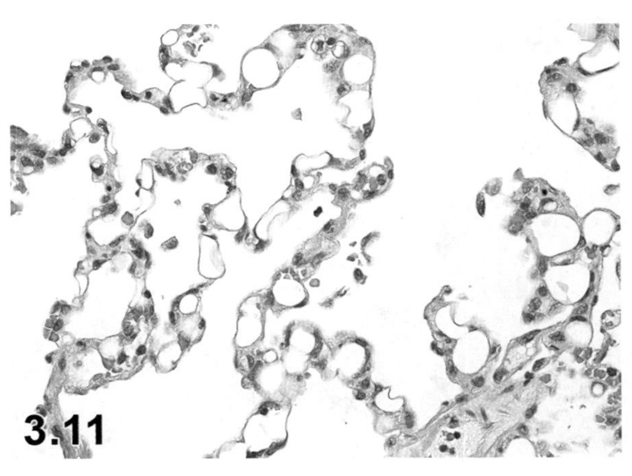

图 3.15

血管，肺脂质栓子，H&E 染色，×40
图片由 Birgitte Martine Viuff，Novo Nordisk A/S 提供

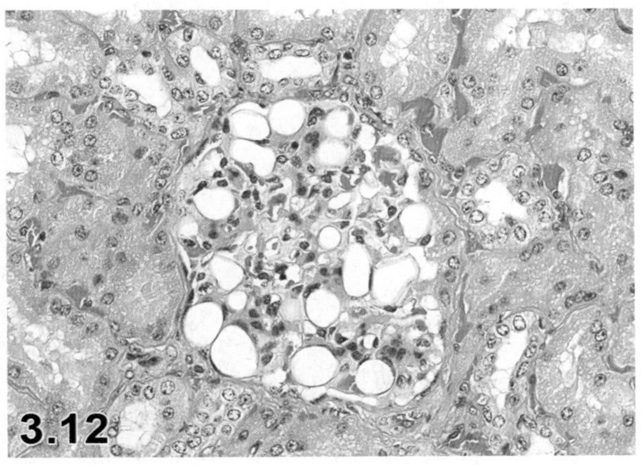

图 3.16

血管，肾小球的脂质栓子，H&E 染色，×40
图片由 Birgitte Martine Viuff，Novo Nordisk A/S 提供

【种属】 小型猪。

【修饰语】 脂质。

【诊断特征】 在哥廷根小型猪肥胖模型中有脂质栓塞的报道。在此模型动物的肺中可观察到肺泡隔增厚，并伴有大小不等的空泡。其中一些动物中，脂质改变伴有局灶性肺泡水肿和出血。同一模型动物的肾中，肾小球内可见大小不等的空泡，肾小球毛细血管因脂质的存在而扩张，有时可见毛细血管内红细胞移位[40]。

【特殊诊断技术】 油红 O 染色（脂质）。

【备注】 小型猪在 9 ～ 10 月龄之后逐渐增加至接近自由摄食的饲料量以诱导肥胖，目的是在研究开始时使其体重达到 80 ～ 85 kg。一般来说，自由摄食的猪每天消耗 1 ～ 1.5 kg 饲料，相当于推荐量的 2 ～ 3 倍。在研究开始后大约 6 ～ 12 个月可观察到脂质栓塞[40]。

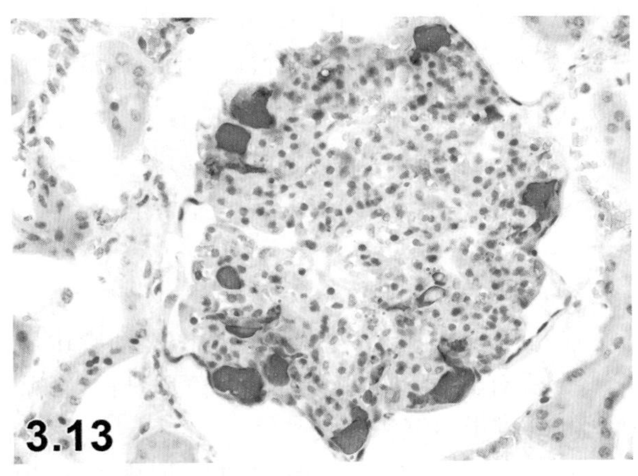

图 3.17

血管，肾小球的脂质栓子，油红 O 染色，×40
图片由 Birgitte Martine Viuff，Novo Nordisk A/S 提供

3. 血管，血管周围浸润（infiltrate, perivascular, blood vessels）（图 3.18，图 3.19）

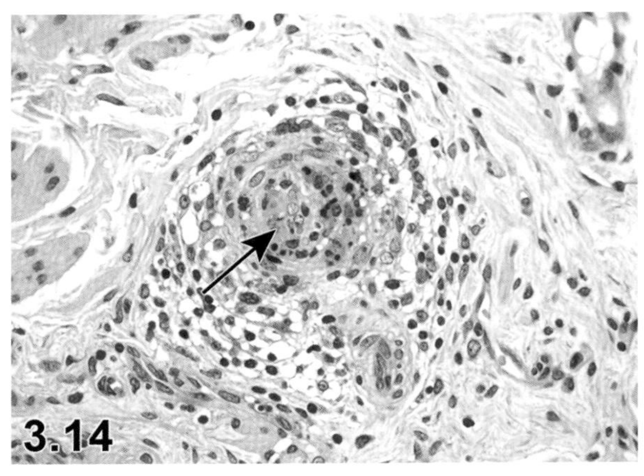

图 3.18

血管，血管周围浸润，纤维蛋白样坏死（箭号所示），H&E 染色，×20

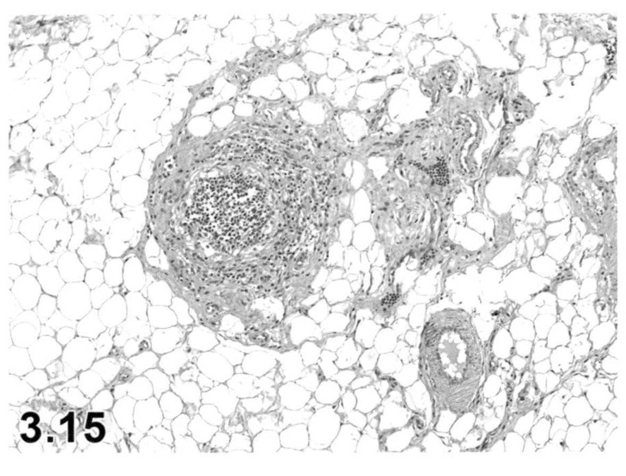

图 3.19

血管，肠道浆膜，血管周围浸润，H&E 染色，×10

【种属】 小型猪。

【备注】 动脉炎 / 多动脉炎是在哥廷根小型猪中偶发性、自发性背景改变，该改变可见于研究中的 1 只 / 数只动物的 1 个 / 数个器官的 1 个小动脉或中动脉中，病变严重程度通常是轻微或轻度，偶尔可见中度，没有年龄或性别差异，发生率为 0.06% ～ 0.29%。该病变最常见且发生率由高到低顺序为心和心外血管、阴道、输卵管、直肠、附睾、脊髓、胰腺、膀胱、肾和胃 [9]。主动脉中也有单形核炎症细胞浸润的报道 [41]。

该病变可见于出血性综合征，在第二节系统病理学中有详细描述 [18, 19]。

4. 血管，动脉中膜或动脉壁坏死 / 炎症（necrosis/inflammation, media or wall, artery, blood vessels）（图 3.20，图 3.21）

【种属】 小型猪。

【诊断特征】 在自发性案例中，动脉中层和（或）所有其他层的炎症细胞浸润，与血管壁的坏死和纤维蛋白沉积有关 [3, 7, 9, 10]。

【备注】 接受 32P 辐射源血管内 6 ～ 40 戈瑞的辐射后，在尤卡坦小型猪中可观察到以血管壁的纤维蛋白样坏死为特征的坏死性血管炎，常伴有淋巴细胞渗出物或血栓形成 [42]。

给予小型猪血管舒张性降血压药米诺地尔，可导致心外膜小动脉的内皮损伤、红细胞和血小板壁内聚集、血管外膜周围出血、纤维蛋白沉积和炎症细胞反应 [9]。

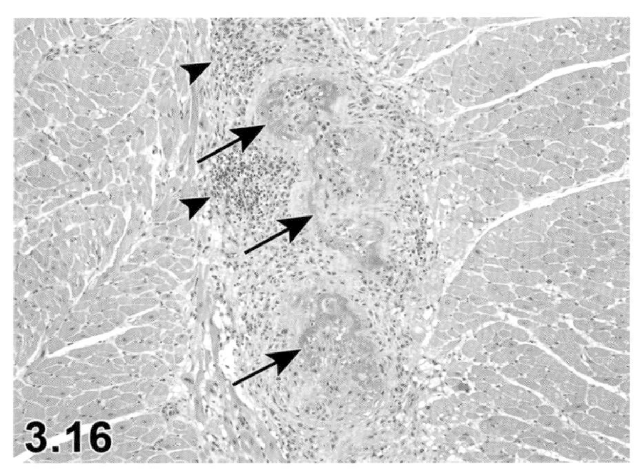

图 3.20

血管，动脉中膜或动脉壁坏死 / 炎症，纤维蛋白样坏死（箭号所示）和血管周围浸润（箭头所示），H&E 染色，×10

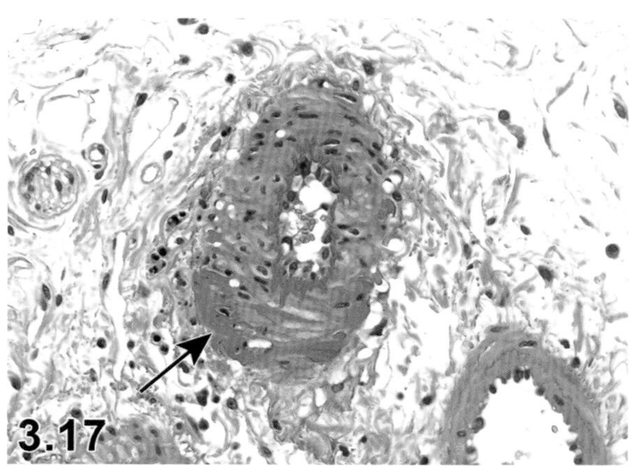

图 3.21

血管，动脉中膜或动脉壁坏死 / 炎症，纤维蛋白样坏死（箭号所示）。小肠肠系膜，H&E 染色，×20

给予小型猪氢化可的松或倍他米松等免疫调节药物，可引起肠道、腹膜、脾、胰腺、肠系膜丛、肝、肾和肾上腺的小动脉 / 中动脉内膜变性伴有纤维蛋白样坏死 [9]。

该病变可见于出血性综合征和 PSS，在第二节的系统病理学中有详细描述 [18, 19]。

四、消化系统

有关消化系统病变的详细描述，可参阅啮齿动物 INHAND 相关文章 [43]。虽然不同种属消化系统病变的类型和分类相同或非常相似，但在未经处理的个体中病变的发生率在不同种属间可能存在明显差异。

消化系统最少需要检查胃（非腺胃和腺胃）、小肠（十二指肠、空肠、回肠）和大肠（盲肠、结肠和直肠）。对于小型猪 / 猪的非临床安全性研究，建议检查与大鼠和小鼠相同的消化系统样本，以便在常规研究中充分评价消化道。考虑到猪食管和肠道的长度，推荐收集更多的样本 [26]。但是，在非临床安全性研究中检查的样本数量应与啮齿动物相同，在探索性研究中可以考虑检查更多的样本 [26]。Albl 等报道了包括消化系统在内的所有器官系统的详细逐步取材方案 [26]。

人类和猪的消化系统在许多方面非常相似，并均被归类为单胃（即只有一个胃）或非反刍动物。猪和人类都是杂食动物，具有相似的代谢功能、pH 变化、胃细胞类型、分泌、肠道转运时间和营养吸收特征。因此，猪在基础营养研究中非常有用 [44, 45]。

在许多种属实验动物中，外源性物质诱发的胃肠系统的毒性损伤常常包括变性、溃疡或出血。然而，猪的胃肠道对非甾体抗炎药诱导的溃疡不如犬的胃肠道敏感 [44]。

（一）上消化道（口腔、舌、咽和食管）

1. 口腔

在非临床安全性研究中，口腔不进行常规显微镜下检查，因此不在本节讨论。

2. 舌

猪的非临床安全性研究方案建议制备与大鼠和小鼠相同的样本（舌中部的一个横切切片），以充分评估舌 [26]。

显微镜下检查，舌上皮基部嗜碱性较强，细胞常呈空泡状并肿胀。局灶性嗜碱性差异可能见于同一只动物，应注意不要将其误诊为与受试物相关的病变 [7]。

舌的病变最常见于经口给药的研究。这些病变与机械损伤有关，因为小型猪在给药过程（灌胃）中容易咬伤舌 [7]。

表 3.5 小型猪消化系统的显微镜下所见病变：舌

舌	常见	不常见	未见但可能相关	不适用
先天性病变				
畸形			×	
非增生性病变				
淀粉样物质			×	
鳞状上皮萎缩			×	
鳞状上皮凋亡	×			
凋亡 / 单细胞坏死	×			
囊肿			×	
肌肉变性 / 坏死	×			
水肿			×	

（续表）

舌	常见	不常见	未见但可能相关	不适用
糜烂 / 溃疡 [a]	×			
出血	×			
角化过度			×	
浸润 [b]	×			
炎症	×			
异物性炎症	×			
矿化			×	
鳞状上皮坏死 [a]	×			
色素			×	
鳞状上皮空泡形成 [a]	×			
增生性（非肿瘤性）病变				
基底细胞增生			×	
鳞状细胞增生 [a,c]			×	

[a] 术语的诊断标准或备注详见下文描述。[b] 系统病理学一节已描述术语。[c] 不常见的背景病变，通常是诱发性。

（1）舌，糜烂 / 溃疡（erosion/ulcer, tongue）（图 3.22，图 3.23）

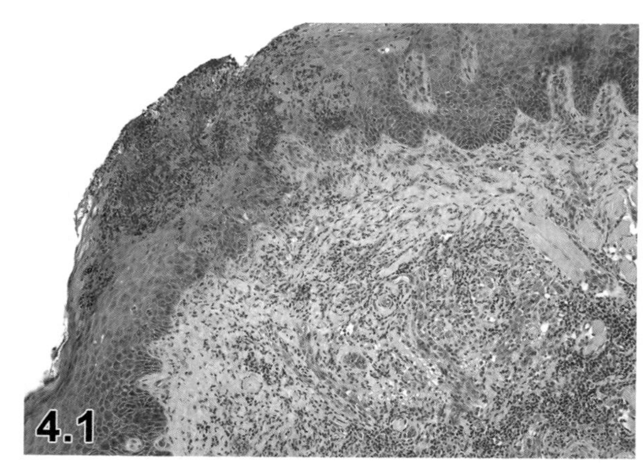

图 3.22

舌，鳞状上皮糜烂 / 溃疡，H&E 染色，×5

经许可转载自 *Spontaneous background pathology in Göttingen minipigs*. Toxicol Pathol. 2015; 43(2): 257–266

图 3.23

舌，由于咬伤引起的溃疡伴有炎症，H&E 染色，×2

【发病机制 / 细胞来源】 非角化复层鳞状上皮。

【诊断特征】 ① 局灶性或多灶性。② 糜烂：基底膜保持完整。③ 溃疡：伴有黏膜下层混合炎症细胞浸润。

【鉴别诊断】 鳞状上皮坏死（necrosis, squamous epithelium）。

【备注】 非角化复层鳞状上皮的菌状乳头常见糜烂 / 溃疡，通常呈局灶性，病变程度通常从轻度到中度。病变是由于给药操作（灌胃）中咬伤舌的创伤引起。病变可能伴有肌肉轻微到轻度的局灶性炎症，偶尔可伴有局灶性肌肉坏死 [3, 7]。

（2）舌，鳞状细胞增生（hyperplasia, squamous cell, tongue）（图 3.24）

【备注】 舌鳞状细胞增生不是小型猪的背景改变，而被认为是抗氧化炎症调节剂（anti-oxidant inflammatory modulator, AIM）诱发性改变（Jeppesen，未发表的数据）。

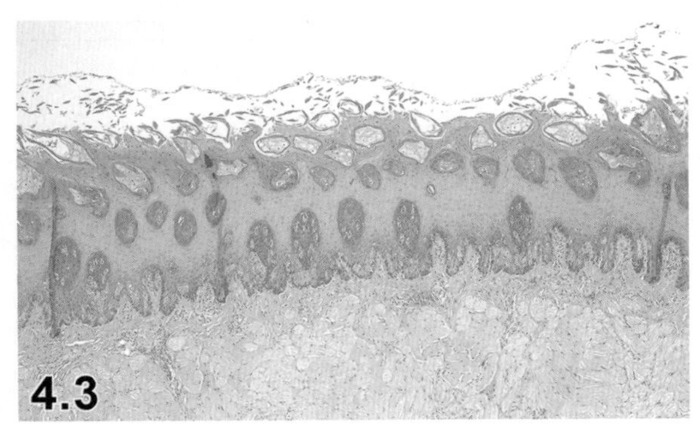

图 3.24

舌，鳞状细胞增生，H&E 染色，×5

（3）舌，鳞状上皮坏死（necrosis, squamous epithelium, tongue）（图 3.25）

【备注】 舌鳞状上皮坏死是小型猪常见的背景改变，显微镜下特征为单个上皮细胞死亡、细胞核破碎（核碎裂或核溶解）、弱嗜酸性细胞质，无炎症细胞浸润。坏死通常出现在空泡化黏膜上皮细胞的附近（Jeppesen，未发表的数据）。

（4）舌，鳞状上皮空泡形成（vacuolation, squamous epithelium, tongue）（图 3.26）

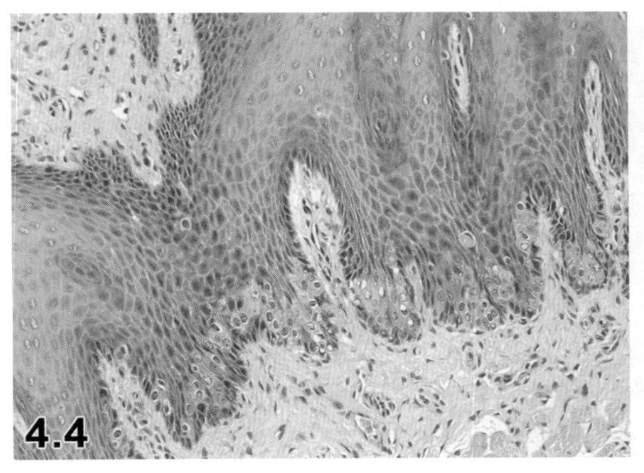

图 3.25

舌，鳞状上皮坏死和空泡形成，H&E 染色，×20

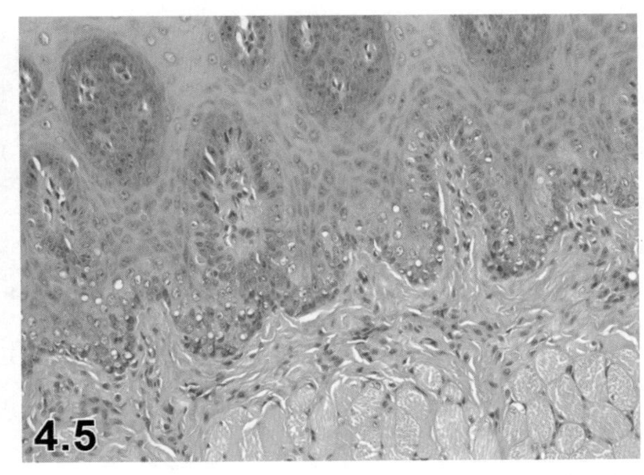

图 3.26

舌，鳞状上皮空泡形成，H&E 染色，×20

【备注】 舌鳞状上皮空泡形成是小型猪常见的背景改变。显微镜下特点为上皮细胞增大，可见细小的或粗大的空泡，中央或偏于一侧的细胞核主要位于上皮的基底部，病变程度通常轻微[7]。舌上皮基底部嗜碱性较强，常伴有空泡形成。局灶性的嗜碱性差异可能见于同一只动物，应注意不要将其误诊为处理相关的改变[7]。

3. 咽

在非临床安全性研究中对咽不进行常规检查，但是偶尔需取材咽部组织以检查黏膜变化，有时也取材位于咽背外侧的腭扁桃体[26]。当需要取材咽部组织时，首先应取材完整的鼻咽部，包括软腭（口咽部的“顶部”），然后对收集的圆形结构（鼻咽和软腭）进行横切（图 3.27）。由于咽不进行常规评价，因此有关病变发生率的信息有限。

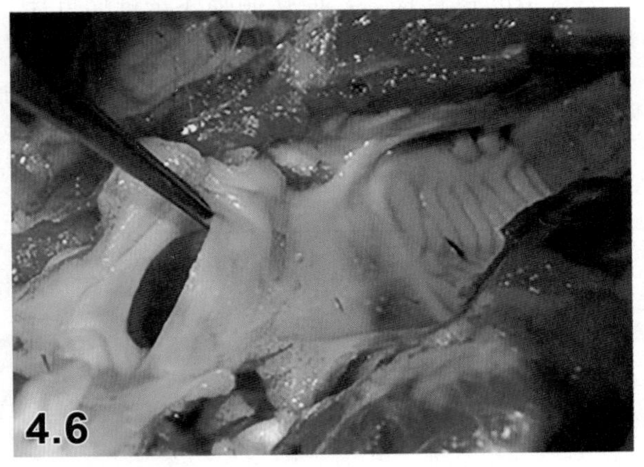

图 3.27

咽，正常大体外观

表 3.6 小型猪消化系统显微镜下所见病变：咽

咽	常见	不常见	未见但可能相关	不适用
先天性病变				
畸形			×	
非增生性病变				
淀粉样物质			×	
鳞状上皮凋亡			×	
凋亡 / 单细胞坏死			×	
鳞状上皮萎缩			×	
囊肿			×	
肌肉变性 / 坏死			×	
水肿			×	
糜烂 / 溃疡			×	
出血			×	
角化过度			×	
浸润[a]			×	
炎症			×	
异物性炎症			×	
矿化			×	
鳞状上皮坏死			×	
色素			×	
增生性（非肿瘤性）病变				
基底细胞增生			×	
鳞状细胞增生			×	

[a] 系统病理学一节已描述术语。

4. 食管

尽管猪的食管较长，但在非临床毒性研究中，从食管的一个部位进行取材（同大鼠和小鼠）被认为足以对猪的食管进行评估，推荐从甲状腺水平位置切取食管和气管的一个横切面[26]。

食管中最常见的背景改变是以混合细胞为主的局灶性炎症细胞浸润，严重程度通常轻微[7]。

毒性研究中经常可见由于采血操作引起的食管周围出血 / 炎症[7]。

表 3.7 小型猪消化系统显微镜下所见病变：食管

食管	常见	不常见	未见但可能相关	不适用
先天性病变				
食管扩张		×		
食管憩室		×		
畸形			×	
非增生性病变				
淀粉样物质			×	

（续表）

食管	常见	不常见	未见但可能相关	不适用
鳞状上皮凋亡			×	
凋亡 / 单细胞坏死			×	
鳞状上皮萎缩			×	
囊肿		×		
肌肉变性 / 坏死		×		
水肿			×	
出血			×	
糜烂 / 溃疡		×		
角化过度		×		
浸润 [a]	×			
炎症		×		
异物性炎症		×		
矿化			×	
鳞状上皮坏死			×	
色素			×	
增生性（非肿瘤性）病变				
基底细胞增生		×		
鳞状细胞增生 [b,c]		×		

[a] 系统病理学一节已描述术语。[b] 术语的诊断标准或备注详见下文描述。[c] 不常见的背景病变，通常是诱发性。

食管，鳞状细胞增生（hyperplasia, squamous cell, esophagus）（图 3.28）

【备注】 食管的鳞状细胞增生作为背景改变并不常见，然而，已观察到抗氧化炎症调节剂（AIM）诱发的鳞状细胞增生（Jeppesen，未发表的数据）。

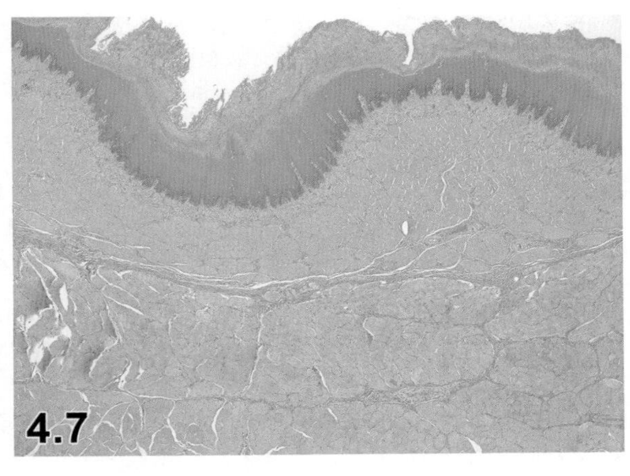

图 3.28

食管，鳞状细胞增生，H&E 染色，×2

（二）胃

除了一个明显的肌肉隆起（位于幽门水平的幽门圆枕）和更明显的贲门外，小型猪是典型的单室胃动物（图 3.29，图 3.30）。

在家养哺乳动物中，仅猪和反刍动物种属有幽门圆枕。幽门圆枕是一个带蒂结构，在胃幽门小弯处形成一个隆起，幽门圆枕的组织形态特征包括衬覆单层柱状黏液分泌细胞，固有层内由结缔组织分隔排列成小叶的简单分支管状黏液腺，在固有层底部的大血管缺乏肌层，内部纤维肌层围绕腺胃固有层，内、外肌层及浆膜之间有厚度不一、不连续的脂肪组织层[46]。

与啮齿动物一样，小型猪的胃由腺胃和非腺胃两部分组成，而且非腺胃（即食管部）和腺胃分界清楚。但是，与啮齿动物相比，小型猪非腺胃区域较小。腺胃黏膜分为三部分：贲门腺区（最大）、胃底腺区和幽门腺区。腺胃黏膜分泌黏液、胃酸、消化性分泌物和胃激素。非腺胃（即食管部）和贲门腺区的

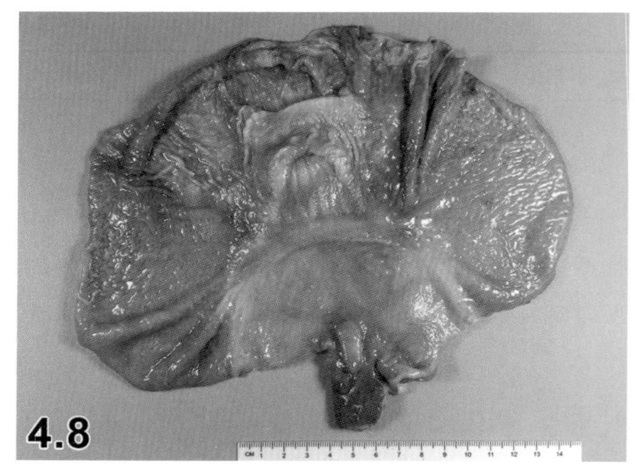

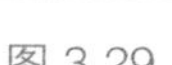
图 3.29

剪开的胃，正常大体外观

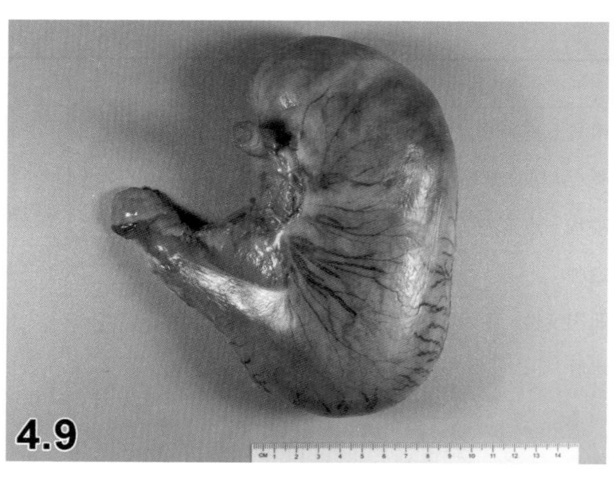

图 3.30

未剪开的胃，正常大体外观

pH 保持在 5 以上，而在胃酸和胃蛋白酶原分泌的胃底腺区和幽门腺区 pH 为 3.5 或更低，此处胃蛋白酶（胃蛋白酶原的水解产物）的蛋白水解活性最佳[47]。猪的胃底部是衬覆含有黏液腺的贲门型黏膜而非真正的胃腺（带有酶原和泌酸细胞）。真正的胃腺只存在于胃体中，更靠近幽门而非胃底[48]。

对于非临床安全性研究，推荐小型猪采用与大鼠和小鼠相同的方法进行胃取材：① 非腺胃和贲门腺区的交界处；② 胃底腺区；③ 幽门腺区和十二指肠的交界处。

表 3.8 小型猪消化系统显微镜下所见病变：胃（非腺胃）

胃（非腺胃）	常见	不常见	未见但可能相关	不适用
非增生性病变				
鳞状上皮凋亡		×		
凋亡 / 单细胞坏死		×		
鳞状上皮萎缩			×	
鳞状上皮囊肿	×			
糜烂 / 溃疡[a]		×		
螺杆菌			×	
出血[b]		×		
角化过度[a]	×			
浸润[b]	×			
炎症	×			
血管炎症	×			
鳞状上皮坏死		×		
鳞状上皮空泡形成		×		
酵母菌			×	
增生性（非肿瘤性）病变				
基底细胞增生			×	
鳞状细胞增生		×		

[a] 术语的诊断标准或备注详见下文描述。[b] 系统病理学一节已描述术语。

1. 胃（非腺胃），糜烂 / 溃疡［erosion/ulcer, stomach (nonglandular)］（图 3.31）

【备注】 在非临床安全性研究中，小型猪非腺胃的糜烂/溃疡通常是不常见的背景病变[44]。然而，应该注意的是，取决于动物在保定和给药过程中的应激状态，其发生率可能会增加。哥廷根小型猪和尤卡坦小型猪的非腺胃区可见糜烂和溃疡，而汉福德小型猪糜烂和溃疡则出现在腺胃区[7, 13]。

2. 胃（非腺胃），角化过度［hyperkeratosis, stomach (nonglandular)］（图 3.32）

【修饰语】 ① 正常角化性。② 角化不全性。

【发病机制 / 细胞来源】 鳞状上皮的角化。

【诊断特征】 ① 弥漫性。② 胃腔上皮表面角蛋白层厚度增加，可见无核或有核角化细胞。③ 正常角化性角化过度：增厚的角蛋白层，伴无核角化细胞。④ 角化不全性角化过度：角蛋白层增厚，伴有核角化细胞。

【鉴别诊断】 鳞状细胞增生（hyperplasia, squamous cell）：棘层增生和增厚（图 3.32）。

【备注】 角化过度是一种常见背景改变，不伴有增生。

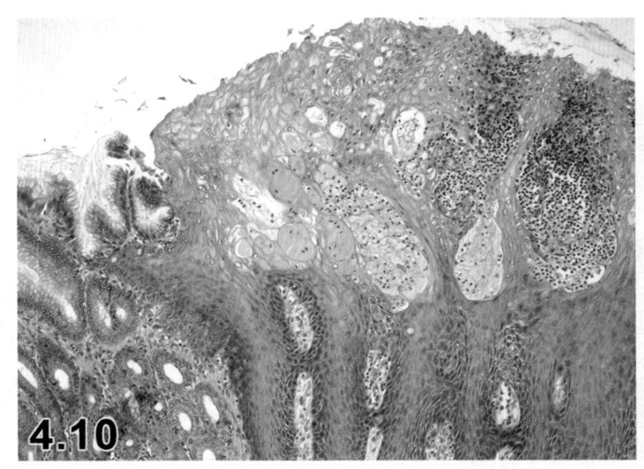

图 3.31

胃，非腺胃，糜烂，H&E 染色，×10

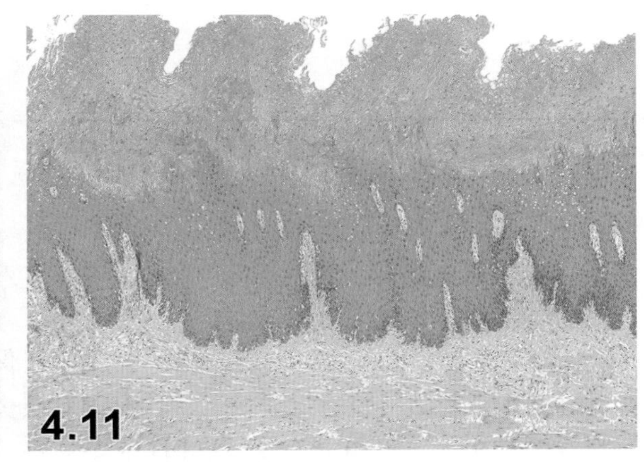

图 3.32

胃，非腺胃，黏膜增生和角化过度，H&E 染色，×5

表 3.9 小型猪消化系统显微镜下所见病变：胃（腺胃）

胃（腺胃）	常见	不常见	未见但可能相关	不适用
先天性病变				
异位组织				×
非增生性病变				
淀粉样物质			×	
萎缩			×	
腺样囊肿			×	
腺体扩张		×		
憩室		×		
糜烂 / 溃疡[a]	×			
嗜酸性小球体				×
螺杆菌[a]			×	
出血[b]		×		
黏液细胞肥大		×		

（续表）

胃（腺胃）	常见	不常见	未见但可能相关	不适用
浸润 [b]	×			
炎症	×			
动脉炎症 [a]	×			
矿化		×		
黏膜坏死	×			
分泌减少 [c]			×	
上皮空泡形成			×	
酵母菌			×	
增生性（非肿瘤性）病变				
黏膜弥漫性增生 [a,c]			×	
黏膜局灶性增生			×	
神经内分泌细胞增生			×	

[a] 术语的诊断标准或备注详见下文描述。[b] 系统病理学一节已描述术语。[c] 不常见的背景病变，通常是诱发性。

3. 胃（腺胃），糜烂 / 溃疡［erosion/ulcer, stomach (glandular)］（图 3.33 ～图 3.35）

【细胞来源】 表面上皮细胞。

【诊断特征】 ① 黏膜上皮缺失，黏膜肌层保留（糜烂）或穿透黏膜肌层（溃疡），伴有固有层炎症细胞浸润和（或）纤维化。② 局灶性或多灶性。③ 急性或慢性。

【鉴别诊断】 自溶（autolysis）：胃腔表面细胞缺失，无炎症细胞浸润。

【备注】 糜烂或溃疡在腺胃部很常见，病变程度通常轻微或轻度。局灶性溃疡可能出现中度改变。这些变化主要见于幽门－十二指肠交界处，可能是由于该区域的 pH 不断变化，但也可见于贲门区。给予外源性物质和（或）应激可增加此类改变的发生率和严重程度 [3, 7]。

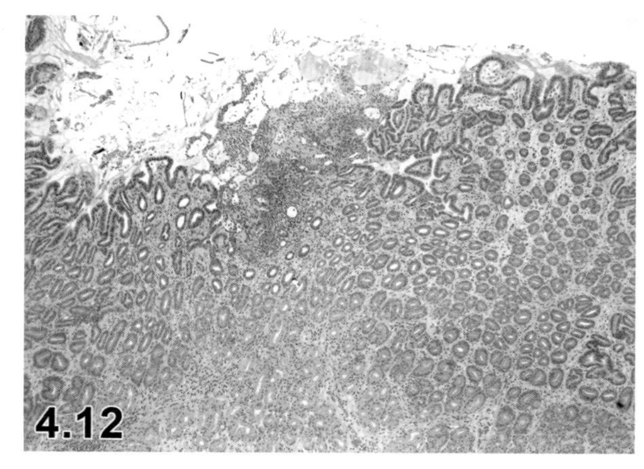

图 3.33

胃，腺胃，幽门区糜烂，H&E 染色，×5

经许可转载自 *Spontaneous background pathology in Göttingen minipigs*. Toxicol Pathol. 2015; 43(2): 257–266

4. 胃（腺胃），螺杆菌［helicobacter, stomach (glandular)］

【备注】 繁育用猪常感染人畜共患病原体螺杆菌，尤其是猪螺杆菌，这种病原体主要位于猪的胃底区和幽门区，引起炎症和日增体重下降。腺胃部胃酸分泌的改变及慢性猪螺杆菌感染，可能在猪胃溃疡的发病机制中发挥作用 [49]。在非临床安全性研究中尚未观察到或表现螺杆菌感染，但是，通常会观察到腺胃部因为应激或持续的 pH 变化导致的胃糜烂 / 溃疡 [3]。

5. 胃（腺胃），黏膜弥漫性增生［hyperplasia, diffuse, mucosa, stomach (glandular)］

【备注】 非临床安全性研究中小型猪腺胃的弥漫性黏膜增生并不被认为是一种背景改变，而被认为是抗氧化炎症调节剂（AIM）诱发性病变（Jeppesen，未发表的数据）。

6. 胃（腺胃），动脉炎症［inflammation, artery, stomach (glandular)］

【备注】 动脉炎症常见于腺胃黏膜肌层（参见心血管系统一节）。

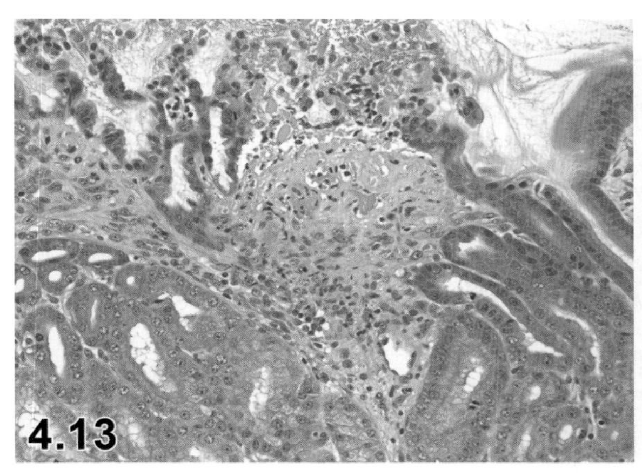

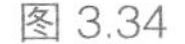
图 3.34

胃，腺胃，幽门区糜烂，H&E 染色，×20

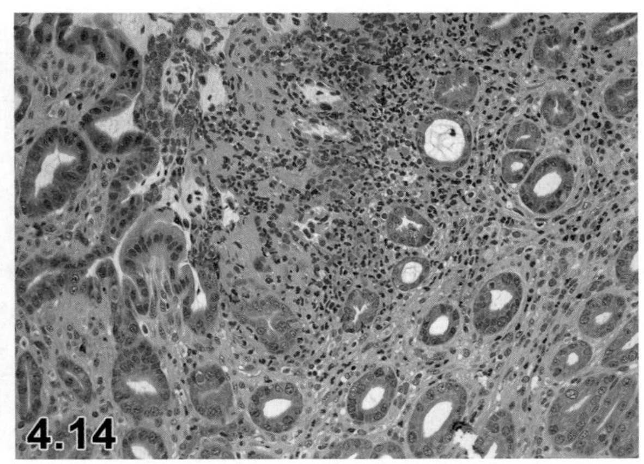

图 3.35

胃，腺胃，幽门区糜烂，H&E 染色，×20

（三）小肠和大肠

小型猪的小肠中大约 10% 为十二指肠、80% 为空肠、10% 为回肠。人类和非人灵长类动物的十二指肠相对较短，回肠的长度往往与空肠相似，甚至更长。小型猪小肠的肠系膜血管在肠黏膜肌层中形成血管弓，而不是像其他哺乳动物那样位于脆弱的肠系膜中。与其他种属一样，十二指肠布伦纳腺和空肠派氏结的存在使猪上述结构的组织学鉴别变得容易。与其他家畜不同，猪的派氏结沿大部分小肠和大肠形成连续的带，并在回盲部开口周围形成一个 2 cm 宽的增厚灶，称为盲肠扁桃体。猪的大肠在解剖学上与其他常用实验动物的大肠明显不同。盲肠、升结肠、横结肠和近端降结肠在腹部左上象限排列成一系列离心回和向心回，共同形成结肠圆锥。盲肠有三条纵行肌带，结肠圆锥近端有两条纵行肌带，形成了一系列的肠袋 [44]。

猪在出生前形成肠隐窝，其形成时间与人类胎儿相似 [50]。然而，在小肠隐窝中是否存在潘氏细胞仍存争议。Underwood 认为猪通常不会形成潘氏细胞 [50]。Gonzalez 等无法通过透射电子显微镜和免疫组织化学染色鉴定猪小肠隐窝中的潘氏细胞，但可能存在类似于小鼠结肠中的潘氏细胞类似细胞（潘氏细胞样细胞）[51]。因此，在啮齿动物中潘氏细胞相关的背景改变在小型猪中被记录为发生于潘氏细胞样细胞。

用于非临床安全性研究的小型猪肠道取材采用与大鼠和小鼠相似的方式：从十二指肠、空肠、回肠、盲肠和结肠各取一个横切面，从直肠取一个纵切面 [26]。Albl 等推荐在探索性研究中收集额外的样本［1 个中段样本取自十二指肠，1 个样本取自回肠，1 个样本取自盲肠；2 个样本取自空肠，3 个样本取自结肠（1 个样本取自向心回，1 个样本取自离心回，1 个样本取自降结肠），1 个样本取自直肠黏膜］[26]。

表 3.10 小型猪消化系统显微镜下所见病变：小肠和大肠

小肠和大肠	常见	不常见	未见但可能相关	不适用
先天性病变				
异位组织				×
非增生性病变				
淀粉样物质			×	
凋亡	×			
凋亡 / 单细胞坏死	×			
萎缩		×		
布伦纳腺萎缩		×		
鳞状上皮囊肿		×		

（续表）

小肠和大肠	常见	不常见	未见但可能相关	不适用
肌间神经丛神经元变性			×	
布伦纳腺变性 / 坏死			×	
扩张		×		
憩室		×		
水肿 [a]		×		
糜烂 / 溃疡 [a]	×			
肥大		×		
潘氏细胞样细胞肥大			×	
浸润 [b]	×			
炎症	×			
血管炎症	×			
肠套叠		×		
淋巴管扩张		×		
骨化生			×	
潘氏细胞样细胞化生			×	
矿化		×		
黏膜坏死 [a,c]	×			
潘氏细胞样细胞减少（原文为潘氏细胞，根据上文改成潘氏细胞样细胞，译者注）			×	
寄生虫 [a]		×		
脱垂		×		
上皮合胞体			×	
异位组织				×
黏膜空泡形成		×		
增生性（非肿瘤性）病变				
布伦纳腺增生			×	
黏膜增生 [a,c]		×		
肿瘤性病变				
淋巴瘤 [a]		×		

[a] 术语的诊断标准或备注详见下文描述。[b] 系统病理学一节已描述术语。[c] 诱发性改变。

1. 小肠和大肠，水肿（edema, small and large intestine）

【备注】 偶尔可观察到不伴有炎症 / 炎症细胞的水肿，主要发生于大肠，水肿可伴有出血。

2. 小肠，糜烂 / 溃疡（erosion/ulcer, small intestine）（图 3.36）

【诊断特征】 ① 黏膜上皮（肠细胞）局灶性缺失，部分穿透黏膜（糜烂）或完全穿透黏膜包括黏膜肌层（溃疡）。② 浅表黏膜上皮细胞坏死或缺失，黏膜肌层完整，未见水肿或出血（糜烂）。③ 上皮细胞坏死或缺失，黏膜肌层被破坏（溃疡）。④ 糜烂 / 溃疡伴有炎症细胞浸润。

【鉴别诊断】 人工假象（artifact）或自溶（autolysis）。

【备注】 在非临床安全性研究中糜烂 / 溃疡是常见的背景改变，糜烂比溃疡更为常见，通常呈局灶性或多灶性，严重程度通常轻微至轻度（偶见中度），最常见于十二指肠。局灶性溃疡的严重程度可为中度[3,7]。

3. 小肠，黏膜增生（hyperplasia, mucosa, small intestine）

【备注】 在年轻小型猪中，用替度鲁肽［Gattex，一种 33 个氨基酸残基组成的人胰高血糖素样肽 –2（glucagon–like peptide–2, GLP–2）的重组类似物］处理会导致小肠发生显微镜下改变（黏膜增生），与小鼠和猴中所观察到的改变相同[52]。

4. 小肠，淋巴瘤（lymphoma, small intestine）（图 3.37，图 3.38）

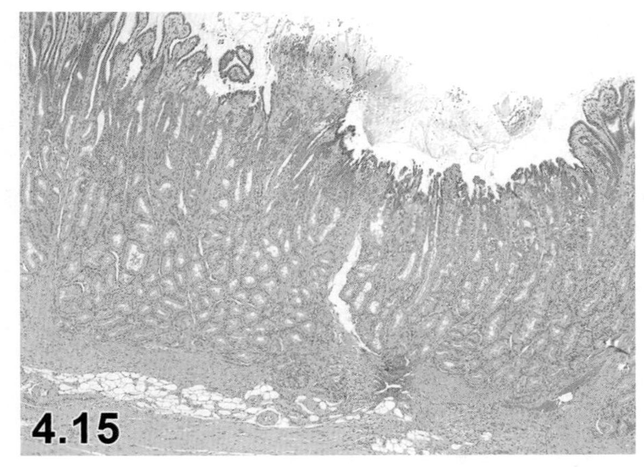

图 3.36

小肠，十二指肠糜烂，H&E 染色，×5

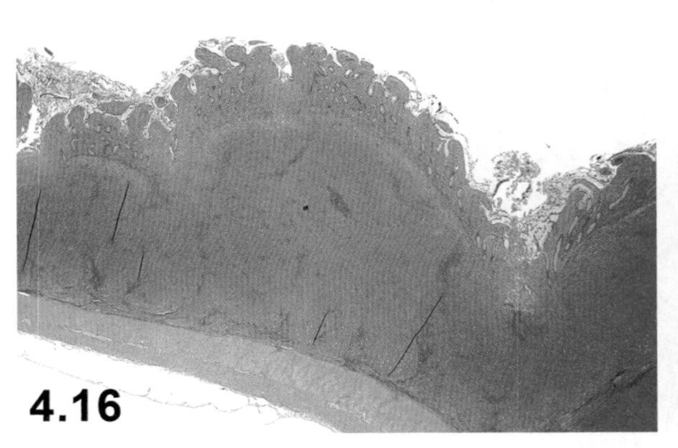

图 3.37

小肠，回肠，淋巴瘤，H&E 染色，×2

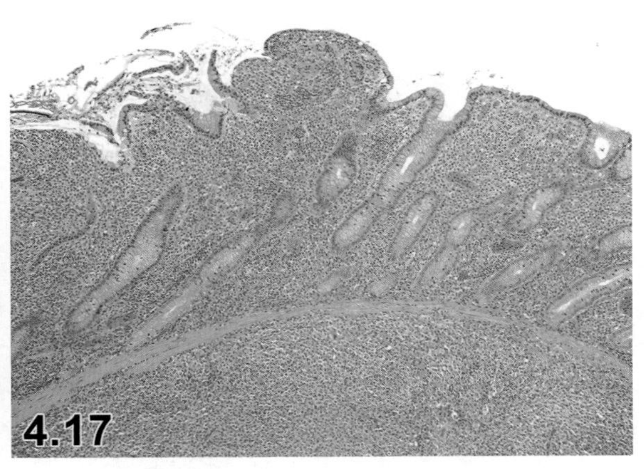

图 3.38

小肠，回肠，淋巴瘤，H&E 染色，×10

【备注】 已在回肠中诊断淋巴瘤（参见淋巴造血系统一节）（McKeag，未发表的数据）。

5. 小肠和大肠，黏膜坏死（necrosis, mucosa, small and large intestine）

【备注】 肠上皮细胞坏死是非临床安全性研究中小型猪常见的背景病变。静脉注射给予小型猪 0.5 mg/kg 和 1.0 mg/kg 的双乙酸基草镰刀菌醇（anguidine，一种霉菌毒素）会导致类似于辐射中毒的肠细胞损伤（细胞毒性作用）。胃肠道不同解剖区域的肠细胞对双乙酸基草镰刀菌醇的毒性作用表现出不同的易感性，主要影响有丝分裂和代谢活跃的组织[53]。

6. 小肠，寄生虫（parasite, small intestine）（图 3.39，图 3.40）

【备注】 艾美耳球虫属和等孢球虫属有时可寄生于小肠，但在非临床安全性研究中也可在大肠中发现。

7. 小肠，绒毛肥大（villous hypertrophy, small intestine）（图 3.41，图 3.42）（原文缺少术语描述，根据 www.goreni.org 相关内容补充，译者注）

【备注】 具体描述参见啮齿动物小肠和大肠肥大术语。

8. 小肠，炎症（inflammation, small intestine）（图 3.43）（原文缺少术语描述，根据 www.goreni.org 相关内容补充，译者注）

【备注】 具体描述参见啮齿动物小肠和大肠炎症术语。

9. 大肠，糜烂（erosion, large intestine）（图 3.44）（原文缺少术语描述，根据 www.goreni.org 相关内容补充，译者注）

【备注】 参见上文描述小肠糜烂 / 溃疡的诊断特征。

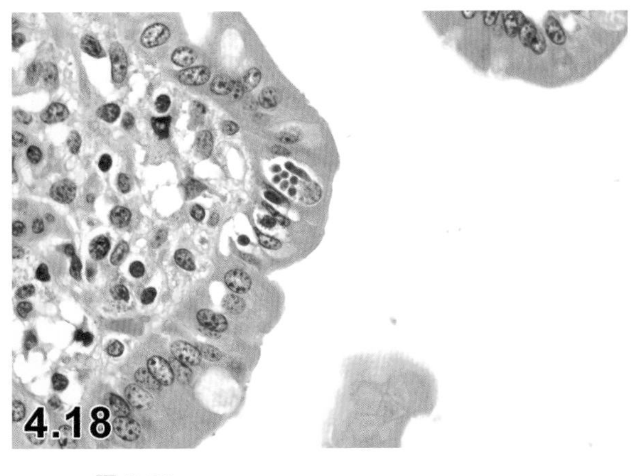

图 3.39

小肠，空肠，嗜碱性寄生虫颗粒，H&E 染色，×63

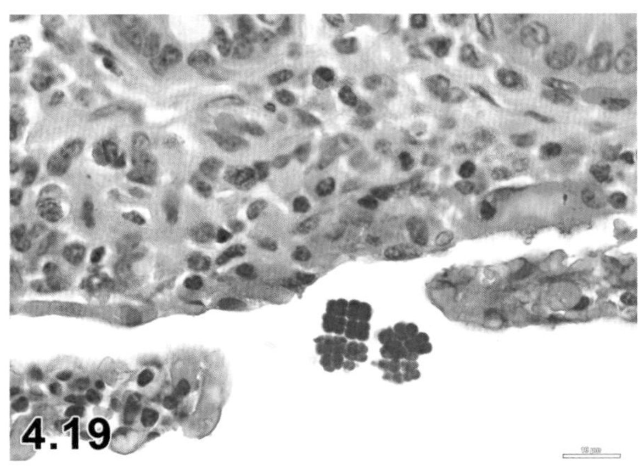

图 3.40

小肠，空肠，肠腔内嗜碱性寄生虫颗粒，H&E 染色，×63

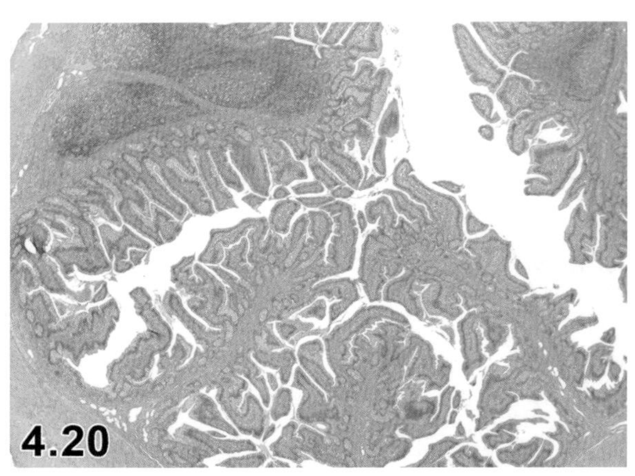

图 3.41

小肠，回肠，绒毛肥大，H&E 染色，×2

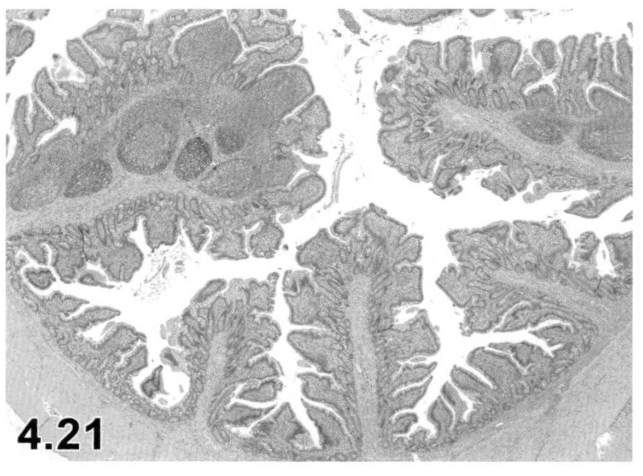

图 3.42

小肠，回肠，对照动物，H&E 染色，×2

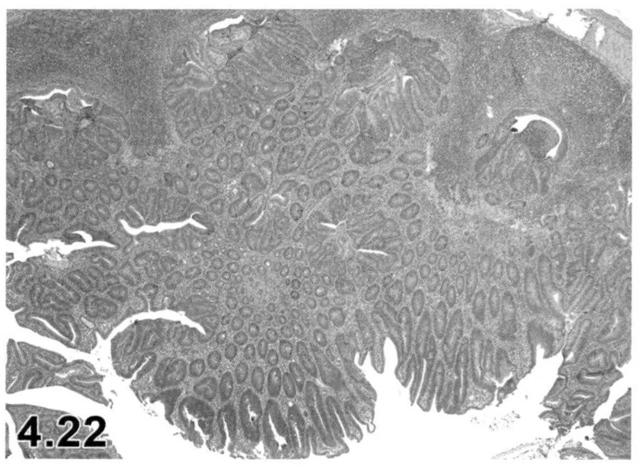

图 3.43

小肠，回肠，炎症，H&E 染色，×2

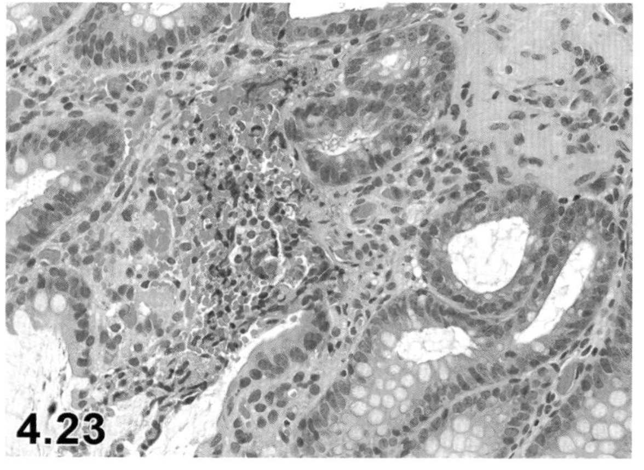

图 3.44

大肠，结肠，糜烂，H&E 染色，×20

（四）唾液腺

猪的唾液腺较大，由成对的颊腺（浆黏液性腺）、舌下腺（黏液性腺）、腮腺（浆液性腺）和颌下腺（浆黏液性腺）组成[47, 54]。

非临床安全性研究中小型猪推荐采用与大鼠和小鼠相同的方式进行取材和修块，常规取材左侧腮腺、颌下腺和舌下腺并进行显微镜下检查。将舌和气管及其邻近的结构去除后，便可收集到腮腺。腮腺呈三角形、分叶状、浅棕色，位于下颌骨的尾侧皮下。接着可以收集位于中间和腮腺颅侧的颌下腺。通过舌根左侧的切口可取到舌下腺。显微镜下检查腺体最大面的纵切切片[26]。与哥廷根小型猪相比，尤卡坦小型猪唾液腺的背景病变罕见[13]。

表 3.11 小型猪消化系统显微镜下所见病变：唾液腺

唾液腺	常见	不常见	未见但可能相关	不适用
先天性病变				
异位组织			×	
非增生性病变				
脂肪细胞聚集			×	
淀粉样物质			×	
凋亡		×		
凋亡 / 单细胞坏死		×		
萎缩		×		
导管结石		×		
导管扩张			×	
水肿[a, b]	×			
纤维化		×		
嗜碱性肥大细胞灶			×	
出血		×		
腺泡细胞肥大		×		
浸润[c]	×			
炎症	×			
腺泡细胞化生			×	
鳞状细胞化生			×	
矿化	×			
坏死		×		
色素		×		
腺泡细胞分泌减少		×		
空泡形成[a]			×	
增生性（非肿瘤性）病变				
导管增生[a]		×		

[a] 术语的诊断标准或备注详见下文描述。[b] 大体病理学检查病变。[c] 系统病理学一节已描述术语。

1. 唾液腺，水肿（edema, salivary gland）

【发病机制 / 细胞来源】 由于血管通透性增加，导致组织液在间质中蓄积。

【诊断特征】 ① 组织内嗜酸性组织间液。② 无炎症细胞。③ 无组织或血管损伤。

【备注】 颌下腺周围偶尔大体病理学观察可见透明、厚实的明胶样物（水肿样外观），但腺体的显微镜下检查通常无异常 [3]。在小型猪的非临床安全性研究中，推荐使用大体病理学观察而非显微镜下检查术语来记录水肿的存在。

2. 唾液腺，导管增生（hyperplasia, ductal, salivary gland）

【发病机制 / 细胞来源】 唾液腺导管上皮。

【诊断特征】 ① 局灶性或多灶性。② 导管细胞小，嗜碱性增强。③ 导管轻微改变，细胞质嗜碱性，细胞核深染。④ 伴有间质纤维化。

【鉴别诊断】 肥大（hypertrophy）、腺瘤（adenoma）、腺癌（adenocarcinoma）。

【备注】 单独发生的局灶性导管增生被视为非临床安全性研究的背景病变。局灶性导管增生伴有间质纤维化 [7]。在其他种属中出现的潜在鉴别诊断病变（包括肥大、腺瘤和腺癌）在小型猪中未见，因此，肥大、腺瘤和腺癌的诊断标准不进行详述。

3. 唾液腺，腺泡细胞空泡形成（vacuolation, acinar cell, salivary gland）

【备注】 在哥廷根小型猪中未观察到腺泡细胞的空泡形成。但是，在尤卡坦小型猪中可见（未发表的数据）。

4. 唾液腺，矿化（mineralization, salivary gland）（图 3.45）（原文缺少术语描述，根据 www.goreni.org 相关内容补充，译者注）

【备注】 具体描述参见啮齿动物唾液腺矿化术语。

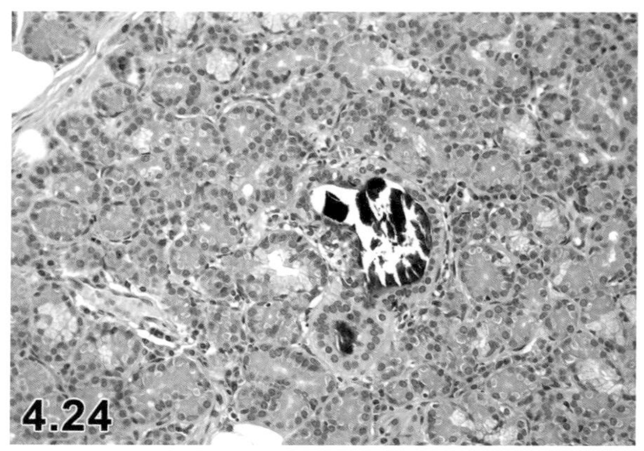

图 3.45

舌下腺，矿化，H&E 染色，×20

（五）胰腺（外分泌部）

胰腺是一个分布较广泛的较厚的腺体，轮廓不规则，分为三个部分：胰头（右叶，十二指肠部，图 3.46 右上角所示）、胰体（包括颈部，图 3.46 中下部所示）和胰尾［左叶，脾部，图 3.46 中的左上角所示。图 3.46：胰腺，标明了组织学取材部位和方向（黑色实线）和探索性研究的分子分析的取材部位（黑色矩形）］[26]。胰头与胃肠道从幽门末端到十二指肠近端接触，向左延伸并与胰体相连。胰体分成两部分（前部和后部），包围门静脉，使胰腺呈“环状”，后部向尾侧延伸至右肾的腹侧。胰尾位于胰体的左侧，向左尾侧延伸至左肾腹侧，终止于脾门附近。小型猪胰腺的三个部分也可以更简单地视为两叶，即右叶或胰头（十二指肠部）和左叶或胰尾（脾部）[55]。

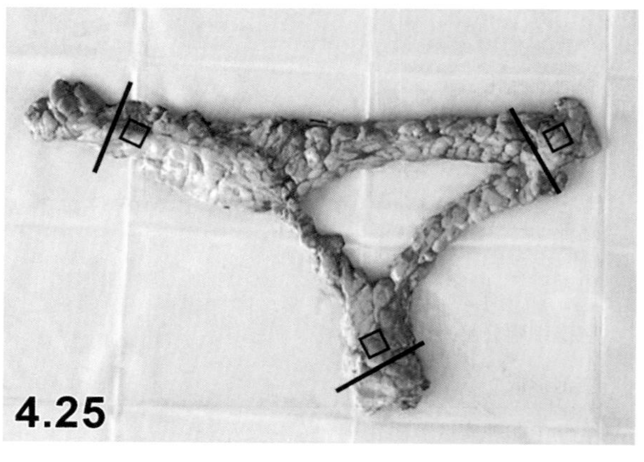

图 3.46

胰腺，正常大体外观，右叶、左叶和胰体

经许可转载自 *Tissue sampling guides for porcine biomedical models*. Toxicol Pathol. 2016; 44(3): 414–420.

动物死亡后应迅速收集胰腺以防止自溶。由于不同胰腺叶的内分泌部胰岛的密度不同，建议取材包括胰腺的三个部分（左叶、右叶和胰体）的横切面[26]。在非临床安全性研究中，通常取胰腺的左叶或胰尾（脾部）进行显微镜下检查。

在探索性研究中[26]，胰腺推荐取材3块组织，包括胰腺左叶、右叶及胰体（图3.46，小型猪的胰腺）。

组织学上，猪胰腺所有叶存在中等的和较小的胰岛。朗格汉斯岛与邻近外分泌部组织的界限不像啮齿动物那样清楚。猪的胰岛细胞位于邻近的外分泌部组织中，有时构成腺泡的一部分。不论胰岛大小，胰岛内α细胞与β细胞的分布模式没有区别，并且在胰腺各叶内的分布基本一致[26,56]。

表3.12 小型猪消化系统显微镜下所见病变：胰腺（外分泌部）

胰腺（外分泌部）	常见	不常见	未见但可能相关	不适用
先天性病变				
异位组织				×
非增生性病变				
脂肪细胞聚集[a]			×	
淀粉样物质			×	
凋亡		×		
腺泡细胞凋亡/坏死		×		
腺泡细胞萎缩		×		
导管扩张		×		
水肿	×			
嗜酸性小球体			×	
纤维化			×	
嗜碱性细胞灶			×	
胰岛周围晕减少				×
胰岛周围晕增多				×
出血[a]		×		
腺泡细胞肥大			×	
浸润[b]	×			
炎症	×			
血管炎症		×		
小导管化生			×	
肝细胞化生				×
矿化			×	
坏死		×		
色素			×	
腺泡细胞分泌减少[a]	×			
腺泡细胞空泡形成		×		
增生性（非肿瘤性）病变				
腺泡细胞增生			×	
导管细胞增生			×	

[a] 术语的诊断标准或备注详见下文描述。[b] 系统病理学一节已描述术语。

1. 胰腺（外分泌部），脂肪细胞聚集［accumulation, adipocytes, pancreas (exocrine)］

【备注】 胰腺外分泌部的脂肪细胞聚集尚未在非临床安全性研究所用小型猪中观察到，但在一种小型猪肥胖模型中报道了脂肪细胞聚集[57]。

2. 胰腺（外分泌部），腺泡细胞分泌减少［secretion, decreased, acinar cell, pancreas (exocrine)］

【备注】 胰腺的酶原颗粒减少是非临床安全性研究中小型猪常记录的背景改变，可能与限制饮食有关。也可在蛋白质缺乏的濒死或厌食动物中观察到，认为是一种继发性变化。显微镜下检查表现为腺泡细胞皱缩，细胞质嗜碱性增强。

3. 胰腺（外分泌部），出血［hemorrhage, pancreas (exocrine)］

【备注】 在小型猪的非临床安全性研究中偶尔可以观察到轻微胰岛周围局灶性间质出血。

五、内分泌系统

关于内分泌系统的详细描述，请参阅啮齿动物的 INHAND 文章[58]。本文将分别讨论垂体、松果体、甲状腺、甲状旁腺、肾上腺和胰腺内分泌部。

（一）垂体

猪的垂体结构和功能都很复杂，并具有典型的哺乳动物形态学特征。猪垂体位于蝶鞍骨内视交叉的正后方。摘除脑后即可见垂体，沿其喙尾轴矢状可分为两半[26]。

垂体，矿化（mineralization, pituitary gland）（图 3.47）

【备注】 矿化的细胞通常随机分布，不伴有炎症，偶尔也可发生在远侧部[3, 7, 13, 59]。

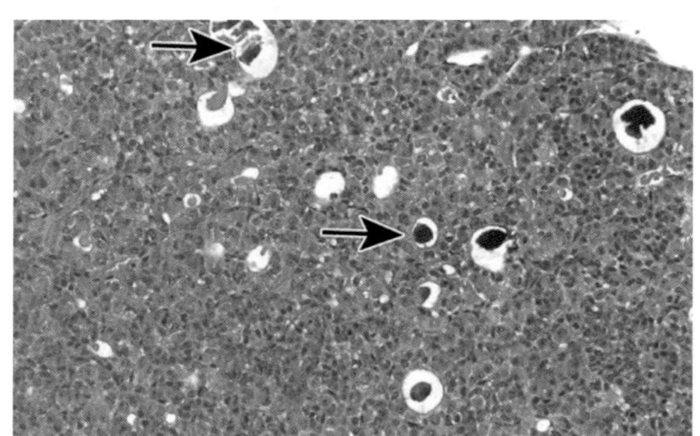

5.1

图 3.47

小型猪，垂体，矿化（箭号所示），H&E 染色

经许可转载自 *Background pathological changes in minipigs: a comparison of the incidence and nature among different breeds and populations of minipigs*. Toxicol Pathol. 2016; 44(3): 325–337

表 3.13 小型猪内分泌系统显微镜下所见病变：垂体

垂体	常见	不常见	未见但可能相关	不适用
先天性病变				
异常颅咽结构			×	
不发育 / 发育不全		×		
拉特克囊存留			×	
非增生性病变				
血管扩张		×		
萎缩		×		
囊肿	×			
纤维化		×		
神经部胶质细胞增生			×	
出血		×		
远侧部肥大		×		
中间部肥大		×		

（续表）

垂体	常见	不常见	未见但可能相关	不适用
浸润 [a]	×			
炎症 [a]		×		
骨化生			×	
矿化 [b]	×			
色素 [a]	×			
假性囊肿			×	
血栓		×		
空泡形成	×			
增生性（非肿瘤性）病变				
远侧部增生		×		
中间部增生		×		

[a] 系统病理学一节已描述术语。[b] 术语的诊断标准或备注详见下文描述。

（二）松果体

松果体不是毒理学研究中常规检查的脏器。松果体是脑的脑室周围器（circumventricular organ, CVO）之一，位于第三脑室的后壁，两个半球之间，颅侧丘（cranial colliculi）的前方。纵向切开脑，将松果体纵向切成两半后进行评价 [26]。小型猪的松果体的血管扩张非常明显（图 3.48，图 3.49），可能出现黑色素色素［黑色素沉着病（melanosis），图 3.50］。

没有小型猪专用的术语、诊断标准或备注及参考文献。

由于松果体不是常规检查的脏器，因此小型猪松果体上述显微镜下所见病变的发生率未见报道。

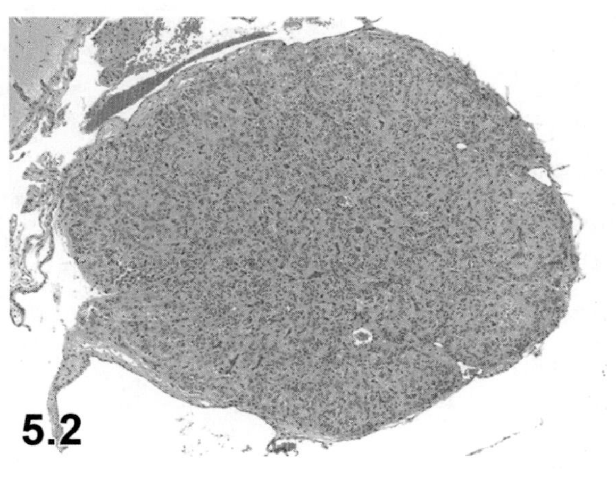

图 3.48

小型猪，松果体，正常范围的血管扩张，H&E 染色

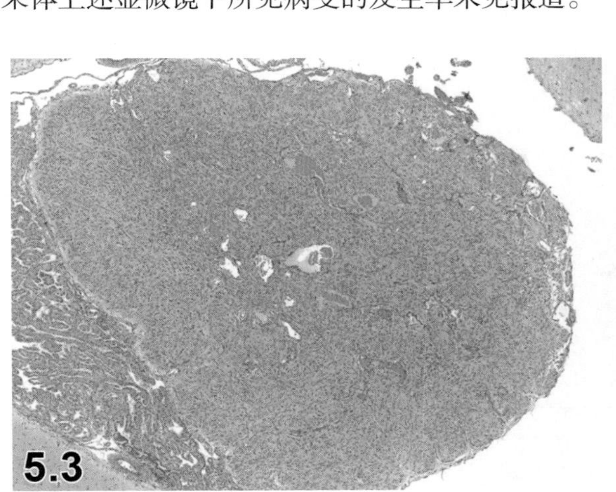

图 3.49

小型猪，松果体，正常范围的血管扩张，H&E 染色

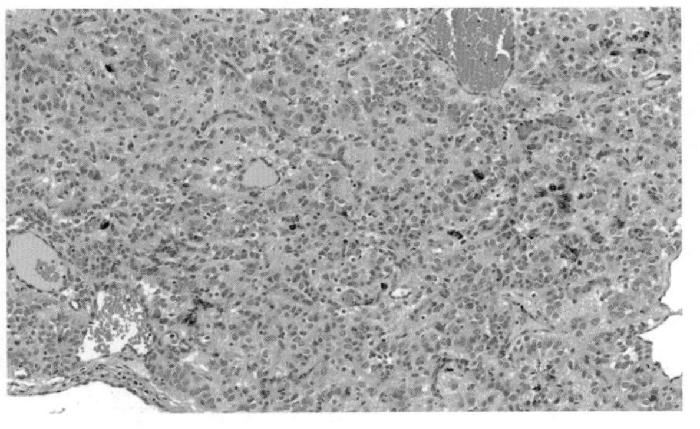

图 3.50

小型猪，松果体，黑色素色素［黑色素沉着病（melanosis）］，H&E 染色

表 3.14 小型猪内分泌系统显微镜下所见病变：松果体

松果体	常见	不常见	未见但可能相关	不适用
非增生性病变				
纤维化		×		
浸润[a]		×		
矿化		×		
横纹肌纤维		×		
空泡形成		×		

[a] 系统病理学一节已描述术语。

（三）甲状腺

猪的甲状腺是双叶器官，左右两叶在气管腹侧相连，位于气管和胸腺颅侧到胸腔入口之间。甲状旁腺不位于甲状腺内。无论是横切还是纵切制备的甲状腺切片，均可用于显微镜下评估[26]。

表 3.15 小型猪内分泌系统显微镜下所见病变：甲状腺

甲状腺	常见	不常见	未见但可能相关	不适用
先天性病变				
后鳃体囊肿	×			
甲状腺异位组织[a]		×		
胸腺异位组织[a]		×		
甲状舌管存留			×	
甲状腺发育不良		×		
非增生性病变				
淀粉样物质		×		
萎缩		×		
胶质变质		×		
囊性滤泡	×			
弥漫性滤泡扩张	×			
被膜纤维化[b]	×			
出血[b]	×			
滤泡细胞肥大	×			
浸润[a]	×			
炎症[a,b]	×			
鳞状细胞化生[b]		×		
矿化		×		
色素[a]	×			
增生性（非肿瘤性）病变				
C 细胞增生		×		
滤泡细胞增生		×		

（续表）

甲状腺	常见	不常见	未见但可能相关	不适用
肿瘤性病变				
滤泡细胞腺瘤[b]		×		

[a] 系统病理学一节已描述术语。[b] 术语的诊断标准或备注详见下文描述。

1. 甲状腺，纤维化（fibrosis, thyroid gland）（图 3.51）

见下文炎症的备注。

2. 甲状腺，出血（hemorrhage, thyroid gland）（图 3.51）

见下文炎症的备注。

3. 甲状腺，炎症（inflammation, thyroid gland）（图 3.51）

【备注】 甲状腺经常因意外机械性干预而损伤，由于颈静脉采血导致出血、炎症和纤维化等。在某些情况下，可能影响临床上甲状腺激素水平[13, 60, 61]。

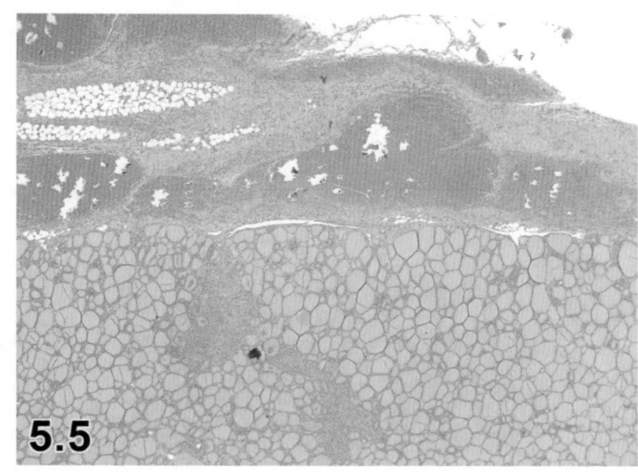

图 3.51

小型猪，通过颈静脉采血引起的甲状腺出血、炎症和纤维化，H&E 染色

4. 甲状腺，鳞状细胞化生（metaplasia, squamous cell, thyroid gland）

【备注】 已有甲状腺轻微、局灶性滤泡上皮的鳞状上皮化生作为自发性病变的报道[7]。

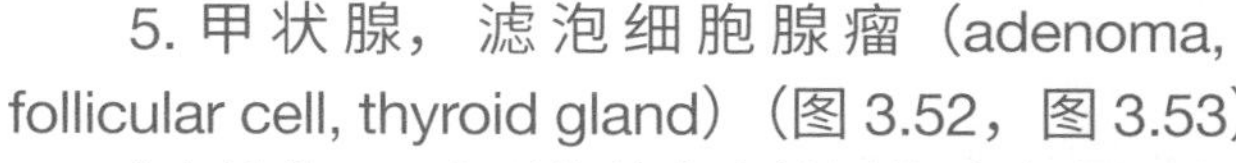

5. 甲状腺，滤泡细胞腺瘤（adenoma, follicular cell, thyroid gland）（图 3.52，图 3.53）

【备注】 小型猪的自发性甲状腺滤泡细胞腺瘤非常罕见（Jeppesen，未公开发表数据，2020）。在其他种属中，甲状腺滤泡细胞腺瘤似乎是从局灶性增生到癌的诱发性甲状腺肿瘤的一个连续性过程。与啮齿动物相同，局灶性增生和腺瘤之间的鉴别尚不明确，大小并不是很可靠的鉴别诊断标准。可选用肿瘤修饰语（如滤泡状、囊性、乳头状或实体性）[58]。

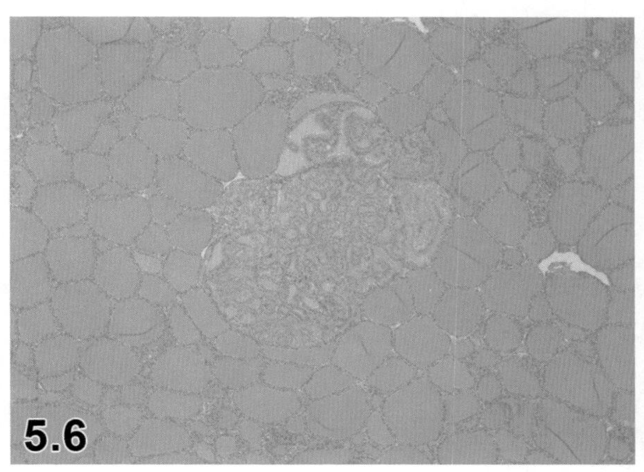

图 3.52

小型猪，甲状腺，滤泡细胞腺瘤，H&E 染色

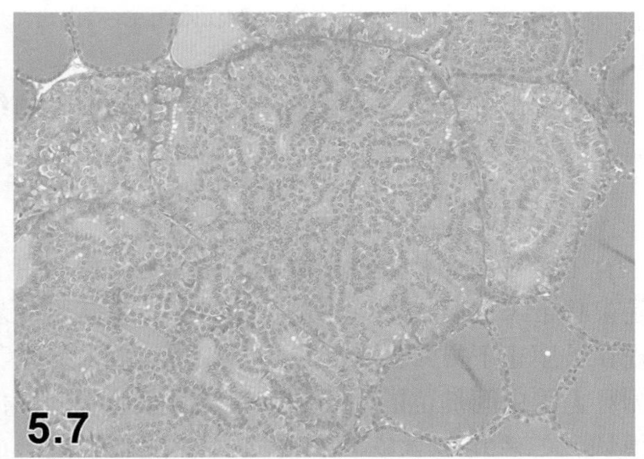

图 3.53

小型猪，甲状腺，滤泡细胞腺瘤，H&E 染色

（四）甲状旁腺

猪的甲状旁腺与甲状腺分离，可位于胸腺颈部的颅侧附近，与大约喉部水平颈动脉的一个分支相对。甲状旁腺呈豆状，通常位于胸腺组织中。由于其直径只有 2 ～ 4 mm，剖检时很难发现，但可通过其质地韧实和颜色呈淡红色来识别[26, 62]。如果颈部腹侧区域出现与采血相关的广泛性出血，就会增加收集甲状旁腺的难度。虽然胚胎学家认为有 2 对甲状旁腺，但大体病理学仅观察到 1 对[62, 63]。甲状旁腺呈小的卵圆形结构，包围一层薄的结缔组织被膜。组织学检查时可切为两半[26]。

表 3.16 小型猪内分泌系统显微镜下所见病变：甲状旁腺

甲状旁腺	常见	不常见	未见但可能相关	不适用
先天性病变				
甲状旁腺异位组织				×
胸腺异位组织[a]				×
非增生性病变				
淀粉样物质		×		
血管扩张		×		
萎缩		×		
囊肿	×			
纤维化		×		
肥大[b]		×		
浸润[a]		×		
炎症[a]		×		
多核巨细胞			×	
空泡形成[c]	×			
增生性（非肿瘤性）病变				
增生		×		

[b] 诱发性改变更常见。[a] 系统病理学一节已描述术语。[b] 术语的诊断标准或备注详见下文描述。

甲状旁腺，空泡形成（vacuolation, parathyroid gland）

【备注】 哥廷根小型猪的甲状旁腺细胞的细胞质空泡形成已有报道[7]。

（五）肾上腺

肾上腺皮质球状带位于被膜的正下方，球状带下面是束状带（皮质 3 个带中最宽的带），束状带偶尔出现在被膜正下方（图 3.54）。组织学检查时，推荐一侧肾上腺中间部位的纵切和另一侧肾上腺中间部位的横切，二者均包含皮质和髓质[26]。髓质空泡形成的程度存在一定差异。

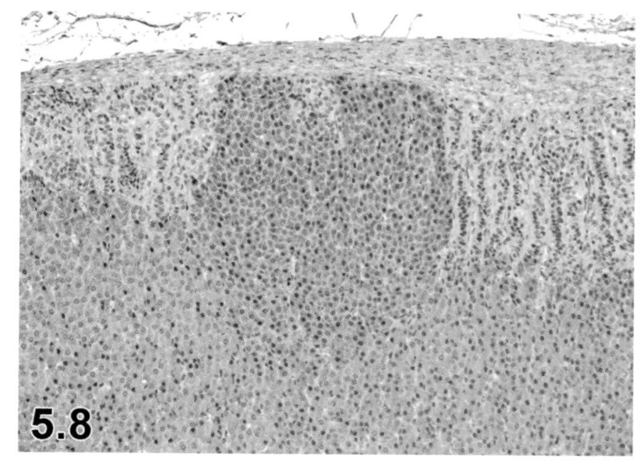

图 3.54

小型猪，肾上腺，束状带（CYP17a 免疫组织化学染成棕色）延伸到球状带

表 3.17 小型猪内分泌系统显微镜下所见病变：肾上腺

肾上腺	常见	不常见	未见但可能相关	不适用
先天性病变				
肾上腺皮质异位组织[a]		×		
非增生性病变				
淀粉样物质		×		
血管扩张		×		
皮质萎缩		×		
皮质囊肿		×		
囊性变性				×
纤维化		×		
髓外造血	×			
出血		×		
弥漫性皮质肥大		×		
局灶性皮质肥大		×		
浸润[a]	×			
炎症[a,b]		×		
骨化生			×	
矿化		×		
坏死		×		
色素[a,b]		×		
血栓		×		
弥漫性皮质空泡形成增多[b]	×			
局灶性皮质空泡形成增多	×			
弥漫性皮质空泡形成减少		×		
局灶性皮质空泡形成减少		×		
X 带存留				×
增生性（非肿瘤性）病变				
弥漫性皮质增生		×		
局灶性皮质增生		×		
弥漫性髓质增生		×		
局灶性髓质增生		×		
被膜下细胞增生				×

[a] 系统病理学一节已描述术语。[b] 术语的诊断标准或备注详见下文描述。

1. 肾上腺，炎症（inflammation, adrenal gland）

【备注】 小型猪肾上腺炎症偶见，与全身性疾病有关，或是腹膜炎的蔓延[10, 64]。

2. 肾上腺，色素（pigment, adrenal gland）（图 3.55）

【备注】 在老龄小型猪中通常可观察到少量脂褐素。然而，年轻动物肾上腺的色素可能提示细胞器更新增加或细胞代谢受损（类固醇合成受到抑制）。脂褐素色素沉着可能与严重的激素性萎缩有关。饮食中缺乏维生素 E 等抗氧化剂可促进脂褐素色素的生成和贮存。给予雌激素和肾上腺皮质类固醇可加重其严重程度（未公开发表数据）。

3. 肾上腺，弥漫性皮质空泡形成增多（vacuolation, cortex, increased diffuse, adrenal gland）（图 3.56）

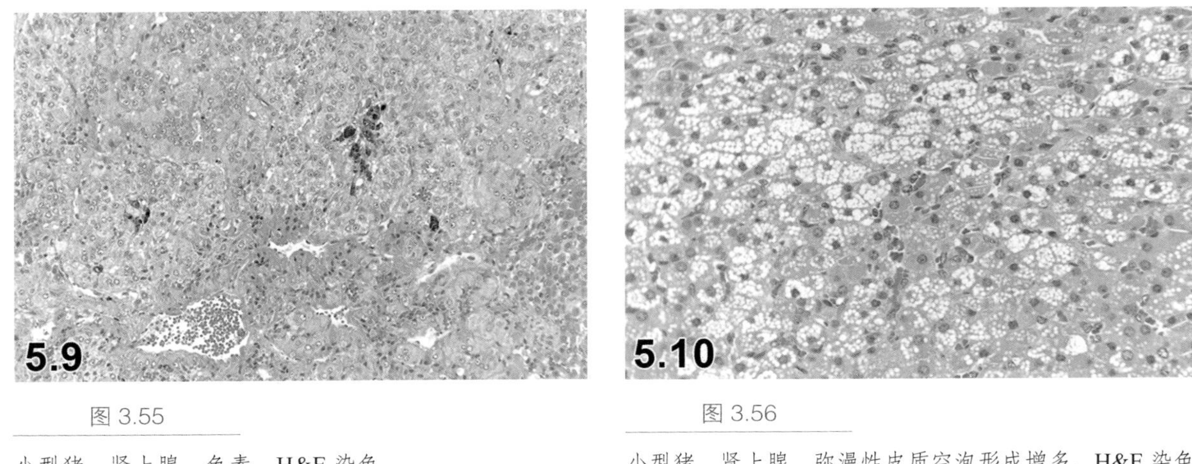

图 3.55

小型猪，肾上腺，色素，H&E 染色

图 3.56

小型猪，肾上腺，弥漫性皮质空泡形成增多，H&E 染色

【备注】 皮质区 3 个带由脂滴引起的空泡形成的数量有所不同，即使在正常的小型猪也是如此[3, 7]。

（六）胰腺内分泌部：朗格汉斯岛

胰腺内分泌部由遍布胰腺外分泌部中分散的细胞聚集灶（朗格汉斯岛又称胰岛，译者注）组成。胰岛由大小不一、浅染的多边形细胞组成，散在分布于整个胰腺外分泌部。然而，不同胰腺小叶的细胞密度有所不同[26]。胰岛由许多不同类型的内分泌细胞组成，负责分泌不同的激素。α 细胞分泌胰高血糖素，β 细胞分泌胰岛素，δ 细胞分泌生长抑素，γ 细胞分泌胰腺多肽（pancreatic polypeptide, PP）（因此也称为 PP 细胞），肠嗜铬细胞分泌 P 物质。必要时对不同的激素可应用免疫组织化学染色，或使用电子显微镜以区分每种类型细胞中分泌颗粒的结构。猪的 β 细胞是单个细胞或成群存在形成各年龄段胰岛的中心。部分 α 细胞位于胰岛的中心，但大部分位于胰岛外周，还有少量 δ 细胞、更少的 PP 细胞。随着动物年龄的增长，胰岛中 δ 细胞和 PP 细胞的数量逐渐减少。PP 细胞在胰头分布较多，胰尾分布较少。体积较大的胰岛的数目会随孕龄增加而增加，但 β 细胞体积密度百分比却没有增加。8 月龄猪的胰腺不同部位的胰岛细胞组成存在差异，胰头的胰岛富含 PP 细胞，α 细胞较少；胰尾的胰岛富含 α 细胞，PP 细胞较少[65]。由于不同的胰腺小叶之间内分泌部胰岛的密度不相同，所以推荐制备胰腺的 3 个部分（左叶、右叶和胰体）的横切面[26]。在非临床安全性研究中，通常取材胰腺的左叶或胰尾（脾部）进行显微镜下检查。

表 3.18 小型猪内分泌系统显微镜下所见病变：胰腺内分泌部

胰腺内分泌部	常见	不常见	未见但可能相关	不适用
非增生性病变				
胰岛淀粉样物质[a]			×	
胰岛血管扩张		×		
胰岛细胞凋亡		×		
胰岛萎缩[a, b]		×		
胰岛细胞脱颗粒		×		
胰岛纤维化		×		

（续表）

胰腺内分泌部	常见	不常见	未见但可能相关	不适用
胰岛出血		×		
胰岛细胞肥大		×		
浸润 [c]		×		
炎症 [c]		×		
肝细胞化生			×	
胰岛色素		×		
单细胞坏死		×		
胰岛细胞空泡形成		×		
增生性（非肿瘤性）病变				
胰岛细胞增生		×		

[a] 术语的诊断标准或备注见下文；[b] 诱发性改变更常见；[c] 系统病理学一节已描述术语。

1. 胰腺内分泌部，胰岛淀粉样物质（amyloid, islet, pancreas, endocrine）

【备注】　猪的胰岛淀粉样物质多肽（islet amyloid polypeptide, IAPP）主要在β细胞中表达，但也可在一些α细胞和δ细胞中表达。猪的 IAPP 在淀粉样物质原结构域的序列与人类不相似，因此猪不易形成胰腺淀粉样物质而人类较容易 [57]。人源化 IAPP 突变猪中可以观察到淀粉样物质沉积 [66]。

2. 胰腺内分泌部，胰岛萎缩（atrophy, islet, pancreas, endocrine）（图 3.57，图 3.58）

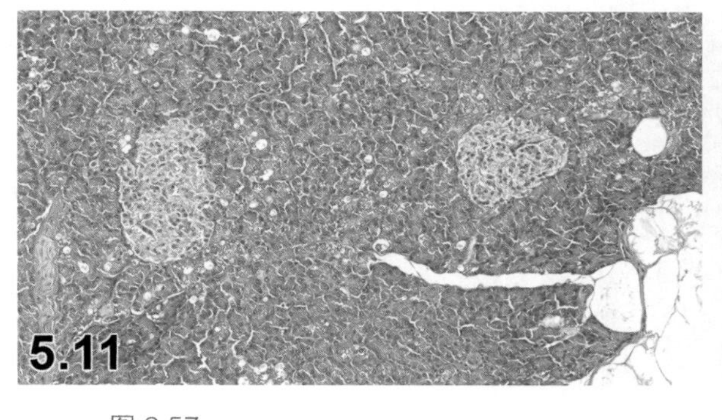

图 3.57

小型猪，胰腺内分泌部，正常胰岛，H&E 染色

图 3.58

小型猪，胰腺内分泌部，链脲佐菌素诱导的胰岛萎缩，H&E 染色

【备注】　给予链脲佐菌素与或不与烟酰胺联合处理哥廷根小型猪，可诱导构建β细胞减少和胰岛萎缩的 2 型糖尿病模型 [37, 67]。同样，五指山小型猪在给予四氧嘧啶后出现胰岛萎缩 [68]。

六、造血和淋巴系统

本文的解剖学方法与啮齿动物 INHAND 文章相似。本文将重点描述小型猪与啮齿动物不同的显微镜下所见病变。啮齿动物 INHAND 文章中对病变使用了分层的方法，但由于在一般毒理学研究中使用小型猪的动物数量较少，因此本文作者建议使用描述性术语（在大多数情况下，与啮齿动物的强化术语一致）。小型猪和啮齿动物相似的病变以表格形式列出，并表明其在小型猪的发生率或适用性，读者可以参阅啮齿动物 INHAND 文章对病变的详细描述。

本文介绍了小型猪的淋巴造血系统中观察到的显微镜下所见病变分类的标准化术语，包括骨髓、胸腺、淋巴结、脾、黏膜相关淋巴组织（MALT）、三级淋巴结构（TLS），以及淋巴造血系统病变总论。淋巴造血系统推荐至少检查胸腺、脾、引流淋巴结 / 局部到胃肠外或局部给药部位的淋巴结、原位骨髓及任何淋巴器官的大体病理学观察病变[69]。

（一）总论

与毒理学研究中使用的其他种属一样，小型猪中最常见的病变是局灶性、间质炎症细胞浸润，主要由淋巴细胞、浆细胞和巨噬细胞组成。可见嗜酸性粒细胞浸润，特别是肠系膜淋巴结中[3, 13]。

表 3.19 小型猪造血和淋巴系统显微镜下所见病变：总论

总论	常见	不常见	未见但可能相关	不适用
先天性病变				
不发育 / 发育不全			×	
非增生性病变				
脓肿		×		
淀粉样物质			×	
淋巴细胞凋亡增多		×		
肥大细胞数量增多			×	
髓外造血（EMH）[a]		×		
浸润[b]		×		
炎症[a, b]		×		
骨化生			×	
矿化		×		
坏死		×		
空泡化巨噬细胞		×		
磷脂质沉积症（见空泡化巨噬细胞）[a, c]		×		
巨噬细胞色素[a]		×		
易染体巨噬细胞增多		×		
巨噬细胞空泡形成		×		

[a] 术语的诊断标准或备注见下文。[b] 系统病理学一节已描述术语。[c] 诱发性改变更常见。

1. 髓外造血（extramedullary hematopoiesis）

【备注】 髓外造血（extramedullary hematopoiesis, EMH）通常在出生后 14 d 左右最多，出生后 35 d 减少或缺失，出生后 63 d[5] 或 6 周[6, 7] 后缺失。在老龄化猪中，髓外造血可能是对严重贫血的反应。啮齿动物的 INHAND 术语是“髓外造血增多”。然而，在 6 周龄以上的小型猪中，由于髓外造血不是脾的正常特征，因此，去掉修饰语“增多”。

2. 炎症（inflammation）

【备注】 在胸腺、甲状腺、气管、食管和下颌淋巴结及其周围可观察到因采血操作造成的炎症[3, 7]。

3. 磷脂质沉积症（phospholipidosis）

【其他术语】 Vacuolation, macrophage。

【备注】 电子显微镜检查可见溶酶体相关膜蛋白 2（lysosomal associated membrane protein 2,

LAMP2）阳性的空泡或特征性外观。与其他种属实验动物相似，小型猪易发生磷脂质沉积症 [15]。

4. 巨噬细胞色素（pigment, macrophage）

【备注】 由于出生后预防性注射铁剂，仔猪可见巨噬细胞色素 [3, 13]。

（二）骨髓

骨髓检查通常采用福尔马林固定、石蜡包埋、脱钙后、H&E 染色的 5 μm 或 3 μm 的股骨和胸骨（有时也用椎骨）切片。剖检时最好同时制备骨髓涂片，因为在 H&E 染色切片上明确鉴定细胞系是有难度的。当 H&E 染色切片观察到变化时，可进行罗氏染色的骨髓涂片计数检查 [70]。

表 3.20 小型猪造血和淋巴系统显微镜下所见病变：骨髓

骨髓	常见	不常见	未见但可能相关	不适用
非增生性病变				
血管扩张		×		×
脂肪细胞数量减少		×		
骨髓细胞数量减少		×		
造血异常			×	
纤维化		×		
粒细胞核分叶过多		×		
炎症 [a]		×		
坏死 [a]		×		
脂肪组织浆液性萎缩 [b]	×			
增生性（非肿瘤性）病变				
脂肪细胞数量增多		×		
骨髓细胞数量增多		×		
巨噬细胞数量增多		×		
肥大细胞数量增多			×	

[a] 系统病理学一节已描述术语。[b] 术语的诊断标准或备注见下文。

骨髓，脂肪组织浆液性萎缩（serous atrophy of adipose tissue, bone marrow）（图 3.59）

【其他术语】 Gelatinous transformation, serous atrophy。请参阅系统病理学一节的详细描述。

【诊断特征】 ① 萎缩或变性的脂肪细胞局灶性或弥漫性减少，通常始于骨骺。如果仅影响骨骺，则病变程度为轻微或轻度。随着严重程度的增加，干骺端和骨干受到影响，病变程度则为中度或重度。② 造血细胞数量减少。③ 间质蓄积或脂肪组织被均质、嗜酸性、明胶样组织（透明质酸、黏多糖）完全取代。

【鉴别诊断】 ① 脂肪细胞萎缩（adipocyte atrophy）：缺乏嗜酸性、明胶样组织。② 造血细胞减少（decreased hemopoietic cell）。

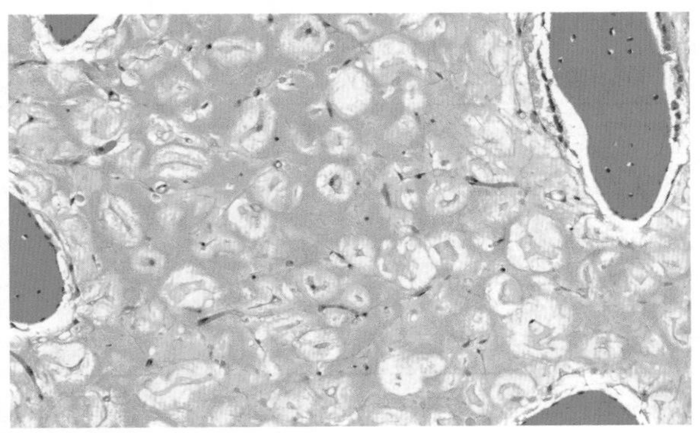

6.1

图 3.59

骨髓（股骨），脂肪组织浆液性萎缩，H&E 染色，×20

（三）胸腺

胸腺由颈叶和胸叶组成，猪的颈叶发育良好，包括头部和尾部。胸腺颈叶沿着颈静脉沟向上延伸至咽区，而胸叶则从心包延伸至胸腔入口[71]。与年轻的犬和非人灵长类动物相似，小型猪胸腺的哈索尔小体角化很明显。小型猪的胸腺退化达不到犬和非人灵长类动物的程度，至少在常规毒理学研究中是这样[71]。根据作者的经验，猪的胸腺不易发生应激诱导的萎缩[7]。取材时，胸腺两个部分都要称重并进行显微镜下检查。胸叶取材可避免因静脉穿刺造成的人工假象。Albl 等推荐检查胸腺颈叶尾部。但是，胸腺取材部位实验室间有所不同[26, 69]。猪甲状旁腺位置可变，可位于胸腺内或在胸腺周围的结缔组织中。因此，小型猪诊断异位甲状旁腺意义不大[3]。

1. 胸腺，淋巴细胞凋亡增多（apoptosis, increased, lymphocyte, thymus）（图 3.60）

表 3.21 小型猪造血和淋巴系统显微镜下所见病变：胸腺

胸腺	常见	不常见	未见但可能相关	不适用
非增生性病变				
淋巴细胞凋亡增多[a]		×		
淋巴细胞数量减少		×		
皮髓质比降低		×		
皮髓质比升高		×		
上皮囊肿		×		
甲状旁腺异位组织[a]				×
异位组织（明确组织类型）			×	
胸腺异位组织			×	
出血[a]	×			
发育不全		×		
浸润[a, b]	×			
炎症[b]	×			
年龄相关性退化[a]			×	
皮髓质分界不清		×		
淋巴细胞坏死[c]			×	
易染体巨噬细胞增多		×		
增生性（非肿瘤性）病变				
上皮细胞数量增多			×	
淋巴细胞数量增多		×		
无上皮区域增多			×	
胸腺小体增多			×	

[a] 术语的诊断标准或备注见下文；[b] 系统病理学一节已描述术语；[c] 诱发性改变更常见。

2. 胸腺，甲状旁腺异位组织（ectopic tissue, parathyroid, thymus）

【备注】 由于小型猪的甲状旁腺与甲状腺分离，且猪有颈叶胸腺，甲状旁腺通常位于胸腺内，因此不认为是异位组织。

3. 胸腺，出血（hemorrhage, thymus）（图 3.61）

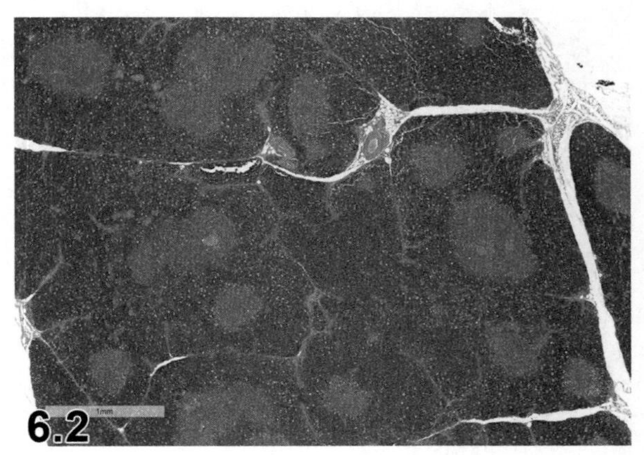

图 3.60

胸腺，淋巴细胞凋亡增多，H&E 染色，×2
图片由 Paul Howroyd 提供

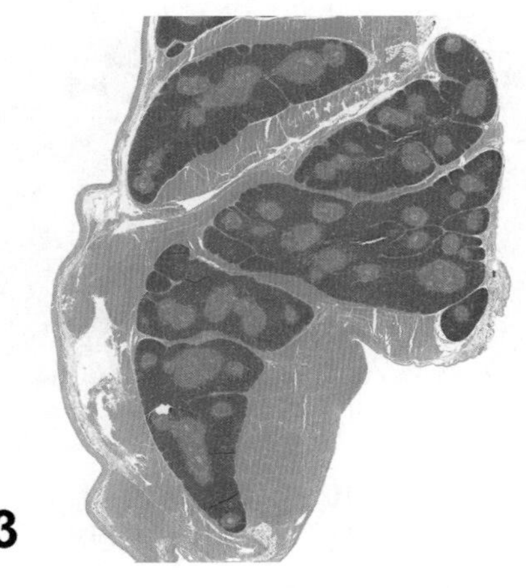

图 3.61

胸腺，出血，H&E 染色
由于采血操作及颈部和颅侧胸部血管结构引起的低倍镜下可见医源性出血

【发病机制 / 细胞来源】 胸腺和甲状腺附近有溢出的红细胞。采血操作是导致胸腺内和胸腺周围出血的最常见原因。

【诊断特征】 该病变从急性到慢性出血有所不同。急性出血时胸腺周围有溢出的血液。随着病变时间的延长，溢出的血液逐渐被炎症细胞、纤维组织和含色素巨噬细胞所取代。

【鉴别诊断】 出血性综合征（hemorrhagic syndrome）。

【备注】 由于胸腺与静脉穿刺用的颈部大血管距离很近，而且采猪血有时会比较困难，因此胸腺附近出血并不少见。也可参阅“总论”一节及下文的炎症和（或）炎症细胞浸润。

4. 胸腺，炎症细胞浸润和炎症（infiltrate, inflammatory cell and inflammation, thymus）

【备注】 由于胸腺与用于静脉穿刺用的颈部大血管距离很近，而且采猪血有时会比较困难，因此胸腺附近炎症细胞浸润或炎症（通常伴有出血）并不少见。

5. 胸腺，年龄相关性退化（involution, age-related, thymus）

【备注】 小型猪胸腺退化开始于青春期，在出生后 180 d [72] 或 18 个月 [73] 可见胸腺退化，取决于所参考的文章。区分胸腺年龄相关性退化和受试物相关的淋巴细胞减少具有挑战性。退化不常见明显的淋巴细胞坏死和（或）凋亡，但可见皮质和髓质淋巴细胞较少，皮髓质分界不清，血管周围间隙增加，角化和变性的哈索尔小体增多，被膜和小叶间结缔组织的脂肪细胞浸润。应参照动物的年龄，仔细比较对照组动物和处理组动物。

（四）脾

人类和啮齿动物脾的主要功能是防御，犬脾主要是一个储血器官。然而，小型猪的脾具有以上两种功能。小型猪的脾无血窦 [71]，含有厚的平滑肌和弹性纤维构成的被膜及相似结构的小梁。其淋巴滤泡不如大鼠明显，但动脉周围淋巴鞘（periarteriolar lymphoid sheath, PALS）发育良好。红髓内含有弱嗜酸性、具有收缩性、围绕毛细血管的吞噬结构，称为动脉周围巨噬细胞鞘（periarteriolar macrophage sheath, PAMS）、脾椭圆体（ellipsoid）或施魏格 – 赛德耳氏（Schweigger–Seidel）鞘，这些结构非常明显 [29, 71]，其功能是清除血液中颗粒。髓外造血见于 6 周龄以内的年轻动物或作为全身性疾病（如出血性综合征）的反应 [7, 29]。副脾可见于胃脾韧带 [71]。建议对脾最厚部分的横切面进行显微镜下检查（图 3.62，图 3.63）。

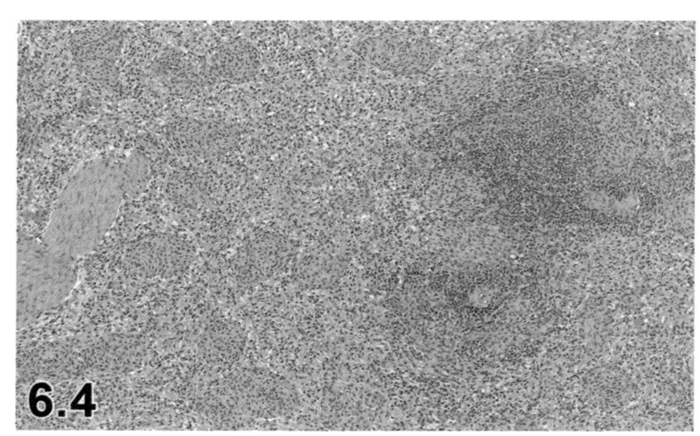

图 3.62

正常脾，H&E 染色，×10
注意厚的肌性 / 弹性小梁、动脉周围巨噬细胞鞘、发育良好的 PALS 和发育不良的淋巴滤泡

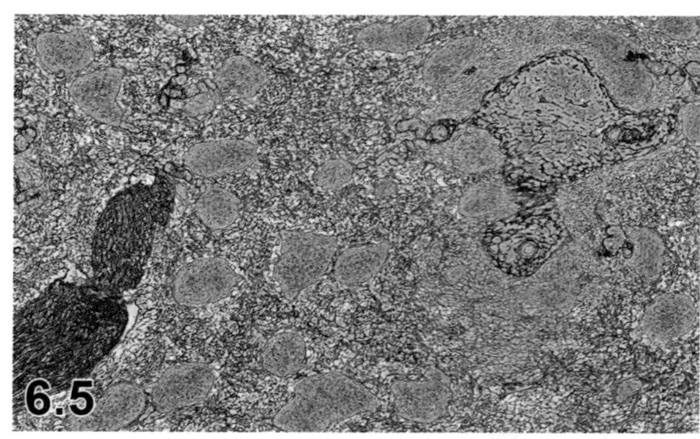

图 3.63

正常脾，银染，×10
突出显示了 PAMS 和小梁

表 3.22 小型猪造血和淋巴系统显微镜下所见病变：脾

脾	常见	不常见	未见但可能相关	不适用
先天性病变				
不发育 / 发育不全（见总论一节）			×	
非增生性病变				
白髓（PALS、滤泡、生发中心、边缘区）				
淋巴细胞凋亡增多		×		
白髓细胞数量减少		×		
淋巴细胞坏死		×		
易染体巨噬细胞数量增多		×		
红髓				
血管扩张			×	
红髓细胞数量减少		×		
淤血	×			
收缩		×		
脾异位组织		×		
吞噬红细胞作用		×		
纤维化			×	
巨噬细胞色素[a]		×		
巨噬细胞空泡形成[a]		×		
增生性（非肿瘤性）病变				
白髓（PALS、滤泡、生发中心、边缘区）				
巨噬细胞聚集增多		×		
白髓浆细胞数量增多		×		
白髓细胞数量增多		×		
红髓				
脂肪细胞数量增多			×	

（续表）

脾	常见	不常见	未见但可能相关	不适用
巨噬细胞数量增多		×		
肥大细胞数量增多			×	
间皮细胞数量增多		×		
红髓浆细胞数量增多			×	
间质细胞数量增多			×	
髓外造血 [b]		×		
结节状增生			×	
动脉周围巨噬细胞鞘（PAMS）[b]	×			

[a] 系统病理学一节已描述术语。[b] 术语的诊断标准或备注见下文。

1. 脾，髓外造血（extramedullary hematopoiesis, spleen）（图 3.64）

【备注】　髓外造血通常在出生后 14 d 左右最多，出生后 35 d 时减少或缺失，出生后 63 d [5] 或 6 周 [6, 7] 后缺失。老龄化猪，髓外造血可能是对严重贫血的反应。啮齿动物的 INHAND 术语是“髓外造血增多”。但是，在 6 周龄以上的小型猪中，由于髓外造血不是脾的正常特征，因此，去掉修饰语“增多”。

图 3.64

脾，髓外造血，H&E 染色，×12
超过 6 周龄的小型猪不常见

2. 脾，动脉周围巨噬细胞鞘（periarteriolar macrophage sheaths, spleen）

【其他术语】　Ellipsoids, Schweigger-Seidel sheaths。

【发病机制 / 细胞来源】　是由吞噬细胞和网状纤维形成的正常结构。

【诊断特征】　红髓内毛细血管或小动脉周围，通常呈圆形、淡嗜酸性细胞聚集。

【备注】　哥廷根小型猪的动脉周围巨噬细胞鞘明显，且动物个体间差异明显。其功能是滤过血液，截留循环中的颗粒物，并捕获免疫复合物 [6, 71, 74]。

（五）淋巴结

组织学上，猪的淋巴结结构特殊。与其他种属动物相比，猪淋巴结的皮质组织和生发中心位于中心区域而髓窦和髓索位于外周区域。其淋巴滤泡位于中心区域而非外周，淋巴呈反向流动，即淋巴从门部流入中心，通过被膜表面的高内皮细胞小静脉流出。这种结构导致输出淋巴管中的淋巴细胞较少，但是并不会导致明显的功能性改变。淋巴结的形态依据解剖部位、引流区域、年龄和切面的不同有很大差异（图 3.65，图 3.66）。猪淋巴结窦内通常存在数量不等的嗜酸性粒细胞 [7]。肠系膜淋巴结较大，位于肠系膜的根部。此外，肠系膜淋巴结由明显的肠系膜周围丛支配 [29]。在所有的研究中都应该收集肠系膜淋巴结，因为其可以反映胃肠道的炎症状态 [69]。一般情况下下颌淋巴结可作为一个代表性的周围淋巴结进行检查。淋巴结的强化组织病理学检查，引流应用 / 给药部位最近区域的淋巴结应进行显微镜下检查 [75]。

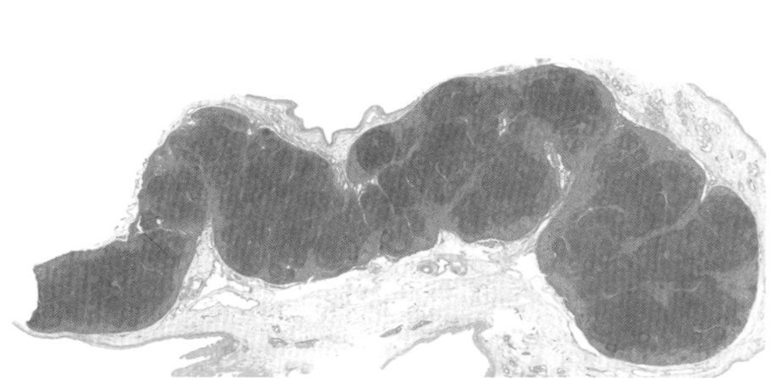

图 3.65

肠系膜淋巴结，正常结构，H&E 染色
低倍镜下图像显示猪淋巴结的正常“内外倒置”外观，中央是皮质（含有生发中心）和副皮层区，被膜下髓质含有组织细胞

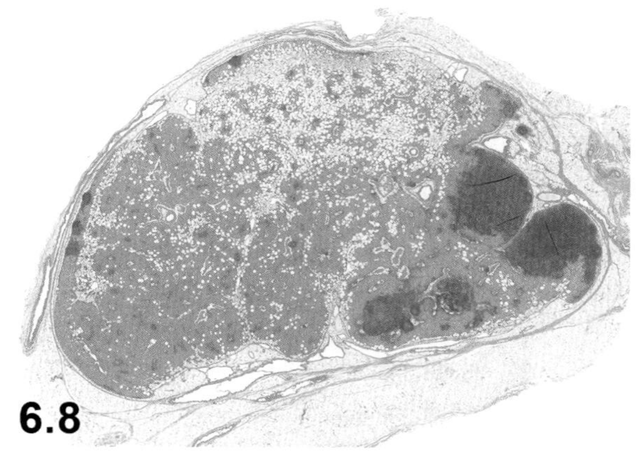

图 3.66

腋下淋巴结，正常结构，H&E 染色
低倍镜下图像显示大量组织细胞和脂肪浸润

表 3.23 小型猪造血和淋巴系统显微镜下所见病变：淋巴结

淋巴结	常见	不常见	未见但可能相关	不适用
先天性病变				
不发育 / 发育不全（见总论一节）			×	
皮质、副皮质区和髓索				
非增生性病变				
淋巴细胞凋亡增多		×		
淋巴细胞数量减少		×		
炎症 [a]		×		
坏死 [a,b]		×		
巨噬细胞色素 [a]	×			
易染体巨噬细胞增多 [a]		×		
淋巴窦和淋巴管				
非增生性病变				
淋巴窦扩张		×		
窦内红细胞	×			
纤维化			×	
出血 [b]	×			
淋巴管扩张		×		
巨噬细胞色素 [a]		×		
巨噬细胞空泡形成 [a]		×		
皮质、副皮质区和髓索				
增生性（非肿瘤性）病变				
巨噬细胞聚集增多			×	

（续表）

淋巴结	常见	不常见	未见但可能相关	不适用
指突状树突状细胞数量增多			×	
淋巴细胞数量增多		×		
浆细胞数量增多			×	
间质细胞数量增多			×	
血管瘤样增生			×	
高内皮细胞小静脉（HEV）肥大 / 增生		×		
巨噬细胞色素 [a]		×		
淋巴窦和淋巴管				
增生性（非肿瘤性）病变				
窦内巨噬细胞数量增多		×		
肥大细胞数量增多			×	
纤维化		×		

[a] 系统病理学一节已描述术语。[b] 术语的诊断标准或备注见下文。

1. 淋巴结，出血（hemorrhage, lymph node）

【发病机制 / 细胞来源】 下颌淋巴结内和（或）周围有溢出的红细胞。采血操作是该淋巴结内及其周围组织出血最常见的原因，但在某些情况下动物濒死性改变亦可发生 [3]。

【诊断特征】 急性出血和慢性出血的表现不同。急性出血时，淋巴结周围和（或）淋巴窦内有溢出的血液。随着病变的时间延长，血液会逐渐被炎症细胞、纤维组织及含色素巨噬细胞所取代。

【鉴别诊断】 出血性综合征（hemorrhagic syndrome）。

【备注】 由于下颌淋巴结邻近用于静脉穿刺的颈部大血管，对小型猪进行采血有时较困难，此淋巴结附近出血并不少见。亦可参阅“总论”一节的炎症。

2. 肠系膜淋巴结，坏死（necrosis, mesenteric lymph node）（图 3.67）

（六）黏膜相关淋巴组织

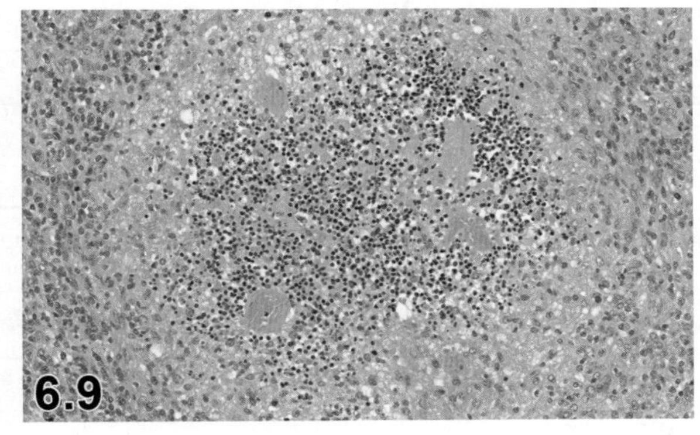

图 3.67

肠系膜淋巴结，淋巴细胞局灶性坏死，H&E 染色，×20
可见固缩的细胞核和细胞碎片

黏膜相关淋巴组织（MALT）包括肠相关淋巴组织（gut-associated lymphoid tissue, GALT）、鼻咽相关淋巴组织（nasopharynx-associated lymphoid tissue, NALT）和支气管相关淋巴组织（bronchus-associated lymphoid tissue, BALT）。肠相关淋巴组织在经口给药的研究中需要进行检查，一般检查含有派氏结的空肠和回肠的常规组织切片。小型猪有两种类型的派氏结：空肠和回肠近端的离散性派氏结；远端回肠有线状连续性派氏结。小型猪派氏结的生长不需要抗原刺激，其数量和大小会随着动物的年龄增长而逐渐增多或增大 [71]。

NALT 和 BALT 在鼻内或吸入给药研究中需要进行检查，NALT 可在鼻腔常规组织切片中进行检查，而 BALT 可在肺常规组织切片中进行检查，BALT 一般位于支气管 / 细支气管分叉处 [76, 77]。

表 3.24 小型猪造血和淋巴系统显微镜下所见病变：MALT

MALT	常见	不常见	未见但可能相关	不适用
先天性病变				
不发育 / 发育不全[a]			×	
非增生性病变				
淋巴细胞凋亡增多[a]		×		
淋巴细胞数量减少		×		
滤泡相关上皮变性			×	
透明物质			×	
炎症[a]		×		
淋巴管扩张			×	
矿化[a]		×		
坏死[a]		×		
巨噬细胞色素[a]		×		
易染体巨噬细胞增多[a]		×		
增生性（非肿瘤性）病变				
巨噬细胞聚集			×	
淋巴细胞数量增多		×		
巨噬细胞数量增多			×	
滤泡相关上皮增生			×	
滤泡相关上皮杯状细胞增生			×	
高内皮细胞小静脉（HEV）肥大 / 增生			×	
滤泡相关上皮鳞状上皮化生			×	

[a] 系统病理学一节已描述术语。

表 3.25 小型猪造血和淋巴系统显微镜下所见病变：其他淋巴组织

其他淋巴组织	常见	不常见	未见但可能相关	不适用
三级淋巴结构（TLS）		×		
浆膜相关淋巴细胞簇（SALC）增多		×	×	

TLS：tertiary lymphoid structure。SALC：serosa-associated lymphoid cluster。

表 3.26 小型猪造血和淋巴系统显微镜下所见病变：淋巴造血组织肿瘤

淋巴造血组织肿瘤	常见	不常见	未见但可能相关	不适用
髓系白血病[a,b]		×		
淋巴组织肿瘤				
淋巴瘤[a,b]		×		
肥大细胞增生				
肥大细胞白血病[a]		×		

[a] 术语的诊断标准或备注见下文。[b] 诱发性改变更常见。

1. 髓系白血病（leukemia, myeloid）

【备注】　毕特曼－摩尔（Pitman–Moore）给予小型猪锶 90，能够诱发髓系白血病[78]。

2. 淋巴瘤（lymphoma）（图 3.68，图 3.69）

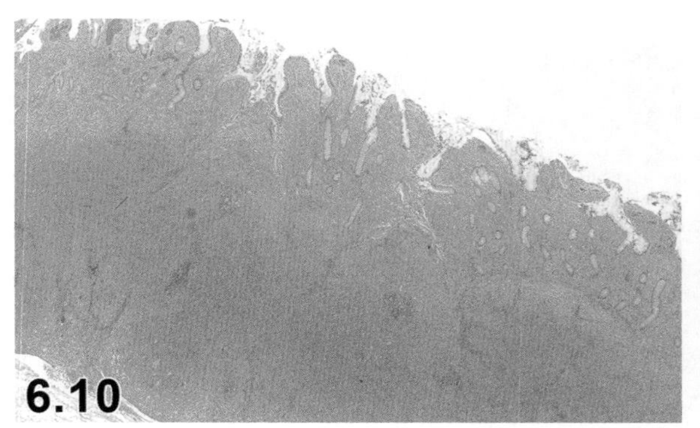

图 3.68

回肠淋巴瘤，H&E 染色，×2

年轻猪的回肠黏膜弥漫性肿瘤性淋巴细胞浸润

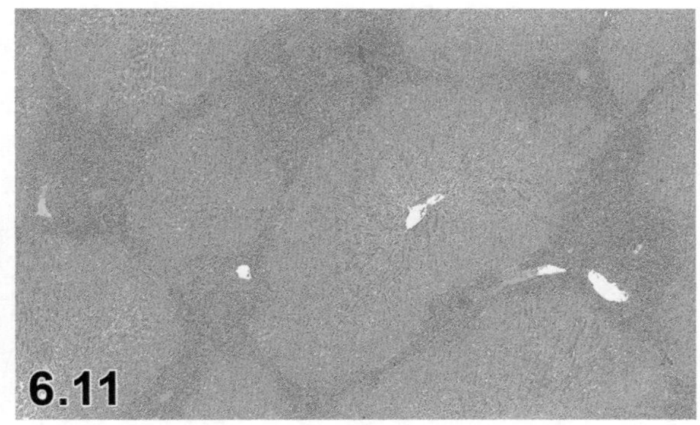

图 3.69

肝淋巴瘤，H&E 染色，×2

年轻猪肿瘤性淋巴细胞浸润至肝门管区三联管和肝窦

【备注】　根据本文作者经验，哥廷根小型猪文献中未见淋巴瘤的报道。但是，有 2 例哥廷根小型猪曾被诊断出淋巴瘤但未报道，一例是 8 月龄的雄性动物，另 1 例是 3 月龄的雌性动物。肿瘤性淋巴细胞存在于肠道、肝和脾中，但是可检查的组织脏器有限。两例动物均未用于研究（McKeag，未公开发表数据）[79–81]。小型猪经口给予锶 90，能够诱发淋巴组织肿瘤[78]。

3. 肥大细胞白血病（leukemia, mast cell）

【备注】　一例 3 岁龄雄性宠物哥廷根小型猪[82]和一例 9 岁龄雌性辛克莱小型猪[83]曾被诊断为肥大细胞白血病。

七、肝胆系统

有关肝胆系统病变的详细描述，可参阅啮齿动物 INHAND 文章[84]。不同种属之间肝胆系统病理改变的类型和分类是相同或非常相似的，但是其发生率在不同种属未经处理的个体中可能差异较大。

（一）肝

小型猪的肝共有 6 叶，包括 4 个主叶（即右外叶、右内叶、左内叶及左外叶）及 2 个次叶（尾叶和方叶）。右外叶从背侧分离形成尾叶，尾叶可以被裂隙分成两部分。方叶位于门静脉裂的腹侧和胆囊的左侧。与其他种属实验动物及人类相比，猪的肝肉眼可见明显分叶。小叶由白色的间质间隔分隔（动物约 4 周龄间隔变得较明显）。肝有两个面，隔面靠近隔膜并且明显凸起；脏面内凹并与腹腔脏器紧密相邻。正常肝的边缘锐利而非钝圆[26, 85]（图 3.70）。

对于非临床安全性研究，左外叶和右内叶可沿各叶边缘纵向进行取材，确保 2 个面（膈面和脏面）在显微镜下检查时能够观察到。

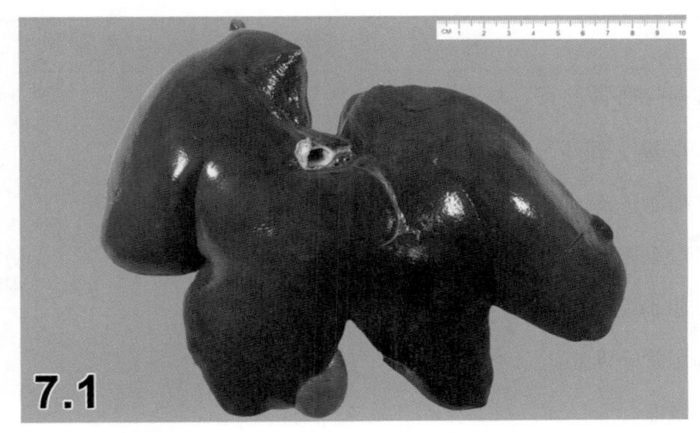

图 3.70

肝正常大体外观

与啮齿动物不同，正常小型猪的肝组织学特征为分叶非常清楚（腺泡结构清楚，具有明显的门管区三联管，图 3.71A 和 B）。大量小叶间和被膜下结缔组织使周围的肝实质组织结构略显紊乱[7, 54]。与其他非人种属相比，尽管小叶间结缔组织数量增多，但是在受到毒性损伤后，猪的肝似乎没有增加肝硬化发生的趋势[44]。

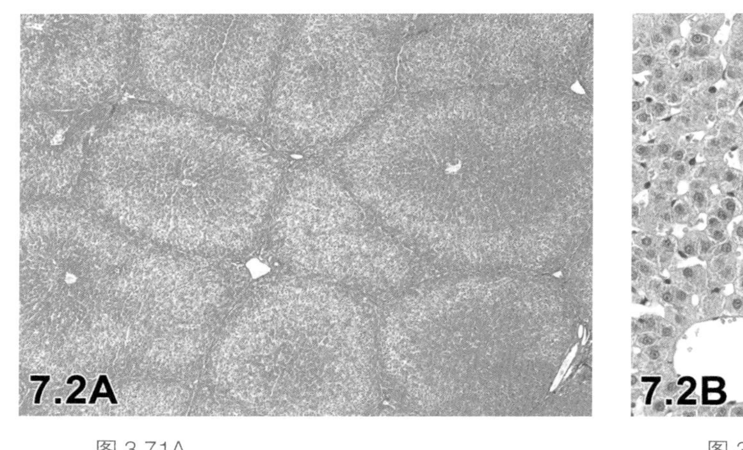

图 3.71A

肝，正常显微镜下表现，H&E 染色，×5

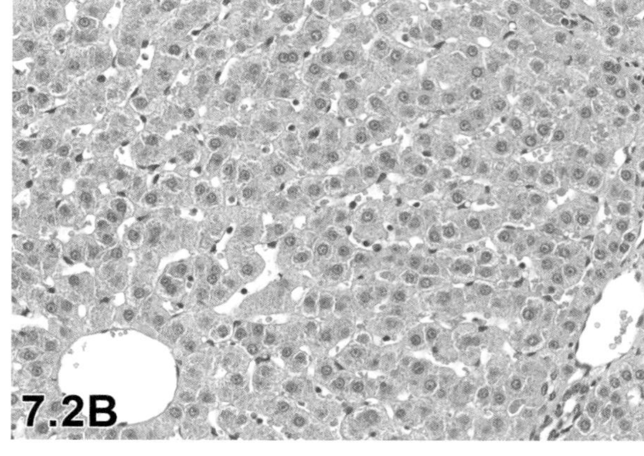

图 3.71B

肝，正常显微镜下表现，H&E 染色，×10

据报道，猪肝的自发性改变发生率很低。包括轻微至轻度局灶性实质坏死、轻微局灶性单细胞坏死、轻微至轻度单形核细胞或混合炎症细胞浸润、轻微至中度肝细胞空泡形成、轻微至轻度局灶性髓外造血及轻微至中度局灶性被膜下 / 小叶间纤维化[7]。

猪肝的毒理学病变与其他种属（包括啮齿动物和犬）表现相似，并且小型猪被认为可预测人类发生的毒性损伤[44]。

在猪和小型猪的肝微粒体中发现了人类细胞色素 P450（cytochrome P450, CYP）典型的所有主要代谢活性。与其他常规使用的动物不同，小型猪具有与人类药物生物转化的主要肝酶（CYP3A）的 CYP 种间同源基因，其数量和活性均相似，小型猪的种间同源基因序列也与人类 *CYP2A*、*CYP2C* 和 *CYP3A* 的序列相似。一些猪的 CYP 酶具有底物特异性、抑制和调节的特性。猪（普通猪、小型猪和微型猪）的 CYP1A、CYP2A 和 CYP3A 与相应人类酶代谢相同的底物，而猪 CYP2B、CYP2D 和 CYP2E 代谢已知的底物与相应的人类酶不同。能够代谢人类底物的猪 CYP 的 N 端 cDNA 序列大约有 75% 与人类相同。猪（普通猪和小型猪）的 CYP2A、CYP2C 和 CYP3A 的 cDNA 序列与人类相似。虽然序列有同源性，但是底物特异性和活性与人类相比可能有所不同[31, 86, 87]。

表 3.27 小型猪肝胆系统显微镜下所见病变：肝

肝	常见	不常见	未见但可能相关	不适用
非增生性病变				
淀粉样物质[a, b]		×		
血管扩张			×	
肝细胞萎缩[a]		×		
胆小管胆汁栓[a]		×		
胆管纤维症			×	
淤血[a]	×			
结晶			×	

（续表）

肝	常见	不常见	未见但可能相关	不适用
胆管囊肿		×		
细胞质变异		×		
囊性变性			×	
水样变性		×		
泰泽病（毛发样梭状芽孢杆菌感染）				×
髓外造血		×		
脂肪变		×		
纤维化[a]	×			
出血[c]	×			
螺杆菌性肝炎[a]			×	
猪肝炎病毒性肝炎[c]			×	
肝细胞肥大[a,b]			×	
库普弗细胞肥大 / 增生			×	
细胞质内包涵物			×	
核内包涵物			×	
梗死[b]			×	
浸润[a,c]	×			
胆管周围浸润	×			
肝细胞内红细胞			×	
血管内肝细胞			×	
巨核和（或）多核肝细胞			×	
肝细胞腺上皮化生			×	
胰腺腺泡细胞化生			×	
矿化			×	
局灶性 / 多灶性坏死[a]		×		
单细胞坏死（necrosis, single cell）	×			
带状坏死		×		
磷脂质沉积症[b]			×	
肝细胞色素[a]		×		
库普弗细胞色素[a]		×		
稀疏[a]	×			
单细胞坏死（single-cell necrosis）	×			
血栓			×	
肝细胞空泡形成[a,b]		×		
增生性（非肿瘤性）病变				
细胞变异灶			×	
胆管增生		×		

（续表）

肝	常见	不常见	未见但可能相关	不适用
血管内皮细胞增生			×	
非再生性肝细胞增生[a,b]			×	
再生性肝细胞增生			×	
库普弗细胞增生			×	
卵圆细胞增生			×	
星形细胞增生			×	
肝横膈膜结节			×	
肿瘤性病变				
淋巴瘤[a]		×		

[a] 术语的诊断标准或备注见下文；[b] 不常见的背景病变，通常是诱发性；[c] 系统病理学一节已描述术语。

1. 肝，淀粉样物质（amyloid, liver）

【备注】　猪急性感染能够诱发肝发生淀粉样变[88]。感染了胸膜肺炎放线杆菌或金黄色葡萄球菌的猪，其血清淀粉样物质 A 基因在肝和肝外表达均上调，这对于将猪作为人类炎症反应模型（如脓毒症、癌症和肥胖研究）非常重要[88]。

2. 肝，肝细胞萎缩（atrophy, hepatocyte, liver）

【备注】　小型猪弥漫性肝细胞萎缩可能发生在饥饿、纤维化、门体分流术或先天性肝发育不全。肝细胞储存的糖原、脂质和蛋白质在饥饿时被利用，从而导致肝体积变小[85]。虽然肝细胞萎缩并不常见，但在非临床安全性研究中，当外源性物质 / 受试物导致小型猪临床状况不佳时，可以观察到轻微至轻度肝细胞萎缩，伴有纤维化。

3. 肝，胆小管胆汁栓（bile plugs, canaliculi, liver）

【备注】　胆汁淤积时，胆红素可出现在扩张的胆小管或肝细胞中，呈黄色或橄榄绿色。胆色素用霍尔法染色呈绿色。

4. 肝，纤维化（fibrosis, liver）（图 3.72）

【备注】　在正常小型猪的肝中，可见相当多的小叶间和被膜下纤维化。这是小型猪和猪与其他种属相比所具有的一个典型组织学特征[7]。因此在非临床安全性研究中需谨慎评估药物诱导的肝纤维化。此外，与其他非人种属相比，发生毒理学损伤后，猪肝并不会更容易发生肝硬化[44]。肝被膜粘连及相关的纤维化在汉福德小型猪中较哥廷根和尤卡坦小型猪常见[13]。

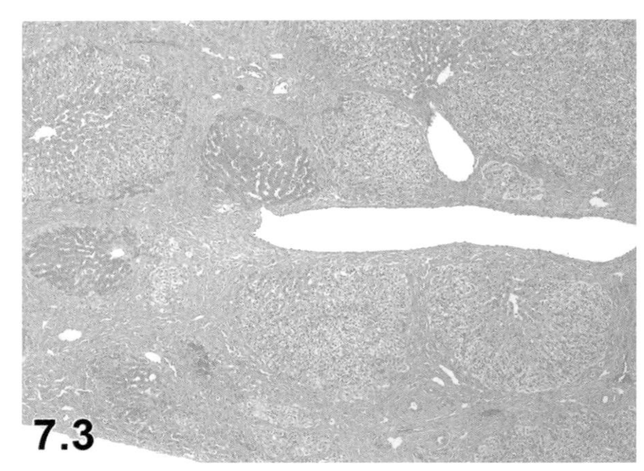

图 3.72

肝，纤维化，H&E 染色，×4

5. 肝，螺杆菌性肝炎（hepatitis, helicobacter sp, liver）

【备注】　从猪肝中能够分离出幽门螺杆菌和其他种属的螺杆菌[89]。但是，螺杆菌感染尚未在小型猪非临床安全性研究中观察到或证实[3]。

6. 肝，肝细胞肥大（hypertrophy, hepatocyte, liver）

【备注】　肝酶诱导引起的肝肿大通常与肝细胞肥大有关，并可由多种刺激引起，包括妊娠、哺乳、激素波动、饮食成分、与急性期蛋白相关的感染及对暴露于外源性物质［如组成型雄甾烷受体

（constitutive androstane receptor, CAR）、过氧化物酶体增殖物激活受体、芳烃受体和孕甾烷 -X- 受体］的反应。在易感性和严重程度上，肥大可表现出相当大的种属、品系和性别差异[90]。在小型猪中也可见外源性物质肝酶诱导导致的肝细胞肥大（Jeppesen，未公开发表数据）。

苯巴比妥（一种巴比妥类镇静剂），具有肝酶诱导作用，已被证实能诱导啮齿动物肝 CYP2B、CYP3A 和尿苷二磷酸葡萄糖醛酸转移酶（uridine diphosphate glucuronic acid transferase, UGT）（补充缩写的英文全文，译者注），导致甲状腺激素清除增加，进而促甲状腺激素增加并且刺激甲状腺滤泡细胞增殖。Forster 等在小型猪中对这一通路进行了研究，发现小型猪中也存在与啮齿动物类似的变化（即肝重量增加，伴有弥漫性肝细胞肥大、血浆中 T_3 和 T_4 的浓度降低及 CYP3A429、CYP4A24、CYP1A2 和 CYP2B22 的酶活性增加）。

门静脉栓塞导致小型猪肝非栓塞叶的节段性肥大[91]。然而，门静脉侧支血管再灌注可限制肥大的发生。

7. 肝，非再生性肝细胞增生（hyperplasia, hepatocyte, nonregenerative, liver）

【备注】 51 只 4 ～ 7 月龄雌性尤卡坦小型猪中有 5 只出现自发性小叶内肝细胞增生，但雄性小型猪未见。其特征为由肝细胞组成的小叶内结节随机、散在分布，缺乏小叶结构，对周围肝细胞有明显压迫。病灶内核分裂象可以忽略不计。这些动物的肝酶在正常范围内[92]。在猪的其他品系中尚未见小叶内肝细胞增生的报道。

8. 肝，梗死（infarct, liver）

【备注】 通过使用 150 ～ 250 μm 艾氟隆（聚乙烯醇泡沫）颗粒远端阻断肝动脉，结合 Gianturco 线圈近端阻断肝总动脉，使动脉供血中断可导致多达 90% 的肝坏死 / 梗死[93]。

9. 肝，淋巴瘤（lymphoma, liver）

【备注】 猪多中心淋巴瘤可发生于尚未成熟的年轻猪。肝肿大并伴有遍布于肝实质中，呈多灶性、随机分布的、或小或大的白色隆起肿块。显微镜下检查可见肝内密集排列的大淋巴细胞浸润[94]（参阅造血和淋巴系统，McKeag，未公开发表数据）。

10. 肝，色素（pigment, liver）（图 3.73）

【备注】 由于铁剂的注射，年轻小型猪的肝细胞和库普弗细胞中常出现色素，偶尔也会出现在 4 周的非临床安全研究中所用小型猪。肝中可见含铁血黄素，与出血或全身性吞噬细胞内溶血相关。胆汁淤积时，胆红素可出现在扩张的胆小管或肝细胞中，为黄色或橄榄绿色素。

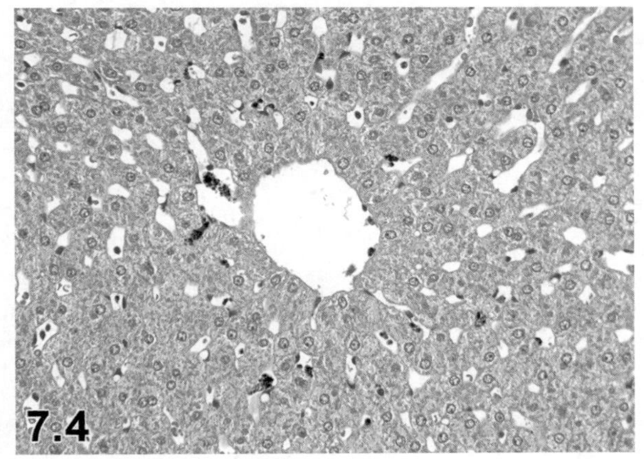

图 3.73

肝，库普弗细胞内色素

11. 肝，空泡形成（vacuolation, liver）（图 3.74）

【备注】 偶尔可见脂质蓄积引起的肝细胞胞质空泡形成。这些呈局灶性或多灶性、透明的、界限清楚的空泡一般没有特定的区域性分布[3]。通常仅是轻微至轻度。和其他高甘油三酯血症猪动物模型一样，脂肪肝在链脲佐菌素糖尿病猪模型中为常见改变[44]。脂质的存在可以用油红 O 和锇酸染色进行确诊。

12. 肝，肝细胞（糖原）稀疏［rarefaction, hepapatocyte (glycogen), liver］（图 3.75）

13. 肝，肝窦淤血（sinusoidal congestion, liver）（图 3.76）

14. 肝，混合细胞浸润（infiltrate, mixed cell, liver）（图 3.77）

15. 肝，肝细胞坏死和淤血（hepatocyte necrosis and congestion, liver）（图 3.78）

16. 肝，肝细胞坏死伴有中性粒细胞浸润（hepatocyte necrosis with neutrophilic cell infiltrate, liver）（图 3.79）

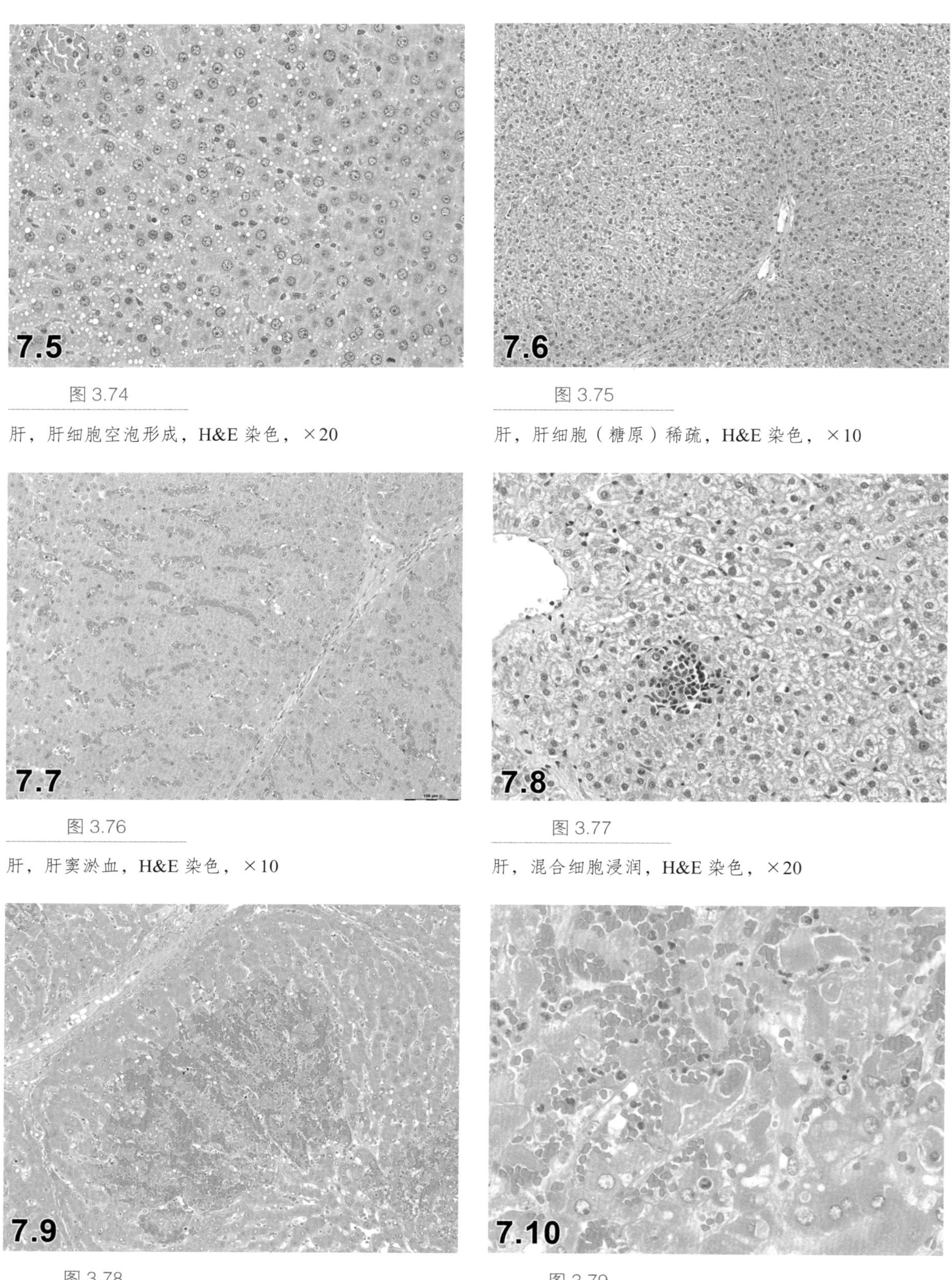

图 3.74

肝，肝细胞空泡形成，H&E 染色，×20

图 3.75

肝，肝细胞（糖原）稀疏，H&E 染色，×10

图 3.76

肝，肝窦淤血，H&E 染色，×10

图 3.77

肝，混合细胞浸润，H&E 染色，×20

图 3.78

肝，肝细胞坏死和淤血，H&E 染色，×10

图 3.79

肝，肝细胞坏死伴有中性粒细胞浸润，H&E 染色，×40

（二）胆囊

胆囊位于肝右内叶脏面的胆囊窝内，呈梨形。浆膜面呈白色，黏膜面呈浅绿色[85]。

剖检时，打开腹腔后，应立即检查胆囊并取材以防自溶。在非临床安全性研究中，制备胆囊中央区域的横切切片用于显微镜下检查。

哥廷根小型猪中常见的背景病变包括坏死性胆囊炎、胆囊发育不全或不发育。这些病变是哥廷根小型猪特有的病变[3, 7]。

表 3.28 小型猪肝胆系统显微镜下所见病变：胆囊

胆囊	常见	不常见	未见但可能相关	不适用
先天性病变				
不发育[a]	×			
发育不全[a]	×			
非增生性病变				
结石		×		
猪胆囊炎[a]	×			
水肿[a,b]		×		
透明变性			×	
浸润[c]		×		
腺上皮化生			×	
增生性（非肿瘤性）病变				
增生[a,b]		×		

[a] 术语的诊断标准或备注见下文；[b] 不常见的背景病变，通常是诱发性；[c] 系统病理学一节已描述术语。

1. 胆囊，不发育（aplasia, gall bladder）

【发病机制】 未知，可能为先天性。

【诊断特征】 ① 大体病理学观察：胆囊呈灰色至米黄色，体积小，剖检时较难识别。② 显微镜下检查：以结缔组织成分为主的残余组织组成。

【鉴别诊断】 萎缩（atrophy）、发育不全（hypoplasia）。

【备注】 非临床安全性研究中，小型猪胆囊偶见不发育，尤其是哥廷根小型猪。大体观察或显微镜下检查胆囊中均无胆汁。此外，没有相关的临床体征或常规临床病理学指标的改变[3]。汉福德和尤卡坦小型猪中未见胆囊不发育的相关报道[13]。

2. 胆囊，猪胆囊炎（cholecystitis, porcine, gall bladder）（图 3.80 ～图 3.83）

【其他术语】 Necrotizing cholecystitis。

【发病机制】 未知。

【诊断特征】 ① 大体病理学观察胆囊体积轻微减小，壁增厚。② 无胆汁，如果有则呈浓缩状态。③ 描述为急性、亚急性、慢性或慢性活动性，其严重程度从中度到重度。④ 急性胆囊炎常以坏死为特征。⑤ 显微镜下检查可见弥漫性坏死、黏膜层出血，伴有延伸至肌层的肉芽肿性炎症。

【鉴别诊断】 发育不全（hypoplasia）。

【备注】 胆囊炎为哥廷根小型猪特有的一种常见背景改变。慢性坏死性胆囊炎是最常见的形式。非临床安全性研究中，诊断为胆囊炎的动物无明显临床体征或临床病理学指标的改变。尽管此改变为背景改变，但是胆汁对药物代谢至关重要，因此这种改变可能影响毒理学的结果[3, 7]。

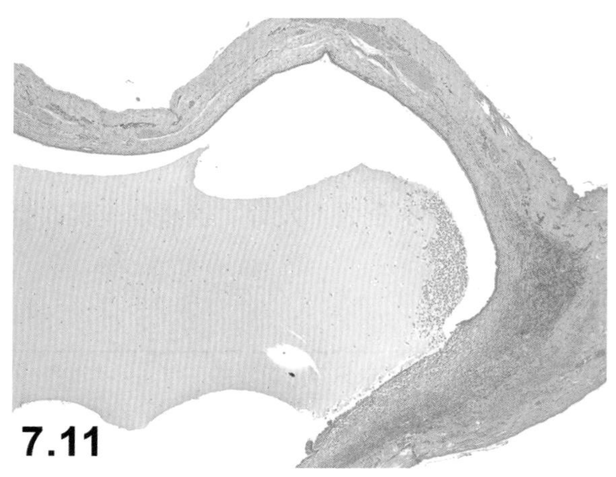

图 3.80

胆囊，猪胆囊炎，H&E 染色，×2

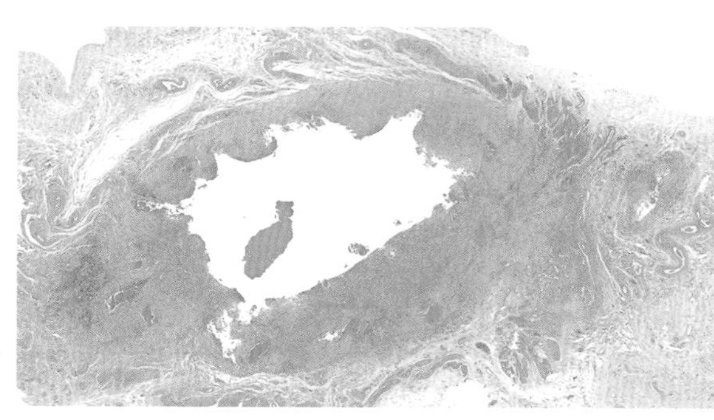

图 3.81

胆囊，猪坏死性胆囊炎，H&E 染色，×1.4

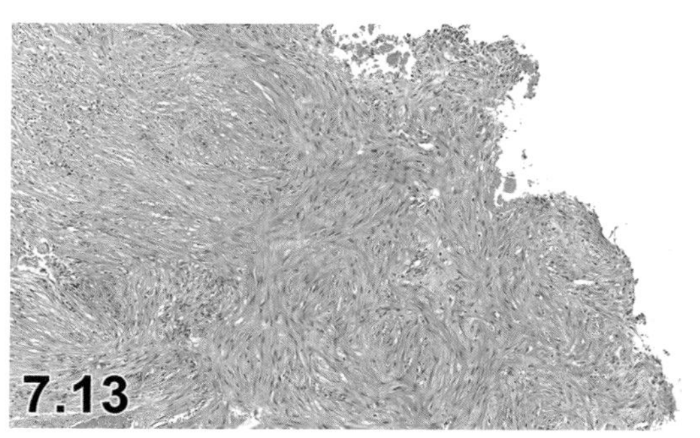

图 3.82

胆囊，猪坏死性胆囊炎，H&E 染色，×10

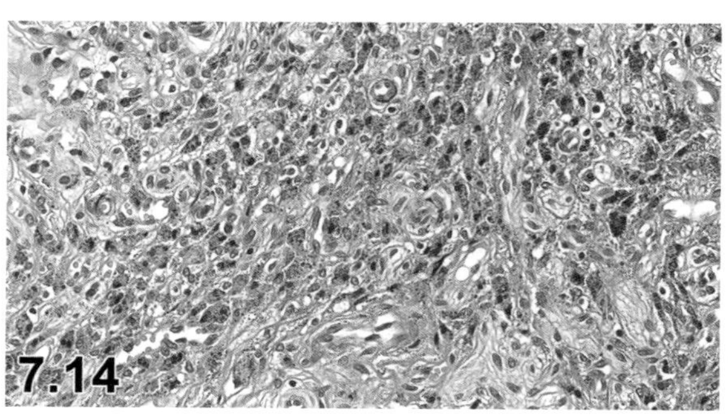

图 3.83

胆囊，猪坏死性胆囊炎，H&E 染色，×40

3. 胆囊，水肿（edema, gall bladder）（图 3.84，图 3.85）

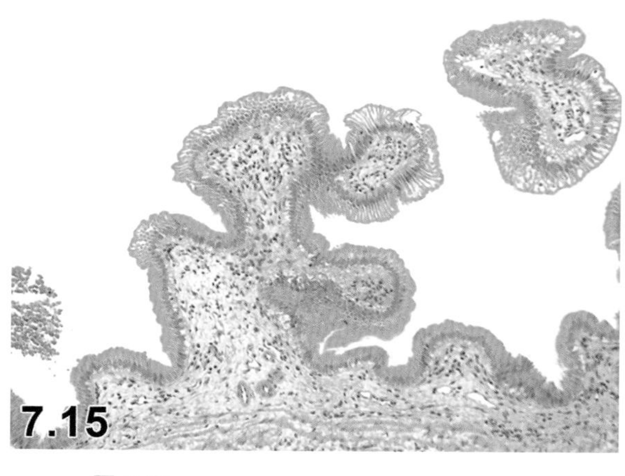

图 3.84

胆囊，黏膜水肿，H&E 染色，×4

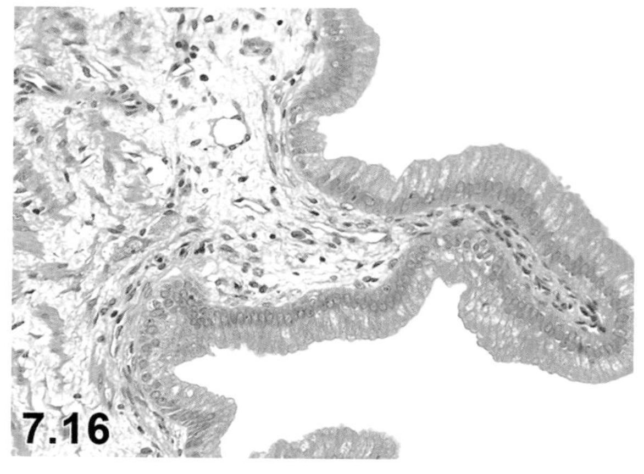

图 3.85

胆囊，黏膜水肿，H&E 染色，×10

【备注】 在非临床安全性研究中，在小型猪中偶见胆囊水肿。显微镜下检查水肿表现为淡嗜酸性、无定形物质蓄积，伴有黏膜层 / 黏膜下层轻微或不伴有炎症细胞浸润。

4. 胆囊，增生（hyperplasia, gall bladder）（图 3.86，图 3.87）

【备注】 对年轻小型猪给予替度鲁肽（Gattex，一种 33 个氨基酸残基组成的人 GLP-2 重组类似

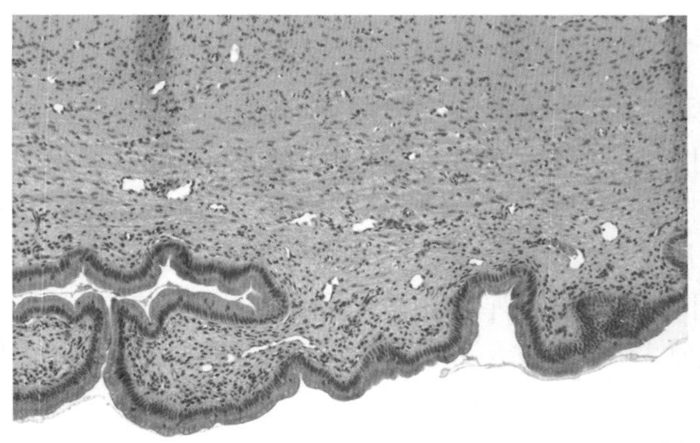

图 3.86

胆囊，正常显微镜下表现，H&E 染色，×10

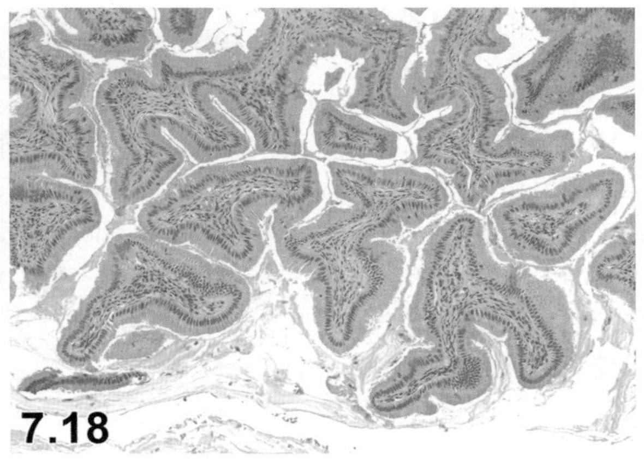

图 3.87

胆囊，诱发性黏膜增生，H&E 染色，×10

物），可诱发与小鼠和猴相同的显微镜下改变，包括胆囊（囊性黏膜增生）和肝外胆管（囊性黏膜增生）[52]。

5. 胆囊，发育不全（hypoplasia, gall bladder）（图 3.88A、B）

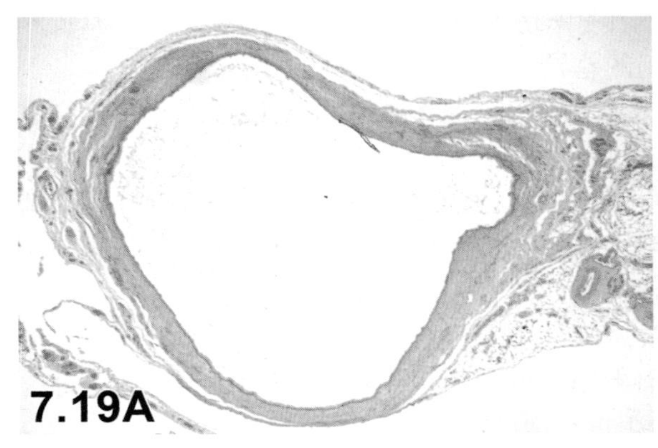

图 3.88A

胆囊，发育不全，H&E 染色，×2

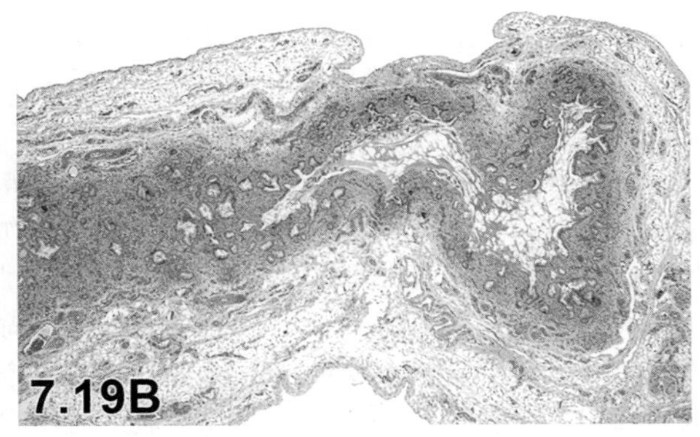

图 3.88B

胆囊，发育不全，H&E 染色，×2

【发病机制】 未知，可能为先天性。

【诊断特征】 ① 大体病理学观察胆囊呈深灰色，体积小。② 显微镜下检查可见黏膜上皮扁平或皱褶（黏膜隐窝消失），腺体缺失，以及下方轻微至轻度的富含血管的疏松结缔组织。③ 大体病理学观察和显微镜下检查均无胆汁。

【鉴别诊断】 萎缩（atrophy），不发育（aplasia）。

【备注】 在非临床安全性研究中，在小型猪中偶见胆囊发育不全。无明显临床体征或常规临床病理学指标的改变[3]。胆囊发育不全仅见于哥廷根小型猪，汉福德和尤卡坦小型猪中未见报道[13]。

6. 胆囊，老龄微型猪胆结石（gallstone in an aged microminipig, gallbladder）（图 3.89）

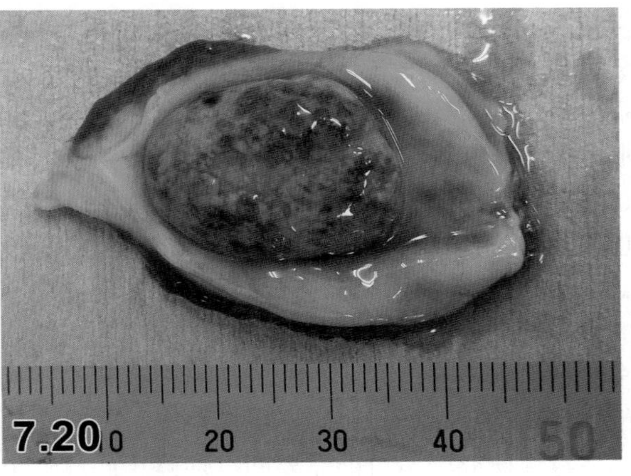

图 3.89

胆囊，老龄微型猪胆结石

八、体被系统

小型猪皮肤的解剖结构与其他哺乳动物相似。因此，关于体被的一般详细描述，请参阅啮齿动物INHAND体被系统文章[95]。一般而言，猪（家猪和小型猪）比大多数动物的皮肤更厚，毛发更少，尤其是与啮齿动物相比。尽管不同小型猪品系（如哥廷根、辛克莱、尤卡坦和汉福德小型猪）在皮肤色素沉着、被毛和皮肤生长模式方面具有明显不同，但是其在一般形态、表皮厚度、细胞组成、免疫反应和细胞更新等方面与人类皮肤有许多相似之处[96-100]。小型猪的表皮厚度在出生和成年之间变化较小，而真皮，尤其是皮下组织的厚度会随着时间的推移而增加[101]。表皮一般由5～7层细胞组成且不同部位差异较小，猪表皮的厚度为30～140 μm（人类皮肤的表皮厚度为50～120 μm），腹部较薄，颈部较厚，尤其是雄性动物。同样，背部的真皮和皮下组织较厚，腹部和大腿内侧较薄。与人类相似，猪的皮肤也有发达的表皮嵴和真皮乳头部。猪和人类的皮肤都有丰富的皮下脂肪组织，皮下脂肪组织分为浅层和深层。这可能导致受试物的扩散会因为注射深度而不同。一般而言，猪的脂肪组织层比人类厚，皮肤的血管比人类少。猪有广泛的顶泌汗腺（又称大汗腺，译者注），在调节体温和出汗中的作用有限[102]。猪的外泌汗腺（又称小汗腺，译者注）仅位于吻部和腕部[102]。某些猪品系会有顶泌汗腺到外泌汗腺的季节性变化。小型猪不同部位皮肤的pH有轻微差异，一般在6～7之间，略高于人类皮肤（pH约为5）。

猪和人类皮肤的相似性使小型猪成为皮肤毒理学中一个非常有优势的动物模型，特别是在研究伤口愈合方面[103, 104]。在制定皮肤毒理学研究计划时，必须考虑猪皮肤的部位差异，包括表皮、真皮和皮下组织的厚度，顶泌汗腺和外泌汗腺的有无，以及被毛的差异。

本节不涵盖蹄。乳腺病变将在第9节中介绍。在软组织、神经系统或心血管系统INHAND文章中讨论的皮肤病变也不在本节讨论。

在非临床毒性研究使用的年轻小型猪中，非增生性皮肤病变通常为自发性背景改变。相反，增生性皮肤病变罕见背景改变，原因是研究开始时动物年龄尚小而且毒性研究持续时间较短。在家猪中，鳞状细胞乳头状瘤和鳞状细胞癌很少发生在白色皮肤品系中[105-107]。深色皮肤猪（如杜洛克猪和汉普夏猪）中有黑色素瘤的报道[108]。一些特定的小型猪品系，即辛克莱[109]，携带黑色素瘤Libechov小型猪（melanoma-bearing Libechov minipig, MeLiM）也被称为Libechov品系[110]，慕尼黑小型猪［也称为侏儒猪（Troll）］小型猪品系[111]在非常年轻的时候常发生退行性皮肤黑色素瘤。

小型猪易患许多与家猪相同的皮肤病。“猪急性皮肤疼痛综合征（Dippity pig syndrome）”（又称多形性红斑，译者注）这个术语常用来描述不同品系家猪及小型猪的一种皮肤状况[12]。所有年龄段的哥廷根小型猪都可见这种综合征，是一种以皮肤疼痛（“渗出性水疱”）和触碰敏感为特征的皮肤神经系统综合征。其他临床表现包括被触碰时采取“蹲伏”姿势、疼痛、乏力和（或）后肢不能支配、摔倒和其他痛苦表现。病因尚不清楚，但可能由应激引起。皮肤表现与多形性红斑一致。病变主要见于腰部。显微镜下检查可见皮肤淤血增加、水肿和血管周围淋巴细胞浸润（图3.90）。尽管该综合征是自限性的，通常在1～2周内自行恢复，但毒性研究中小型猪的发生可能会混淆对结果的解释，特别是局部用药安全性评价。没有已知的治疗方法，但是兽医对疼痛进行姑息性治疗（如经口给予美洛昔康）可能是有益的。在毒性研究中，可能需要间歇地停止局部给予受试物，以便与“猪急性皮肤疼痛综合征（Dippity pig syndrome）”相关的皮肤病变愈合后再重新给予受试

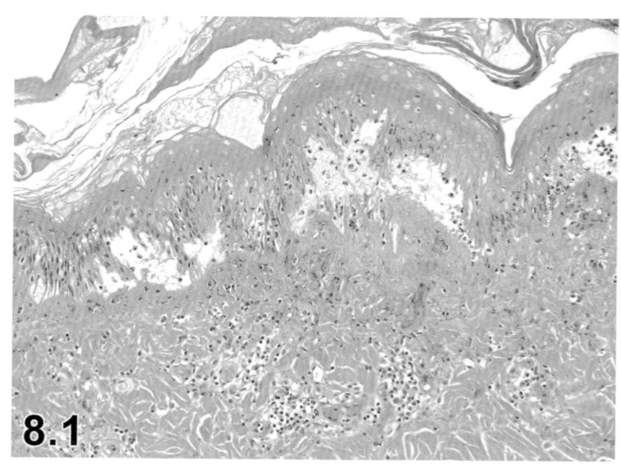

图 3.90

皮肤，猪急性皮肤疼痛综合征（Dippity pig syndrome）的显微镜下所见病变，H&E 染色，×20

物进行试验。

其他皮肤病，如猪幼年型脓疱性银屑病样皮炎（玫瑰糠疹）会发生在年轻的白色皮肤品种家猪，也可见于年轻的白色皮肤小型猪。然而，据报道有一些皮肤病是小型猪特有的。其中一种皮肤病是血小板减少性紫癜样综合征，也称为出血性综合征，见于成年雄性和雌性哥廷根小型猪，其特征是广泛地皮下出血，伴有显著血小板减少、贫血和膜增生性肾小球病变[18]，在系统病理学一节中有讨论。另一种皮肤病是在尤卡坦小型猪中报道的大疱性类天疱疮，其特征是表皮下有囊泡，并伴有许多完整的脱颗粒嗜酸性粒细胞、真皮与表皮交界处免疫球蛋白（特别是 IgG）线状沉积[29, 112]。随着小型猪蓄养机构饲养条件的改善，传染性皮肤病今后可能罕见发生。

（一）修块

对于大鼠和小鼠脏器的取材和修块，修订后的指南建议从腹股沟区收集皮肤样本[113]。不同实验室对小型猪皮肤的取材有所不同，有些在腹部取材，有些在背部取材。为了样本的标准化和可比性，一致性皮肤样本取材非常重要。小型猪不同部位皮肤形态不同，而且皮肤表面较大，为了具有代表性，可能需要在不同部位至少取材 2 个皮肤样本。

在皮肤研究中，常规需检查 3 ～ 4 份处理过的皮肤样本及 1 份来自相似解剖部位未经处理的样本。处理过的皮肤样本应进行综合评估。

（二）术语

发生率的数据源自通常用于毒性研究的哥廷根、汉福德、辛克莱和尤卡坦小型猪。一般而言，炎症性病变及相关反应是皮肤中最常见的改变[13]。

表 3.29 小型猪体被系统显微镜下所见病变：皮肤

皮肤	常见	不常见	未见但可能相关	不适用
非增生性病变				
脓肿[a]	×			
附属器发育不良			×	
附属器萎缩		×		
真皮萎缩		×		
表皮萎缩		×		
痂[b]	×			
鳞状上皮囊肿		×		
真皮水肿	×			
表皮细胞间水肿	×			
表皮细胞内水肿	×			
弹性组织变性			×	
糜烂 / 溃疡	×			
附属器角化过度		×		
表皮角化过度	×			
表皮浸润[a]	×			
附属器炎症[a]	×			
附属器坏死	×			
表皮坏死	×			

（续表）

皮肤	常见	不常见	未见但可能相关	不适用
脓疱	×			
囊泡	×			
增生性（非肿瘤性）病变				
附属器增生		×		
表皮增生	×			
黑色素细胞增生		×		
肿瘤性病变				
鳞状细胞癌			×	
鳞状细胞乳头状瘤			×	
良性黑色素瘤 [b,c]	×		×	
恶性黑色素瘤 [b,c]	×		×	

[a] 系统病理学一节已描述术语；[b] 术语的诊断标准或备注见下文；[c] 黑色素瘤在辛克莱小型猪、也被称为 Libechov 品系的 MeLiM 和慕尼黑小型猪［也称为侏儒猪（Troll）］小型猪品系有报道，但在白色皮肤小型猪（如哥廷根小型猪）未见报道。

1. 皮肤，痂（crust, skin）（图 3.91，图 3.92）

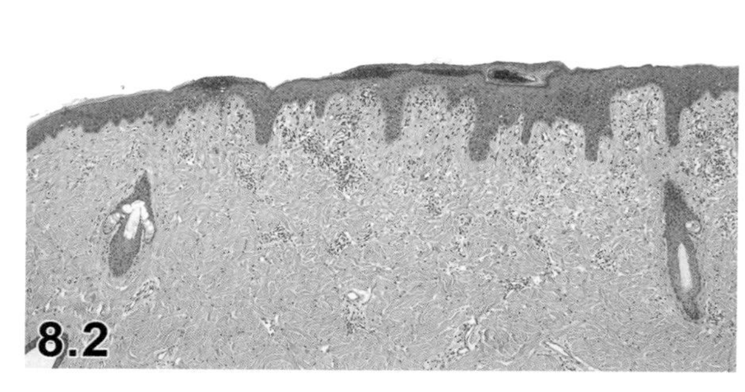

图 3.91

皮肤，表皮的角质层内可见多灶性痂，H&E 染色，×5

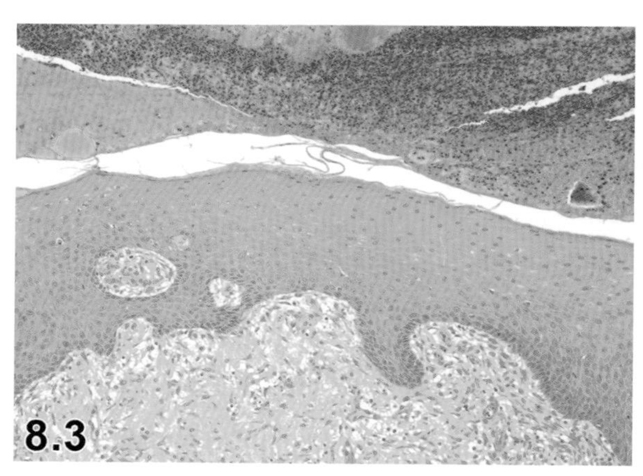

图 3.92

皮肤，表皮的角质层内可见局灶性痂，H&E 染色，×10

【发生部位】 表皮。

【其他术语】 Crust, serocellular; exudate, serocellular。

【修饰语】 浆液性、出血性、细胞性、浆液细胞性。

【发病机制 / 细胞来源】 痂表明先前有渗出性过程。痂由炎症细胞和表皮角质层的细胞碎屑组成。脓疱的进展也可形成痂。

【诊断特征】 炎症细胞、脓疱碎屑、红细胞、上皮鳞屑、凝固的血浆蛋白或微生物在表皮角质层上或内蓄积并干燥。

【鉴别诊断】 炎症（inflammation）：皮肤炎症不局限于表皮的角质层（译者注：原文排版遗漏鉴别诊断）。

【备注】 迄今，痂是小型猪皮肤最常见的显微镜下病变 [7]。痂通常为局灶性且程度较轻。痂通常由创伤引起（例如，由于与固定的物品摩擦引起），但在毒理学研究中可能是受试物诱发的，特别是经皮给药时。一般而言，痂由浆液细胞性渗出物组成，但也可能包括其他组分，如皮肤研究中使用的敷料。在伤口愈合研究中，覆盖伤口表面的痂应该对大小、严重程度及每个组分仔细进行描述，因为这些参数会在伤口愈合过程中并趋于完全愈合时发生改变。

2. 皮肤，良性黑色素瘤（melanoma, benign, skin）

【备注】 辛克莱、Libechov 和慕尼黑小型猪［也称为侏儒猪（Troll）］小型猪品系新生仔猪可见较高发生率的自发性皮肤黑色素瘤，且肿瘤在出生后会继续进展。良性黑色素瘤可进一步进展为恶性黑色素瘤，也可消退。显微镜下检查，肿瘤消退的特征是吞噬黑色素巨噬细胞、淋巴细胞浸润、纤维化和取代肿瘤的游离黑色素[114]。

3. 皮肤，恶性黑色素瘤（melanoma, malignant, skin）

【备注】 辛克莱、Libechov 和慕尼黑小型猪［也称为侏儒猪（Troll）］小型猪新生仔猪可见较高发生率的自发性皮肤恶性黑色素瘤，且肿瘤在出生后会继续进展。肿瘤可侵犯肌肉筋膜并且常发生转移，引流淋巴结转移较常见，而转移到其他器官则较不常见但也可见[115]。在辛克莱小型猪出生后一年内，可见原发性和转移性肿瘤自行消退。肿瘤消退会伴有色素脱失，色素脱失不局限于肿瘤本身，还可能发生邻近毛发和皮肤的局灶性色素脱失，甚至包括眼虹膜在内的全身性色素脱失[109]。显微镜下检查，肿瘤消退则以吞噬黑素瘤巨噬细胞、淋巴细胞浸润、纤维化和游离黑色素取代肿瘤为特征[114]。虽然在这些小型猪品系中许多黑色素瘤被归类为恶性，但其可能会消退，在评估这些肿瘤时需要考虑这种情况。

九、乳腺

大鼠和小鼠乳腺非增生性和增生性病变的标准 INHAND 术语已发表[116]，啮齿动物种属的解剖方法也适用于小型猪。需要重点关注的是，小型猪常见和特有的改变。乳腺是所有雌性哺乳动物特征性的产生乳汁的外分泌腺，雄性动物的乳腺通常处于初级且无功能状态。乳腺受内分泌系统的调节。小型猪腹侧腹部有 6 ～ 7 对乳腺。剖检时，通常取材其中一个腹股沟乳腺用于组织学制片（图 3.93 ～图 3.98）。

未成熟雌性小型猪的乳腺发育较少且没有分泌物，导管少、体积小且分散。腺泡（如果存在）衬覆或静息的（小而单层）或早期发育的（大而多层）上皮细胞。成熟的雌性小型猪的乳腺腺组织中等到明显发育，有大量腺泡。约 1/3 的乳腺发育明显的个体中可见腺泡细胞增生，大多数情况下腺泡和管腔中充满嗜酸性物质[117]。雌性小型猪的乳腺不像犬那样可以反映动情周期的期[118]。

在临床前毒性研究中，小型猪乳腺的病理改变罕见[7]。实验室饲养的小型猪的增生性病变理论上可能由遗传毒性受试物、感染性病原体和激素内稳态改变（例如，作为衰老过程的一部分）引起。然而，小型猪乳腺增生性改变的报道很少，最可能的原因是用于常规临床前毒性试验所用小型猪的年龄较小。

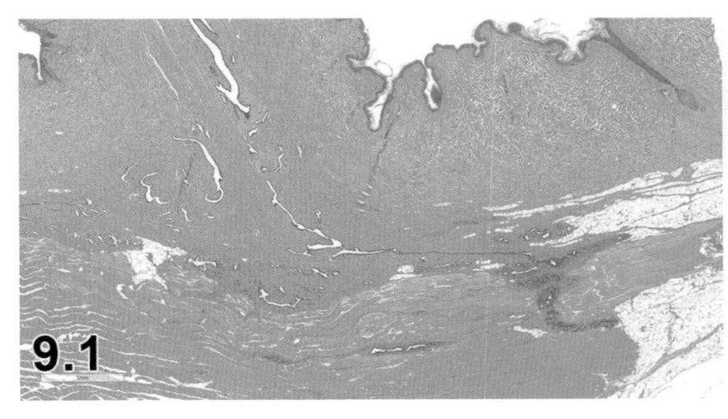

图 3.93

雄性小型猪，乳腺，乳头正下方正常组织，H&E 染色，×20

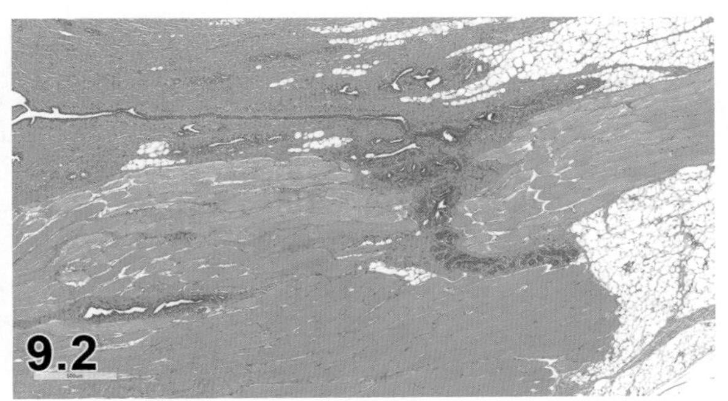

图 3.94

雄性小型猪，乳腺，乳头正下方正常组织，H&E 染色，×40

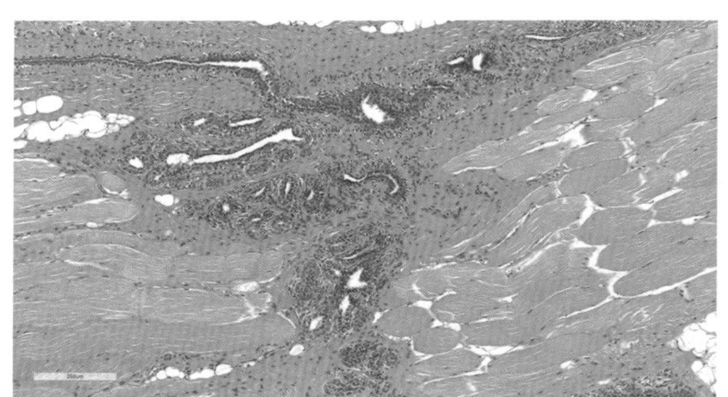

图 3.95

雄性小型猪，乳腺，乳头正下方正常组织，H&E 染色，×100

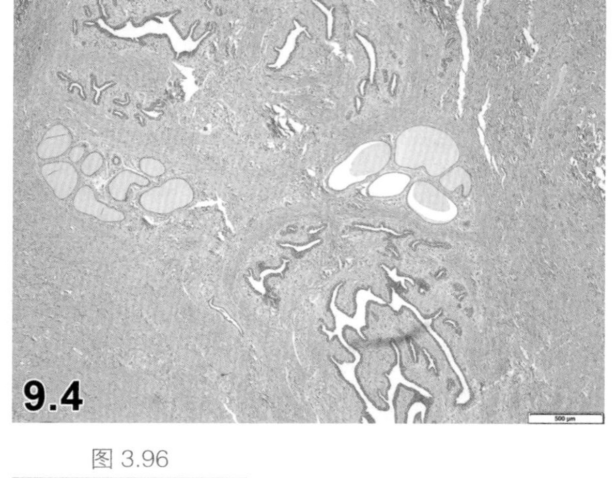

图 3.96

雌性小型猪，乳腺，乳头正下方正常组织，H&E 染色，×20

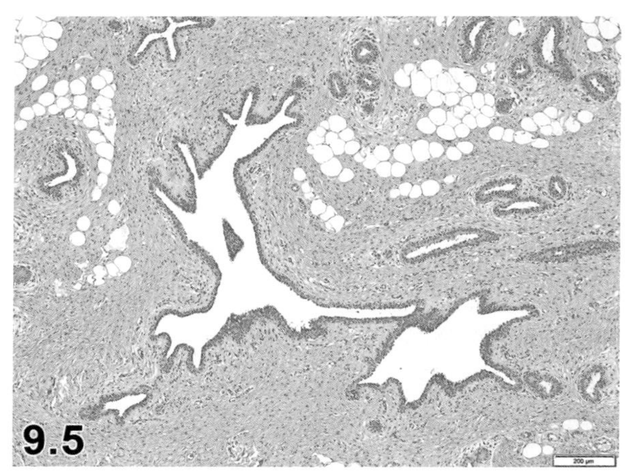

图 3.97

雌性小型猪，乳腺，乳头正下方正常组织，H&E 染色，×40

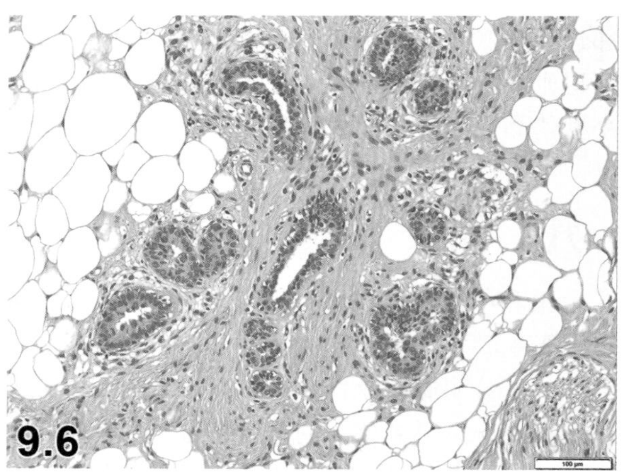

图 3.98

雌性小型猪，乳腺，乳头正下方正常组织，H&E 染色，×100

表 3.30 小型猪乳腺的显微镜下所见病变

乳腺	常见	不常见	未见但可能相关	不适用
非增生性病变				
淀粉样物质			×	
血管扩张		×		
萎缩		×		
嗜碱性		×		
淤血		×		
淀粉样小体			×	
变性		×		
扩张	×			
水肿[a]		×		
纤维化[a]		×		

（续表）

乳腺	常见	不常见	未见但可能相关	不适用
出血[a]		×		
浸润[a]	×			
炎症[a]		×		
矿化[a]		×		
坏死[a]		×		
色素[a]	×			
单细胞坏死	×			
血栓		×		
增生性（非肿瘤性）病变				
腺泡和（或）导管上皮细胞肥大 / 增生		×		
小叶腺泡增生		×		
增生性（肿瘤性）病变				
腺癌[b]		×		

[a] 系统病理学一节已描述术语；[b] 术语的诊断标准或备注见下文。

乳腺，腺癌（adenocarcinoma, mammary gland）

【备注】 据报道一头 10 岁龄的雌性哥廷根小型猪发生了一例乳腺腺癌[119]。

十、神经系统

神经系统详细总论，请参考发表的啮齿动物神经系统 INHAND 文章[120, 121]。小型猪神经系统细胞组成与其他哺乳动物的神经系统细胞组成相似。

小型猪对许多累及家猪的神经系统疾病同样易感。然而，随着小型猪设施饲养条件的改善，目前感染性疾病罕见。

（一）修块

Bolon 等推荐脑通常修块制备 7 张切片，但是有学者提出小型猪脑更详细的修块规程，推荐检查 14 张切片[122, 123]。脊髓要制备 3 个部位的切片，包括颈段、胸段及腰段[26]。对于一般毒性试验，坐骨神经代表周围神经系统，修块时制备横切和纵切切片[26]。对于预期或已知有神经毒性的研究，应增加对神经节和神经的取材[123]。

（二）术语

下表的发生率数据是基于毒性试验常规使用的哥廷根、汉福德、辛克莱及尤卡坦小型猪的数据。通常，神经系统中最常见的病变是脑膜炎症细胞浸润和矿化[13]。

表 3.31 小型猪中枢神经系统显微镜下所见病变：脑和脊髓

脑和脊髓	常见	不常见	未见但可能相关	不适用
先天性病变				
鳞状上皮囊肿			×	
脂肪瘤性错构瘤[a]			×	

（续表）

脑和脊髓	常见	不常见	未见但可能相关	不适用
神经元异位			×	
非增生性病变				
暗神经元人工假象[b]	×			
星形胶质细胞肿胀		×		
星形胶质细胞肿胀 / 空泡形成		×		
星形胶质细胞增多症		×		
轴突萎缩		×		
髓鞘空泡[b]		×		
尼氏体溶解		×		
胆固醇结晶		×		
神经元数量减少		×		
轴突变性		×		
神经纤维变性		×		
脱髓鞘		×		
轴突营养不良		×		
异位组织			×	
髓鞘内水肿		×		
胶质细胞增生（非特指）		×		
出血	×			
脑积水		×		
脊髓积水		×		
梗死		×		
浸润[a,c]	×			
炎症[c]		×		
血管 / 血管周围坏死 / 炎症[a,c]		×		
小胶质细胞增生		×		
矿化[a,d]		×		
神经元坏死		×		
噬神经细胞现象		×		
脂褐素色素			×	
卫星现象		×		
脊髓空洞症			×	
血栓		×		
Ⅱ型星形胶质细胞		×		
脉络丛空泡形成		×		
神经元空泡形成		×		
白质空泡形成[b]	×			

（续表）

脑和脊髓	常见	不常见	未见但可能相关	不适用
肿瘤性病变				
髓母细胞瘤[a]			×	

[a] 术语的诊断标准或备注见下文；[b] 人工假象；[c] 系统病理学 / 总论一节已描述术语；[d] 脑膜特异病变。

1. 脑和脊髓，脂肪瘤性错构瘤（hamartoma, lipomatous, brain and spinal cord）

【备注】 小型猪未见脂肪瘤性错构瘤的报道，但家猪有报道[124]。有时会被描述为脂肪瘤。

2. 脑和脊髓，动脉中膜或动脉壁坏死 / 炎症（necrosis/inflammation, media or wall, artery, brain and spinal cord）

【备注】 小型猪全身性动脉炎或动脉周围炎会累及神经系统。这种状况的详细信息请参阅本文心血管系统一节。

3. 脑和脊髓，嗜酸性粒细胞浸润（infiltrate, eosinophilic, brain and spinal cord）（图 3.99）

【备注】 在一些疾病状态下描述了猪脑膜和血管周围皮质的嗜酸性粒细胞浸润，包括维生素 E/ 硒缺乏导致的白质软化及各种脑炎。但也是盐中毒（水摄入不足，随后是水摄入足量或过量摄入）的特异性改变。伴有皮质神经元的层状缺失，嗜酸性粒细胞浸润是盐中毒的病理特征[124, 125]。

4. 脑和脊髓，髓母细胞瘤（medulloblastoma, brain and spinal cord）

【备注】 神经系统母细胞瘤如髓母细胞瘤，有报道罕见于年轻家猪[124, 126]，因此也可能有见于小型猪。

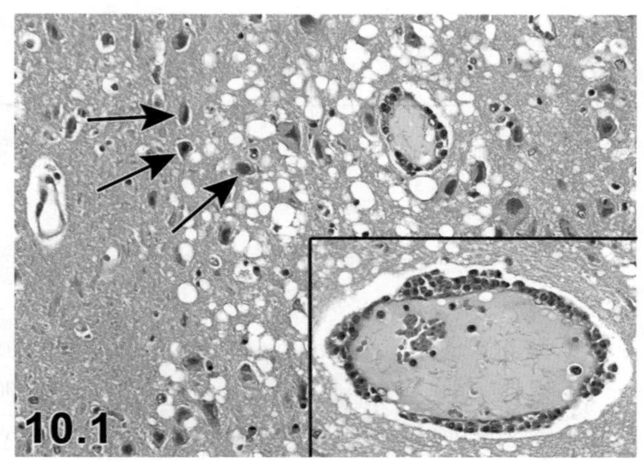

图 3.99

氯化钠中毒引起的猪大脑低渗性水肿

注意神经毡的空泡形成区域（海绵状变化）。病变通常呈层状（中层至深层灰质板），并伴有神经元坏死（嗜酸性神经元）（箭号所示）和星形胶质细胞肿胀（表现为空泡形成）。猪特有的病变是血管周围嗜酸性粒细胞浸润，并且随着生存时间的延长，巨噬细胞（格子细胞）大量出现

右下角放大图：注意毛细血管后微静脉血管周围的嗜酸性粒细胞浸润，H&E 染色（经许可转载自 *Haschek WM, Rousseaux CG, Wallig MA, eds. Fundamentals of Toxicologic Pathology*. 2nd ed. Elsevier; 2010. Figure 13.19, p 402）

表 3.32 小型猪中枢神经系统显微镜下所见病变：脑膜

脑膜	常见	不常见	未见但可能相关	不适用
先天性病变				
黑色素细胞聚集灶[a,b]	×			
鳞状上皮囊肿			×	
脂肪瘤性错构瘤[c]			×	
脑膜血管瘤病			×	
非增生性病变				
胆固醇结晶		×		
出血	×			
梗死		×		

（续表）

脑膜	常见	不常见	未见但可能相关	不适用
浸润[d]	×			
炎症[d]		×		
血管 / 血管周围坏死 / 炎症[c,d]		×		
脂褐素色素			×	
矿化[a,e]		×		
血栓		×		

[a] 术语的诊断标准或备注见下文；[b] 在有色动物中；[c] 术语的诊断标准或备注见上文（脑和脊髓的显微镜下所见病变）；[d] 系统病理学 / 总论一节已描述术语；[e] 脑膜特异性病变。

5. 黑色素细胞聚集灶（aggregates, melanocyte）

【其他术语】 Meningeal melanosis; melanosis。

【发病机制 / 细胞来源】 神经外胚层来源。

【诊断特征】 ① 充满色素的多角形黑色素细胞聚集。② 没有细胞异型性。③ 不取代正常的组织结构。

【备注】 有色猪的软脑膜可以有黑色素，不同动物间色素沉着的范围和程度差异很大。先天性脑膜黑色素沉着病对受累及动物不产生临床损伤[126]。

6. 矿化（mineralization）（图 3.100）

【备注】 矿化作为一个局灶性、轻微病变，常见于小型猪的脑膜[7, 13, 41]。

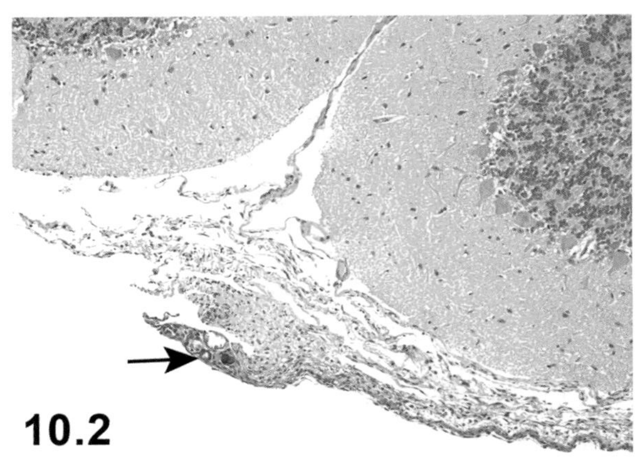

图 3.100

小脑的脑脊膜，局灶性轻微矿化（箭号所示），H&E 染色，×10

经 Taylor and Francis Group 许可转载自 *McAnulthy PA, Dayan AD, Ganderup NC, Hastings KL, eds. The Minipig in BiomedicalResearch.* CRC Press; 2012

表 3.33 小型猪神经系统显微镜下所见病变：周围神经系统

周围神经系统	常见	不常见	未见但可能相关	不适用
先天性病变				
神经元异位			×	
非增生性病变				
施万细胞层状聚集			×	
基质聚集			×	
轴突萎缩		×		
神经节神经元自噬			×	
尼氏体溶解		×		
神经元细胞数量减少		×		
轴突变性		×		
神经纤维变性		×		
脱髓鞘		×		

（续表）

周围神经系统	常见	不常见	未见但可能相关	不适用
轴突营养不良		×		
浸润[a]	×			
炎症[a]		×		
血管 / 血管周围坏死 / 炎症[a,b]		×		
髓鞘内水肿		×		
神经元坏死		×		
噬神经细胞现象		×		
雷诺小体			×	
神经元空泡形成		×		

[a] 系统病理学 / 总论一节已描述术语；[b] 术语的诊断标准或备注见上文描述（脑和脊髓的显微镜下所见病变）。

十一、雌性生殖系统

大鼠和小鼠雌性生殖系统的增生性和非增生性病变标准 INHAND 术语已经发表[127]，用于啮齿动物种属解剖方法适用于小型猪，本文重点讨论小型猪常见及其特有的病变。一般而言，小型猪雌性生殖道少见自发性或处理诱发性显微镜下改变。如果诱发性改变有发表的文献，将在参考文献中列出并在备注中讨论。

本文包括雌性生殖系统性成熟状态和动情周期特异性变化的组织学特点的讨论，以便使读者熟悉正常的差异和正确记录改变。本节对成熟状态的讨论严格限于生殖器官，不考虑骨骼的成熟状态。

（一）小型猪雌性生殖系统解剖学

小型猪雌性生殖道与家猪相似，由双角子宫和弯曲的输卵管组成。成年家猪输卵管的直径与人类相似但长度更长[128]。子宫包括 3 个功能区，与猴子宫内膜相似，包括宫腔上皮（Ⅰ区）、位于宫腔上皮下的腺层（Ⅱ区）及子宫肌层上的基底腺层（Ⅲ区）。小型猪的子宫组织学和动情周期与人类相似，但与人类和食蟹猴不同的是没有月经。猪子宫颈具有一个人类未见的特征性结构——宫颈垫（pulvini cervicales）[129]，由许多相互交错、明显的、实性黏膜皱襞和突出物组成，贯穿整个子宫颈。猪超过 90% 的宫颈衬覆复层鳞状上皮的阴道型上皮，并发生周期性改变。小型猪的尿道开口于阴道的腹侧面，形成一个泌尿生殖窦，通过泌尿生殖孔开口于体外。卵巢通常呈豆形，即使成年动物的卵巢，重量也可能只有 2 g。卵巢间质由紧密排列的梭形成纤维细胞样细胞组成，常呈漩涡状排列，并可含有脂滴。在激素的影响下，间质细胞可能积聚更多的脂质（黄体化）。

（二）组织收集、固定和修块

Albl 等对雌性生殖道的收集、固定和修块方案进行了详细描述[26]。简而言之，对于一般毒理学研究，显微镜下检查的切片应包含左侧和右侧输卵管各一张横切切片，每个卵巢各一张中间矢状切片，左侧和右侧子宫角（在器官中间位置）各一张横切切片，子宫颈和阴道各一张横切切片。对于进一步的研究，可以遵循参考文献中所描述的卵巢、输卵管和子宫的修块指南[26]。

（三）雌性小型猪的性成熟

使用性成熟动物进行重复给药毒性研究，可以提供受试物对生殖道的潜在影响的重要信息。国际协调会议安全性指导原则文件 S5R3 将重复给药毒性研究的生殖道脏器的组织病理学检查作为一种检测对雄性和雌性生育力影响的敏感方法，前提是研究结束时动物达到性成熟[130]。然而，在常规毒理学研究中，对雌性生殖道变化的可靠解释常因雌性小型猪性成熟时间差异较大而变得复杂。根据现有的报道 [103, 117, 131] 及作者的个人经验，雌性小型猪通常在 4 ～ 8 月龄达到性成熟。试验开始时年龄较小（＜ 5 ～ 6 月龄），每组动物数量较少，性成熟时间差异较大，会导致未成熟小型猪在不同处理组中不均匀分布，尤其是在持续时间 3 个月或更短的研究中。因此，考虑到研究的持续时间和小型猪性成熟时间差异较大，推荐在研究开始时使用恰当年龄的小型猪，以确保在研究结束时，每个处理组有足够数量的动物达到性成熟。

当生殖道脏器在组织学上表现出典型未成熟组织学表型时，病理学家应当考虑并记录为在正常范围内，获取有关研究用动物性成熟状态的信息至关重要。因此，病理学家应该熟知与性成熟状态相关的生殖道组织学特征的正常差异。雌性小型猪性成熟状态可分为未成熟和成熟两大类，以及介于二者的一段过渡时期，即生殖道脏器的组织学外观可分为部分成熟或围青春期。

在性成熟开始时，雌性动物应该成功排卵，伴有卵泡破裂发展到黄体形成。孕酮水平在排卵后会增加，因此，分析孕酮水平被认为是检测性成熟开始的一种可靠方法。第一个孕酮释放周期可以被认为是性成熟开始的一个标志。关于体重与性成熟起始年龄的相关性有相互矛盾的报道。Tortereau 等报道了从 39 例雌性动物的评价得出成熟状态与体重和子宫重量之间的显著相关性，但与卵巢重量无关 [117]。但是，de Rijk 等于 2014 年报道体重与性成熟年龄无关 [118]。生殖道的组织学特征，特别是卵巢的变化可用以识别性成熟状态 [117, 131, 132]，在下文简要概括。子宫和阴道的组织学特征与卵巢的变化密切相关 [117]。

1. 未成熟期

卵巢含有原始卵泡和小到中等大小的次级卵泡，但缺乏三级卵泡和黄体（corpora lutea, CL）。子宫的子宫内膜腺体数量少、简单、呈管状、无腔内分泌物。子宫腔通常较小。阴道上皮通常规则而均匀，厚度 4 ～ 18 个细胞不等，无动情周期活动的迹象（图 3.101）。

2. 部分成熟期（围青春期）

处于部分成熟期或围青春期雌性小型猪的卵巢包含原始卵泡、次级卵泡和三级卵泡，但缺乏黄体（CL）。子宫与未成熟期相似，子宫内膜腺体中度发育，但腺体和表面上皮细胞中可能常见凋亡小体（图 3.102）。

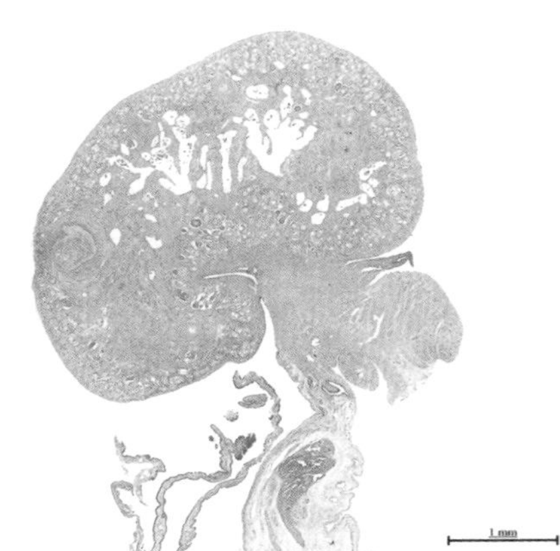

图 3.101

未成熟卵巢，缺乏三级卵泡和黄体。低倍镜，H&E 染色
经许可转载自 *Onset of puberty and normal histological appearances of the reproductive organs in peripubertal female Göttingen minipigs*. Toxicol Pathol. 2013; 41(8): 1116–1125

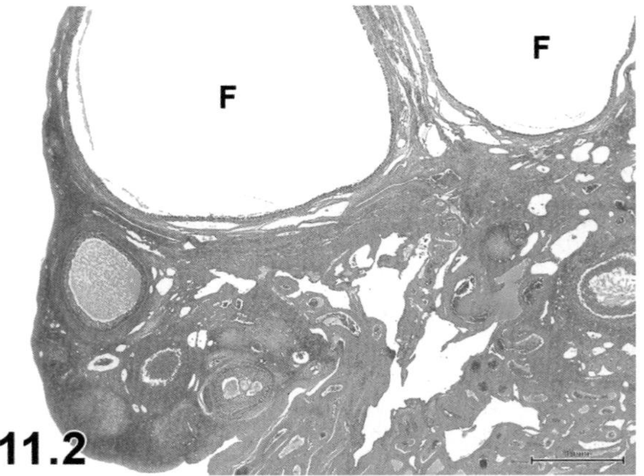

图 3.102

部分成熟卵巢，含有大的三级（赫拉芙）卵泡（F 所示）
经许可转载自 *Onset of puberty and normal histological appearances of the reproductive organs in peripubertal female Göttingen minipigs*. Toxicol Pathol. 2013; 41(8): 1116–1125

3. 成熟期

卵巢包括原始卵泡、次级卵泡和三级卵泡及一个或多个黄体。任何期出现黄体都被认为是性成熟

的标志。子宫含有发育良好的子宫内膜腺体，常呈分支状和弯曲状，常伴有黏液分泌。子宫腔中度发育，子宫内膜表面呈乳头状。成熟雌性动物阴道上皮的组织学表现常随着动情周期的不同期而有所不同（图 3.103）。

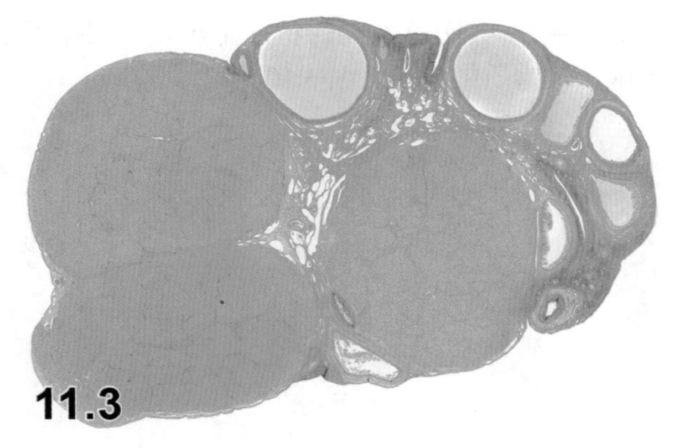

图 3.103

成熟卵巢，含有较大的黄体

（四）动情周期

评价小型猪雌性生殖系统和动情周期的分期建议与评价啮齿动物相似[127]。虽然在常规毒性研究中没有必要记录动情周期的期[127]，但病理学家了解生殖道的正常动情周期的期特异性组织学特征是至关重要的。一般而言，在动情周期的不同期，生殖道的不同部分（卵巢、子宫和阴道）的组织学改变具有高度的同步性。因此，熟悉正常动情周期相关的组织学方可识别其变化，可能是给予外源性物质的直接或间接效应。

与啮齿动物的动情周期很短（4 ~ 5 天）不同，成熟小型猪的动情周期持续时间较长（20 ~ 22 天），与食蟹猴的月经周期持续时间（约 30 天）相当。已明确动情周期相关的全身性激素波动，包括排卵前黄体生成素激增，随后排卵伴有孕酮水平增加[118]。孕酮水平在排卵（动情期）后的 5 ~ 6 天内会升高，然后保持较高水平 6 ~ 7 天（动情后期），最后在动情周期的最后 3 ~ 4 天（动情间期末）下降。根据生殖道的形态学特征来确定动情周期的期和识别其变化，最好是同时考虑卵巢、子宫和阴道的组织学特征，而不是仅依赖其中任何一个。然而，小型猪不同期的组织学差异不像啮齿动物、兔、犬或猴那样明显[117]。小型猪的动情周期和相应的生殖道组织学变化已有文献详细描述[117, 118]，下文简要描述。生殖道中与动情周期相关的变化在下文表中被归类为“常见”。然而，这些变化通常不作为单独的诊断进行记录。

1. 动情前期（卵泡期 / 增殖期）

【卵巢】　主要特征包括出现大的三级（赫拉夫）卵泡。也可见之前一个 / 几个周期退化的黄体（图 3.104）。

【子宫】　子宫腔通常较小，表面上皮内陷较少。表面上皮通常呈立方状，含有许多凋亡和有丝分裂的细胞。子宫腔面被覆一薄层 PAS 染色阳性物质。Ⅱ区和Ⅲ区子宫内膜腺体较小，含有少量凋亡细胞（图 3.105，图 3.106）。

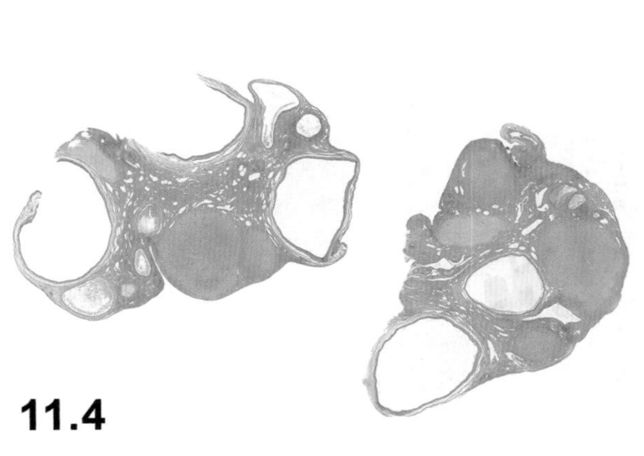

图 3.104

动情前期卵巢，含有较大的三级（赫拉芙）卵泡

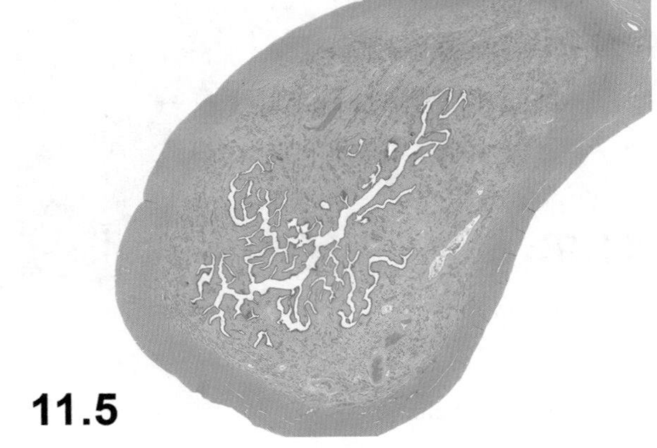

图 3.105

动情前期子宫，宫腔较小

【阴道】　阴道上皮的特征是出现一层生发层，多达 10 层中间层，以及表层呈立方形至椭圆形的细胞，细胞质染色浅（图 3.107）。

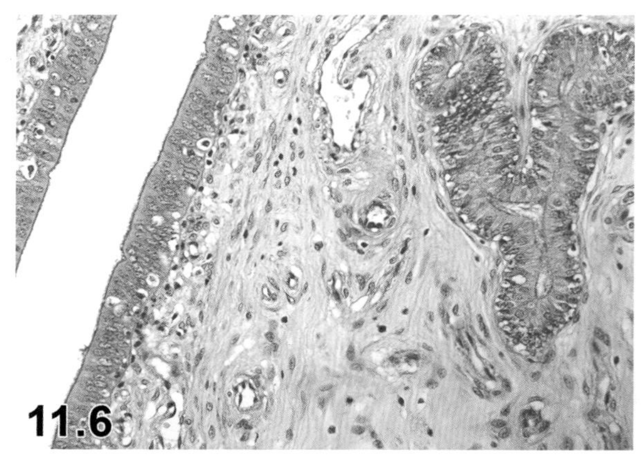

图 3.106

动情前期子宫，表面上皮有凋亡细胞
图片由 de Rijk, Eveline 提供

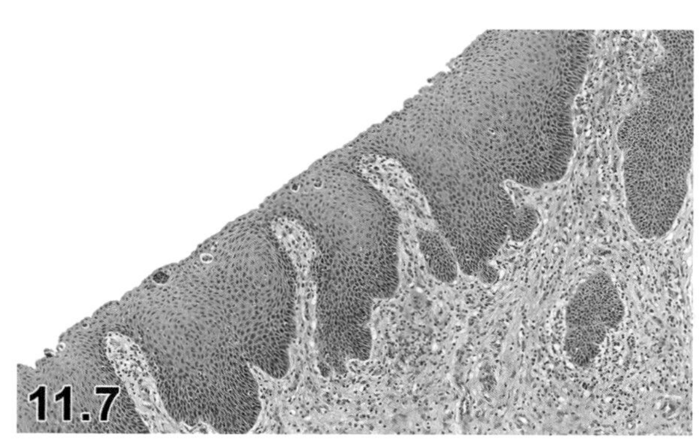

图 3.107

动情前期阴道

2. 动情期（排卵期）

【卵巢】　卵巢含有一个塌陷的赫拉夫卵泡，表明已排卵（图 3.108）。可见之前几个动情周期退化的黄体。

【子宫】　与动情前期相比，显著性变化较少。凋亡小体在动情期后期趋于消失，宫腔上皮内可见假复层细胞核（图 3.109）。

【阴道】　与啮齿动物不同，小型猪阴道表面上皮不发生角化。基底生发层上被覆中间层和几层表面扁平细胞（图 3.110）。

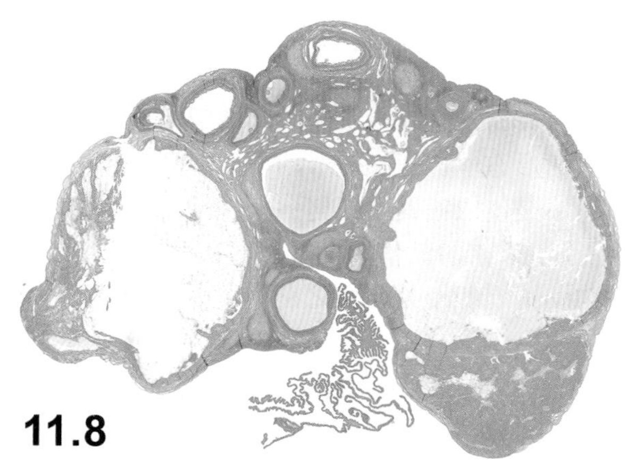

图 3.108

动情期卵巢，可见塌陷的赫拉芙卵泡

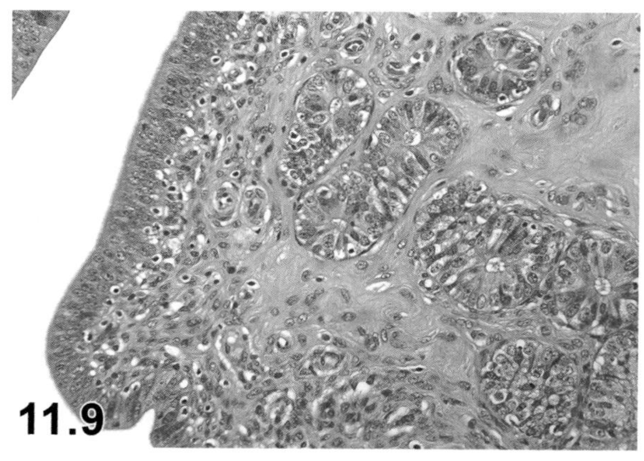

图 3.109

动情期子宫
图片由 de Rijk, Eveline 提供

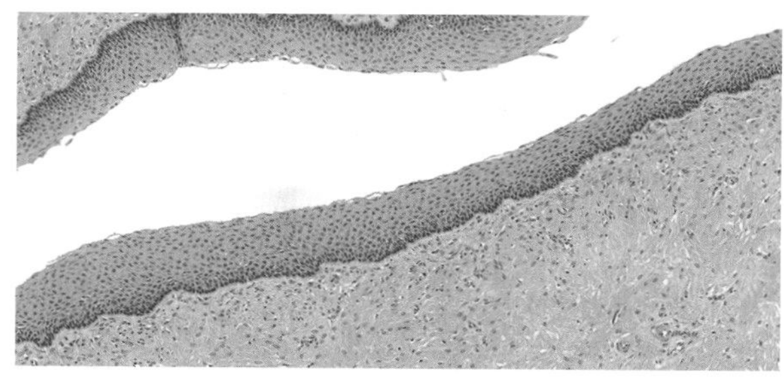

图 3.110

动情期阴道

3. 动情后期（早期分泌期 / 中期分泌期）

【卵巢】　早期卵巢含有大的、新形成的伴有中央腔的黄体，随后发展为充满黄体化细胞的完全

成熟的黄体（图 3.111，图 3.112）。此期可出现三级卵泡。可见之前动情周期的透明变性的退化黄体。也可能存在其他具有中央腔的黄体样结构，认为是代表了尚未完全充满的黄体或未破裂并经历黄体化的赫拉夫卵泡［黄体化未破裂卵泡（luteinized unruptured follicle, LUF）］。

【子宫】 此期的宫腔上皮最高（呈柱状）（图 3.113），上皮内陷数量最多。宫腔上皮细胞不呈假复层外观。Ⅱ区和Ⅲ区子宫内膜腺发达，腔内分泌物丰富。子宫内膜腺基质可能有淋巴细胞浸润。少量凋亡小体和有丝分裂细胞在动情后期的早期可见，但在动情后期的晚期时一般不存在。

【阴道】 阴道上皮的特征是 4 ～ 8 层立方形至椭圆形细胞，上皮和固有层中有多形核细胞浸润（图 3.114）。

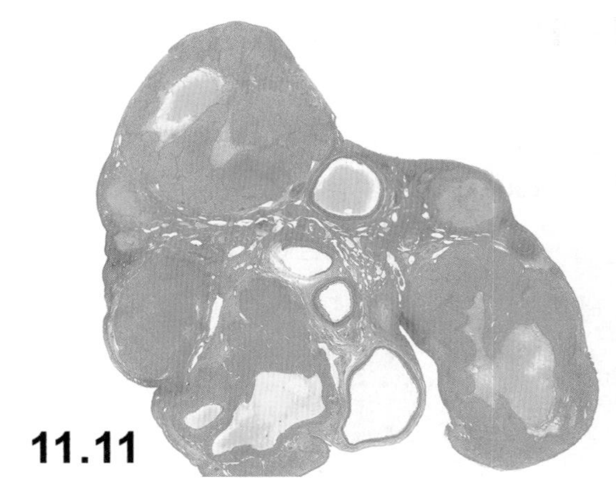

图 3.111

动情后期卵巢

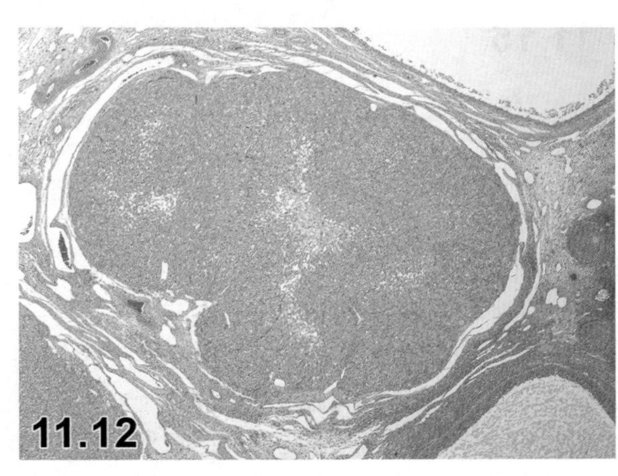

图 3.112

动情后期卵巢，可见新形成的黄体
图片由 de Rijk, Eveline 提供

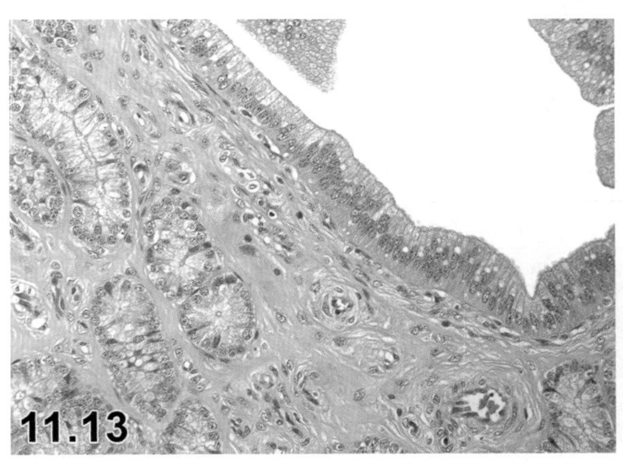

图 3.113

动情后期子宫，宫腔上皮呈高柱状
图片由 de Rijk, Eveline 提供

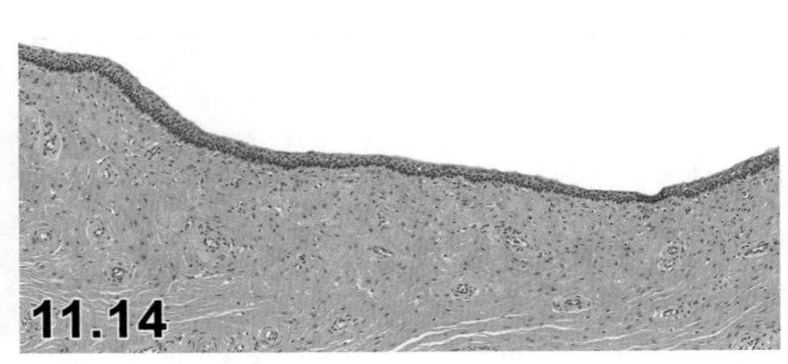

图 3.114

动情后期阴道

4. 动情间期（晚期黄体期 / 晚期分泌期）

【卵巢】 黄体变性显著，细胞失去嗜酸性特征，并出现中等到大的三级卵泡（图 3.115）。

【子宫】 Ⅲ区子宫内膜腺内衬扁平上皮，并含有浓稠的分泌物。宫腔上皮与动情前期相似，含有许多凋亡细胞。宫腔上皮可见有丝分裂，但Ⅱ和Ⅲ区腺上皮无有丝分裂。宫腔表面有过 PAS 染色阳性物质（图 3.116）。

【阴道】 除了少量或没有多形核细胞浸润，上皮通常与动情后期相似（图 3.117）。

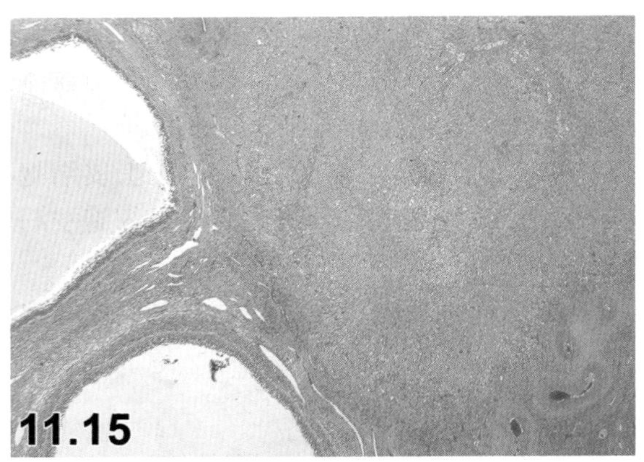

图 3.115

动情间期卵巢
图片由 de Rijk, Eveline 提供

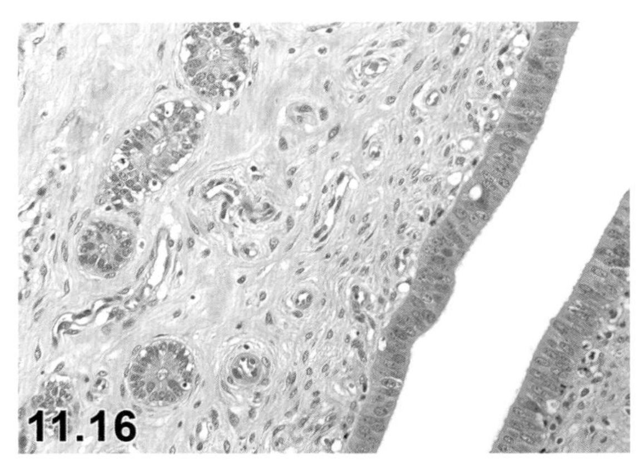

图 3.116

动情间期子宫
图片由 de Rijk, Eveline 提供

（五）术语

1. 黄体化卵泡（follicle, luteinized）

【备注】 未破裂的赫拉夫卵泡发生闭锁，形成闭锁卵泡。卵巢中偶见内衬黄体化上皮伴有明显中央腔的黄体样结构，可能代表已黄体化、未排卵的赫拉夫卵泡。黄体化未破裂卵泡（LUF）应与正常未闭合的黄体相区别。卵母细胞的存在证实了 LUF。在比格犬中也发现了类似的 LUF 背景病变[133]。激素调控可在大鼠和猴中诱发 LUF[134]。

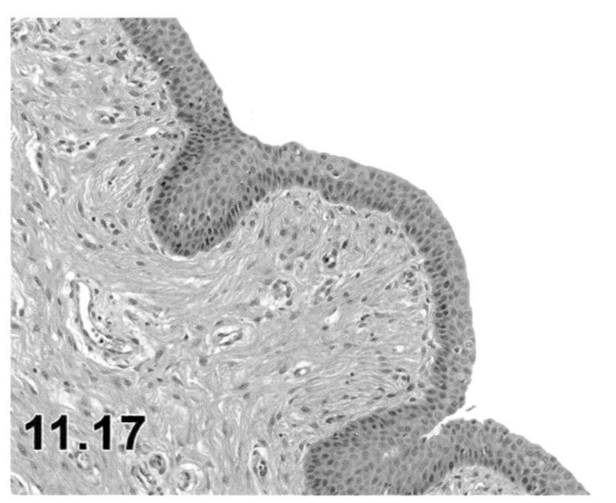

图 3.117

动情间期阴道

表 3.34 小型猪雌性生殖系统显微镜下所见病变：卵巢

卵巢	常见	不常见	未见但可能相关	不适用
非增生性病变				
淀粉样物质			×	
血管扩张			×	
闭锁卵泡数量增多			×	
萎缩			×	
黄体萎缩			×	
卵巢囊囊肿			×	
上皮囊肿			×	
卵泡囊肿	×			
黄体囊肿			×	
囊肿（非特指）			×	
卵巢网囊肿			×	
卵巢旁囊肿			×	
黄体数量减少 / 缺失			×	

（续表）

卵巢	常见	不常见	未见但可能相关	不适用
卵泡数量减少 / 缺失			×	
黄体变性[a]	×			
卵母细胞变性			×	
水肿			×	
黄体化卵泡[a]	×			
多卵卵泡			×	
未成熟	×			
浸润[b]			×	
矿化[c]	×			
卵睾体[c]		×		
色素			×	
异位组织			×	
黄体空泡形成[a]	×			
颗粒细胞空泡形成			×	
间质细胞空泡形成			×	
卵泡膜细胞空泡形成			×	
增生性（非肿瘤性）病变				
囊状 / 乳头状增生			×	
颗粒细胞增生			×	
卵巢网增生			×	
支持细胞增生			×	
混合性性索间质增生			×	
卵巢系膜平滑肌增生			×	
卵泡膜细胞增生			×	
管状间质增生			×	
黄体肥大			×	
间质细胞肥大			×	
黄体数量增多			×	
间质细胞增生			×	
肿瘤性病变				
良性畸胎瘤[c]		×		

[a] 提示改变常被视为正常动情周期的一部分，通常不作为单个病变进行记录；[b] 系统病理学一节已描述术语；[c] 术语的诊断标准或备注见下文。

2. 矿化（mineralization）（图 3.118）

【备注】　卵巢中可见矿化，常与卵泡闭锁有关[7]。

3. 卵睾体（ovotestis）

【备注】　卵睾体很罕见（未发表的数据），与啮齿动物相似，其特征是含有卵巢和睾丸组织的性腺。

4. 畸胎瘤（teratoma）

【备注】 卵巢的肿瘤性病变罕见。有报道 1 头雌性哥廷根小型猪发生了 1 例良性畸胎瘤 [7]。良性畸胎瘤通常为包膜完整、呈膨胀性生长的肿块，由来自内胚层、中胚层和外胚层不同比例的组织组成。

5. 鳞状细胞化生（metaplasia, squamous cell）（图 3.119）

【备注】 鳞状细胞化生常见于输卵管 [7]，其特征是角化或非角化鳞状细胞，取代了输卵管正常的立方或柱状上皮。

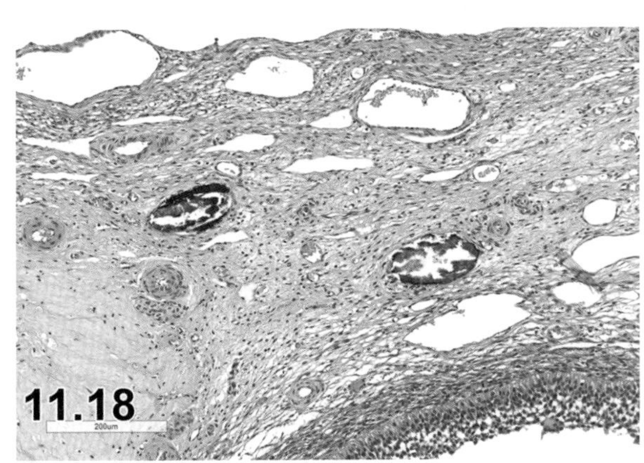

图 3.118

卵巢，矿化
图片由 de Rijk, Eveline 提供

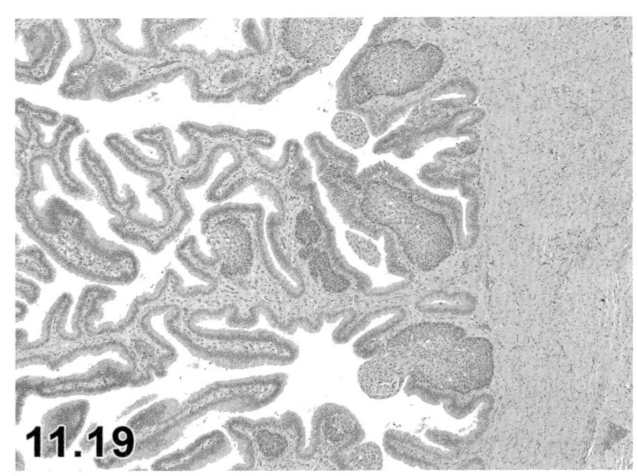

图 3.119

输卵管，鳞状细胞化生
图片由 de Rijk, Eveline 提供

表 3.35 小型猪雌性生殖系统显微镜下所见病变：输卵管

输卵管	常见	不常见	未见但可能相关	不适用
非增生性病变				
萎缩			×	
浸润 [a]			×	
炎症			×	
鳞状细胞化生 [b]	×			
增生性（非肿瘤性）病变				
上皮细胞增生			×	

[a] 系统病理学一节已描述术语；[b] 术语的诊断标准或备注见下文。

表 3.36 小型猪雌性生殖系统显微镜下所见病变：子宫

子宫	常见	不常见	未见但可能相关	不适用
先天性病变				
节段性不发育			×	
非增生性病变				
脓肿			×	
淀粉样物质			×	
血管扩张			×	
凋亡 [a]	×			
萎缩			×	

（续表）

子宫	常见	不常见	未见但可能相关	不适用
蜕膜反应				×
局灶性蜕膜化				×
囊性腺体扩张			×	
子宫腔扩张[a]	×			
糜烂 / 溃疡			×	
纤维化			×	
肉芽肿			×	
出血[b]		×		
上皮肥大			×	
肌层肥大			×	
发育不全			×	
浸润[a]	×			
子宫内膜炎症			×	
子宫肌层炎症			×	
中肾管残留				×
鳞状细胞化生[b,c]		×		
坏死			×	
色素			×	
脱垂		×		
宫腔积脓[b]		×		
上皮细胞空泡形成			×	
增生性（非肿瘤性）病变				
腺病[b]		×		
血管瘤样增生			×	
内膜间质增生			×	
内膜弥漫性增生			×	
囊性腺体增生[b,c]		×		
局灶性腺体增生			×	
颗粒细胞增生				×
子宫肌层增生			×	
子宫内膜间质息肉			×	
腺样息肉			×	
肿瘤性病变				
子宫内膜腺癌[b]		×		
子宫内膜腺瘤		×		
平滑肌瘤[b]		×		
平滑肌肉瘤[b]		×		

[a] 提示改变常被视为正常动情周期的一部分，通常不作为单个病变进行记录；[b] 术语的诊断标准或备注见下文。[c] 作为背景病变不常见，可诱发。

6. 出血（hemorrhage）

【备注】 小型猪子宫轻微、局灶性出血的发生率据报道非常低[7]。

7. 囊性腺体增生（hyperplasia, glandular, cystic）

【备注】 囊性腺体增生，以腺体扩张和囊性变为特征，作为雌性小型猪背景病变已有报道[135]。暴露于玉米赤霉烯酮[136]和甲氧基氯[137]也可诱发囊性腺体增生。

8. 鳞状细胞化生（metaplasia, squamous cell）

【备注】 鳞状细胞化生是一种不常见的改变，其特征是局灶性或多灶性表面和（或）腺体柱状上皮被角化或非角化上皮所取代。但是，也有报道猪试验性给予玉米赤霉烯酮后，子宫内膜腺出现囊性扩张伴有鳞状上皮化生[136]。

9. 宫腔积脓（pyometra）

【备注】 宫腔积脓是子宫内膜炎症的继发性病变，特征是子宫腔内化脓性渗出物，在雌性小型猪中偶见报道[135]。

10. 腺病（adenosis）

【备注】 腺病是发生在雌性小型猪子宫中不常见报道的改变[135]，大体病理学观察为结节性病变。诊断特征与啮齿动物报道的病变类似，包括子宫肌层内出现子宫内膜腺和基质成分，但不具有非典型特征。未见子宫内膜成分（腺体和基质）向腹膜扩散的报道。因此，与人类和非人灵长类动物不同，猪的子宫腺肌病不应等同于子宫内膜异位症。腺病应与子宫内膜腺瘤和腺癌相鉴别。

11. 肿瘤性改变（neoplastic changes）

【备注】 小型猪雌性生殖系统通常罕见肿瘤性改变。一些零星的肿瘤性改变的报道包括 8 岁龄杂交品种（斑点波中猪和教堂山猪杂交）雌性小型猪的子宫内膜腺癌[138]，以及雌性大腹猪和小型宠物猪的腺癌、平滑肌瘤和平滑肌肉瘤[135, 139]。这些案例中大多为老龄化猪，因此，观察到的肿瘤发生率较低可能与安全性评价项目中使用的绝大多数小型猪相对年轻有关。较长持续时间（≥ 12 个月）的猪的研究很少见。

表 3.37 小型猪雌性生殖系统显微镜下所见病变：子宫颈

子宫颈	常见	不常见	未见但可能相关	不适用
非增生性病变				
颗粒细胞聚集				×
萎缩			×	
上皮萎缩			×	
囊肿（非特指）			×	
上皮变性			×	
糜烂 / 溃疡			×	
基质肥大			×	
角化增多			×	
黏液化增多			×	
浸润[a]	×			
炎症			×	
上皮坏死			×	
脱垂			×	
上皮空泡形成			×	

（续表）

子宫颈	常见	不常见	未见但可能相关	不适用
增生性（非肿瘤性）病变				
腺病			×	
颗粒细胞增生				×
基质增生			×	
上皮增生			×	
肿瘤性病变				
平滑肌瘤		×		
平滑肌肉瘤		×		

[a] 提示改变常被视为正常动情周期的一部分，通常不作为单个病变进行记录。

表 3.38 小型猪雌性生殖系统显微镜下所见病变：阴道

阴道	常见	不常见	未见但可能相关	不适用
先天性病变				
阴道闭锁		×		
前列腺原基			×	
非增生性病变				
腺病			×	
颗粒细胞聚集				×
萎缩			×	
上皮萎缩			×	
囊肿（非特指）			×	
上皮变性[a]	×			
糜烂 / 溃疡			×	
角化增多			×	
黏液化增多			×	
浸润[a]	×			
炎症			×	
上皮坏死[a]	×			
脱垂			×	
上皮空泡形成			×	
增生性（非肿瘤性）病变				
腺病			×	
上皮增生			×	
颗粒细胞增生				×

[a] 提示改变常被视为正常动情周期的一部分，通常不作为单个病变进行记录。

十二、雄性生殖系统

大鼠和小鼠雄性生殖道的增生性和非增生性病变的标准 INHAND 术语已经出版[140]，合适的情况下可用于小型猪。本节将介绍猪雄性生殖道特有的解剖学特点，其他沿用啮齿动物种属的解剖学方法，重点介绍小型猪独有的或适用于小型猪的病变。小型猪与啮齿动物的解剖学和组织学特点的差异，以及建议的检查、固定和取材程序将在文中进行介绍。

本节介绍对小型猪雄性生殖系统脏器［包括睾丸、附睾、精囊（或精囊腺）、前列腺、输出小管、精索、球尿道腺、阴茎、包皮和背侧包皮憩室］的显微镜下所见病变进行分类的标准化术语，包括自发性病变和受试物诱发的病变。

生殖系统对大量外源性物质或受试物引起的损伤或改变易感，因此一般毒性研究应常规进行生殖系统脏器的评估。但是，雄性生殖系统的全面评估最好是使用性完全成熟的动物或已知性成熟状态的动物进行专门的研究，重点关注生殖道的收集、固定、取材及恰当的染色，以便进行显微镜下变化的强化评估。随着小型猪在一般毒性研究中的应用越来越广泛，加上全身作用化合物的经皮给药方式变得越来越常见，预期人们可能会更加重视对小型猪生殖道改变的适当评估。

生殖系统脏器的非增生性病变通常与试验干预相关或是常与老龄化有关的退行性变化的结果。小型猪饲养设施现代化的实验动物管理规程的使用使得自发性感染性过程不常见。因此，本文中不详细描述与生殖系统传染性疾病相关的病变。雄性生殖系统的增生性病变可能与受试物的毒性、感染原有关，背景改变罕见，如正常激素平衡干预性试验中可见。因小型猪不用于长期致癌试验，缺少肿瘤性病变的数据。

（一）小型猪雄性生殖系统的解剖学、组织学和检查（图 3.120 ～ 图 3.131）

雄性小型猪生殖系统的解剖学特征与家猪相同，但与啮齿动物的解剖学特征有几处不同。值得注意的是，与啮齿动物相比，小型猪的凝固腺和包皮腺不明显或不易收集，而尿道球腺较明显且容易收集。雄性小型猪常规显微镜下检查的推荐组织包括睾丸、附睾、精囊（或精囊腺）和前列腺[26]，其中常规组织病理学检查睾丸切片应包含睾丸被膜、实质和睾丸网。推荐检查附睾头部、体部和尾部，常规毒性研究中通常不检查其他组织，但在特定的研究可以进行检查。这些其他组织包括输出小管、精索、尿道球腺、阴茎、包皮和背侧包皮憩室。Albl 等发表的文章已详细介绍雄性生殖道的收集和修块方法，通常比常规毒性病理学评价所需组织更多[26]。本文提供了这些非常规取材组织的正常代表性显微照片供参考（图 3.120 ～ 图 3.131）。

小型猪睾丸的组织学特征与大鼠或小鼠基本相同。但小型猪睾丸莱迪希（间质）细胞的密度、大小和数量差异较大，是由于动物的成熟状态和个体间差异所致（图 3.130 和图 3.131 展示了年龄相当性成熟成年雄性对照组动物睾丸）。睾丸间质细胞维持睾丸内雄激素水平，但受到类固醇生成的直接毒性作用和对促性腺激素释放的间接毒性作用的影响。然而，考虑到正常性成熟对照组雄性动物睾丸间质细胞的数量、大小和外观的组织学差异较大，评价睾丸间质细胞的毒性作用时必须非常慎重。

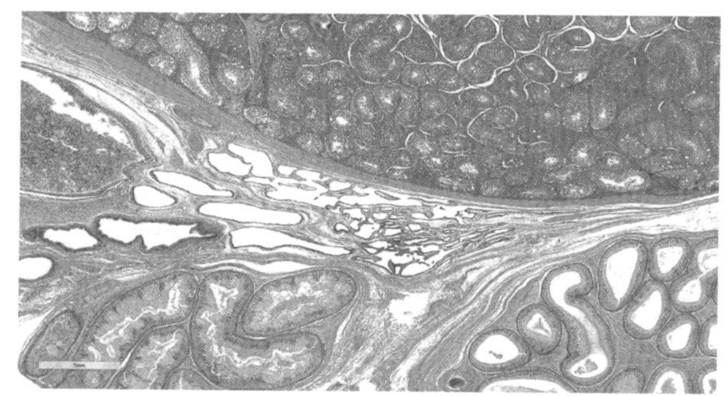

图 3.120

小型猪，正常输出小管，图中也可见睾丸和附睾，H&E 染色，×20

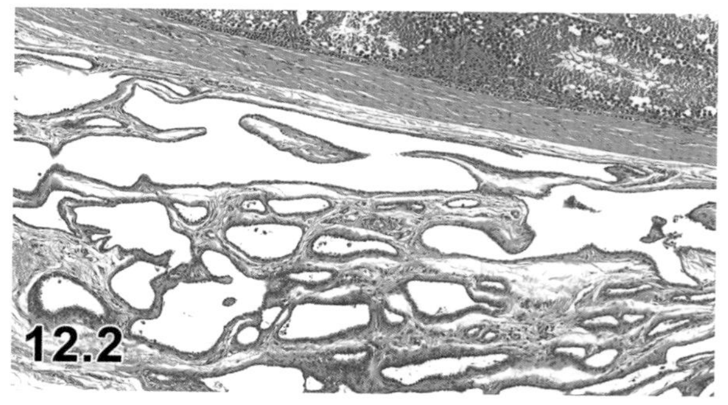

图 3.121

小型猪，正常输出小管，H&E 染色，×100

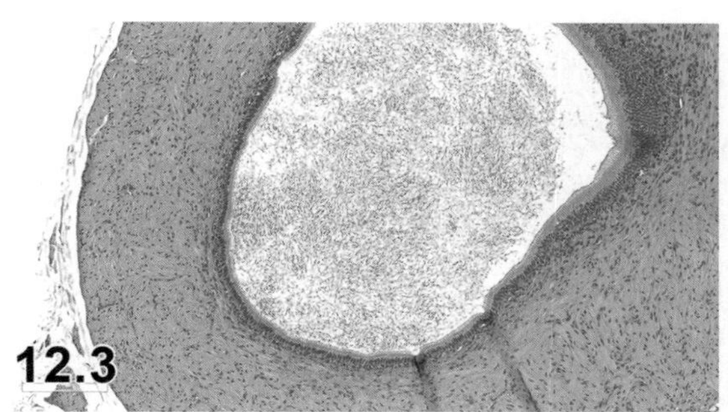

图 3.122

小型猪，正常精索，H&E 染色，×100

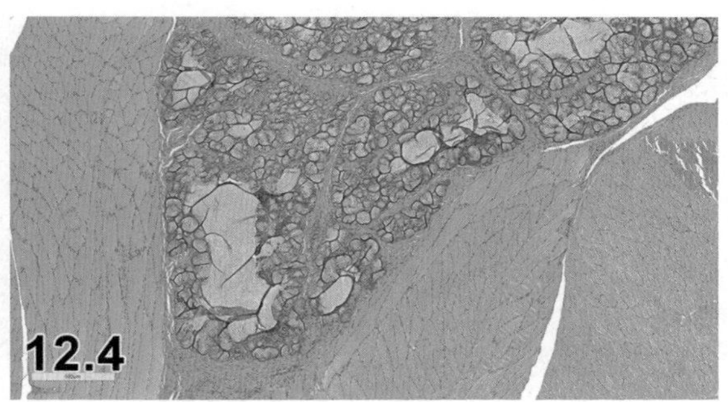

图 3.123

小型猪，正常尿道球腺，H&E 染色，×40

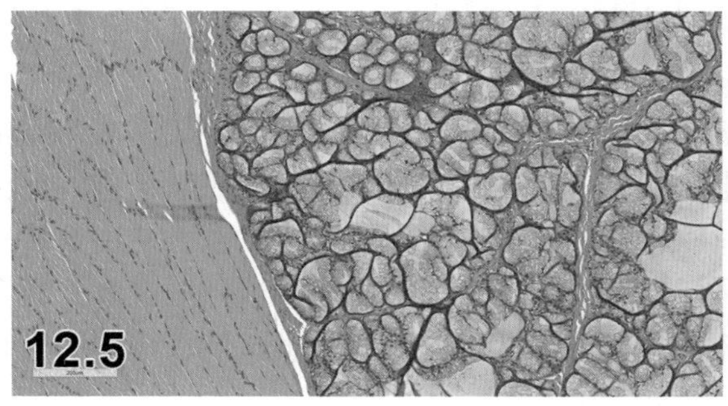

图 3.124

小型猪，正常尿道球腺，H&E 染色，×100

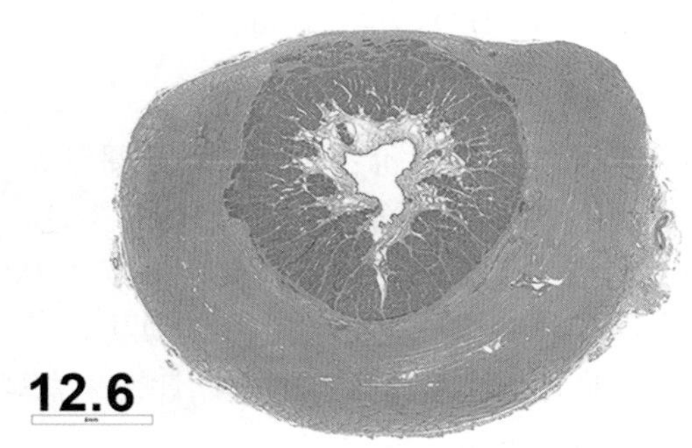

图 3.125

小型猪，正常阴茎，横切，H&E 染色，×6

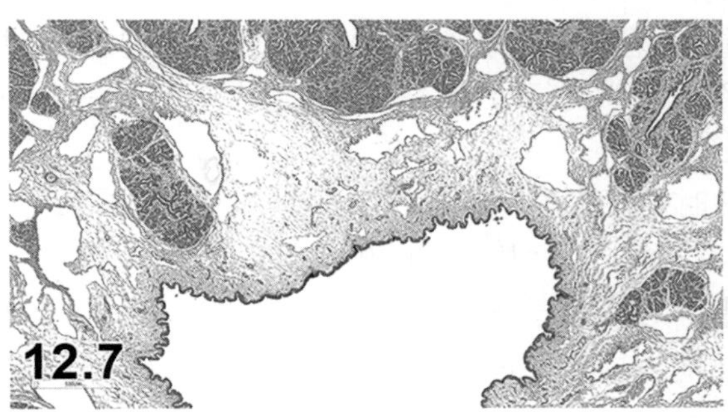

图 3.126

小型猪，正常阴茎，横切，可见尿道和其下的腺体，H&E 染色，×40

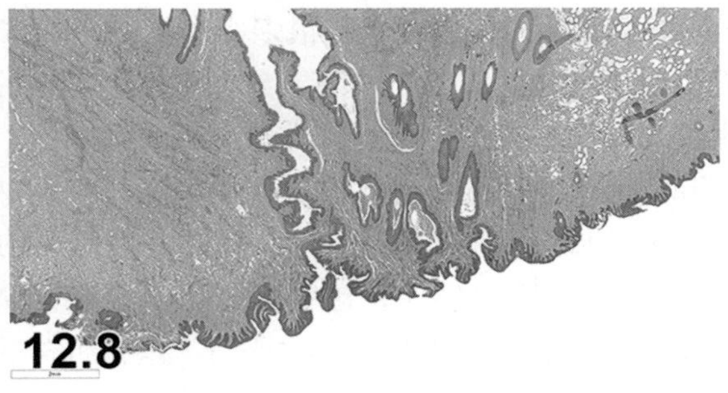

图 3.127

小型猪，正常包皮，纵切，H&E 染色，×10

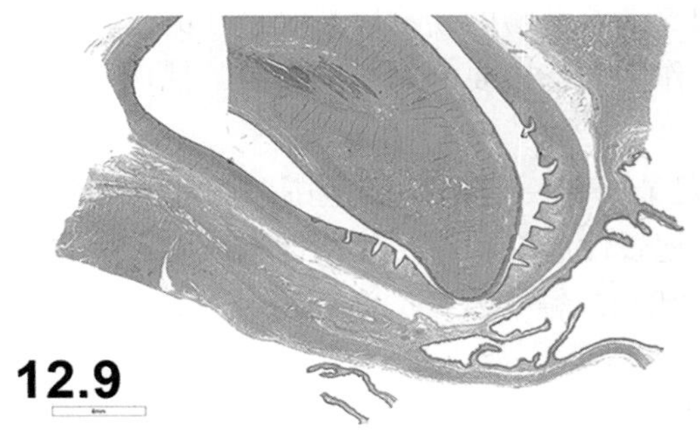

图 3.128

小型猪，正常包皮背侧憩室，也可见阴茎，H&E 染色，×5

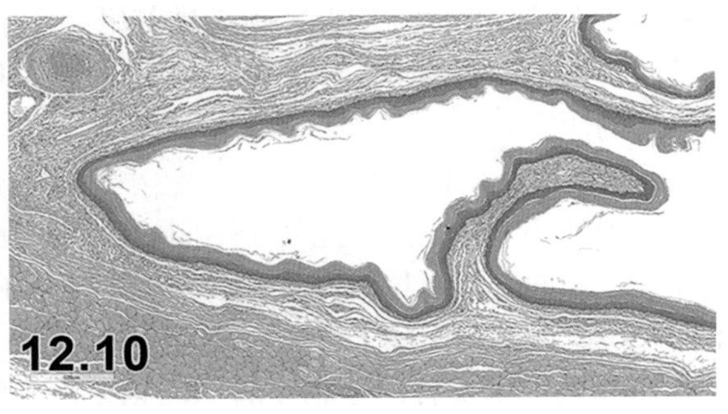

图 3.129

小型猪，正常包皮背侧憩室，H&E 染色，×40

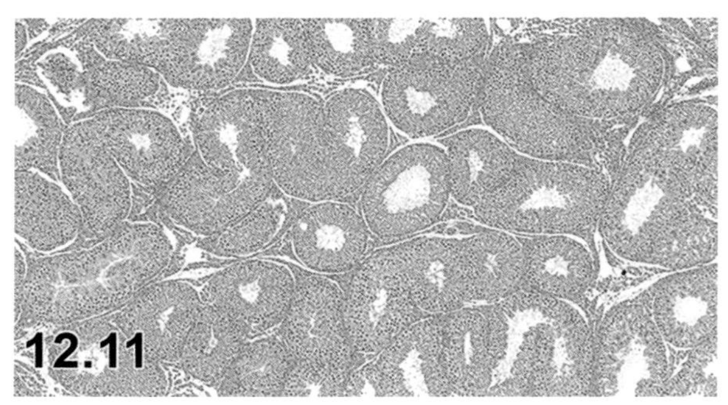

图 3.130

睾丸，对照组性成熟雄性（11 月龄）哥廷根小型猪睾丸，含有少量间质细胞，H&E 染色，×100

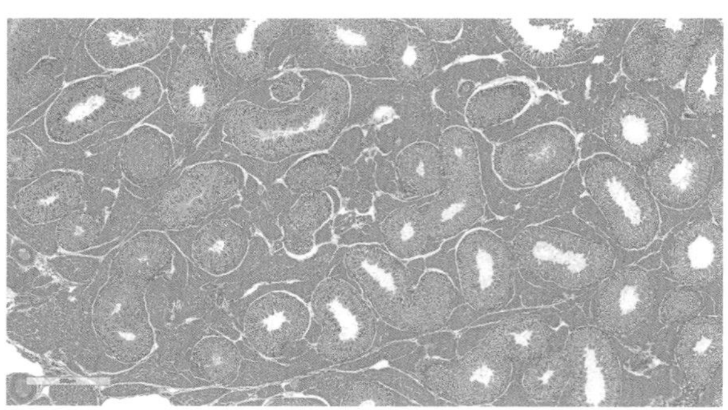

12.12

图 3.131

睾丸，对照组性成熟雄性（11 月龄）哥廷根小型猪睾丸，含有大量间质细胞，H&E 染色，×100

小型猪睾丸的按期评价：目前，用于哥廷根小型猪睾丸的按期评价的指导原则有限。在其他猪品种中，通常使用 PAS 染色而不是常规 H&E 染色，以提高分辨率和改善精原细胞亚组织学结构的评价。哥廷根小型猪精子发生的评价推荐使用 8 期（PAS 和 H&E 染色）分期方法 [141, 142]，也可使用 Kangawa 等发表文章推荐的 11 期（PAS 染色）分期方法 [143]。可查阅不同品种家猪睾丸生殖成熟的文献中更多的指导原则，但是目前小型猪睾丸的按期评价未常规进行，哥廷根小型猪进行睾丸的按期评价的明确和综合性指导原则尚未发布。

（二）雄性小型猪性成熟

全面掌握猪的所有雄性生殖道脏器特别是睾丸的正常细胞形态、精子发生和成熟过程，对于发现生殖道异常改变非常重要。在很多小型猪的短期试验中，雄性生殖系统在整个试验过程中处于成熟过程。由于小型猪正常性成熟个体间差异，雄性生殖道的组织解剖学特征可能存在显著差异。但这些差异必须与背景或毒性相关的组织病理学所见进行鉴别。

Taberner 等报道一组 6 只哥廷根小型猪中，2 月龄时出现青春期的组织学特征，但是没有关于生殖系统完全性成熟时间的资料 [144]。有文献报道大约 4.5 月龄时尤卡坦小型猪和微型猪生殖系统脏器组织学可性成熟 [145, 146]。然而，这些研究动物数量较少，不一定能代表一致性性成熟的时间，以用于大规模研究设施潜在生殖毒性的组织学评估。繁育机构的报告表明，雄性哥廷根小型猪（丹麦艾利伽德公司）成熟的性行为开始于 3 ～ 4 月龄，但这不一定与组织形态学上的生殖系统器官完全成熟有直接相关性。根据 INHAND 小型猪工作组的经验，不足 4 ～ 5 月龄的动物中将有部分雄性动物性未成熟，直至动物 5 ～ 6 月龄时，才能确保整个生殖系统组织形态成熟和完全度过青春期。虽然这一点在单个毒性研究中并不总是非常重要，但对评估受试物对成熟动物的生殖道的作用很重要，特别是存在并不总是能预测的潜在的生殖系统作用时。因此，作者推荐研究开始时使用 5 ～ 6 月龄的动物以减少潜在的干扰因素。因为生殖系统脏器的组织形态学完全成熟对于准确评估毒性作用非常重要，对不同年龄的性成熟状态应进行更明确的研究。

与许多非啮齿动物种属一样，雄性小型猪的性成熟可能跨越一定的年龄范围，因此同一年龄段不同动物的生殖系统性成熟可能处于不同的阶段。建议常规记录性成熟状态，使用性未成熟、围青春期和性成熟 3 个不同阶段。这将利于更严格地评估影响性成熟状态或精子发育的潜在毒性。性成熟状态的 3 个不同阶段的简要定义如下：

性未成熟：未发育的生精小管缺乏精子。生精小管未扩张，仅衬覆支持细胞和生殖母细胞（缺乏成熟的精子细胞），管腔内罕见生殖细胞碎片和多核细胞。附睾内无成熟的精子细胞及几乎没有生殖细胞碎片。次级性器官未发育。

围青春期：可见不同发育期的生精小管。一些生精小管内可见成熟精子，数量不等的生精小管管腔内含有精子细胞和（或）偶见少量生殖细胞碎屑和多核细胞。附睾管腔中可见少量成熟精子和（或）生殖细胞碎片，主要成分是巨细胞和精子细胞，几乎没有成熟的精子。次级性器官处于不同的发育时期。

性成熟：所有或绝大多数生精小管内和附睾内以成熟的精子为主。生精小管发育良好，充满成熟精子细胞或精子，以及所有 4 代生殖细胞（精原细胞、精母细胞、圆形精子细胞和长形精子细胞）。附睾管腔内含有大量精子，几乎没有圆形生殖细胞。次级性器官处于不同的发育时期。

（三）肿瘤

用于毒性病理学研究的哥廷根小型猪或其他品种小型猪的肿瘤未见文献报道，但是有 1 例睾丸间质细胞腺瘤的未公开发表数据（图 3.132，图 3.133）[147]，应认为是哥廷根小型猪的不常见病变。此外，在家猪的文献中报道了罕见的雄性生殖道肿瘤，包括睾丸莱迪希（间质）细胞肿瘤 [148–150]、睾丸支持细胞瘤 [149, 151]、阴囊和睾丸的血管瘤和血管肉瘤 [148, 151]、睾丸生精小管内生殖细胞肿瘤 [151, 152] 和阴茎乳头状瘤 [106]。这些肿瘤在小型猪的发生率很低，尽管尚未见报道但也应视为可能发生的肿瘤。

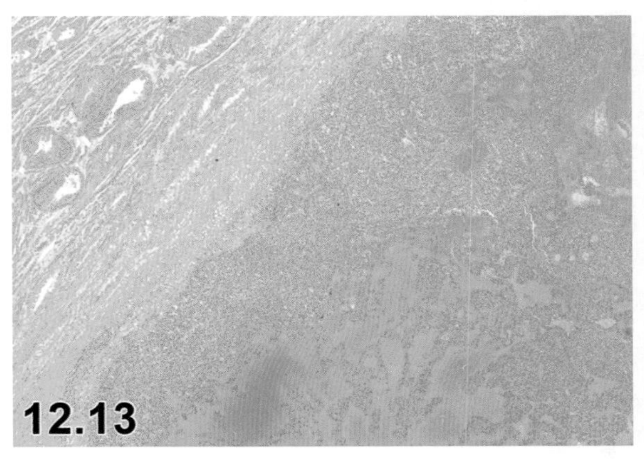

图 3.132

睾丸，对照组雄性哥廷根小型猪睾丸间质细胞腺瘤，H&E 染色，×25

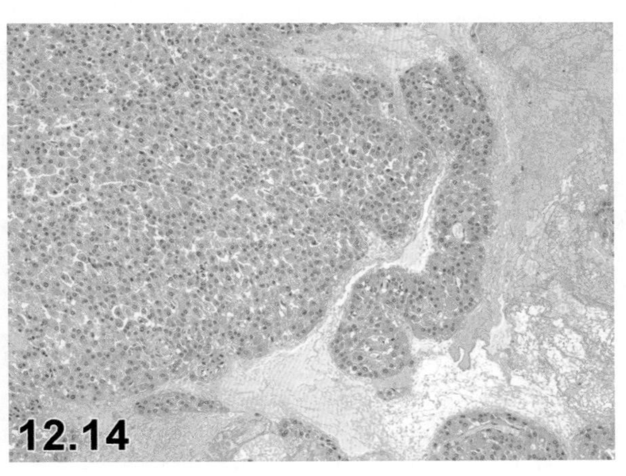

图 3.133

睾丸，对照组雄性哥廷根小型猪睾丸间质细胞腺瘤，H&E 染色，×100

（四）术语

表 3.39 小型猪雄性生殖系统显微镜下所见病变：睾丸

睾丸	常见	不常见	未见但可能相关	不适用
先天性病变				
不发育 [a]		×		
隐睾		×		
发育不全 [a]		×		
非增生性病变				
淀粉样物质 [a]			×	
血管扩张		×		
睾丸间质细胞萎缩		×		
生精小管萎缩		×		
生殖细胞变性		×		
生精小管变性		×		
生精小管变性 / 萎缩 [b]		×		

（续表）

睾丸	常见	不常见	未见但可能相关	不适用
生殖细胞减少		×		
睾丸网扩张		×		
生精小管扩张		×		
水肿[a]		×		
生殖细胞剥落		×		
纤维化[a]		×		
出血[a]		×		
生精小管发育不全 / 萎缩[c]	×			
浸润[a]		×		
血管 / 血管周围浸润[d]		×		
炎症[a]		×		
矿化[a]		×		
多核巨细胞		×		
间质细胞坏死			×	
坏死		×		
生精小管坏死		×		
血管坏死[d]		×		
色素[a]		×		
不典型残余体		×		
精子细胞滞留		×		
精子肉芽肿		×		
精液囊肿		×		
精子瘀滞		×		
睾丸间质细胞空泡形成		×		
巨噬细胞空泡形成[b]		×		
生精小管空泡形成	×			
增生性（非肿瘤性）病变				
睾丸间质细胞增生		×		
间皮增生		×		
睾丸网增生			×	

[a] 系统病理学 / 总论一节已描述术语；[b] 诱发性改变更常见；[c] 术语的诊断标准或备注见下文；[d] 心血管系统一节已描述术语。

1. 睾丸，生精小管发育不全 / 萎缩（hypoplasia/atrophy, tubular, testis）（图 3.134）

【其他术语】 Hypospermatogenesis, hypoplasia。

【诊断特征】

1）一种连续性显微镜下改变，包括一个或多个下列改变，多灶性，累及多个生精小管：① 受累及生精小管的精母细胞和（或）精子细胞数量减少（精子生成低下）到完全没有生殖细胞，仅剩支持细胞。② 生精小管上皮空泡形成伴有精原细胞减少。③ 生精小管管腔内多核细胞或圆形生殖细胞数量增多。

2）紧邻睾丸网的生精小管（直精小管）中观察到以上变化是正常组织学表现，不是生精小管发育不全或萎缩。

3）受累及生精小管为多灶性聚集，与正常生精小管相邻。

4）可伴有附睾管腔精子数量减少，圆形生殖细胞或多核生殖细胞数量增多。

5）生精小管发育不全或萎缩的程度较重时，间质细胞数量可能看起来有所增加。

【鉴别诊断】 生精小管变性 / 萎缩（tubular degeneration/atrophy）。存在生殖细胞变性和凋亡可能是一个区别点。凋亡细胞作为生精小管变性 / 萎缩的一个特征，在更常见的生精小管发育不全 / 萎缩这个背景病变中未见。生精小管变性 / 萎缩可见于酒精中毒或叶酸缺乏，伴有生精小管上皮空泡形成和生殖细胞变性[153]。

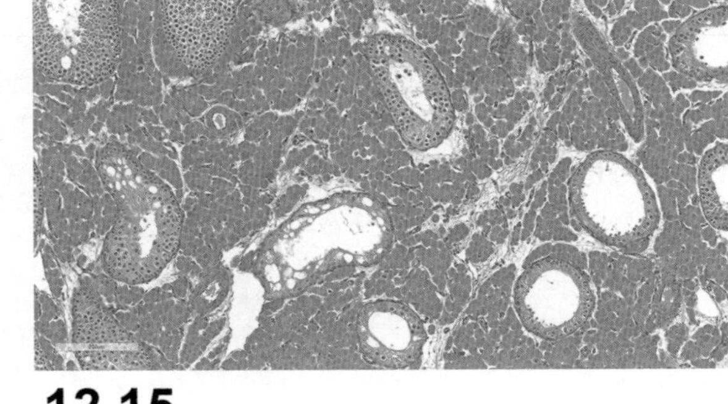

12.15

图 3.134

睾丸，雄性哥廷根小型猪，睾丸生精小管发育不全 / 萎缩。受累及生精小管空泡形成，精子细胞数量减少，也可见管腔内圆形生殖细胞。可见大量间质细胞，但在正常范围内，H&E 染色，×100

【备注】 生精小管发育不全 / 萎缩是睾丸的一个改变，在大多数雄性哥廷根小型猪中的严重程度各不相同。可能是一种发育性病变，但在发生率或严重程度上似乎没有与年龄相关的差异。该病变在哥廷根雄性小型猪中常见，据报道发生率在 25%[7, 13] ～ 70%[154]，某些动物睾丸受累及超过 50%[154]。该病变不会因年龄渐长而逐渐进展或消退[7, 154]。精子生成低下是这一连续性改变的特征之一，生精小管萎缩也是如此，应该注意将二者与受试物可能相关的精子生成减少或生精小管变性 / 萎缩进行鉴别。

表 3.40 小型猪雄性生殖系统显微镜下所见病变：输出小管、附睾和精索

输出小管、附睾和精索	常见	不常见	未见但可能相关	不适用
先天性病变				
不发育[a]		×		
发育不全[a]		×		
非增生性病变				
腺病				×
淀粉样物质[a]			×	
血管扩张[a]		×		
小管萎缩			×	
管腔内细胞碎片		×		
筛状改变		×		
囊肿[a]		×		
上皮变性		×		
小管扩张		×		
水肿[a]		×		
纤维化[a]		×		
出血[a]		×		
浸润	×			
血管 / 血管周围浸润[b]		×		
炎症		×		

（续表）

输出小管、附睾和精索	常见	不常见	未见但可能相关	不适用
核巨大		×		
鳞状细胞化生			×	
血管坏死[b]		×		
腔内精子减少	×			
单细胞坏死[a]		×		
精子肉芽肿	×			
精子淤滞		×		
精液囊肿		×		
上皮空泡形成		×		

[a] 系统病理学/总论一节已描述术语。[b] 心血管系统一节已描述术语。

表 3.41 小型猪雄性生殖系统显微镜下所见病变：尿道球腺、精囊和前列腺

尿道球腺、精囊和前列腺	常见	不常见	未见但可能相关	不适用
先天性病变				
不发育[a]		×		
发育不全[a]		×		
非增生性病变				
淀粉样物质[a]			×	
血管扩张		×		
萎缩		×		
凝结物	×			
腺泡/囊泡扩张		×		
间质纤维化[a]		×		
出血[a]		×		
浸润	×			
血管/血管周围浸润[b]		×		
炎症		×		
化生		×		
坏死[a]		×		
血管坏死[b]		×		
单细胞坏死[a]		×		
上皮空泡形成		×		
增生性（非肿瘤性）病变				
不典型增生			×	
弥漫性增生[c]		×		
反应性增生		×		
间叶增生性病变				×

[a] 系统病理学/总论一节已描述术语；[b] 心血管系统一节已描述术语；[c] 术语的诊断标准或备注见下文。

2. 前列腺、精囊，弥漫性增生（hyperplasia, diffuse, prostate, seminal vesicles）（图 3.135，图 3.136）

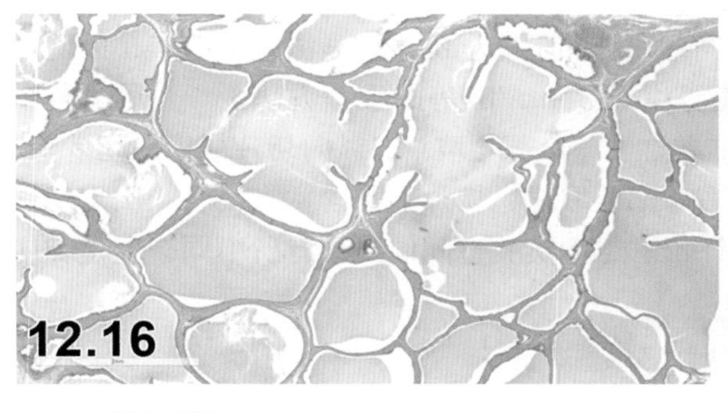

图 3.135

正常精囊切片，注意精囊内衬上皮表面平滑，H&E 染色，×2

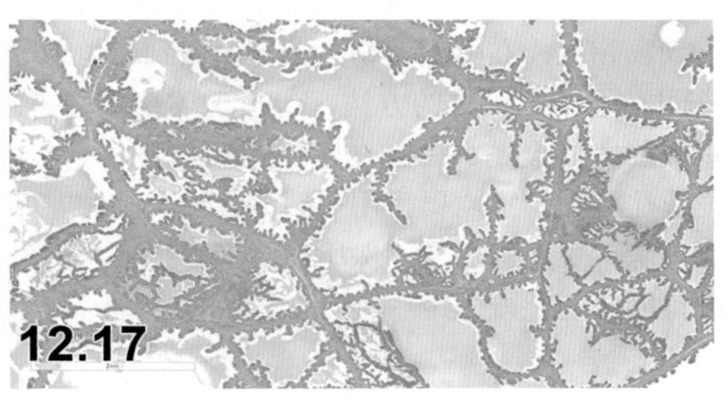

图 3.136

上皮弥漫性增生的精囊切片，精囊内衬上皮增厚，细胞数量增多，形成叶状突起突入精囊腔，H&E 染色，×2

【其他术语】 Hyperplasia, functional; hyperplasia, adaptive。

【发病机制】 猪的具体发病机制未知，但是可能与其他哺乳动物的发病机制相同，表现为甾体化合物或类固醇生成化合物的作用增加，导致睾酮生成增加，刺激附属性器官腺上皮的生长。

【诊断特征】 ① 精囊的上皮增厚，伴有腺上皮细胞数量增多。② 可能包括增生的上皮细胞形成小的乳头状叶状结构。

【鉴别诊断】 N/A。

【备注】 附属性器官的功能性增生在其他种属（如犬）中是类固醇依赖性的，在小型猪中可能也是如此。

十三、呼吸系统

呼吸系统容易发生吸入性和血源性（包括经皮吸收的）的外源性物质或受试物引起的损伤，所以在所有毒性研究中应该进行常规检查。由于吸入的外源性物质是最常见毒性的原因，小型猪目前已经用于短期吸入研究，所以对小型猪呼吸系统进行检查显得尤其重要。此外，小型猪还用于构建呼吸系统疾病动物模型，如吸入脂多糖（lipopolysaccharide, LPS）致慢性阻塞性肺疾病的疾病模型 [155–157]，此疾病是全世界范围内人类患病和死亡的主要原因之一。由于猪的呼吸系统与人类相似，越来越多的小型猪将用于吸入研究和疾病模型的构建。

与其他种属相似，猪的肺毒性可能由包括细胞色素 P450 和Ⅱ相代谢酶的生物转化等机制所介导 [158]。猪的肺中已发现存在多种代谢酶，有几种为诱导性酶 [159]。除损伤肺上皮细胞和内皮细胞外，猪的毒性损伤还可能损伤定居肺血管内巨噬细胞（pulmonary intravascular macrophage, PIM）[158, 160]。猪与啮齿动物和人类不同，黏附在内皮上的 PIM 是猪肺中重要的定居细胞群。而且 PIM 数量会随动物年龄增长而增加，功能是清除包括血液中细菌在内的颗粒物 [161, 162]。据报道猪注射微球时，由于 PIM 释放血栓素 A_2 导致严重肺血管收缩 [160]。在啮齿动物和人类中，PIM 通常不存在，仅在肝功能障碍时诱发出现 [163]。

呼吸道病变可能与处理相关，也可能是动物自发性背景改变，或因感染、环境因素及老龄化所致。小型猪设施内现代化实验动物管理规范使得自发性感染过程不常见。因此，传染性呼吸道疾病的病变不在本文描述。已有较多很好的关于传染病、饮食和环境因素对猪呼吸道影响的综述文章发表 [164–166]。最近有人提出微生物组（microbiome）在肺部应对感染时发挥作用，推测微生物组也可能影响毒理学反应 [164]。

虽然本文重点介绍小型猪，但家猪和小型猪都属于野猪种（Sus scrofa），因此大多数在家猪中描述的病变在小型猪中也可能发生。猪呼吸道肿瘤性病变的报道很少，据我们所知，小型猪目前还没有肿瘤性病变的报道。

诊断肺病变的先决条件是通过气道或血管内小心进行灌注固定和对组织进行系统性取材。但是与啮齿动物相比，在大型动物上不容易做到。由于喉、气管和肺叶不能全部进行显微镜下检查，因此，实验室间必须制定一致的方法，包括上述组织的一致性切片（参阅 Albl 等的推荐方法）[26]。尽管各个实验室间的取材程序不一样，但喉应该进行取材。气管需要在 1 ～ 2 部位取材，纵向切片或横向切片均可，同样应注意实验室内要采用一致的方法。肺的左叶和右叶都要取材，切片上需含主支气管、次支气管和肺的边缘。主要目的要确保所有解剖学特征均能进行评价。尽管实验室间的技术有所不同，但是肺应仔细进行固定剂充盈固定后制备切片。

（一）鼻腔

对家猪和尤卡坦小型猪的头部进行计算机断层扫描检查，结果显示猪与人类的鼻窦解剖学大致相似 [167]。中鼻甲和下鼻甲起源于同一鼻甲，上鼻甲含大的泡状鼻甲（concha bullosa）。与人类不同，猪鼻中隔由前部的骨和后部的软骨组成 [167]。鼻腔结构复杂，反映了与此解剖部位相关的多种生理功能。Kuper 等全面综述了哥廷根小型猪从新生仔猪到年轻成年猪的正常鼻腔 [168]。另外，其他文献描述了猪鼻腔组织的解剖学和组织学特征 [167, 169]。猪咽尾侧憩室紧靠食管背侧。年轻猪偶见异物沉积于憩室，引起咽炎和蜂窝织炎，可导致吞咽困难、饥饿而死亡。

猪或小型猪的吸入研究或化学诱导上呼吸道病变的文献报道较少 [170–173]。大多数报道的吸入研究不包括鼻腔的形态学评价，而在大多数非吸入毒理学研究中鼻腔不进行常规检查。因此，表 3.42 和表 3.43 所示的显微镜下所见病变的发生率将来可能会需要修订。

Albl 等建议在常规非吸入研究中，对鼻中隔、鼻甲（第一前磨牙水平的额状切片）、筛骨迷路（旁矢状切片）各常规取材一块，用于移行上皮、呼吸上皮和嗅上皮的检查 [26]。而对吸入研究，Albl 等建议增加制备鼻中隔和鼻甲的 2 个额状切片（第一切牙尾侧和鼻甲尾侧）来检查鳞状上皮和移行上皮。Kuper 等提供了另外一个小型猪鼻腔取材的标准方法，包括鼻咽部切片来检查鼻相关淋巴组织（NALT）。一致性取材对鼻腔评估的重要性再强调也不过分，因为鼻腔不同部位的上皮类型的正常变化可能被误诊为外源性物质诱导的病变。建议对鼻腔先用 10% 中性缓冲福尔马林溶液进行冲洗。鼻甲和筛骨迷路应合理取材，用福尔马林固定，脱钙后再进行石蜡包埋。用标准化方法记录显微镜下所见病变的分布至关重要，Yang 等所提供的鼻腔图片 [169]，对确定病变部位有帮助 [168]。

表 3.42 小型猪呼吸系统显微镜下所见病变：鼻腔

鼻腔	常见	不常见	未见但可能相关	不适用
先天性病变				
腭裂 [a, b]		×		
鼻中隔偏曲 [a, b]		×		
非增生性病变				
淀粉样物质 [c]			×	
血管扩张 [a]		×		
萎缩			×	
淤血 [c]	×			
淀粉样小体		×		
鼻相关淋巴组织（NALT）细胞数量减少 [d]			×	
鼻相关淋巴组织（NALT）细胞数量增多 [d]			×	

（续表）

鼻腔	常见	不常见	未见但可能相关	不适用
变性		×		
水肿[c]		×		
嗜酸性小球体			×	
糜烂 / 溃疡		×		
出血[a,c]		×		
动脉中膜或动脉壁肥大[a]		×		
浸润[c]	×			
血管 / 血管周围浸润[a,c]		×		
炎症[a,c]		×		
血管 / 血管周围炎症[a,c]		×		
动脉无细胞性内膜增厚[a]		×		
嗅上皮 / 腺上皮呼吸上皮化生	×			
鳞状细胞化生[a,b,c]		×		
坏死[c]		×		
鼻中隔穿孔		×		
色素 / 异物[a,c]			×	
再生[c]		×		
血栓[a]		×		
增生性（非肿瘤性）病变				
错构瘤[a]		×		
不典型增生		×		
基底细胞增生			×	
黏液细胞增生 / 化生[a]		×		
神经内分泌细胞增生			×	
嗅上皮增生		×		
呼吸上皮增生		×		
鳞状细胞增生		×		
移行上皮增生		×		

[a] 术语的诊断标准或备注见下文；[b] 诱发性病变；[c] 系统病理学一节已描述术语；[d] 造血和淋巴系统已描述术语。

表 3.43 型猪呼吸系统显微镜下所见病变：鼻咽、鼻旁窦

鼻咽、鼻旁窦	常见	不常见	未见但可能相关	不适用
非增生性病变				
浸润[a]	×			
炎症[a]		×		
血管 / 血管周围炎症[a]		×		
鳞状细胞化生[a,b,c]		×	×	
坏死[a]		×		

（续表）

鼻咽、鼻旁窦	常见	不常见	未见但可能相关	不适用
再生[a]		×		
血栓		×		
增生性（非肿瘤性）病变				
不典型增生		×		
基底细胞增生		×	×	
黏液细胞增生 / 化生[b]		×		
神经内分泌细胞增生			×	
呼吸上皮增生		×		

[a] 系统病理学一节已描述术语；[b] 术语的诊断标准或备注见下文；[c] 诱发性病变。

1. 鼻腔，血管扩张（angiectasis: nasal cavity）

【备注】 与啮齿动物不同，小型猪未见单核细胞白血病的报道，所以鼻腔的血管扩张与此病变无关。

2. 鼻腔，腭裂（cleft palate: nasal cavity）

【备注】 哥廷根小型猪的腭裂（palatoschisis）作为背景病变已有报道[174]，妊娠期家猪喂饲欧毒芹（Conium maculatum）、烟草植物（Nicotiana glauca 和 N tabacum）及吊群草（Crotalaria retusa）种子可诱发腭裂[175–177]。欧毒芹的毒性原理是哌啶类生物碱。欧毒芹和烟草植物致腭裂形成的机制是在妊娠的关键时期胎儿运动缺乏，关节挛缩也常出现。维生素 A 不足的母猪妊娠第一个月饲喂不含维生素 A 的日粮，也会导致腭裂的发生[178]。

3. 鼻腔，鼻中隔偏曲（deviation, nasal septum: nasal cavity）

【备注】 鼻中隔偏曲作为一种先天性病变，应与萎缩性鼻炎引起的病变进行鉴别。

4. 鼻腔，错构瘤（hamartoma: nasal cavity）

【发病机制 / 细胞来源】 血管发育缺陷，导致成熟血管的异常增殖。

【鉴别诊断】 血管瘤（hemangioma）或血管肉瘤（hemangiosarcoma），但二者未见报道。

【诊断特征】 肿瘤样肿块，由原始至形成良好的血管组成。

【备注】 小型猪报道过 1 例鼻腔血管错构瘤[13]。

5. 鼻腔，出血（hemorrhage: nasal cavity）

【备注】 鼻腔出血最可能是外伤或异物所致。与啮齿动物不同，小型猪安乐死前不通过眼内眦进行眶后静脉丛采血，因此，不是小型猪鼻腔出血的原因之一。

6. 鼻腔，动脉中膜或动脉壁肥大（hypertrophy, media or wall, artery, nasal cavity）

【备注】 见心血管系统一节。小型猪鼻腔内血管中膜肥大已有报道[13]。

7. 鼻腔、鼻咽、鼻旁窦，黏液细胞增生 / 化生（hyperplasia/metaplasia, mucous cell: nasal cavity, nasopharynx, paranasal sinus）

【备注】 据报道，家猪长期暴露于氨气可出现黏液细胞增生[179]。

8. 鼻腔，血管 / 血管周围浸润（infiltrate, vascular/perivascular: nasal cavity）

【备注】 见系统病理学一节。小型猪鼻腔血管周围单形核细胞浸润已有报道[13]。

9. 鼻腔，炎症（肉芽肿性）[Inflammation (granulomatous): nasal cavity]

【备注】 猪鼻腔和气管固有层或黏膜下层肉芽肿性炎症灶伴有或不伴有矿化已有报道，认为是吸入饲料中钙盐颗粒所致[180]。

10. 鼻腔，血管 / 血管周围炎症（inflammation, vascular/perivascular: nasal cavity）

【其他术语】 Arteritis, periarteritis。

【备注】 参见系统病理学和心血管系统一节。小型猪鼻腔血管炎症（动脉炎）已有报道[10]。

11. 鼻腔，动脉无细胞性内膜增厚（intimal thickening, acellular, artery: nasal cavity）

【备注】 参见心血管系统一节。小型猪的鼻腔血管内膜增殖已有报道[13]。

12. 鼻腔、鼻咽、鼻旁窦，鳞状细胞化生（metaplasia, squamous cell: nasal cavity, nasopharynx, paranasal sinus）

【备注】 长期暴露于玉米粉尘或 SO_2 的家猪可见鳞状上皮化生[181]，试验性感染猪繁殖与呼吸综合征病毒的家猪也有报道[182]。

13. 鼻腔，色素 / 异物（pigment/foreign material: nasal cavity）

【其他术语】 Foreign body。

【发病机制 / 细胞来源】 小型猪呼吸系统可见异物，可能与猪的拱土觅食习性有关[59]。

【备注】 这个术语包括异物。尽管在鼻腔未见报道，可能与猪呼吸道鼻腔的资料较少有关。

14. 鼻腔，血栓（thrombus: nasal cavity）

【备注】 与啮齿动物不同，猪未见单核细胞白血病的报道。因此，鼻腔的血栓形成与单核细胞白血病不相关[13]。详见心血管系统一节更多内容。

（二）喉、气管、支气管和细支气管

猪的喉、气管和支气管的气道传导系统的黏膜上皮与其他种属相似，比鼻腔气道内衬上皮简单。猪的喉较大。声门上部和声门部衬覆复层鳞状上皮，而声门下部衬覆假复层柱状上皮[183, 184]。Albl 等推荐取材右侧杓状会厌襞[26]。

与其他种属不同，猪有 1 个支气管分支，从气管颅侧发出到气管隆突，为右肺尖叶提供支撑[185]。与人类相似，但不同于啮齿动物，猪的肺内支气管有软骨和黏膜下腺体。支气管腺体在大小和分泌功能上与人类相似，随着动物年龄增长而数量增加[186]。细支气管水平上未见软骨和黏膜下腺体[187]。支气管相关淋巴组织（bronchial-associated lymphoid tissue, BALT）只有在动物受到抗原性刺激时才形成，故无菌猪不存在 BALT[188, 189]。当 BALT 存在时，呈单个滤泡，位于支气管分叉处，突入气管腔[190]。

表 3.44 小型猪呼吸系统显微镜下所见病变：喉

喉	常见	不常见	未见但可能相关	不适用
非增生性病变				
变性[a]		×		
黏膜下腺体扩张		×		
糜烂 / 溃疡[a]	×			
渗出物[a]		×		
纤维化[a, b]		×		
出血[b]	×			
动脉中膜或动脉壁肥大[c]		×		
浸润[a, b]	×			
炎症[a, b]		×		
血管 / 血管周围炎症[b]		×		

（续表）

喉	常见	不常见	未见但可能相关	不适用
动脉无细胞性内膜增厚[c]		×		
骨化生[b]		×		
鳞状细胞化生[a,b]		×		
矿化[a,b]		×		
坏死[b]		×		
色素 / 异物[a,b]		×		
再生[b]		×		
血栓[c]		×		
增生性（非肿瘤性）病变				
上皮变异				×
不典型增生		×		
黏液细胞增生		×		
神经内分泌细胞增生			×	
呼吸上皮增生		×		
鳞状细胞增生		×		

[a] 术语的诊断标准或备注见下文。[b] 系统病理学一节已描述术语。[c] 心血管系统一节已描述术语。

表 3.45 小型猪呼吸系统显微镜下所见病变：气管

气管	常见	不常见	未见但可能相关	不适用
非增生性病变				
变性[a]		×		
黏膜下腺体扩张		×		
糜烂 / 溃疡[a]		×		
渗出物[a]		×		
纤维化[a,b]		×		
出血[b]	×			
动脉中膜或动脉壁肥大		×		
浸润[a,b]	×			
炎症[a,b]		×		
血管 / 血管周围炎症[a,b]		×		
动脉无细胞性内膜增厚[c]		×		
骨化生[b]		×		
鳞状细胞化生[a,b]		×		
矿化[a,b]		×		
坏死[b]		×		
色素 / 异物[a,b]		×		
再生[b]		×		
血栓[c]		×		

（续表）

气管	常见	不常见	未见但可能相关	不适用
增生性（非肿瘤性）病变				
不典型增生		×		
黏液细胞增生		×		
神经内分泌细胞增生		×		
呼吸上皮增生		×		
鳞状细胞增生		×		

[a] 术语的诊断标准或备注见下文。[b] 系统病理学一节已描述术语。[c] 心血管系统一节已描述术语。

表 3.46 小型猪呼吸系统显微镜下所见病变：支气管

支气管	常见	不常见	未见但可能相关	不适用
非增生性病变				
支气管扩张		×		
BALT 细胞数量增多 [a]		×		
变性 [a]		×		
黏膜下腺体扩张		×		
糜烂 / 溃疡 [a]		×		
渗出物 [a]		×		
纤维化 [a,b]		×		
出血 [b]	×			
动脉中膜或动脉壁肥大 [c]		×		
浸润 [a,b]	×			
炎症 [a,b]		×		
血管 / 血管周围炎症 [b]		×		
动脉无细胞性内膜增厚 [c]		×		
骨化生 [b]		×		
鳞状细胞化生 [a,b]		×		
矿化 [a,b]		×		
坏死 [b]		×		
色素 / 异物 [a,b]		×		
再生 [b]		×		
血栓 [c]		×		
增生性（非肿瘤性）病变				
不典型增生		×		
黏液细胞增生		×		
神经内分泌细胞增生		×		
呼吸上皮增生		×		
鳞状细胞增生		×		

[a] 术语的诊断标准或备注见下文；[b] 系统病理学一节已描述术语；[c] 心血管系统一节已描述术语。

表 3.47 小型猪呼吸系统显微镜下所见病变：细支气管

细支气管	常见	不常见	未见但可能相关	不适用
非增生性病变				
支气管扩张		×		
BALT 细胞数量增多 [a]		×		
变性 [a]		×		
糜烂 / 溃疡 [a]		×		
渗出物 [a]		×		
纤维化 [a,b]		×		
出血 [b]	×			
动脉中膜或动脉壁肥大 [c]		×		
浸润 [a,b]	×			
炎症 [a,b]		×		
血管 / 血管周围炎症 [b]		×		
动脉无细胞性内膜增厚 [c]，血管增殖		×		
细胞外物质（插入形态或颜色修饰语）		×		
骨化生 [b]		×		
鳞状细胞化生 [a,b]		×		
矿化 [a,b]		×		
坏死 [b]		×		
色素 / 异物 [a,b]		×		
再生 [b]		×		
血栓 [c]		×		
增生性（非肿瘤性）病变				
不典型增生		×		
黏液细胞增生		×		
神经内分泌细胞增生			×	
呼吸上皮增生		×		
鳞状细胞增生		×		

[a] 术语的诊断标准或备注见下文；[b] 系统病理学一节已描述术语；[c] 心血管系统一节已描述术语。

1. 支气管、细支气管，BALT 细胞数量增多：(cellularity, increased; BALT: bronchi, bronchioles)

【发病机制 / 细胞来源】 BALT 仅存在于抗原刺激后的猪，位于支气管分叉处，通常为单一的滤泡样结构组成 [188–190]。当抗原刺激过度时，BALT 的体积和范围增大，可累及支气管的其他区域或者呈多滤泡样。

【鉴别诊断】 急性、慢性或肉芽肿性炎症（inflammation, acute, chronic, or granulomatous）。

【备注】 更多信息参阅造血和淋巴系统。

2. 喉、气管、支气管、细支气管，变性（degeneration: larynx, trachea, bronchi, bronchioles）

【备注】 此病变在小型猪已有报道 [13]。

3. 喉、气管、支气管、细支气管，糜烂 / 溃疡（erosion/ulcer: larynx, trachea, bronchi, bronchioles）

【备注】 声带的糜烂 / 溃疡推测与过度发声有关。气管的糜烂 / 溃疡可能为自发性病变 [13]，但也可能是动物麻醉时气管导管损伤所致（如医疗器械研究）。

4. 喉、气管、支气管、细支气管，渗出物（exudate: larynx, trachea, bronchi, bronchioles）

【发病机制 / 细胞来源】 渗出物中聚集的细胞种类通常主要为中性粒细胞和巨噬细胞，但也可包括任何类型的炎症细胞（如淋巴细胞、中性粒细胞、嗜酸性粒细胞和巨噬细胞）。渗出物可能与吸入异物有关 [13]。

【诊断特征】 细胞聚集在组织腔内，但对周围组织无损伤，是炎症的典型特征。这可能是由于下呼吸道的炎症（可能与异物颗粒相关）被黏液纤毛装置摆动移动至此所致。

【鉴别诊断】 急性、慢性或肉芽肿性炎症（inflammation, acute, chronic, or granulomatous）。

5. 气管、支气管、细支气管，纤维化（fibrosis: trachea, bronchi, bronchioles）

【发病机制 / 细胞来源】 猪通常在颈部区域采血，这可能导致周围组织病变。如果采血时气管或周围组织受损，则可能导致气管周围出现出血 / 炎症和纤维化 [13]。在汉福德小型猪中也可见轻度的气管周围纤维化 [191]。

6. 喉、气管、支气管、细支气管，浸润（infiltrate: larynx, trachea, bronchi, bronchioles）

【备注】 猪的所有组织中细胞浸润都很常见，注意不要与炎症相混淆 [7, 13, 59]。参阅系统病理学一节。

7. 喉、气管、支气管、细支气管，炎症（急性、慢性、肉芽肿性）：[inflammation (acute, chronic, granulomatous): larynx, trachea, bronchi, bronchioles]

【备注】 猪的急性炎症经常为继发于吸入颗粒的背景改变。异物颗粒引起的继发性炎症需要与吸入剂或受试物引起的炎症仔细鉴别 [10, 13, 59]。当异物滞留于呼吸道组织中时，可导致慢性炎症 [10, 13, 59]。猪呼吸系统中的许多肉芽肿性炎症是由于猪的拱土觅食行为倾向而导致吸入异物所致，这些异物经常滞留在呼吸系统组织中，导致肉芽肿性炎症 [10, 13, 59]。据报道小型猪的喉、气管和支气管的腺体中都可发生炎症 [13]。

8. 喉、气管、支气管、细支气管，鳞状细胞化生（metaplasia, squamous cell: larynx, trachea, bronchi, bronchioles）

【备注】 据报道，家猪支气管内可见鳞状上皮化生的小岛 [192]。家猪支气管腺体的导管也可见鳞状上皮化生 [193]。

9. 喉、气管、支气管、细支气管，矿化（mineralization: larynx, trachea, bronchi, bronchioles）

【发病机制 / 细胞来源】 有学者认为呼吸道黏膜固有层中的多灶性矿化部分是由于吸入干燥、颗粒状饲料中的钙盐所致 [180]。

【诊断特征】 如果与吸入颗粒有关，矿化主要沿气管壁的背侧分布 [180]。

【备注】 该改变也有偶发性改变的报道 [13]。

10. 喉、气管、支气管、细支气管，色素 / 异物（pigment/foreign material: larynx, trachea, bronchi, bronchioles）

【其他术语】 Foreign body。

【发病机制 / 细胞来源】 呼吸道中发现的异物通常为饲料颗粒或垫料。正常的猪行为，如拱土觅食，可导致小型猪出现异物及其相关的炎症反应 [7, 13]。异物最初引起化脓性炎症反应，伴有或随后出现巨噬细胞。如果异物持续存在，炎症反应将逐渐演变为以巨噬细胞为主的慢性炎症，并伴有不同数量的其他类型细胞；也可能出现纤维化。在小型猪的呼吸系统中可以看到异物，并且通常与猪的拱土觅食行为有关 [59]。

（三）终末细支气管、肺泡和胸膜

与啮齿动物不同，猪肺是分叶的，意味着肺被结缔组织间隔分成叶 [194]。人类有不完全的分叶。分叶限制了细胞、分子和潜在有毒物质在相邻叶之间的移动和转运 [194]。猪肺叶间隔明显、胸膜较厚。猪与人类不同，但与啮齿动物相似，几乎没有呼吸性细支气管 [195, 196]，因此，猪的肺很难区分呼吸性细支气管和肺泡管 [197]。与人类和牛相似，与其他家畜和实验动物相比，猪肺的脏层胸膜和间质结缔组织相对较厚 [195, 198, 199]。

表 3.48 小型猪呼吸系统显微镜下所见病变：终末细支气管

终末细支气管	常见	不常见	未见但可能相关	不适用
先天性病变				
先天性囊肿 [a]		×		
发育不全			×	
非增生性病变				
肺泡脂蛋白沉积症			×	
肺不张 [a]		×		
细菌 [a, b]			×	
淤血 [a, b]		×		
变性		×		
水肿 [a, b]		×		
栓子 [a]		×		
渗出物 [a]		×		
纤维化 [a, b]		×		
异物肉芽肿 [a]	×			
出血 [a, b]		×		
动脉中膜或动脉壁肥大 [a, c]		×		
浸润 [a, b]	×			
血管 / 血管周围浸润 [b]	×			
炎症（急性肺泡 / 间质性、慢性间质性、急性细支气管肺泡性、慢性细支气管肺泡性、肉芽肿性）[a, b]		×		
血管 / 血管周围炎症 [a, b]		×		
动脉无细胞性内膜增厚 [a, c]		×		
巨噬细胞增多 [a]	×			
细胞外物质（插入形态或颜色修饰语）		×		
黏液细胞化生		×		
骨化生 [a, b]		×		
鳞状细胞化生 [b]		×		
矿化 [a, b]		×		
坏死 [a, b]		×		

（续表）

终末细支气管	常见	不常见	未见但可能相关	不适用
色素 / 异物[b]	×			
再生[b]		×		
血栓[a]		×		
增生性（非肿瘤性）病变				
细支气管肺泡增生		×		
合胞体细胞（肺泡上皮细胞或巨噬细胞）[a]		×		

[a] 术语的诊断标准或备注见下文；[b] 系统病理学一节已描述术语；[c] 心血管系统一节已描述术语。

表 3.49 小型猪呼吸系统显微镜下所见病变：肺泡

肺泡	常见	不常见	未见但可能相关	不适用
先天性病变				
先天性囊肿[a]		×		
发育不全[b]			×	
非增生性病变				
肺泡肺气肿[a]		×		
肺泡脂蛋白沉积症			×	
肺不张[a]		×		
细菌[a,b]			×	
淤血[a,b]	×			
变性		×		
肺泡扩张		×		
水肿[a,b]		×		
栓子[a]		×		
渗出物[a]		×		
纤维化[a,b]		×		
异物肉芽肿[a]	×			
出血[a,b]	×			
动脉中膜或动脉壁肥大[a,c]		×		
浸润[a,b]	×			
血管 / 血管周围浸润[b]	×			
炎症（急性肺泡 / 间质性、慢性间质性、急性细支气管肺泡性、慢性细支气管肺泡性、肉芽肿性）[a,b]		×		
血管 / 血管周围炎症[a,b]		×		
动脉无细胞性内膜增厚[a,c]		×		
巨噬细胞增多[a]	×			
细胞外物质［插入形态或颜色修饰语］		×		
黏液细胞化生		×		

（续表）

肺泡	常见	不常见	未见但可能相关	不适用
骨化生[a,b]		×		
鳞状细胞化生[b]		×		
矿化[a,b]	×			
坏死[a,b]		×		
色素 / 异物[a,b]	×			
再生[b]		×		
血栓[a,c]		×		
增生性（非肿瘤性）病变				
角化囊肿				×
细支气管肺泡增生		×		
合胞体细胞（肺泡上皮细胞或巨噬细胞）[a]		×		

[a] 术语的诊断标准或备注见下文；[b] 系统病理学一节已描述术语；[c] 心血管系统一节已描述术语。

表 3.50 小型猪呼吸系统显微镜下所见病变：胸膜

胸膜	常见	不常见	未见但可能相关	不适用
先天性病变				
先天性囊肿[a]		×		
非增生性病变				
粘连[a]		×		
细菌[a,b]			×	
非炎症性积液		×		
渗出物		×		
纤维化[a,b]	×			
异物肉芽肿[a]	×			
出血[b]		×		
浸润[a,b]	×			
炎症[a,b]		×		
血管 / 血管周围炎症[b]		×		
动脉无细胞性内膜增厚[c]		×		
骨化生[a,b]		×		
矿化[a,b]		×		
色素 / 异物[a,b]	×			
脓胸		×		
增生性（非肿瘤性）病变				
间皮增生[a]		×		

[a] 术语的诊断标准或备注见下文。[b] 系统病理学一节已描述术语。[c] 心血管系统一节已描述术语。

1. 胸膜，粘连（adhesion: pleura）（图 3.137）

【其他术语】 无。

【发病机制 / 细胞来源】 脏胸膜或胸膜的损伤或炎症可导致胸膜粘连，在寄生虫或呼吸道感染的动物中经常发生。粘连也可见于 SPF 级动物，在汉福德小型猪中偶见 [191]。

【诊断特征】 这种病变通常可通过大体病理学观察进行诊断，显微镜下检查可见肺边缘不规则。肺表面的粘连可能含有丰富的胶原（纤维化）或炎症细胞。

【备注】 胸部手术后常见粘连（医疗器械模型动物）

2. 肺泡，肺泡肺气肿（alveolar emphysema: alveoli）

【备注】 这种病变可由机械通气引起，见于医疗器械研究。小型猪吸入 LPS 也可能诱发肺气肿 [157]。

3. 终末细支气管、肺泡，肺不张（atelectasis: terminal bronchioles, alveoli）

【备注】 该病变在小型猪中已有报道 [13]。

4. 终末细支气管、肺泡、胸膜，细菌（bacteria: terminal bronchioles, alveoli, pleura）

【备注】 猪的拱土觅食行为会导致吸入异物，而一些异物中可能含有细菌 [13]。

5. 细支气管、肺泡、胸膜，先天性囊肿（cyst, congenital: bronchioles, alveoli, pleura）

【备注】 该病变在小型猪中已有报道 [13]。

6. 终末细支气管、肺泡，淤血（congestion: terminal bronchioles, alveoli）

【备注】 淤血常见于肺泡，而在终末细支气管及胸膜中不常见，但肺所有部位都有可能发现 [3, 10, 13, 59]。详见系统病理学一节。

7. 终末细支气管、肺泡、胸膜，水肿（edema: terminal bronchioles, alveoli, pleura）（图 3.138）

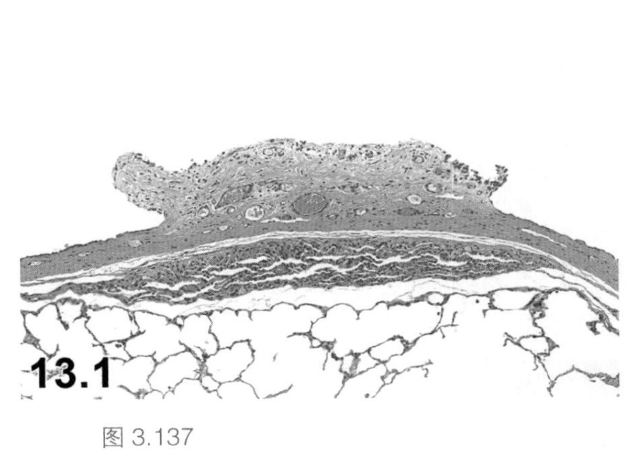

图 3.137

胸膜，粘连，伴有胸膜下炎症，H&E 染色

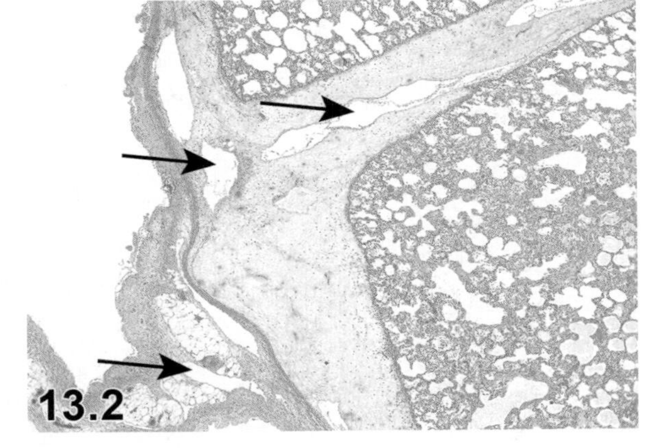

图 3.138

胸膜，肺，水肿
肺叶间和胸膜水肿，伴有淋巴管扩张（箭号所示），家猪伏马菌素中毒，H&E 染色

【备注】 在啮齿动物中，水肿主要见于细支气管和肺泡。但在猪中，水肿也发生在胸膜和肺叶间隔 [13, 29, 59]。需注意肺叶间隔和胸膜中的淋巴管可大范围扩张，导致误诊为水肿。

8. 终末细支气管、肺泡，栓子（embolus: terminal bronchioles, alveoli）（图 3.139）

【备注】 猪肺中可发现几种类型的栓子：脂质栓子 [40]、血栓栓子或细菌栓子。参阅心血管系统一节的详细描述。可以使用“脂质”作为栓子的修饰语。小型猪已有栓子的报道 [7, 13, 59]。

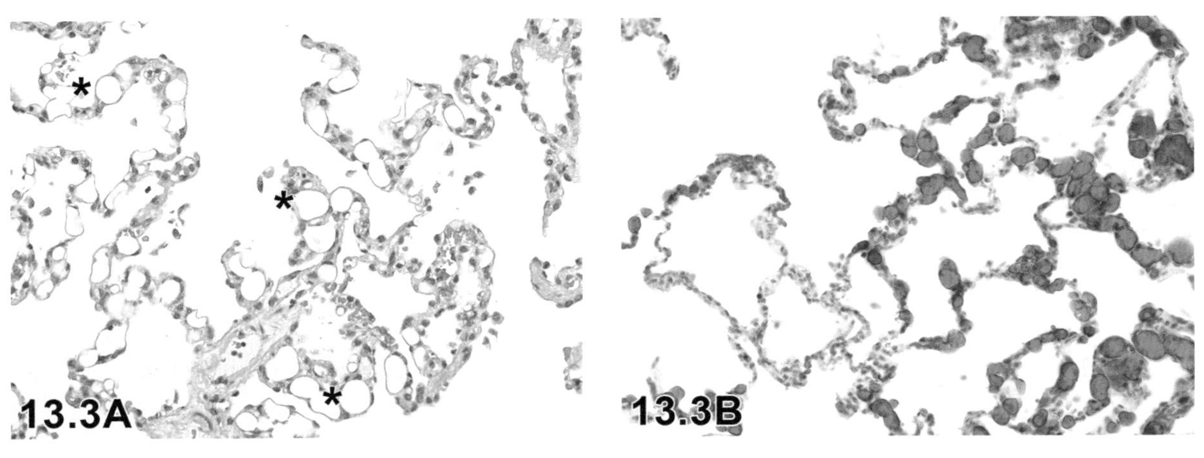

图 3.139

肺，肺泡，栓子，肺毛细血管脂质栓子。A，由散在、不着色、表现为透明空腔的物质（* 所示）导致肺泡毛细血管重度扩张，H&E 染色，×20；B，油红 O 染成红色、与脂质一致的物质导致毛细血管扩张，油红 O 染色，×20
图片由 Birgitte Martine Viuff, Novo Nordisk A/S 提供

9. 终末细支气管、肺泡、胸膜，渗出物（exudate: terminal bronchioles, alveoli, pleura）（图 3.140 ～图 3.142）

【备注】 据报道小型猪的小气道内可见小灶性的渗出物 [13, 59]。

10. 终末细支气管、肺泡、胸膜，纤维化（fibrosis: terminal bronchioles, alveoli,pleura）

【备注】 纤维化在终末细支气管和肺泡均不常见，但在胸膜中很常见 [3, 7, 13, 59]。辐射照射可引起小型猪的肺叶间隔纤维化 [200]。

11. 终末细支气管、肺泡，异物肉芽肿（granuloma, foreign material: terminal bronchioles, alveoli）（图 3.143）

【发病机制 / 细胞来源】 如上文第 2 部分所述，异物肉芽肿与吸入异物或潜在寄生虫有关 [7, 13, 59]。

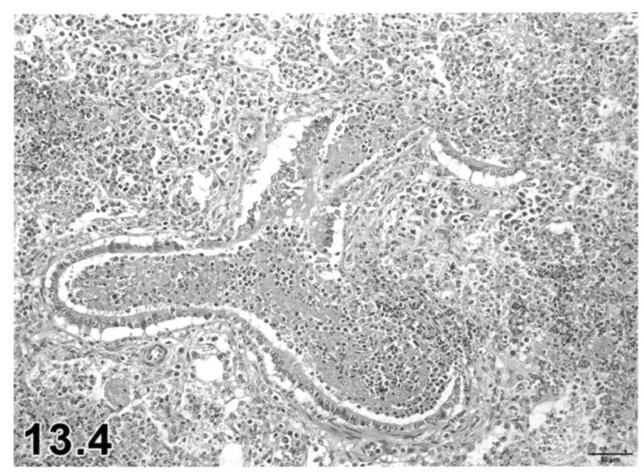

图 3.140

肺，细支气管，渗出物。细支气管充满了炎症细胞和细胞碎片，炎症也见于相邻的肺泡，H&E 染色
图片由 Shih-Hsuan Hsiao 提供

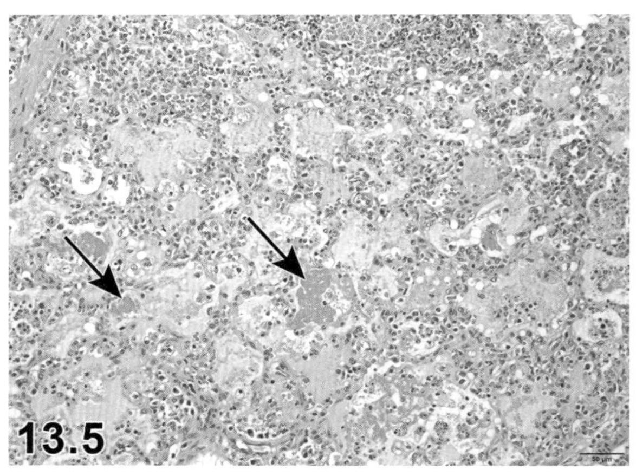

图 3.141

肺，肺泡，渗出物。肺泡充满了由蛋白性水肿液和纤维蛋白（箭号所示）组成的纤维蛋白性渗出物，肺泡壁由于炎症细胞而增厚，H&E 染色
图片由 Shih-Hsuan Hsiao 提供

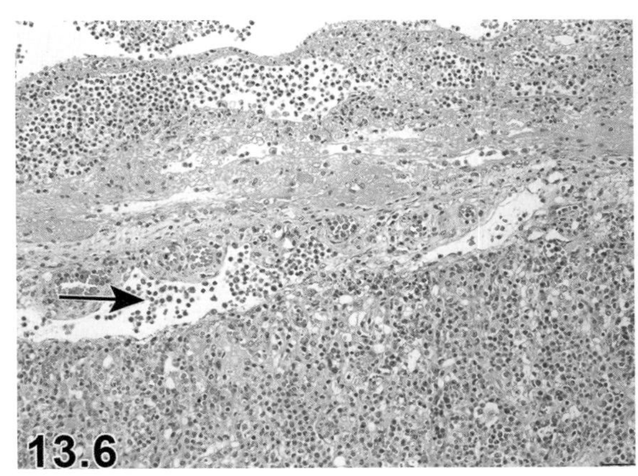

图 3.142

胸膜，渗出物。胸膜增厚并由炎症细胞和纤维蛋白组成的渗出物所覆盖，淋巴管（箭号所示）扩张，内含炎症细胞，H&E 染色

图片由 Shih–Hsuan Hsiao 提供

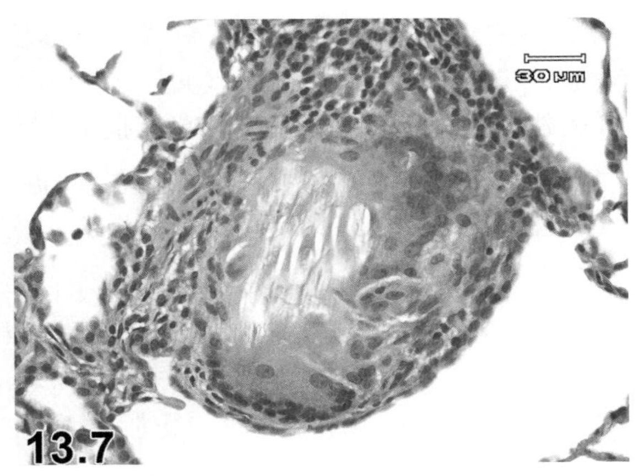

图 3.143

肺，肺泡，异物肉芽肿。可见异物被巨噬细胞（包括多核巨细胞）所包围

12. 终末细支气管、肺泡、胸膜，出血（hemorrhage: terminal bronchioles, alveoli, pleura）（图 3.144）

【备注】 肺出血常见于肺泡，但在终末细支气管和胸膜不常见 [3, 10, 13, 59]。肺出血也可见于血小板减少性紫癜。见系统病理学一节。

13. 终末细支气管、肺泡，动脉中膜或动脉壁肥大（hypertrophy, media or wall, artery: terminal bronchioles, alveoli）

【备注】 见心血管系统一节。该病变在小型猪中已有报道 [7, 13]。

14. 胸膜，间皮增生（hyperplasia, mesothelium: pleura）

【备注】 该病变在小型猪中已有报道 [7, 59]。

15. 终末细支气管、肺泡、胸膜，浸润（infiltrate: terminal bronchioles, alveoli, pleura）（图 3.145）

【备注】 该病变在小型猪中常见报道 [7, 13, 59]。

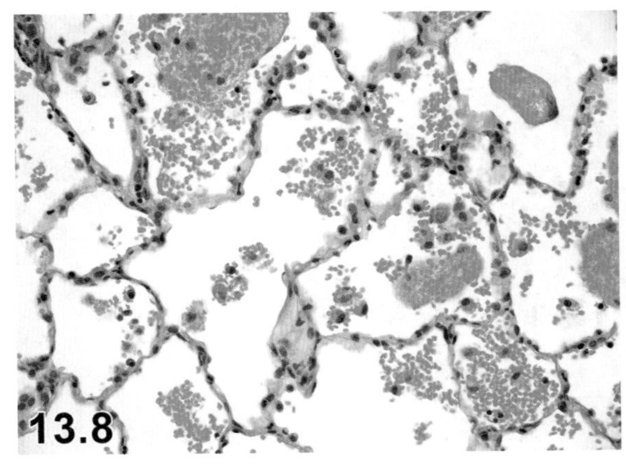

图 3.144

肺，肺泡，出血。肺泡内可见游离红细胞，这只动物也有血细胞减少性紫癜（见系统病理学一节），H&E 染色，×40

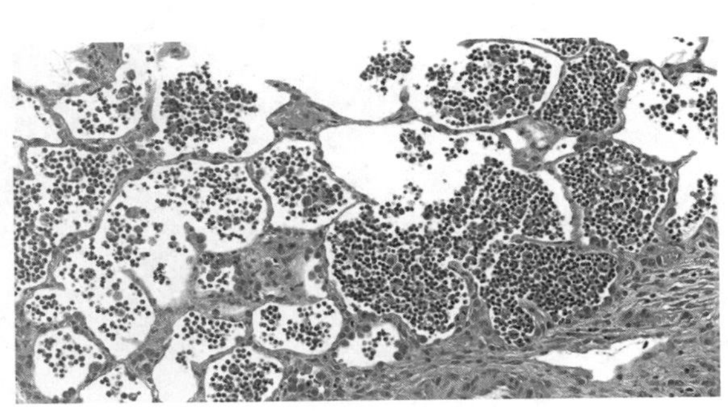

13.9

图 3.145

肺，肺泡，浸润。大量炎症细胞充满肺泡，不伴有组织损伤或炎症的表现，H&E 染色

16. 终末细支气管、肺泡、胸膜，急性细支气管肺泡性炎症（inflammation, acute bronchioloalveolar: terminal bronchioles, alveoli, pleura）

【备注】 该病变在小型猪中已有报道[7, 13, 59]。

17. 肺泡，急性肺泡 / 间质性炎症（inflammation, acute alveolar/interstitial: alveoli）

【备注】 该病变在小型猪中已有报道[3, 7, 13]。

18. 终末细支气管、肺泡、胸膜，慢性支气管肺泡性炎症（inflammation, chronic bronchioloalveolar: terminal bronchioles, alveoli, pleura）

【备注】 该病变在小型猪中已有报道[7, 13]。

19. 终末细支气管、肺泡、胸膜，慢性间质性炎症（inflammation, chronic interstitial: terminal bronchioles, alveoli, pleura）

【备注】 该病变在小型猪中已有报道[3, 7, 13, 59]。

20. 终末细支气管、肺泡、胸膜，肉芽肿性炎症（inflammation, granulomatous: terminal bronchioles, alveoli, pleura）

【备注】 该病变在小型猪中已有报道[3, 7, 10, 13, 59]。

21. 终末细支气管、肺泡、胸膜，血管 / 血管周围炎症（inflammation, vascular/perivascular: terminal bronchioles, alveoli, pleura）

【备注】 其他术语为动脉炎 / 动脉周围炎，见系统病理学及心血管系统一节[10]。

22. 终末细支气管、肺泡、胸膜，动脉无细胞性内膜增厚（intimal thickening, acellular, artery: terminal bronchioles, alveoli, pleura）

【备注】 见心血管系统一节，该病变在小型猪中已有报道[13]。

23. 终末细支气管、肺泡，巨噬细胞增多（macrophage, increased: terminal bronchioles, alveoli）（图 3.146，图 3.147）

【备注】 据报道，肺泡巨噬细胞聚集可能与吸入的饲料有关[201]。该改变通常被认为是猪的偶发性改变[3, 7, 10, 13, 29, 59, 64]。汉福德、辛克莱和尤卡坦小型猪品种中肺泡巨噬细胞聚集也很常见。有色品种，

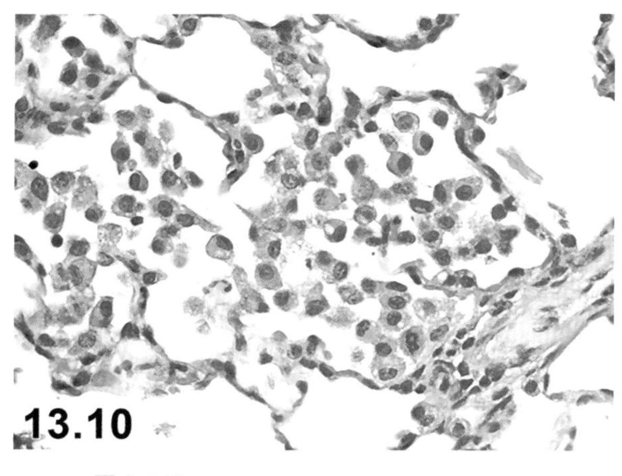

图 3.146

肺，肺泡，巨噬细胞增多。肺泡含有大量肺泡巨噬细胞，H&E 染色，×40

经许可转载自 *Background athological changes in minipigs: a comparison of the incidence and nature among different breeds and opulations of minipigs*. Toxicol Pathol. 2016; 44(3): 325–337

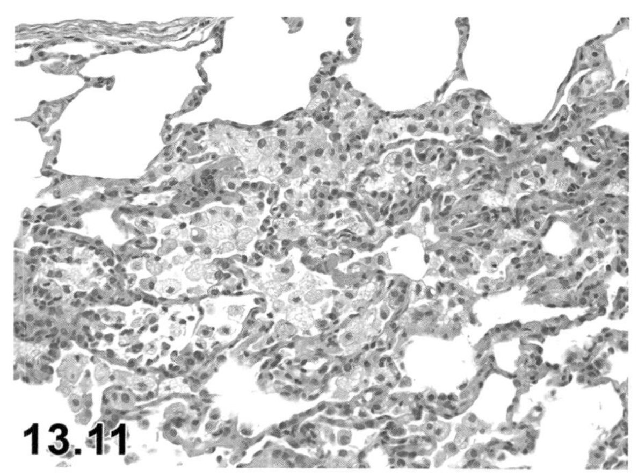

图 3.147

肺，肺泡，巨噬细胞增多（空泡化）。局灶性空泡化巨噬细胞充满许多肺泡腔，H&E 染色，×20

图片由 Louise Otzen, H. Lundbeck A/S 提供

如尤卡坦小型猪的某些细胞内含有色素，因此，聚集的巨噬细胞中也可能会含有色素[13]。偶尔巨噬细胞呈空泡化，此时可以使用“空泡化（vacuolated）”这个修饰语。

24. 终末细支气管、肺泡、胸膜，骨化生（metaplasia, osseous: terminal bronchioles, alveoli, pleura）

【备注】 该病变在小型猪中已有报道[7, 13]。

25. 终末细支气管、肺泡、胸膜，矿化（mineralization: terminal bronchioles, alveoli, pleura）

【备注】 该病变在小型猪中已有报道[3, 7, 10, 13, 59]。也可参阅系统病理学一节。

26. 终末细支气管、肺泡，坏死（necrosis: terminal bronchioles, alveoli）

【备注】 病变在小型猪中已有报道[13]。

27. 终末细支气管、肺泡、胸膜，色素／异物（pigment/foreign material: terminal bronchioles, alveoli, pleura）（图 3.148）

【备注】 色素常见于肺泡，但在终末细支气管和胸膜不常见。由于猪经常会拱土觅食，从而会吸入粉尘及惰性物质[3, 13, 59, 201]。

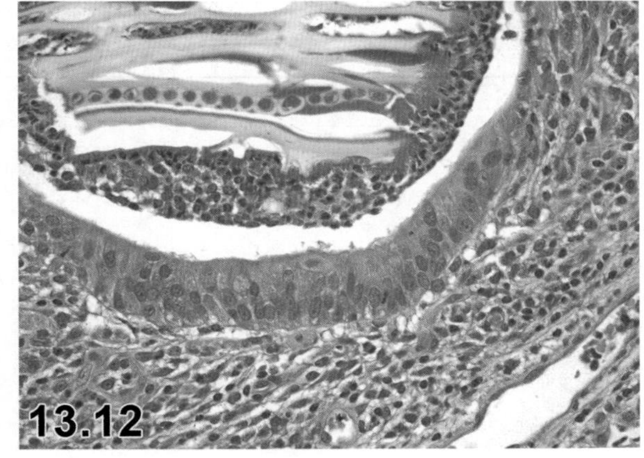

图 3.148

肺，细支气管，色素或异物。细支气管腔中可见被炎症细胞包围的异物，H&E 染色

28. 肺泡，合胞体细胞（肺泡上皮细胞或巨噬细胞）[syncytial cell (alveolar epithelial cells or macrophage): alveoli]

【其他术语】 Giant cell, multinucleate cell。

【发病机制／细胞来源】 猪肺中的合胞体细胞可能由肺泡上皮细胞（通常由于病毒引起）形成，但更常见的是由巨噬细胞形成。多个活化的巨噬细胞可融合形成合胞体细胞。

【诊断特征】 在肺泡内，单个细胞内可见多个细胞核。在细胞内或紧邻细胞附近偶尔会发现异物。

【备注】 该病变在小型猪中已有报道[13]。

29. 终末细支气管、肺泡，血栓（thrombus: terminal bronchioles, alveoli）

【备注】 这是一种不常见的自发性病变，但在使用静脉输液港（vascular access ports）进行静脉持续滴注研究中经常出现[7]。另见心血管系统一节。

十四、骨骼系统

大鼠和小鼠骨骼系统非增生性和增生性病变标准 INHAND 术语文章已经发表[202]，并参照啮齿动物的解剖学方法，在适当情况下用于小型猪，本文重点关注小型猪可能经常遇到的病变和那些被认为是小型猪特有的病变。虽然骨和关节病变的类型和分类在种属间是相同或非常相似的，但在不同种属中，未经处理的个体的发生率可能会有很大差异。本节讨论的重点是用于非临床毒性研究的年轻小型猪（2 岁龄以下）中观察到的自发性病变。

本节涵盖的骨骼组织包括骨和关节。在非临床毒性研究中不常规检查牙齿，因此本节不包括牙齿。

毒性研究中，标准的骨组织检查部位是股骨远端和胫骨近端，包括股胫关节。此外，检查胸骨的主要目的是评估骨髓。非啮齿动物骨骼制备最佳 H&E 染色切片耗时较长。虽然已经多次尝试优化脱钙程序，但传统的方法通常能提供最佳结果。

猪的骨折非常罕见，但关节病变常见。但二者在小型猪中均不常见。

（一）骨

小型猪骨的病变不常见，本文仅描述 2 种啮齿动物中未描述的病变：① 哥廷根小型猪骨髓脂肪组织的浆液性萎缩；② 生长板的闭合 / 部分闭合 / 开放。

骨髓的浆液性萎缩并不会影响骨组织，但会影响骨髓中的脂肪细胞和造血组织。这种变化在小型猪系统病理学一节中有更详细的描述。骨髓中脂肪细胞浆液性萎缩的发生率不同，存在地理位置差异，欧洲比北美洲更常见[13]。虽然产生这种差异的原因尚不确定，但可能与不同的饲喂方式有关。骨髓中脂肪细胞的浆液性萎缩在汉福德或尤卡坦小型猪中尚未见报道[13]。

与啮齿动物不同，小型猪的骺板在动物成熟、停止生长后会闭合。如果处理导致或被认为可能导致骺板闭合延迟或动物成熟前闭合，则需要对骺板的闭合情况进行记录。在未经处理的健康雌性哥廷根小型猪中，25 月龄时股骨生长板开始闭合，到 42 月龄时完全闭合[55]。另一篇文章中报道 16 ～ 24 月龄时骺板完全闭合[203]。

表 3.51 小型猪骨骼系统显微镜下所见病变：骨

骨	常见	不常见	未见但可能相关	不适用
非增生性病变				
小梁骨和（或）皮质骨减少		×		
骨纤维化[a]		×		
小梁骨和（或）皮质骨增多		×		
骨囊肿		×		
侵蚀面增加		×		
纤维性骨营养不良（FOD）[b]		×		
纤维 – 骨病变（FOL）				×
骨折 / 骨痂[b]		×		
生长板闭合 / 部分闭合 / 开放[b]		×		
出血[a]		×		
浸润[a]		×		
炎症[a]		×		
坏死		×		
成骨细胞表面增加		×		
破骨细胞增多		×		
类骨质增多		×		
骺板厚度减少		×		
骺板发育不良		×		
骺板厚度增加		×		
脂肪组织浆液性萎缩[a,b]	×			
增生性（非肿瘤性）病变				
软骨细胞增生		×		
局灶性成骨细胞增生		×		

[a] 系统病理学一节已描述术语；[b] 术语的诊断标准或备注见下文。

1. 骨，纤维性骨营养不良（fibrous osteodystrophy: bone）（图 3.149 ～图 3.153）

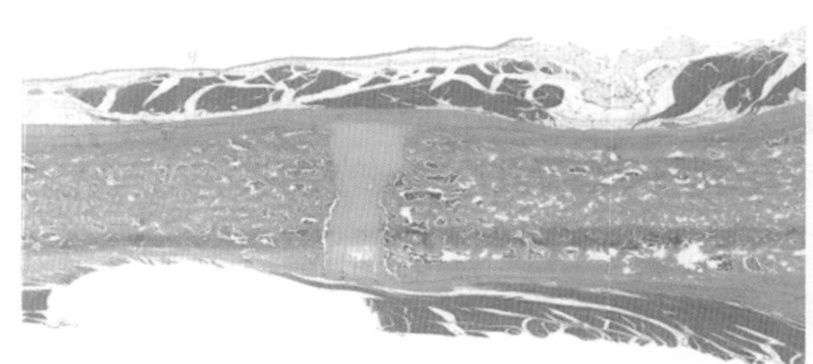

图 3.149

小型猪，胸骨，骨营养不良，H&E 染色，×1
图片由 Rosa Anna Manno, ERBC srl 提供

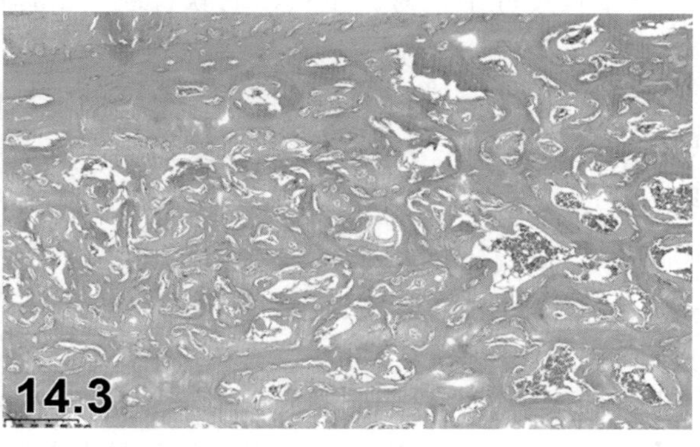

图 3.150

小型猪，胸骨，骨营养不良，H&E 染色，×5
图片由 Rosa Anna Manno, ERBC srl 提供

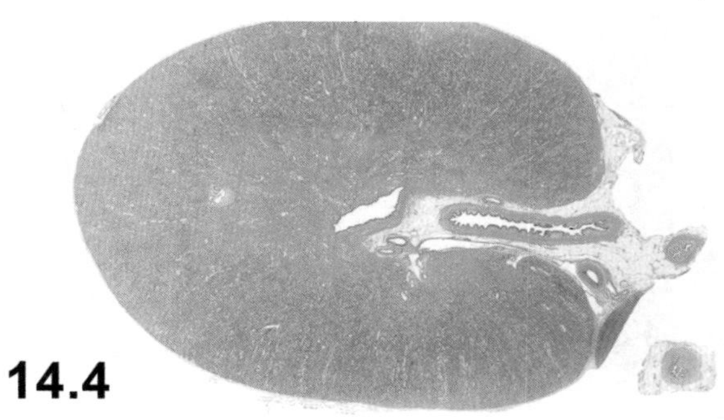

图 3.151

小型猪，肾，骨营养不良小型猪的肾变化，H&E 染色，×1
图片由 Rosa Anna Manno, ERBC srl 提供

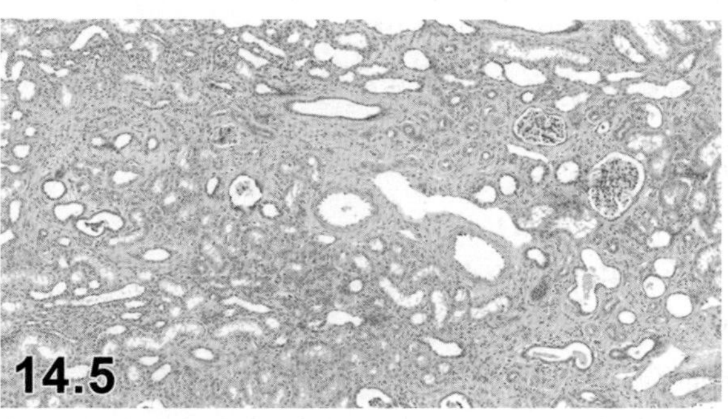

图 3.152

小型猪，肾，肾小管变性，间质纤维化，肾小管再生，H&E 染色，×10
图片由 Rosa Anna Manno, ERBC srl 提供

【其他术语】 Renal osteodystrophy。

【备注】 有报道 1 头 8 月龄雌性哥廷根小型猪的胸骨和股骨出现肾性骨营养不良[204]，表现为骨更新程度高，伴有皮质骨的孔隙增加、骨小梁厚度增加和异常的骨胶原结构（编织状与板层状类骨质和骨）。参考文献描述了人类的发病机制[205]。

2. 骨折 / 骨痂（fracture/callus）

【备注】 小型猪骨折罕见，常伴有骨痂形成，后者也可作为修饰语使用。

3. 骨，生长板闭合 / 部分闭合 / 开放（growth plate closed, partially closed, open: bone）

【其他术语】 Physis closed, partially closed, open。

【发病机制 / 细胞来源】 生长板的骨化。

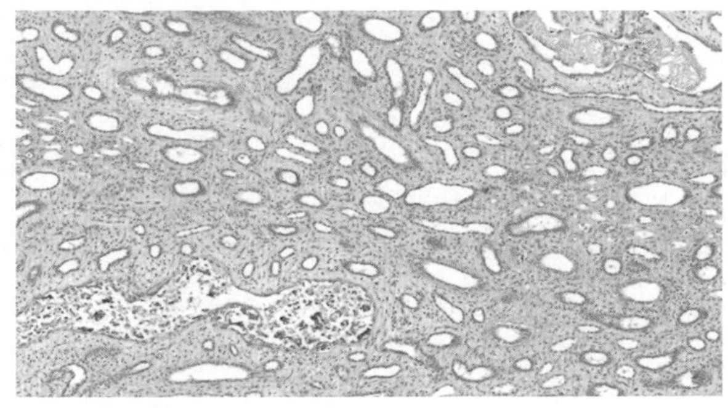

图 3.153

小型猪，肾，肾小管矿化，H&E 染色，×10
图片由 Rosa Anna Manno, ERBC srl 提供

【诊断特征】 ① 生长板（骺板）的厚度取决于生长的速度。② 当生长缓慢时，生长板各层变窄。③ 在骨生长过程结束时，生长板的软骨被一个骨性瘢痕（译者注：人类称为骺线）代替，后续将重塑成小梁骨。

【备注】 与啮齿动物不同，小型猪的生长板（骺板）在动物成熟、停止生长后会闭合。如果处理导致或被认为可能导致骺板闭合延迟或动物成熟前闭合，则需要对骺板的闭合情况进行记录。在未经处理的健康雌性哥廷根小型猪中，25 月龄时股骨生长板开始闭合，到 42 月龄时完全闭合 [55]。另一篇文章中报道 16 ～ 24 月龄时骺板完全闭合 [203]。

4.（骨髓）脂肪组织浆液性萎缩［serous atrophy of adipose tissue (bone marrow)］（图 3.154）

【其他术语】 Gelatinous bone marrow transformation。

【备注】 在对照组哥廷根小型猪的股骨和胫骨中最常见的自发性病变是轻微到重度的骨髓脂肪组织浆液性萎缩，可发生于小型猪需要额外能量，但饮食不足以满足需求的情况下，是脂肪组织正常降解时的一种生理反应 [3, 7, 13, 31, 41]。

骨髓脂肪组织的浆液性萎缩在小型猪的系统病理学一节中有更详细的描述。

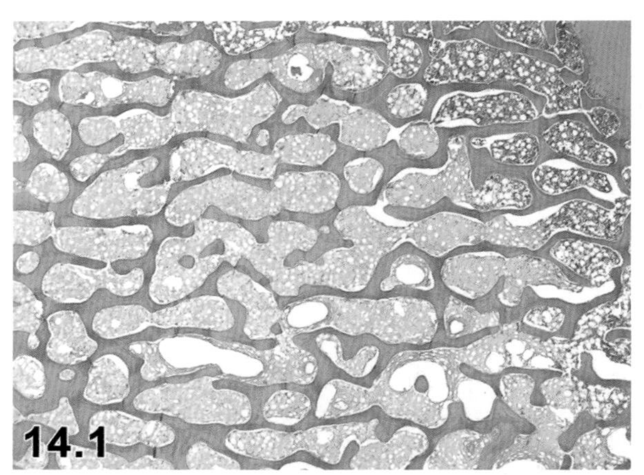

图 3.154

小型猪，骨髓，脂肪组织浆液性萎缩，H&E 染色，×40

（二）关节

关节和滑膜的自发性病变在毒性研究中所用的小型猪中罕见，本文仅描述一种改变，即退行性关节病（degenerative joint disease, DJD）。小型猪关节改变的相对缺乏很可能与非临床毒性研究中使用的动物年龄较小有关。

表 3.52 小型猪骨骼系统显微镜下所见病变：关节与滑膜

关节与滑膜	常见	不常见	未见但可能相关	不适用
非增生性病变				
软骨黏液变性		×		
退行性关节病（DJD）[a]		×		
出血 [b]		×		
浸润 [b]		×		
炎症 [b]		×		
骨赘		×		
增生性（非肿瘤性）病变				
滑膜细胞增生		×		

[a] 术语的诊断标准或备注见下文；[b] 系统病理学一节已描述术语。

关节，退行性关节病（degenerative joint disease: joint）

【其他术语】 Osteochondrosis (OC); osteochondritis dissecans, osteoarthritis。

【发病机制 / 细胞来源】 退行性关节病是一种非感染性、退行性疾病，涉及四肢主要承重关节，其特征是关节软骨逐渐缺失，导致继发性骨改变。退行性关节病在小型猪不常见，通常是单侧关节发生。

"骨关节炎"是人类的首选术语，但由于该术语错误地暗示为炎症性病因，基于假定的非炎症性发病机制，退行性关节病是更合适的术语。退行性关节病可分为原发性退行性关节病，特点是无易感因素（主要发生在老龄化动物）；或继发性退行性关节病，与导致关节软骨成熟前退化的关节或支撑结构的潜在异常（畸形或变形）有关[200, 206–208]。

软骨细胞功能障碍导致关节软骨基质的异常维持，由此导致的软骨表面形状和连续性的改变，引起促炎因子的释放并导致了关节不稳定，从而导致其他关节组分的继发性反应。最近有文献报道 1 例 3 月龄雄性小型猪跗关节骨软骨炎，表现为跛行[29]。组织病理学检查可见软骨坏死和软骨瓣形成。

【诊断特征】

1）大体病理学观察正常。

2）关节面轮廓不规则。

3）关节软骨增厚。

4）关节软骨基质的染色发生变化（如 H&E 染色切片中局灶性嗜碱性缺失或甲苯胺蓝染色切片中异染性）。

5）软骨基质原纤维显现（fibrillation）；软骨糜烂 / 溃疡。

6）软骨细胞紧密排列呈簇状 / 巢状或"克隆"状（即增殖反应）。

7）软骨细胞变性和坏死。

8）关节软骨中的微裂隙。

9）原发性软骨病变逐渐进展至整个关节面，并累及其他关节结构，发生下列继发性形态学改变：① 软骨下骨吸收。② 囊肿 / 假性囊肿形成。③ 内衬滑膜细胞肥大 / 增生。④ 退化的软骨碎片滞留在滑膜内，常引起炎症反应。⑤ 关节囊增厚和骨化。

【鉴别诊断】　软骨黏液变性（chondromucinous degeneration）：为偶发性改变，通常为影响关节软骨的局灶性改变，不会进展为退行性关节病。

十五、软组织

大鼠和小鼠软组织非增生性和增生性病变标准 INHAND 术语文章已经发表[209]，啮齿动物的解剖学方法，在适当情况下用于小型猪，本节重点关注那些小型猪可能经常遇到的病变和那些被认为是小型猪特有的改变。本节讨论的重点是用于非临床毒性研究中所用年轻小型猪（2 岁龄以下）中观察到的自发性病变。

本节包括软组织、脂肪组织、间皮、骨骼肌和平滑肌的病变。滑膜病变在小型猪骨骼系统一节中描述。在小型猪开展的常规毒性研究中，由于动物较年轻，且相对于小型猪的自然寿命而言，毒性研究持续时间较短，因此很少观察到自发性背景或受试物相关的增生性肿瘤性病变。

小型猪观察到的软组织病变通常与啮齿动物、其他家畜及在人类中观察到的软组织病变基本相同。

（一）软组织

表 3.53 小型猪软组织、脂肪组织及间皮的显微镜下所见病变

软组织、脂肪组织及间皮	常见	不常见	未见但可能相关	不适用
非增生性病变				
淀粉样物质		×		
萎缩		×		
水肿[a]	×			
纤维增生	×			

（续表）

软组织、脂肪组织及间皮	常见	不常见	未见但可能相关	不适用
纤维化	×			
出血[a]	×			
浸润[a]	×			
炎症[a]	×			
脂肪肉芽肿性炎症	×			
化生		×		
矿化		×		
坏死		×		
增生性（非肿瘤性）病变				
脂肪组织增生			×	
间皮增生[b]	×			

[a] 系统病理学一节已描述术语；[b] 术语的诊断标准或备注见下文。

间皮，间皮增生（hyperplasia, mesothelium: mesothelium）（图 3.155，图 3.156）

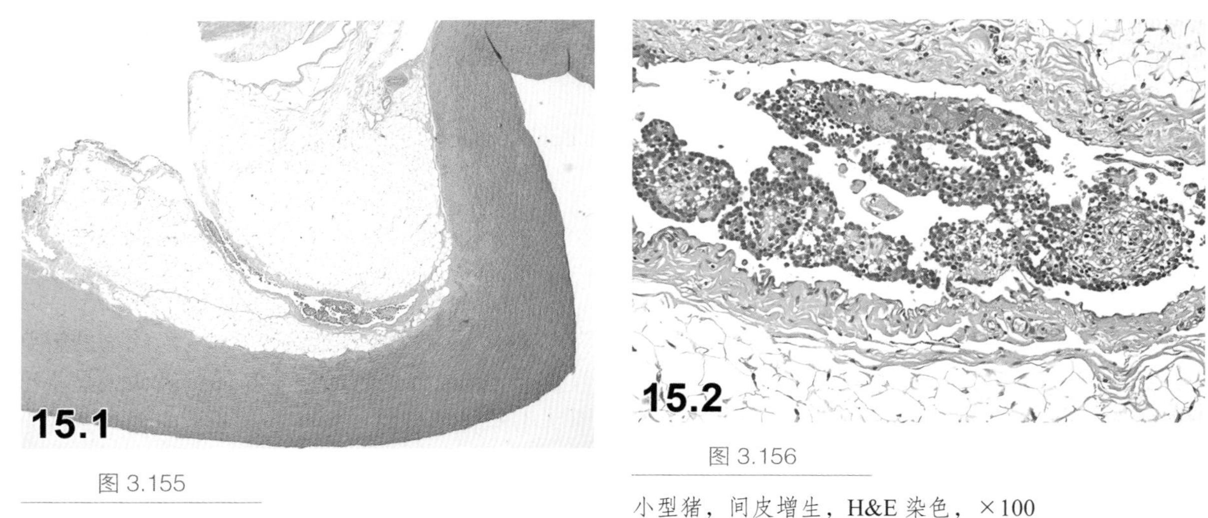

图 3.155

小型猪，间皮增生，H&E 染色，×20

图 3.156

小型猪，间皮增生，H&E 染色，×100

【其他术语】 Proliferation, mesothelial; proliferation, serosal。

【发病机制 / 细胞来源】 胸膜、心包、腹膜或鞘膜的间皮细胞增生。在哥廷根小型猪中，该病变通常是轻微和局灶性，主要与主动脉弓或心房有关[3, 7, 13, 31, 41]。

【诊断特征】 ① 通常呈局灶性，但也可为弥漫性。② 局灶性增厚或绒毛状突起，被覆相对一致的立方形细胞，很少或没有分层，通常限于 1 ～ 2 个细胞的厚度。③ 缺乏明显的有丝分裂活动。④ 很少或没有细胞异型性。⑤ 可能有一个纤细的纤维血管轴心或蒂。⑥ 小型猪罕见伴有纤维化和炎症。

【鉴别诊断】 ① 恶性间皮瘤（mesothelioma, malignant）：细胞数量增多且具有多形性，在体腔内广泛扩散或侵袭邻近组织。② 恶性上皮样间皮瘤（epithelioid mesothelioma, malignant）：形成不佳的类腺样结构或不正常的腺体，肉瘤样恶性间皮瘤由梭形细胞组成。

【备注】 局灶性间皮增生是哥廷根小型猪常见的偶发性改变，是好发部位（主要是主动脉弓和心房）的摩擦而产生。

（二）骨骼肌和平滑肌

表 3.54 小型猪的骨骼肌和平滑肌的显微镜下所见病变

骨骼肌和平滑肌	常见	不常见	未见但可能相关	不适用
非增生性病变				
萎缩		×		
变性	×			
水肿[a]	×			
纤维化[a]	×			
出血[a]	×			
浸润[a]	×			
炎症[a]	×			
矿化	×			
猪肌病[b]	×			
坏死	×			
骨骼肌再生[a]	×			
空泡形成			×	
增生性（非肿瘤性）病变				
肥大		×		
平滑肌增生		×		

[a] 系统病理学一节已描述术语。[b] 术语的诊断标准或备注见下文。

骨骼肌，猪肌病（myopathy, porcine: skeletal muscle）（图 3.157，图 3.158）

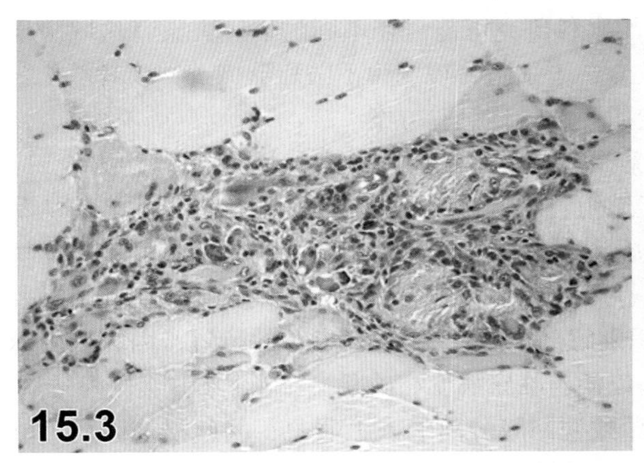

图 3.157

小型猪，骨骼肌，猪肌病，H&E 染色，×100
经许可转载自 *Spontaneous background pathology in Göttingen minipigs*. Toxicol Pathol. 2015; 43(2): 257–266

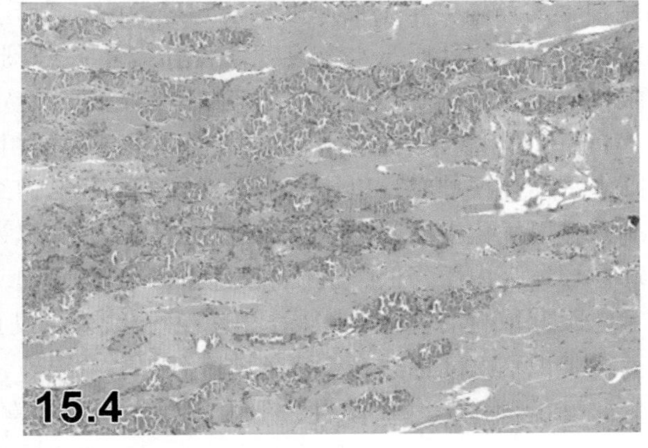

图 3.158

小型猪，骨骼肌，猪肌病，H&E 染色，×40

【其他术语】 Myositis; degeneration/regeneration/necrosis/inflammation of myofibers; myopathic changes; cytopathic changes。

【发病机制 / 细胞来源】 骨骼肌的肌纤维。

【诊断特征】 ① 变性的表现，包括肌纤维空泡形成、肌纤维裂解和玻璃样变。② 可能存在肌纤维坏死。③ 可能观察到出血和水肿。④ 常可见炎症细胞浸润，巨噬细胞浸润通常是其显著特征。⑤ 可能存在再生的嗜碱性肌纤维。⑥ 可能存在矿化。

【鉴别诊断】 这个术语包含了各种不同的病理过程。明确的鉴别通常需要特殊染色技术，来明确退行性改变的确切性质。

【备注】 "猪肌病"是小型猪一种常见的偶发性背景病变。该病变范围从局灶性轻微病变到多灶性极重度病变，导致受累及动物因不良临床体征而提前安乐死。该术语涵盖了整个诊断特征，从以坏死、出血、水肿和混合性炎症细胞浸润为特征的急性病变，到以嗜碱性的再生肌纤维、矿化和偶见纤维化为特征的慢性病变。一些病理学家喜欢用术语"肌炎"来描述这种变化。但是，炎症成分并不总是其主要特征，"猪肌病"这个术语在工作组经过长时间讨论后认为是最合适的[3, 7, 13, 31, 41, 210]。

十六、特殊感觉器官

大鼠和小鼠特殊感觉器官非增生性和增生性病变的标准 INHAND 术语文章已经发表[211]，啮齿动物的解剖学方法，在适当情况下用于小型猪，重点关注那些小型猪可能常见和被认为是小型猪特有的改变。本节主要介绍视觉系统。在小型猪的毒性研究中，听觉（耳）和嗅觉系统通常不进行评价。视觉系统又可分为眼和周围腺体。剖检时，眼球固定剂首选 Davidson 固定剂。

为了全面检查视觉系统，需制备眼球、眼睑、泪腺、第三眼睑 / 瞬膜及浅表的副泪腺（浅部腺体、瞬膜腺）、哈氏腺（第三眼睑深部腺体）和视神经的 H&E 染色切片[26]。对于大多数常规毒性研究来说，评价眼球的矢状切片和视神经就足够了，不需要检查腺体。泪腺位于眼眶内眼球的背侧和尾侧，瞬膜腺与第三眼睑紧密连接，泪腺和瞬膜腺都是薄而苍白的结构，很难与周围的结缔组织进行区分。哈氏腺位于眼眶内眼球的中间、前侧和腹侧，呈浅棕色、分叶状结构。

常规毒性研究推荐的眼球切片是穿过视神经乳头的上 – 下矢状切片，方向正确的话，就不会形成人工假象。角膜无裂隙或褶皱，角膜内皮细胞不应出现空泡。避免晶状体碎裂或出现空泡，晶状体在眼球内应朝向正确的方向，其上皮侧朝向角膜。人工假象视网膜分离或空泡形成是一个常见的问题。对于感光细胞的评估要求切面厚度不能超过 5 μm。特定的眼科研究可能需要不同的切片方案，这取决于给药途径、受试物性质（水溶液、黏性植入剂、缓释胶囊、干细胞、视网膜下医疗器械），或者基于罕见的眼科显微检查病变。病理学家应参与制定某一特定研究的最佳试验方案。

良好的眼部切片从剖检开始，摘除眼球时的粗暴操作会导致视网膜分离和视神经人工假象。应在眼眶水平横切视神经，以最大限度地获得可用的神经组织。眼外组织，包括腺体，应在固定之前从眼球上剔除，以优化视网膜的固定，避免其分离，这也为后续修块提供了更好的识别标记。在固定之前切开眼球会导致眼内压降低，损伤视网膜的结构。同理，也不建议向眼球内注入固定剂。如果定向很重要，应考虑眼球取材时使用组织标记液或缝合线来帮助识别解剖标志或眼球 12 点钟的位置，因为在眼球固定后很难识别解剖标志。应清楚地区分左、右眼球，以便与临床病变相关联。

眼球的固定方法有多种，但由于灌注固定经常导致视网膜分离的人工假象，因此浸泡固定可能是最好的选择。为防止视网膜发生自溶，尽可能快地将眼球浸泡到体积足够的（至少为眼球体积的 10 倍）固定剂中。毒理学研究中经常使用 10% 福尔马林溶液固定眼球，但视网膜的固定效果往往欠佳。

Davidson 固定剂固定视网膜的效果比 10% 福尔马林溶液更好，但长时间的固定会导致晶状体硬化、角膜分裂和假性水肿样改变等人工假象。为达到最佳的效果，眼球应直接转移到自动脱水机的乙醇中。如果短期保存（最多 10 d），可以考虑清洗和转移到乙醇中，但长期保存需要转移到 10% 福尔马林溶液中。由于 Davidson 固定剂中乙醇与形成视神经空泡人工假象有关，因此，应收集一小部分视神经，用 10% 福尔马林溶液固定，以进行横截面切片检查。Davidson 固定剂适用于免疫组织化学，因为其对许多抗原和组织形态的固定优于福尔马林固定剂，但是 Davidson 固定剂不适用于电子显微镜的评价。

如果计划进行电子显微镜检查，则需要使用含有戊二醛的固定剂（如 Karnovsky 溶液）。为了提高固定效果，可将眼球固定液中浸泡 2 h 使眼球初步固定后，在眼球一侧切一个小口然后再继续浸泡固定 2 天。由于渗透压的影响，这种固定剂易导致眼球变形，但通常能提供良好的角膜、晶状体和视网膜形态。可能的人工假象包括晶状体裂隙、角膜分裂和感光细胞空泡形成。

眼球修块需要非常锋利的刀片，且进行单次切割，锯切动作会导致视网膜分离。

（一）眼

一般来说，小型猪视觉系统罕见自发性或处理相关性改变，但下述的晶状体纤维变性是这些罕见改变中最常见的变化。

除晶状体纤维变性外，炎症细胞浸润或炎症也是小型猪眼比较常见（但发生率低）的改变，常见于葡萄膜、结膜和角膜。小型猪上述改变的诊断特征、发病机制和鉴别诊断，与啮齿动物 INHAND 特殊感觉器官文章的描述类似。

（晶状体）纤维变性［degeneration, fiber (lens)］（图 3.159，图 3.160）

在小型猪后节晶状体经常观察到该病变[3,7,13,41]。

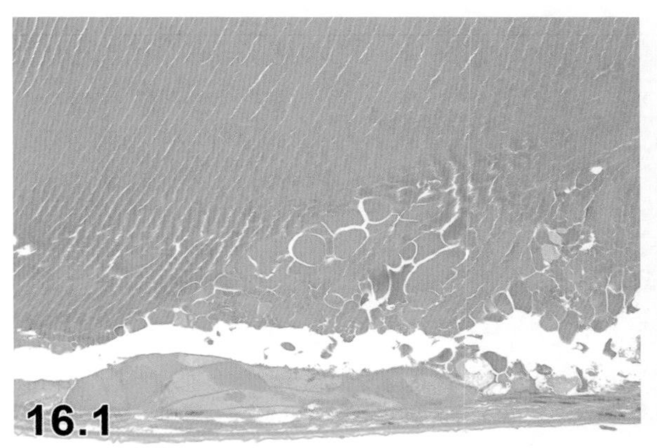

图 3.159

小型猪，眼，（晶状体）纤维变性，H&E 染色，×20 经许可转载自 *Haschek and Rousseaux's Handbook of Toxicologic Pathology*. Haschek WM, Rousseaux CG, and Wallig MA, eds. 3rd ed. Elsevier; 2013. Figure 13.19, p473

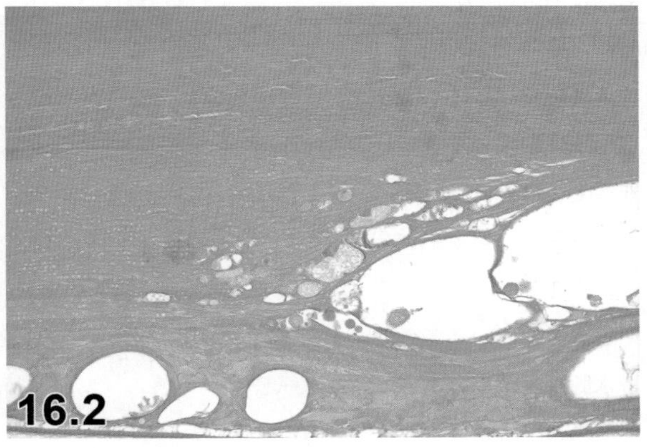

图 3.160

小型猪，眼，（晶状体）纤维变性，H&E 染色，×40 经许可转载自 *Haschek and Rousseaux's Handbook of Toxicologic Pathology*. Haschek WM, Rousseaux CG, and Wallig MA, eds. 3rd ed. Elsevier; 2013

表 3.55 小型猪的特殊感觉器官显微镜下所见病变：眼

眼	常见	不常见	未见但可能相关	不适用
结膜 / 眼睑				
先天性病变				
眼皮样囊肿			×	
非增生性病变				
上皮萎缩[a]		×		
睑板腺萎缩		×		
淤血[a]		×		
包涵囊肿		×		
水肿		×		
糜烂 / 溃疡		×		
纤维化[a]		×		

（续表）

眼	常见	不常见	未见但可能相关	不适用
出血[a]		×		
结膜浸润[a]	×			
眼睑浸润[a]	×			
睑板腺浸润[a]	×			
炎症[a]		×		
眼睑炎症[a]		×		
睑板腺炎症[a]		×		
色素		×		
增生性（非肿瘤性）病变				
鳞状细胞增生		×		
内皮增生 / 肥大			×	
角膜				
先天性病变				
眼皮样囊肿			×	
非增生性病变				
上皮萎缩		×		
内皮变薄			×	
包涵囊肿		×		
水肿		×		
糜烂 / 溃疡		×		
纤维增生[a]		×		
间质纤维化		×		
出血[a]		×		
德塞梅膜肥大			×	
浸润[a]		×		
炎症[a]		×		
角化		×		
矿化[a]		×		
新生血管形成		×		
色素[a]		×		
上皮或内皮空泡形成		×		
增生性（非肿瘤性）病变				
鳞状细胞增生			×	
内皮增生 / 肥大			×	
前房 / 房水				
非增生性病变				
蛋白性液体			×	
炎症[a]			×	

（续表）

眼	常见	不常见	未见但可能相关	不适用
滤角 / 小梁网				
先天性病变				
滤角狭窄			×	
滤角畸形			×	
增生性（非肿瘤性）病变				
小梁网（TM）增生			×	
葡萄膜				
增生性（非肿瘤性）病变				
黑色素细胞增生			×	
虹膜（葡萄膜）				
先天性病变				
虹膜畸形		×		
瞳孔膜存留		×		
非增生性病变				
虹膜粘连		×		
虹膜萎缩		×		
淤血[a]		×		
水肿[a]		×		
纤维化[a]		×		
出血[a]		×		
浸润[a]		×		
炎症[a]		×		
虹膜色素增加 / 减少		×		
睫状体（葡萄膜）				
非增生性病变				
睫状体萎缩		×		
水肿[a]		×		
出血[a]		×		
睫状体发育不全		×		
浸润[a]		×		
炎症[a]		×		
上皮细胞质空泡形成		×		
脉络膜（葡萄膜）				
非增生性病变				
水肿[a]		×		
出血[a]		×		
浸润[a]		×		
炎症[a]		×		

（续表）

眼	常见	不常见	未见但可能相关	不适用
新生血管形成		×		
晶状体				
非增生性病变				
晶状体纤维变性[a]		×		
晶状体前脱位或后脱位			×	
晶状体上皮纤维增生			×	
晶状体囊肥大			×	
晶状体上皮肥大			×	
晶状体纤维肥大			×	
浸润[a]			×	
晶状体炎症[a]			×	
晶状体纤维矿化			×	
晶状体上皮坏死			×	
晶状体囊破裂			×	
晶状体上皮或纤维空泡形成			×	
增生性（非肿瘤性）病变				
晶状体上皮增生			×	
玻璃体				
先天性病变				
玻璃体不发育			×	
玻璃体血管存留		×		
初级玻璃体持续性增生症		×		
非增生性病变				
纤维增生；玻璃体纤维化			×	
出血		×		
浸润[a]		×		
炎症[a]		×		
玻璃体骨或软骨化生			×	
玻璃体矿化			×	
噬含铁血黄素色素巨噬细胞			×	
视网膜				
先天性病变				
视网膜前小动脉环			×	
非增生性病变				
内层视网膜萎缩		×		
外层视网膜萎缩		×		
全视网膜萎缩		×		
视网膜脱离		×		

（续表）

眼	常见	不常见	未见但可能相关	不适用
感光细胞核移位		×		
视网膜或视网膜前纤维增生		×		
出血		×		
胶质细胞数量增多		×		
浸润[a]		×		
炎症[a]		×		
矿化[a]		×		
髓鞘增多		×		
单细胞坏死		×		
色素增加		×		
视网膜皱襞		×		
视网膜菊形团		×		
细胞质空泡形成		×		
细胞外空泡形成		×		
增生性（非肿瘤性）病变				
新生血管形成		×		
视网膜色素上皮（RPE）				
非增生性病变				
RPE 萎缩		×		
视网膜下细胞外基质沉积		×		
视网膜下纤维增生		×		
RPE 肥大		×		
RPE 包涵物（细胞质内蓄积）		×		
坏死		×		
色素增多		×		
色素减少		×		
RPE 极性缺失		×		
单细胞坏死		×		
增生性（非肿瘤性）病变				
RPE 增生		×		
巩膜				
非增生性病变				
萎缩		×		
出血[a]		×		
浸润[a]		×		
炎症[a]		×		
骨或软骨化生			×	

（续表）

眼	常见	不常见	未见但可能相关	不适用
视神经				
非增生性病变				
萎缩		×		
轴突变性		×		
脱髓鞘		×		
胶质细胞数量增多		×		
出血[a]		×		
浸润[a]		×		
炎症[a]		×		
空泡形成		×		

[a] 系统病理学一节已描述术语；[b] 术语的诊断标准或备注见下文。

（二）眼附属腺

表 3.56 小型猪特殊感觉器官显微镜下所见病变：眼附属腺

眼附属腺	常见	不常见	未见但可能相关	不适用
哈氏腺				
非增生性病变				
凋亡		×		
萎缩		×		
腺泡细胞细胞质变异		×		
囊肿		×		
变性		×		
扩张		×		
出血		×		
肥大		×		
浸润[a]		×		
炎症[a]		×		
肉芽肿性炎症		×		
卟啉增加			×	
再生		×		
单细胞坏死		×		
增生性（非肿瘤性）病变				
腺泡细胞增生		×		
泪腺				
非增生性病变				
腺泡细胞质变异			×	
凋亡		×		
萎缩		×		

（续表）

眼附属腺	常见	不常见	未见但可能相关	不适用
囊肿		×		
变性		×		
扩张		×		
出血		×		
浸润[a]		×		
炎症[a]		×		
核巨大		×		
再生		×		
单细胞坏死		×		
增生性（非肿瘤性）病变				
腺泡细胞增生		×		
鼻泪管				
增生性（非肿瘤性）病变				
上皮增生			×	

[a] 系统病理学一节已描述术语。

十七、泌尿系统

关于泌尿系统详细总论，请参阅啮齿动物 INHAND 出版物[212]。虽然肾盂、输尿管、尿道和膀胱的病变的类型和分类在不同种属间相同或非常相似，但发生率有很大的差异。

猪肾与人类肾具有相似的解剖学（多小叶和多乳头肾）和生理特征[3]。

在剖检时，肾在摘取肾上腺和胃肠道之后从腹腔取出，应剔除肾被膜，并称重和测量双侧肾。肾皮质、外髓质区、内髓质区（包括肾乳头）应从双侧肾进行取材。膀胱应切开并制备包括黏膜层、肌层和浆膜层的膀胱壁组织块，如果可能，膀胱壁组织块还应包括输尿管和近端尿道[26]。

（一）肾

表 3.57 小型猪泌尿系统显微镜下所见病变：肾

肾	常见	不常见	未见但可能相关	不适用
先天性病变				
不发育		×		
肾上腺异位组织			×	
发育不全		×		
肾发育不良		×		
非增生性病变				
糖原蓄积		×		
透明小滴蓄积		×		
间质脂肪细胞聚集[a,b]		×		
α-2μ 球蛋白肾病				×
肾小球淀粉样物质		×		

（续表）

肾	常见	不常见	未见但可能相关	不适用
间质淀粉样物质			×	
肾小球萎缩		×		
肾小管萎缩		×		
嗜碱性肾小管[a]	×			
嗜碱性颗粒[a,b]		×		
管型	×			
慢性进行性肾病（CPN）				×
淤血[c]		×		
结晶		×		
囊肿	×			
肾小管变性	×			
鲍曼腔扩张		×		
肾小管扩张	×			
间质水肿		×		
髓外造血		×		
间质纤维化[a]	×			
肾小球肾炎[a]	×			
透明性肾小球病		×		
系膜增生性肾小球病		×		
肾小球硬化[a]	×			
出血	×			
肾小管肥大		×		
包涵体			×	
梗死		×		
间质浸润[a]	×			
间质炎症[c]		×		
血管炎症[c]		×		
间质性肾炎[a]	×			
核巨大		×		
系膜溶解		×		
骨化生			×	
鲍曼囊化生 / 增生			×	
微脓肿		×		
矿化[a]	×			
坏死		×		
肾乳头坏死		×		
单细胞坏死		×		
梗阻性肾病		×		

（续表）

肾	常见	不常见	未见但可能相关	不适用
逆行性肾病		×		
色素[c]		×		
肾盂肾炎		×		
肾小管再生	×			
空泡形成	×			
增生性（非肿瘤性）病变				
球旁细胞增生			×	
系膜增生		×		
嗜酸性细胞增生			×	
肾小管增生		×		
肾母细胞瘤病			×	

[a] 术语的诊断标准或备注见下文；[b] 诱发性改变更常见；[c] 系统病理学一节已描述术语。

1. 肾，间质脂肪细胞聚集（accumulation, adipocytes, interstitial, kidney）（图 3.161）

【种属】 小型猪。

【备注】 在肥胖切除卵巢哥廷根小型猪中观察到肾间质脂肪细胞聚集[213]。

2. 肾，嗜碱性肾小管（basophilia, tubule, kidney）（图 3.162）

【种属】 小型猪。

【备注】 嗜碱性肾小管是小型猪轻度肾毒性的一种极为常见的表现，通常不伴有空泡形成、单细胞坏死或细胞剥脱，这些变化是在其他具有类似程度肾小管损伤的实验动物种属中肾小管变性的突出表现[13]。嗜碱性肾小管可能伴随有丝分裂或细胞肥大，在其他种属动物可能提示肾小管再生。但是，对小型猪而言，嗜碱性肾小管是肾小管损伤的一种特征性反应，“嗜碱性肾小管”是首选术语。而“肾小管再生”的诊断专用于在停止给药后有恢复趋势的病变。随着肾进一步损伤，嗜碱性肾小管通常进展为肾小管扩张和（或）坏死。嗜碱性肾小管也是小型猪的一种自发性老龄化病变，可能包含基底膜增厚或肾小管周围纤维化，类似于啮齿动物肾的慢性进行性肾病。这种病变最常见于皮髓质交界处，但其发病机制尚不清楚[214]。

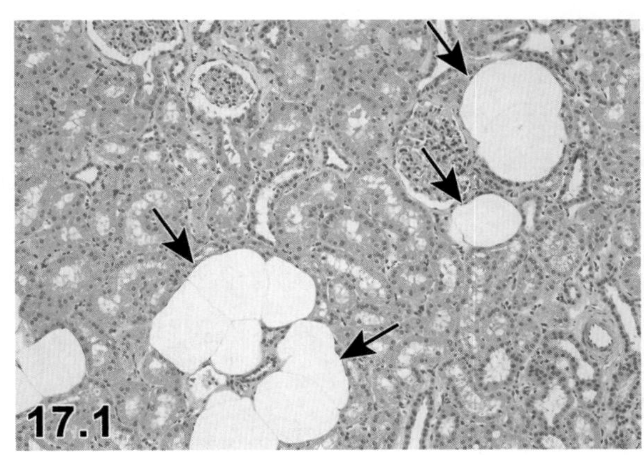

图 3.161

肾，间质脂肪细胞聚集（箭号所示），H&E 染色，×10

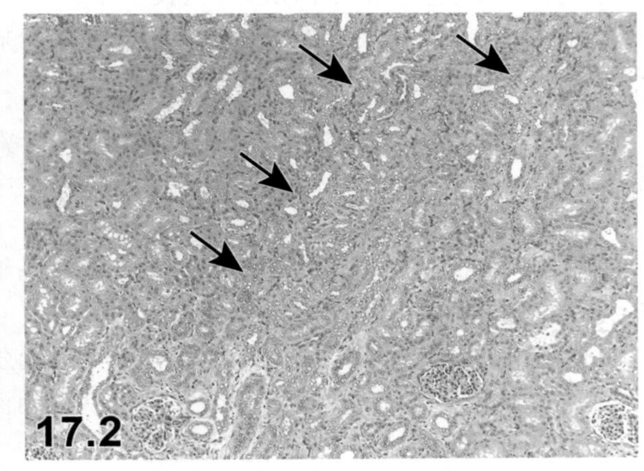

图 3.162

肾，嗜碱性肾小管（箭号所示），H&E 染色，×10

3. 肾，嗜碱性颗粒（basophilic granules, kidney）（图 3.163）

【种属】 小型猪。

【备注】 暴露于反义寡核苷酸或经反义寡核苷酸处理的小型猪近端肾小管细胞中存在嗜碱性颗粒[215]。

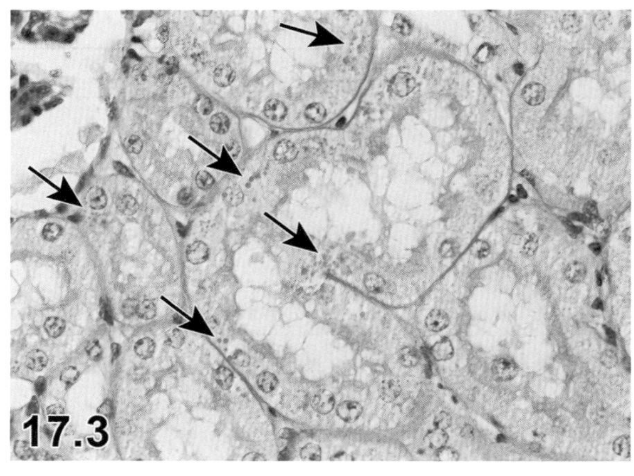

图 3.163

肾，嗜碱性颗粒（箭号所示），H&E 染色

4. 肾，间质纤维化（fibrosis, interstitial, kidney）（图 3.164）

【种属】 小型猪。

【诊断特征】 ① 相较于其他用于一般毒性试验的动物种属，小型猪的间质结缔组织更明显。② 偶尔可见局灶性轻度的间质炎症，伴有纤维化（间质性肾炎），通常位于肾皮质[3, 7, 13, 41, 216]。

【备注】 局灶性和轻度的病变可能是由炎症或肾小管重吸收或分泌缺陷所致，但中度或重度的上述改变相当罕见[3]。出血性综合征中可观察到该病变，在第二节系统病理学中已进行了详细描述[19]。

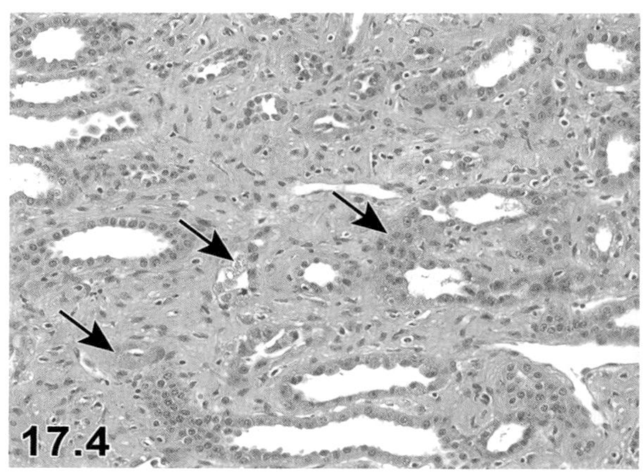

图 3.164

肾，间质纤维化，嗜碱性颗粒（箭号所示），H&E 染色，×20

5. 肾，肾小球肾炎（glomerulonephritis, kidney）（图 3.165）

【种属】 小型猪。

【诊断特征】 在自发性肾小球肾炎病例中，大体病理学观察可见肾体积增大、充血和粘连。显微镜下检查，报道的小型猪肾小球肾炎类型常为膜性肾小球肾炎或膜增生性 / 系膜增生性肾小球肾炎。肾小球肾炎还可伴有嗜碱性肾小管、透明管型、间质出血、纤维化和细胞浸润[7, 13, 216]。

【备注】 在链脲佐菌素（streptozotocin, STZ）诱导的小型猪糖尿病模型中，肾小球显示系膜增宽、细胞增生和基质增多。在一些肾小球中，鲍曼囊壁层可观察到透明小滴，血管极小动脉管壁玻璃样增厚[57]。

出血性综合征中可观察到该病变，第二节系统病理学已进行了详细描述[13, 18, 19, 29, 39]。

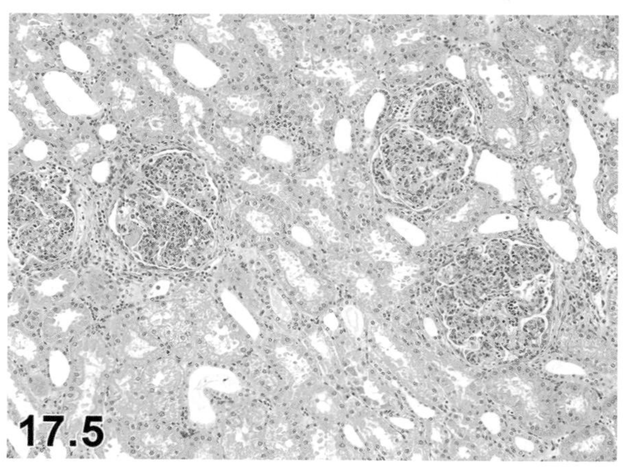

图 3.165

肾，肾小球肾炎，H&E 染色，×10

6. 肾，肾小球硬化（glomerulosclerosis, kidney）（图 3.166，图 3.167）

【种属】 小型猪。

【诊断特征】 肾小球发生硬化性改变，毛细血管缺失，被系膜基质代替。

【备注】 小型猪肾皮髓质交界处肾小球偶尔可见肾小球硬化[3, 7, 216]。出血性综合征中可观察到该病变，第二节系统病理学已进行了详细描述[13]。

7. 肾，间质浸润（infiltrate, interstitial, kidney）（图 3.168）

【种属】 小型猪。

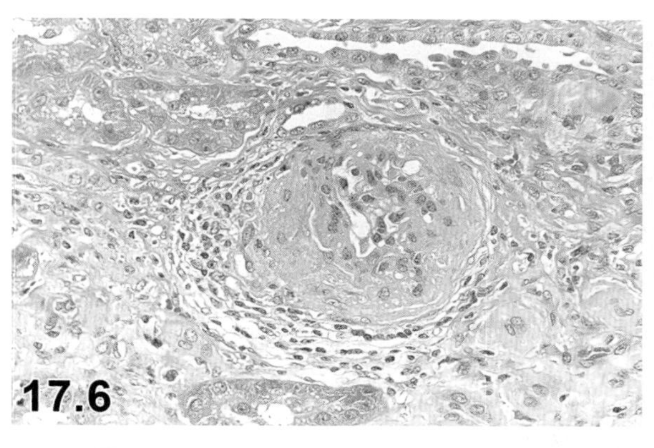

图 3.166

肾，肾小球硬化，H&E 染色，×40

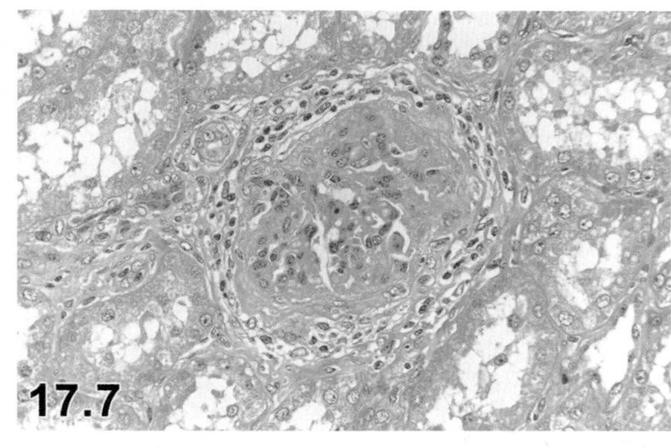

图 3.167

肾，肾小球硬化，H&E 染色，×40

【其他术语】 Infiltration interstitium; infiltrate, inflammatory cell, interstitium; cell infiltration, interstitium。

【修饰语】 浸润的炎症细胞主要类型包括：淋巴细胞、浆细胞、肥大细胞、单核 / 巨噬细胞、单形核细胞、中性粒细胞、嗜酸性粒细胞、嗜碱性粒细胞、混合细胞。

【诊断特征】 间质可见轻微至轻度、多灶性单形核细胞（以淋巴细胞为主）浸润。

【备注】 该病变在哥廷根、汉福德和尤卡坦小型猪中均可见，且在所有品系中雌性动物比雄性动物更常见。单形核细胞和（或）混合炎症细胞浸润十分常见。在一些案例的肾盂部位可见局灶性嗜酸性粒细胞浸润。淋巴浆细胞和（或）中性粒细胞浸润在哥廷根小型猪自发性肾小球肾炎案例中也有报道[3, 7, 10, 13, 31, 41, 216]。

8. 肾，间质性肾炎（interstitial nephritis, kidney）（图 3.169）

【种属】 小型猪。

【备注】 偶见局灶性、轻度间质炎症，伴有纤维化（间质性肾炎）的报道，通常位于肾皮质[3, 7, 13, 31, 216]。自发性改变罕见中度和重度病变的报道[3]。出血性综合征可观察到该病变，第二节系统病理学已进行了详细描述[3, 19]。

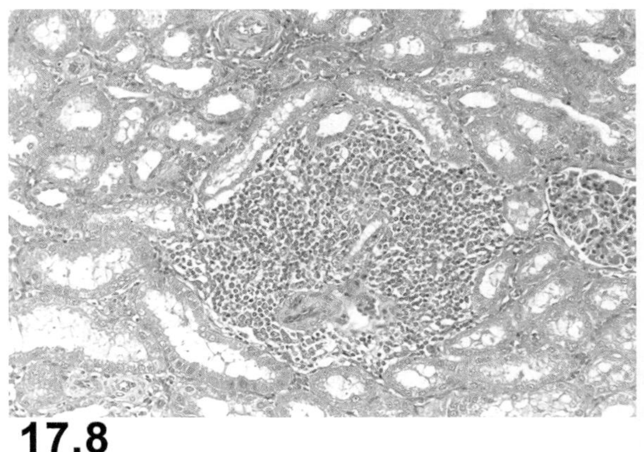

图 3.168

肾，间质浸润，H&E 染色，×20

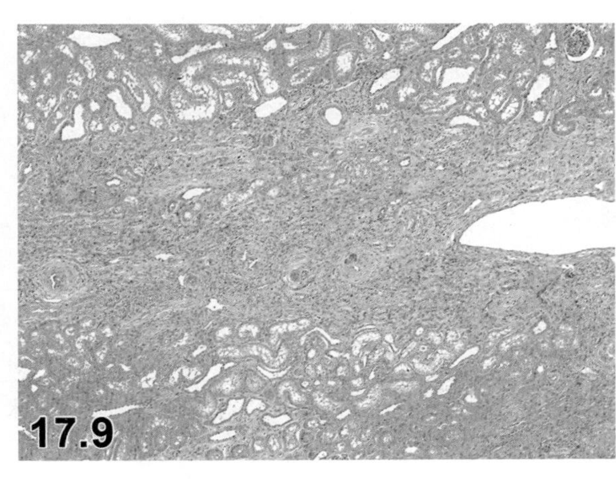

图 3.169

肾，间质性肾炎，H&E 染色，×10

9. 肾，矿化（mineralization, kidney）（图 3.170，图 3.171）

【种属】 小型猪。

【特殊诊断技术】 茜素红 S 或冯科萨染色可显示矿化。

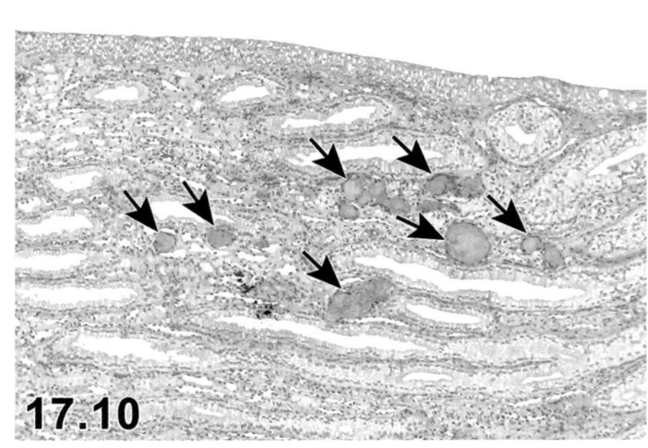

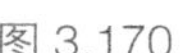
图 3.170

肾，矿化（箭号所示），H&E 染色，×10

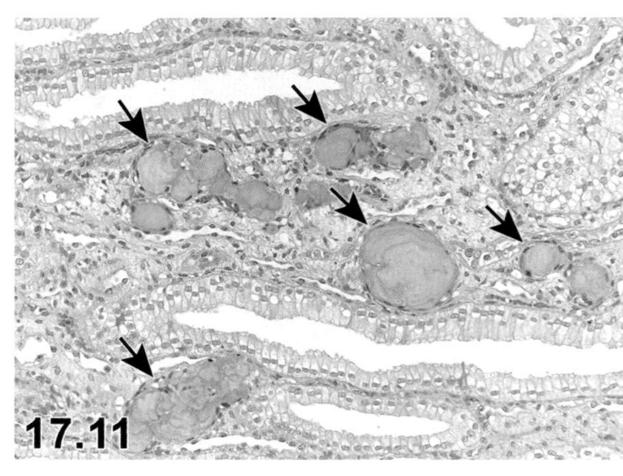

图 3.171

肾，矿化（箭号所示），H&E 染色，×20

【备注】 小灶性矿物质沉积在H&E染色切片中表现为无定形沉积物，在哥廷根小型猪中很常见，主要位于肾乳头[3, 7, 10, 13, 31, 41]。

（二）肾盂

表 3.58 小型猪泌尿系统显微镜下所见病变：肾盂

肾盂	常见	不常见	未见但可能相关	不适用
非增生性病变				
结石		×		
结晶		×		
肾盂扩张		×		
糜烂		×		
浸润[a]	×			
血管炎症[b]		×		
鳞状细胞化生		×		
矿化		×		
肾盂肾炎		×		
溃疡		×		
尿路上皮空泡形成[a]	×			
增生性（非肿瘤性）病变				
尿路上皮增生		×		

[a] 术语的诊断标准或备注见下文；[b] 系统病理学一节已描述术语。

1. 肾盂，浸润（infiltrate, renal pelvis）（图 3.172，图 3.173）

【种属】 小型猪。

【其他术语】 Infiltration; infiltrate, inflammatory cell; cell infiltration。

【修饰语】 浸润的炎症细胞主要类型包括：淋巴细胞、浆细胞、肥大细胞、单核 / 巨噬细胞、单形核细胞、中性粒细胞、嗜酸性粒细胞、嗜碱性粒细胞、混合细胞。

【备注】 在哥廷根小型猪中已报道了一些局灶性、肾盂嗜酸性粒细胞浸润的自发性案例[7]。

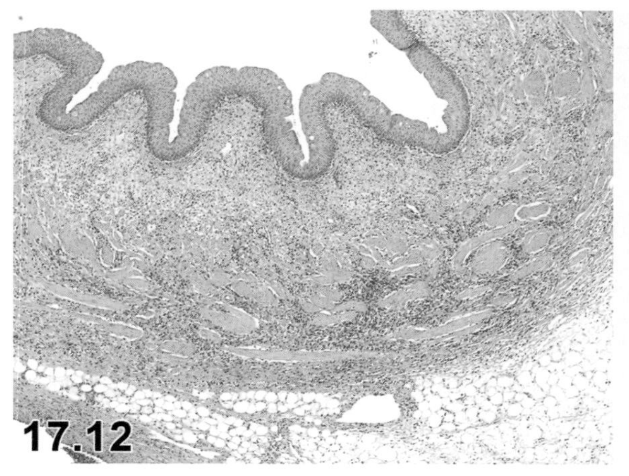

图 3.172

肾盂，浸润，H&E 染色，×5

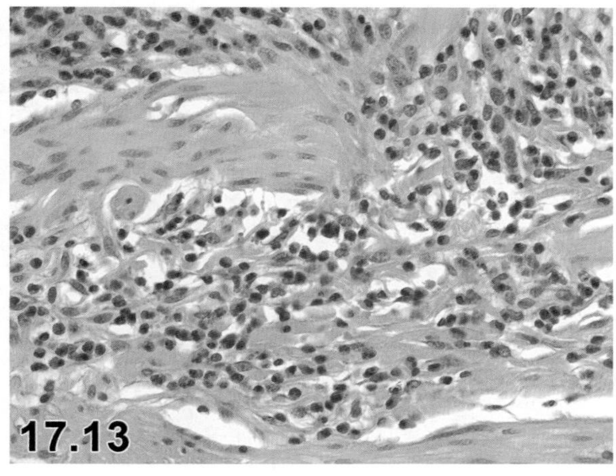

图 3.173

肾盂，浸润（嗜酸性粒细胞），H&E 染色，×40

2. 肾盂，尿路上皮空泡形成（vacuolation, urothelium, renal pelvis）（图 3.174，图 3.175）

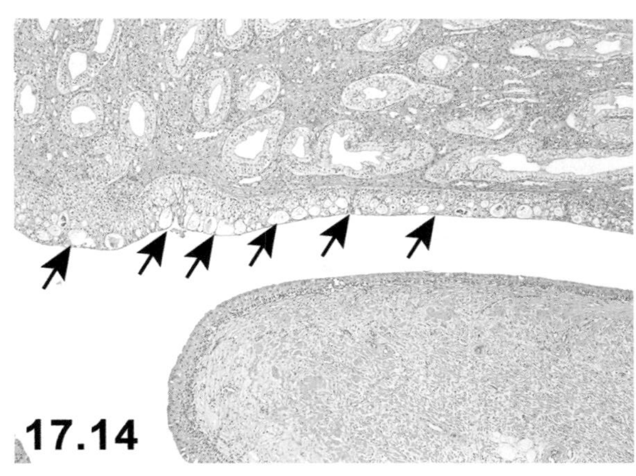

图 3.174

肾盂，尿路上皮空泡形成（箭号所示），H&E 染色，×4

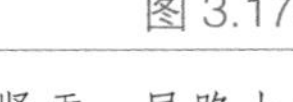

图 3.175

肾盂，尿路上皮空泡形成（箭号所示），H&E 染色，×10

【种属】　小型猪。

【备注】　肾盂尿路上皮空泡形成在哥廷根小型猪中已有报道，此改变非常常见且通常无须记录[13]。

（三）输尿管

输尿管，尿路上皮空泡形成（vacuolation, urothelium, ureter）（图 3.176）

【种属】　小型猪。

【备注】　在哥廷根小型猪中输尿管尿路上皮空泡形成已有报道，此改变非常常见且通常无须记录[13]。

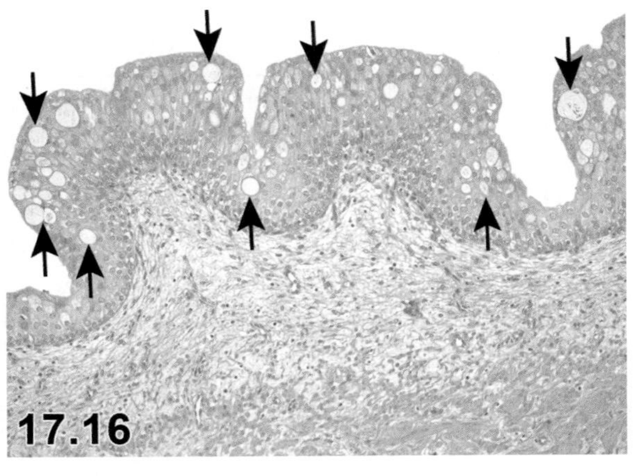

图 3.176

输尿管，尿路上皮空泡形成（箭号所示），H&E 染色，×20

表 3.59 小型猪泌尿系统显微镜下所见病变：输尿管

输尿管	常见	不常见	未见但可能相关	不适用
先天性病变				
输尿管不发育		×		
非增生性病变				
结石		×		
结晶		×		
扩张		×		
浸润[a]	×			
血管炎症[a]		×		
腺上皮化生			×	
鳞状细胞化生		×		
尿路上皮空泡形成[b]	×			
增生性（非肿瘤性）病变				
尿路上皮增生		×		

[a] 系统病理学一节已描述术语；[b] 术语的诊断标准或备注见下文。

（四）尿道

表 3.60 小型猪泌尿系统显微镜下所见病变：尿道

尿道	常见	不常见	未见但可能相关	不适用
非增生性病变				
浸润[a]		×		
腺上皮化生				×
鳞状细胞化生		×		
梗阻		×		
蛋白栓				×
增生性（非肿瘤性）病变				
尿路上皮增生		×		
间叶增生性病变				×

[a] 系统病理学一节已描述术语。

（五）膀胱

表 3.61 小型猪泌尿系统显微镜下所见病变：膀胱

膀胱	常见	不常见	未见但可能相关	不适用
先天性病变				
憩室			×	
非增生性病变				
血管扩张		×		
结石		×		
淤血[a]	×			

（续表）

膀胱	常见	不常见	未见但可能相关	不适用
结晶		×		
扩张		×		
水肿		×		
糜烂		×		
出血[b]	×			
尿路上皮肥大		×		
尿路上皮包涵物			×	
浸润[b]	×			
血管炎症[b]		×		
腺上皮化生			×	
鳞状细胞化生		×		
矿化		×		
坏死		×		
线虫寄生虫			×	
蛋白栓				×
梗阻性尿路病			×	
溃疡		×		
尿路上皮空泡形成		×		
增生性（非肿瘤性）病变				
尿路上皮增生		×		
间叶增生性病变				×

[a] 系统病理学一节已描述术语。[b] 术语的诊断标准或备注见下文。

1. 膀胱，出血（hemorrhage, urinary bladder）（图 3.177，图 3.178）

【种属】 小型猪。

【备注】 出血性综合征中可观察到该病变，第二节系统病理学已进行了详细描述[3, 13, 18, 19, 29]。

2. 膀胱，浸润（infiltrate, urinary bladder）（图 3.177）

【种属】 小型猪。

【其他术语】 Infiltration; infiltrate, inflammatory cell; cell infiltration。

【修饰语】 浸润的炎症细胞主要类型包括：淋巴细胞、浆细胞、肥大细胞、单核/巨噬细胞、单形核细胞、中性粒细胞、嗜酸性粒细胞、嗜碱性粒细胞、混合细胞。

【备注】 在膀胱黏膜层和黏膜下层偶尔可见小灶性淋巴细胞聚集灶，常伴有轻微出血，剖检时常描述为黏膜红色变色[3, 7, 13, 31]。

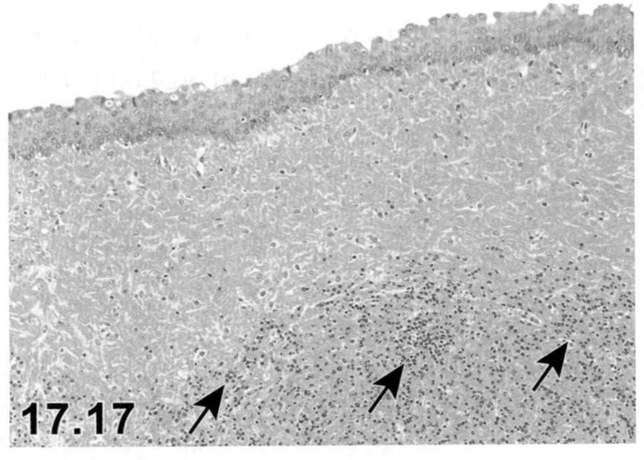

图 3.177

膀胱，出血，浸润（箭号所示），H&E 染色，×10

偶见继发于肾病变的膀胱炎症。而自发性炎症细胞浸润在哥廷根和尤卡坦小型猪中已有报道[13, 31]。

3. 膀胱，血管炎症（inflammation, vascular, urinary bladder）

【种属】　小型猪。

【备注】　出血性综合征中可观察到该病变，第二节系统病理学已进行了详细描述[3, 7]。

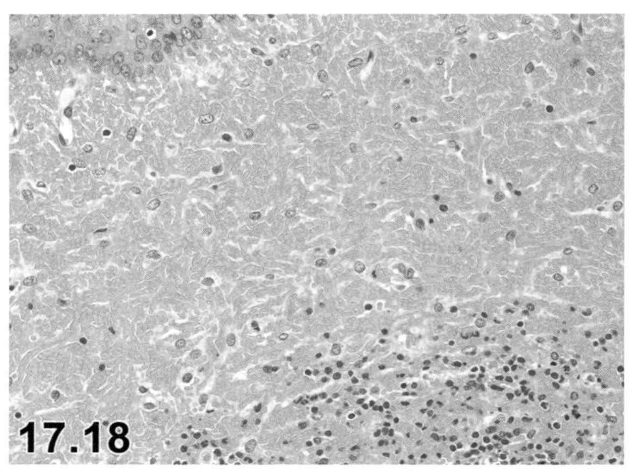

图 3.178

膀胱，出血，H&E 染色，×20

作者注

用于本文准备大体病理学和显微镜下图片的动物样本的所有程序均按照人道化处理实验动物的相关规定和既定的指南进行，并事先得到了机构动物管理和使用委员会的审查和批准。

致谢

作者谨对 BSTP、ESTP、JSTP 和 STP 会员的全面审阅、极佳备注和有益编辑表示感谢。作者还要感谢 Rupert Kellner 在审阅文稿和 Beth Mahler 在编辑图片过程中所提供的帮助。

利益冲突声明

作者声明在本文的研究、作者身份和（或）出版方面没有可能的、真实的或预知的利益冲突。

基金

作者没有获得对本文的研究、作者身份和（或）出版的任何资金支持。

ORCID iD

Mikala Skydsgaard https: //orcid.org/0000-0001-9352-8629
Keith Nelson https: //orcid.org/0000-0002-0417-7423

参考文献（二维码）

张亚群　李言川　钱　庄　闫振龙　贺　亮　侯敏博　崔甜甜　严建燕　李文宇　吴晓倩　陆林豪　李一昊　胡　静　陈晓俊　胡文元　钟小群　尹智孚　张　超　译

林　志　霍桂桃　屈　哲　李双星　张　婷　孔庆喜　吕建军　大平东子　校